高等医药院校实验教材

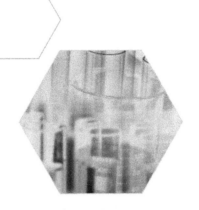

供药学类专业使用

新编药学综合实验教程

贾庆忠 王 磊 王 伟 主编

吉林大学 出版社

·长春·

图书在版编目（CIP）数据

新编药学综合实验教程 / 贾庆忠，王磊，王伟主编
. 一长春：吉林大学出版社，2021.8
ISBN 978-7-5692-8772-1

Ⅰ．①新… Ⅱ．①贾…②王…③王… Ⅲ．①药物学
－实验－高等学校－教材 Ⅳ．① R9-33

中国版本图书馆 CIP 数据核字（2021）第 180298 号

书　　名　新编药学综合实验教程
　　　　　XINBIAN YAOXUE ZONGHE SHIYAN JIAOCHENG

作　　者　贾庆忠　王　磊　王　伟　主编
策划编辑　李承章
责任编辑　李欣欣
责任校对　王宁宁
装帧设计　左图右书
出版发行　吉林大学出版社
社　　址　长春市人民大街 4059 号
邮政编码　130021
发行电话　0431-89580028/29/21
网　　址　http://www.jlup.com.cn
电子邮箱　jdcbs@jlu.edu.cn
印　　刷　广东虎彩云印刷有限公司
开　　本　787mm×1092mm　1/16
印　　张　37.75
字　　数　860 千字
版　　次　2021 年 8 月第 1 版
印　　次　2021 年 8 月第 1 次印刷
书　　号　ISBN 978-7-5692-8772-1
定　　价　128.00 元

前　　言

　　药学是一门实践性很强的学科。在药学国家级实验教学示范中心和药学国家级一流专业建设过程中,我们针对药学类专业应掌握的基本理论、基本知识和实验技能,设计了生物医学类、基础化学类和药学专业类三大实验模块。设计理念既强调基础知识和专业实践能力训练,又兼顾创新性、系统性和医药融合趋势。根据实验内容和难易程度将各实验模块进一步划分为基础型、综合型和研究创新型三个层次。编排顺序力求达到由浅入深、逐层提高,并注意与相关理论课的衔接,具有简明、实用、以学生为中心的特点。

　　本实验教程汇集了药学类专业主要实验内容,其中部分实验已被制作为视频资料,放置于药学院实验中心的网站上,供学生反复学习和参考。本书是在曹德英、蒋晔教授编写的《药学实验与技术》基础上进行了较大幅度的内容调整、修改与更新。所有实验都经过任课教师广泛查阅资料、反复预实验、多次讨论、认真校对的过程。对所有参与本书编写的教师和实验技术人员表示衷心的感谢。

　　本实验教程的编写还得到了河北医科大学教务处和基础医学院的大力支持,在此致以衷心的感谢。

　　限于编者水平和时间仓促,本教材中的错误与不妥之处在所难免,恳请各位师生指正。

药学院

2021 年 4 月 8 日

目　录

第一章　生理学实验

实验一　肌肉的单收缩、复合收缩和强直收缩

一、实验目的

通过观察肌肉单收缩、复合收缩和强直收缩的形成过程，了解刺激频率和肌肉收缩形式之间的关系。

二、实验原理

1.单收缩：骨骼肌受到一次短促的刺激时，可发生一次动作电位，随后出现一次收缩和舒张，这种形式的收缩称为单收缩。

2.在一次单收缩中，动作电位的时程（相当于绝对不应期）仅 $1\sim2$ ms，而收缩过程可达 100 ms 以上，因而有可能在机械收缩过程中接受新的刺激并发生新的兴奋和收缩；新的收缩和前次尚未结束的收缩发生复合，即复合收缩。

3.当骨骼肌受到频率较高的连续刺激时，就可发生以上述复合过程为基础的强直收缩。

4.不完全强直收缩：当刺激频率相对较低时，复合过程发生于舒张期，即每一次收缩都出现在前一次收缩过程的舒张期内，表现为锯齿形的收缩曲线。

5.完全强直收缩：当刺激频率很高时，复合过程发生于收缩期，即每一次收缩都出现在前一次收缩过程的收缩期内，肌肉处于持续的收缩状态，表现为光滑曲线。通常所说的强直收缩是指完全强直收缩。

6.能够引起完全强直收缩的最低临界频率，同肌肉单收缩的持续时间相关。

7.伴随每次刺激出现的动作电位只出现频率加快，却始终各自分离而不发生融合或叠加。因为当新的刺激落于前一次刺激引起的动作电位的绝对不应期内，不能引起新的动作电位。

8.在生理条件下，支配骨骼肌的传出神经总是发出连续的冲动，所以骨骼肌的收缩几乎全是强直收缩。

9.在等长收缩条件下，强直收缩产生的张力可达单收缩的 $3\sim4$ 倍。这是由于：

(1)单收缩时胞浆内 Ca^{2+} 浓度升高的持续时间太短，被激活的收缩蛋白尚未产生最大张力时，胞浆 Ca^{2+} 浓度即已开始下降，因而单收缩产生的张力不能达到与胞浆内 Ca^{2+} 相应

的最大张力。

(2)强直收缩时,肌细胞连续兴奋,使胞浆内 Ca^{2+} 浓度持续升高,故收缩张力可达到一个稳定的最大值。

三、实验对象

蟾蜍。

四、实验器材

蛙类手术器械一套、铁支架、肌槽、张力换能器、BL-420E＋微机系统、任氏液、烧杯、滴管和棉线。

五、实验步骤

(一)动物准备

制备蟾蜍坐骨神经－腓肠肌标本,放入盛有任氏液的烧杯中备用。

(二)仪器连接

1.将坐骨神经－腓肠肌标本所保留的一段股骨固定在肌槽固定孔内,将神经平展地搭在刺激电极上,将腓肠肌的远端用丝线与张力换能器的受力片相连,使之松紧合适,并保持垂直。先用滴管将任氏液滴入肌槽冲洗数次,保持肌槽的清洁湿润。在实验过程中,要经常用任氏液湿润神经肌肉标本,但肌槽内积液不能过多,防止刺激电极间形成短路。

2.刺激电极与 BL-420E＋生理学实验教学系统的刺激输出相连。

3.换能器输入插入 BL-420E＋生理实验教学系统的输入插座(3 通道)。

4.启动微机,进入 BL-420E＋界面。

5.将记录通道的"第 3 通道"为"肌张力",并在换能器有负荷(挂有标本)的情况下自动调零。

6.按开始键。

7.设置刺激参数:单刺激,强度 3.0 V,波宽 1.0 ms,串长 1 个,做单收缩波形,根据标本的收缩力大小调整该通道的增益,单收缩高度为满高度的 1/4 为宜。

8.点右下角给予刺激,刺激强度和记录速度要适中。

(三)观察项目

1.观察单收缩:单刺激,强度 3.0 V,波宽 1.0 ms,串长一个,做单收缩波形。

2.观察不完全强直收缩:将波间隔设成 150 ms,设成连续单刺激,串长设成 15～20 个,给予刺激做不完全强直收缩。

3.观察完全强直收缩:将波间隔设成 50 ms,串长设成 15～20 个,给予刺激做完全强直收缩。

4.波间隔应根据结果调整。

5.可随时点右键添加特殊标记做标记。

六、思考题

1.肌肉收缩的形式有几种?

2.单收缩与复合收缩的振幅不同,说明什么?

实验二　反射弧的分析

一、实验目的

分析反射弧的组成部分并探讨反射弧的完整性与反射活动的关系。

二、实验原理

1.反射:在中枢神经系统参与下,机体对内、外环境变化所做出的规律性应答,分为非条件性反射和条件性反射。

2.反射弧:是反射的结构基础和基本单位,包括感受器、传入神经、神经中枢、传出神经和效应器五个组成部分。

(1)感受器:分布在体表或组织内部的专门感受机体内、外环境变化的结构或装置。

(2)效应器:产生效应的器官。

(3)反射的中枢部分通常是指中枢神经系统内调节某一特定生理功能的神经元群。

3.反射的基本过程:一定的刺激被一定的感受器所感受,感受器即发生兴奋;兴奋以神经冲动的形式经传入神经传向中枢;通过中枢的分析和综合活动,中枢产生兴奋过程;中枢的兴奋又经一定的传出神经到达效应器;最终效应器发生某种活动改变。

4.在自然条件下,反射活动需要反射弧结构和功能的完整,如果放射弧中任何一个环节中断,反射将不能进行。

三、实验对象

蟾蜍。

四、实验器材

蛙类手术器械一套、铁支架、铁夹、电刺激器、刺激电极、小棉球、培养皿、0.5%～1%硫酸溶液和宽口瓶。

五、实验步骤

(一)动物准备

破坏蟾蜍脑部,保留脊髓,然后用铁夹夹住蟾蜍下颌,悬挂在铁支架上。

（二）仪器准备

将刺激电极与微机的刺激输出（4通道）相连。

（三）观察项目

1. 观察屈腿反射，用培养皿盛0.5%硫酸溶液，将蟾蜍左侧后肢的脚趾尖浸于硫酸溶液中，观察屈腿反射有无发生，然后用宽口瓶盛自来水洗去皮肤上的硫酸溶液。

2. 绕左侧后肢上趾关节上方皮肤作一环状切口，将足部皮肤剥掉，重复步骤1。

3. 按步骤1的方法以硫酸溶液刺激右侧脚趾尖。

4. 在右侧大腿背侧剪开皮肤，在股二头肌和半膜肌之间分离，找出坐骨神经，在神经上做两个结扎，在两个结扎之间将神经剪断，重复步骤3。

5. 以连续电刺激右侧坐骨神经中枢端，观察对侧腿的反应。

6. 破坏蟾蜍脊髓后，重复步骤5。

7. 刺激坐骨神经外周端，观察同侧腿的反应。

8. 直接刺激右侧腓肠肌，观察反应。

六、思考题

1. 何谓脊髓动物？

2. 为什么常用蛙或蟾蜍，而不用其他动物做脊髓反射活动实验？

3. 怎样判断脊髓动物标本已制备成功？

4. 何谓屈肌反射和对侧伸肌反射？

实验三　神经干动作电位及其传导速度的测定

一、实验目的

1. 学习电生理学常用仪器的使用和离体神经干动作电位的记录方法。

2. 观察蟾蜍坐骨神经干动作电位的波形。

3. 了解神经动作电位传导速度的测定方法。

二、实验原理

1. 静息电位：细胞处于安静状态是存在于细胞膜两侧的电位差，在大多数细胞中表现为稳定的内负外正的极化状态。静息电位产生机制的膜学说：安静状态下的膜只对 K^+ 有通透性，由于细胞内 K^+ 浓度较高，K^+ 的跨膜扩散导致细胞膜外面有扩散出去的正离子；内侧面有留下的负离子，形成外正内负的极化状态，即 K^+ 平衡电位。

2. 动作电位：可兴奋细胞受到适当的外来刺激时，膜电位在原有的静息电位基础上发生一次短暂而可逆的扩布性电位变化，包括锋电位和后电位。

(1)锋电位的上升支是由于膜对 Na^+ 通透性的突然增大,超过了 K^+ 的通透性;由于细胞外高 Na^+,而且膜内静息时原已维持着的负电位也对 Na^+ 内流起吸引作用,于是 Na^+ 迅速内流,结果造成膜内负电位的消失;由于膜外 Na^+ 较高的浓度势能,Na^+ 在膜内负电位减小到零时仍可继续内移,直至内移的 Na^+ 在膜内形成的正电位足以阻止 Na^+ 的净移入(即 Na^+ 平衡电位)时为止。

(2)锋电位的下降支是由于 Na^+ 通道的失活和 K^+ 外流形成的。

(3)后电位是在锋电位下降支之后恢复到静息电位水平之前,膜两侧电位经历的一些微小而较缓慢的波动,包括负后电位和正后电位。负后电位是在复极时迅速外流的 K^+ 蓄积在膜外侧附近,暂时阻碍了 K^+ 外流的结果。正后电位是由于 Na^+ 泵作用的结果。

3.动作电位具有"全或无"和可扩播的特性。

4.膜电位的变化可以经过引导、放大,在微机上显示出来。不同的引导方式记录到的动作电位的波形是不同的。

5.双相动作电位:是冲动在神经干扩布时先后经过 A、B 两个引导电极所记录到的相对电位变化,即两个电极下的瞬时电位差。当冲动到达 A 电极时,A 电极下的电位较 B 电极为负,当冲动到达 A、B 两电极下时,两电极的电位相等;当冲动到达 B 电极时,B 电极下的电位较 A 电极为负,因而可记录到一个双相动作电位。

6.单相动作电位:把神经标本做一些特殊处理,如将第二个记录电极下方的神经损伤,使该处不能产生兴奋,那么再刺激神经时,只能看到一次电位波动。

7.单极记录法:用其他技术方法使记录电极中的一个电极处的电位保持恒定或经常处于零电位状态,亦即使此电极成为参考或无关电极,于是在实验中记录到的电变化就只反映与另一电极(称为有效电极)接触处的组织或细胞的电变化。

8.复合动作电位:双相或单相动作电位,是在神经干或整块肌肉组织上记录到的生物电现象,是许多在结构和功能上相互独立的神经纤维或肌细胞的电变化的复合反应;由于测量电极和组织有较大的接触面积,而且组织本身又是导电的,许多细胞产生的电变化可被同一电极所引导,所以记录和测量出的电变化是许多单位电变化的代数叠加。

9.神经干包含许多种类的神经纤维,由于不同纤维的兴奋性及其所产生的动作电位幅度、时程各不相同,刺激强度在阈强度到最大刺激强度之间变化时,复合动作电位的幅度随刺激强度的增加而增大。

(1)阈强度:在一定刺激持续时间作用下,引起组织兴奋所必需的最小刺激强度。

(2)最大刺激强度:引起最大复合动作电位的最小刺激强度。

10.动作电位以局部电流的方式沿着神经纤维传导,速度取决于神经纤维的直径、有无髓鞘及温度等因素。

11.局部电流:由于膜两侧的溶液都是导电的,在已兴奋的神经段和与他相邻的未兴奋神经段之间,由于电位差的出现而发生的电荷移动。移动方向:在膜外的正电荷由未兴奋段移向已兴奋段,而膜内的正电荷由已兴奋段移向未兴奋段。使邻接的未兴奋的膜去极化到阈电位,从而产生它自己的动作电位。

12.动作电位的传导速度(v)是指动作电位单位时间(t)内在神经干上传导的距离(s)。只要测量出动作电位传导的距离和所需的时间,可根据物理学公式 $v=s/t$ 计算出。

t:两动作电位起始点的时间差,或伪迹起点到动作电位起点的时间差。

s:两对引导电极间的距离,或刺激电极到记录电极间的距离。

三、实验对象

蟾蜍。

四、实验器械

蛙类手术器械一套、BL-420E+微机系统、打印机、屏蔽盒、神经标本盒、培养皿、任氏液、棉线和棉球。

五、实验步骤

(一)动物准备

制备蟾蜍坐骨神经标本。准备一侧脊柱和下肢,在脊柱近处用一线将神经结扎并剪断,并于背侧坐骨神经沟分离神经,一直游离至膝关节,在向下继续分离,在腓肠肌两侧肌沟内找到胫神经和腓神经分离两支直至足趾,用线结扎,在结扎远端剪断,只保留坐骨神经及其胫神经和腓神经分支。将标本放入任氏液中备用。

(二)仪器连接

1.将神经标本盒的电极用浸有任氏液的棉球擦干净,用镊子夹住标本两端的结扎线,将神经至于标本盒的电极上,神经的中枢端置于刺激电极侧,外周端放在记录电极侧。

(1)神经需轻轻拉直,不要扭曲。

(2)用任氏液保持神经标本湿润,但电极及神经不能有液珠,以免短路。

(3)标本及两端结扎线不可碰触标本盒,也不可折叠返回。

(4)所有仪器、标本盒外壳和标本盒接地电极必须妥善接于一点后再共同接地。

2.连接各线:(刺激红黑表正负,动作电位引导电极红黄黑表正负地)顺序依次为:正负地地负正负正(红黑黑黑黄红黄红)。

3.开机启动 BL-420E+系统。选择第一通道:动作电位,第二通道:动作电位。按开始键,注意两通道刺激强度要一致。

4.根据动作电位的波形调整增益。

(1)如伪迹很大可用 1 cm×1 cm 大小的滤纸,用任氏液浸湿后放在地线位置处的神经上,可大大减少伪迹。

(2)动作电位波形有毛刺样干扰,可点右键选"平滑滤波"。

(三)观察项目

1. 双相动作电位的观察

启动刺激器,可观察到双相动作电位波形。

实验中如双相动作电位为先下后上时,可对调两输入端的引导电极插头。

2. 刺激强度与复合动作电位幅值的关系

将刺激强度从零开始,然后逐渐加大刺激强度,当刚出现动作电位时的刺激强度,即为阈强度。继续增加刺激强度,动作电位的幅值继续随之增大,当刺激强度到一定水平时,动作电位的幅值不再随刺激强度的增加而增大,即为最大刺激强度。

3. 神经干动作电位传导速度的测定

用量尺测定两对引导电极间的距离(A1～A2 之间的距离);点右键选择比较显示中的集中比较显示,最高点测量,选择右上方第三个灯,可以看到时间。点右键比较显示−关闭比较显示。

4. 单相动作电位的观察

用镊子夹伤记录电极 A1−B1 或者 A2−B2 之间的神经,观察单相动作电位(可用镊子使劲搓一下)。

千万注意是 A1−B1 或者 A2−B2 之间的神经。

六、思考题

1. 双相动作电位和单相动作电位是如何引导出来的? 为什么?
2. 双相动作电位的第一相和第二相在波形上并不对称,为什么?
3. 坐骨神经干动作电位的幅值和刺激强度有何关系,为什么?
4. 如何辨别刺激伪迹和神经干动作电位?
5. 分析单根神经纤维动作电位与神经干复合动作电位有何区别?

实验四　家兔颈部基本操作

一、实验目的

熟悉家兔的颈部解剖、颈部神经的识别与分离、动脉插管。

二、实验原理

生理实验中经常用家兔作为实验对象。

三、实验对象

家兔。

四、实验步骤

1. 麻醉并固定动物

用1%戊巴比妥钠3.0～3.5 mL/kg的剂量从耳缘静脉注入。待动物麻醉后，背位固定于手术台上。麻醉速度应该缓慢。

(1)头部的固定。将麻醉完善的兔颈部放在半圆形铁圈上，再把嘴伸入可调铁圈内，最后将兔头夹的铁柄固定在实验台上。或用一根粗棉绳，一端拉住动物的两只上门齿，另一端拴在实验台的铁柱上。

(2)四肢的固定。用粗棉绳的一端缚扎在踝关节的上部，前肢平直放在躯干两侧，将绑缚前肢的两根棉绳从背后交叉穿过，压住对侧前肢小腿，分别缚在手术台两侧的木钩上。两后肢左右分开，将棉绳的另一端分别缚在手术台两侧的木钩上。

2. 分离颈部神经和血管

(1)剪去颈部的毛，沿正中线做一个5～7 cm的皮肤切口。

(2)分离皮下组织和肌肉，暴露气管。

(3)于气管两侧找到颈总动脉、迷走神经、颈交感神经和减压神经。其中，迷走神经最粗，交感神经其次，减压神经最细。

①忌用金属器械触、夹神经。

②分离时不要过度牵拉，并随时用生理盐水湿润。

(4)在减压神经及迷走神经下分别穿线备用。分离颈总动脉，下穿两条线备用。

3. 动脉插管

(1)静脉注入1 000 IU/kg肝素以抗凝。

(2)在左侧颈总动脉的远心端结扎，在近心端夹一动脉夹阻断血流。

(3)用小剪刀在结扎线的近心端剪一斜向近心端的小口，向心脏方向插入动脉插管，用备好的线结扎固定。

4. 气管插管

在气管下穿线，于甲状软骨下1～2个环状软骨间用粗剪刀剪开气管的一半，并向上方做一纵切口，使切口成倒"T"形。插入气管插管，并用备好的线固定。

五、思考题

1. 如何判断麻醉的效果？

2. 动物麻醉过程中常会出现什么问题？应如何处理？

3. 处死实验动物的方法有哪些？

4. 如何分离神经、血管？注意事项有哪些？

实验五　心血管活动的神经体液调节

一、实验目的

1. 通过动脉血压的变化来反映心血管活动的变化,观察心血管活动的神经体液调节。
2. 学习哺乳类动物动脉血压的直接测量方法。

二、实验原理

(一)心血管活动的神经调节

心肌和血管平滑肌接受自主神经支配,对心血管活动的神经调节是通过各种心血管反射实现的。

1. 心脏的神经支配

支配心脏的传出神经为心交感神经和心迷走神经。

(1)心交感神经及其作用。

①心交感神经的节后神经元轴突末梢释放去甲肾上腺素,与心肌细胞膜上的 β_1 受体结合,激活腺苷酸环化酶,使细胞内 cAMP 增多,激活心肌细胞膜上的钙通道,产生正性变时、变力、变传导作用。

Ⅰ正性变时作用是由于增强自律细胞的跨膜内向电子流,使 4 期自动除极速度加快。

Ⅱ正性变传导作用是由于慢反应细胞 0 期 Ca^{2+} 内流加强加速,动作电位 0 期上升速度和幅度均增加,因而房室交界处兴奋传导速度加快。

Ⅲ正性变力作用是由于细胞膜和肌浆网对 Ca^{2+} 通透性增高,心肌细胞膜动作电位 2 期 Ca^{2+} 内流量及肌浆网 Ca^{2+} 释放量增加,使肌浆中 Ca^{2+} 增多,心肌张力发展速度加快,射血速度加快;去甲肾上腺素还能促进糖原分解,提供心肌活动所需的能量,使心肌收缩力加强;同时,去甲肾上腺素可降低肌钙蛋白对 Ca^{2+} 的亲和力,肌浆网钙泵对肌浆中的 Ca^{2+} 回收加速,刺激 Na^+-Ca^{2+} 交换,使细胞内 Ca^{2+} 外排加快,有利于粗细肌丝的分离,加速舒张过程。另外,由于兴奋传导加速,使心肌的收缩活动更加同步,也能增强心肌收缩能力。

②两侧心交感神经在心脏的分布有所差别,支配窦房结的交感神经纤维主要来自右侧的心交感神经;支配房室交界的交感纤维主要来自左侧的心交感神经;交感神经对心房肌的支配密度比心室肌的高 2～4 倍;对心室外膜区的支配密度比心室内膜区的大。

(2)心迷走神经及其作用。

①心迷走神经的节后神经元轴突末梢释放乙酰胆碱,与心肌细胞膜上的 M 胆碱能受体结合,M 受体激活后转而激活 G 蛋白,G 蛋白一方面调制 K^+ 通道,增强 K^+ 外流,使心肌细胞膜处于超极化状态,抑制细胞的活动;另一方面可抑制腺苷酸环化酶的活性,降低细胞内 cAMP 的浓度,调制钙通道,使钙通道关闭,产生负性变时、变力和变传导作用。

Ⅰ负性变时作用是由于窦房结起搏细胞复极过程中 K^+ 外流增加,引起最大复极电位的绝对值增大;4 期 K^+ 外流增加,使 4 期自动去极化速度减慢。

Ⅱ负性变传导作用是由于房室交界处慢反应细胞的钙通道受抑制,动作电位 0 期 Ca^{2+} 内流量减少,0 期去极化速度和幅度均下降,因而兴奋传导速度减慢。

Ⅲ负性变力作用是由于 K 外流增强,3 期复极加速,平台期缩短,动作电位期间进入细胞内的 Ca^{2+} 减少;还能直接抑制钙通道,Ca^{2+} 内流减少,因而心肌收缩能力减弱。

②右侧心迷走神经主要影响窦房结的活动,左侧心迷走神经主要影响房室传导的功能。

2. 支配血管的传出神经

人体大多数血管只受缩血管神经的单一支配,只有一小部分血管兼有舒血管神经的支配。

(1)交感缩血管神经纤维。

①节后神经纤维末梢释放去甲肾上腺素,可与血管平滑肌上的 α 和 $β_2$ 受体结合,若与 α 受体结合,可增加膜对 Ca^{2+} 的通透性,使胞浆内 Ca^{2+} 浓度升高,导致血管平滑肌收缩;若与 β 受体结合,则使血管平滑肌舒张。

②去甲肾上腺素与 α 受体结合的能力比与 β 受体结合的能力强,故交感缩血管神经兴奋时主要引起血管收缩效应。

③交感缩血管紧张。安静时,交感缩血管神经发放低频率(1～3 次/s)的神经冲动,使血管平滑肌处于轻度收缩状态。

(2)舒血管神经纤维。

主要有交感舒血管神经纤维、副交感舒血管纤维、脊髓背根舒血管纤维、血管活性肠肽神经元。

3. 心血管反射

(1)颈动脉窦和主动脉弓压力感受性反射。

①反射弧的组成。

Ⅰ感受器。动脉压力感受器位于颈动脉窦和主动脉弓壁的外膜下。

Ⅱ传入神经。颈动脉窦压力感受器的传入神经纤维组成颈动脉窦神经,加入舌咽神经;主动脉弓压力感受器的传入神经纤维走行于迷走神经干内。

Ⅲ神经中枢。反射中枢位于延髓孤束核。

Ⅳ传出神经。传出神经为心迷走神经、心交感神经和交感缩血管神经。

Ⅴ效应器。效应器为心脏和血管。

②反射效应。当动脉血压升高时,压力感受器传入冲动增多,通过中枢机制,使心迷走紧张加强,心交感紧张和交感缩血管紧张减弱,效应为心率减慢,心排血量减少,外周血管阻力降低,故动脉血压降低。反之,血压回升。

③生理意义。压力感受性反射在心输出量、外周血管阻力及血量等发生突然变化的情况下,对动脉血压进行快速的调节,使动脉血压不致发生过大的波动。

（2）其他。包括颈动脉体和主动脉体化学感受性反射、心肺感受器引起的心血管反射、躯体感受器引起的心血管反射、其他内脏感受器引起的心血管反射、眼-心反射与高尔兹反射及脑缺血反应。

（二）体液调节

即血液和组织液中的某些体液化学物质对心血管活动的调节作用。

1. 肾上腺素和去甲肾上腺素

（1）肾上腺素和去甲肾上腺素对心血管活动的调节，是通过与相应的受体结合而实现的。去甲肾上腺素主要激活α受体；肾上腺素既能激活α受体，又能激活β受体，但对α受体的作用不如去甲肾上腺素强。

（2）对心脏的作用。肾上腺素与去甲肾上腺素都能激活心肌细胞膜上的β受体，引起正性变时、变力和变传导作用。在完整机体内注射去甲肾上腺素后，由于血压明显升高，可通过压力感受性反射使心率减慢，掩盖了去甲肾上腺素对心脏的直接作用。

（3）对血管的作用。由于去甲肾上腺素主要作用于α受体，而大多数血管平滑肌上的肾上腺素能受体为α受体，因此，去甲肾上腺素能使大多数血管发生强烈收缩，导致血压急剧升高。对以α受体占优势的血管，肾上腺素使之收缩；对以β受体占优势的血管，肾上腺素使之舒张。因此，肾上腺素的生理作用是调节全身器官的血液分配。

2. 其他

（1）收缩血管的有肾素－血管紧张素系统、血管升压素及内皮素等。

（2）舒张血管的有前列环素、内皮舒张因子、心房钠尿肽、阿片肽、激肽、组胺及前列腺素等。

（三）自身调节

在没有外来神经和体液因素影响的情况下，各器官组织的血流量仍通过局部心血管的舒缩活动得到适当的调节。自身调节机制主要包括肌源学说和局部代谢产物学说。

三、实验对象

家兔。

四、实验器械

BL-420E＋微机系统、血压换能器、保护电极、兔手术台、哺乳动物手术器械一套、照明灯、铁支柱、双凹夹、动脉夹、三通管、塑料动脉插管、注射器（1 mL、5 mL 和 20 mL）、黑线、白线、纱布、棉花、1％戊巴比妥钠、1∶1 000 肝素、1∶10 000 去甲肾上腺素、12.5 IU/mL 肝素生理盐水和生理盐水。

五、实验步骤

(一)动物准备

1.麻醉并固定动物

2.分离颈部神经和血管

分离气管右侧迷走神经、减压神经和颈总动脉,穿线备用;分离气管左侧颈总动脉,穿线备用。

3.动脉插管和气管插管

①动脉插管前先静脉注射1 000 IU/kg肝素以抗凝,动脉插管先充满肝素生理盐水。

②动脉插管应始终与动脉保持方向一致,防止插管刺破动脉壁或压力传递障碍。

(二)仪器准备

1.压力换能器内先充满肝素生理盐水。将动脉插管与压力换能器相连,压力换能器与BL-420E+微机系统相应的通道相连(2通道)。

2.开机后启动BL-420E+系统。

3.实验项目—循环实验—兔动脉血压调节,按开始键。

4.调零时将左侧动脉上的动脉夹保持夹闭,并将压力换能器上的另一塑料管的血管钳打开,使换能器的压力腔与大气相同。调零完毕后,用血管钳夹闭该塑料导管,再将颈总动脉上的动脉夹放开。

5.调节灵敏度及增益,调出图形。

(三)观察项目

1.正常血压曲线。观察血压曲线的一级波和二级波。

每项实验前要观察对照,实验时加以标记。点右键添加特殊标记。

2.夹闭颈总动脉。用动脉夹夹闭右侧颈总动脉20 s。

3.电刺激减压神经。将完整的减压神经搭在电极上刺激15~20 s。

①先"设刺激器",将"刺激方式"设为"连续刺激",强度设为1 V或1.5 V。

②要保护神经,不要过度牵拉,保持湿润。

4.电刺激迷走神经。结扎剪断迷走神经,电刺激其外周端。

5.静脉注射1∶10 000去甲肾上腺素0.3 mL,可见血压上升。

6.耳缘静脉推入空气,处死。

六、思考题

1.正常血压的一级波、二级波及三级波各有何特征?其形成机制何在?

2.夹闭一侧颈总动脉后血压发生什么变化?试述其机制。

3.刺激完整的减压神经及其中枢端和外周端,血压各有何变化?为什么?

4.为何预先切断迷走神经,再刺激其外周端?

5.去甲肾上腺素和肾上腺素对心血管的作用有何不同?

第二章　生物化学与分子生物学实验

实验一　质粒 DNA 的提取与电泳鉴定

一、实验原理

质粒(plasmid)是目前最常用的基因克隆载体,它是存在于细菌染色体外、能独立复制的双链闭合环状 DNA 分子,以超螺旋形式存在。有许多方法可用于质粒 DNA 的提取,本实验采用的是碱裂解法,其基本原理为:在高 pH 的 NaOH 和 SDS 溶液中,细菌细胞壁破裂,蛋白质和 DNA 发生变性。当加入中和液后,变性的染色体 DNA 与蛋白质缠绕形成大型复合体,被 SDS 包盖,当 K^+ 取代 Na^+ 时,这些复合体会沉淀下来;而质粒 DNA 双链能够迅速复性,呈溶解状态,留在上清中。在上清中加入乙醇,通过离心就可使质粒 DNA 沉淀下来。

二、主要试剂

含有质粒 pEGFP-SM22a(5300 bp)的 DH5a 菌液;溶液Ⅰ;溶液Ⅱ;溶液Ⅲ。

三、实验步骤

1.取 1.5 mL 菌液,室温下,12 000 r/min,离心 30 s。

2.弃上清,留沉淀,加入 100 μL 冰预冷的溶液Ⅰ(已加入 RNase A),剧烈震荡,重悬沉淀。

3.加入 200 μL 新配制的溶液Ⅱ,快速颠倒混匀 5 次(注意:切勿震荡),置于冰上。

4.加入 150 μL 冰预冷的溶液Ⅲ,反复颠倒数次混匀,冰浴 5 min。室温下,12 000 r/min,离心 5 min。

5.取上清,转移到另一 EP 管中,加等体积酚:氯仿:异戊醇(25:24:1),颠倒混匀有机相和水相,室温下,12 000 r/min,离心 5 min。

6.将上清转移到另一 EP 管中,加等体积氯仿:异戊醇(24:1),颠倒混匀,室温下,12 000 r/min,离心 2 min。

7.将上清转移到另一 EP 管中,加 2 倍体积冰预冷的无水乙醇,颠倒数次混匀,冰浴 30 min 后,室温下,12 000 r/min,离心 15 min。

8. 弃上清，留沉淀，加 1 mL 75% 乙醇洗涤，12 000 r/min，离心 2 min。

9. 弃上清，室温下，12 000 r/min，离心 30 s，吸除乙醇，室温干燥，使酒精充分挥发。

10. 加 20 μL TE，溶解沉淀，−20℃保存。

11. 质粒 DNA 纯度鉴定：取 1 μL 质粒 DNA 溶液测定 A_{260}/A_{280} 比值，≥1.8 为合格。

12. 质粒 DNA 完整性鉴定：取 3 μL 质粒溶液，行 1% 琼脂糖凝胶电泳鉴定。于紫外光下，由正极向负极可见弱的开环质粒和强的闭环质粒 DNA 两条荧光条带，上样孔无基因组 DNA 条带，即为高质量的质粒。

四、主要试剂配方

溶液 I：

50 mmol/L	葡萄糖
25 mmol/L	Tris-Cl(pH 8.0)
10 mmol/L	EDTA(pH 8.0)
20 μg/mL	RNase A

溶液 II（新鲜配制）：

| 0.2 mol/L | NaOH |
| 1% | SDS |

溶液 III（100 mL）：

5 mol/L KAC	60.0 mL
HAC	11.5 mL
H_2O	28.5 mL

TE：

| 10 mmol/L | Tris-HCl (pH 8.0) |
| 1 mmol/L | EDTA |

实验二 小鼠肝组织总 RNA 的提取（Trizol 法）与鉴定

一、实验原理

Trizol 是由异硫氰酸胍和苯酚配制而成的单相的快速抽提总 RNA 的试剂，在匀浆和裂解过程中，能在破碎细胞、降解细胞其他成分的同时保持 RNA 的完整性。在氯仿抽提、离心分离后，RNA 处于水相中，将水相转移后用异丙醇沉淀 RNA。

二、主要试剂

总 RNA 提取试剂盒（离心柱型）；氯仿；75% 乙醇（DEPC H_2O 配制）；DEPC H_2O。

三、操作步骤

1. 取 50~100 mg 新鲜的小鼠肝组织置于用 DEPC H₂O 处理过的玻璃匀浆管中，加入 1 mL 裂解液 RZ 充分匀浆，室温静置 5 min，4℃，12 000 r/min 离心 5 min。

2. 上清液移至一新的用 DEPC 处理过的 1.5 mL 离心管中，加入 0.2 mL 氯仿，剧烈振荡 15 s，室温静置 2 min。4℃，12 000 r/min 离心 10 min。

3. 小心将上清液无色水相移至一新的离心管（DEPC H₂O 处理）中，缓缓加入 0.5 倍体积无水乙醇，颠倒混匀数次。

4. 混匀后将样品转入吸附柱 CR3 管中。4℃，12 000 r/min 离心 30s，弃掉收集管中的废液。

5. 向吸附柱 CR3 中加入 0.5 mL 去蛋白液 RD（使用前请检查是否已放入乙醇），4℃，12 000 r/min 离心 30 s，弃废液。

6. 将 CR3 放入收集管中。吸附柱中加入 0.5 mL 漂洗液 RW（先检查是否已加入乙醇），静置 2min 后，4℃，12 000 r/min 离心 30 s，弃废液。

7. 重复上一步。

8. 空转，4℃，12 000 r/min 离心 2 min。

9. 将吸附柱 CR3 转入一个新的 1.5 mL 离心管中，加入 30μL RNase-Free ddH₂O，室温静置 2 min 后 4℃，12 000 r/min 离心 2 min。

10. 收集离心管中样品，重复上一步。收集样品备用。

11. RNA 纯度鉴定：取 1 μL RNA 溶液测定 A_{260}/A_{280} 比值，≥2.0 为合格。

12. RNA 完整性鉴定：取 3 μL RNA 溶液，行 1‰琼脂糖凝胶电泳。电泳后的凝胶于紫外光下，可见由正极向负极依次增强，5S、18S 和 28S 三条荧光区带，即为高质量 RNA。

四、注意事项

提取 RNA 时最关键的因素是尽量避免 RNA 酶的污染。在实际的操作中应遵循以下要求：

1. 全程佩戴一次性手套。皮肤经常带有细菌和霉菌，可能污染 RNA 的抽提并成为 RNA 酶的来源。

2. 使用一次性的塑料器皿和自动吸管抽提 RNA，避免使用公共仪器所导致的 RNA 酶交叉污染。

3. 玻璃器皿在洗净并用蒸馏水冲洗后，在 150℃的烘箱中烘烤 6 h。

五、主要试剂配方

1.5‰琼脂糖凝胶
将凝胶溶于电泳缓冲液中，水浴或微波炉融化后冷却至 60℃，加入 EB（4 μg/mL）

后,铺电泳平板。

2.5×电泳缓冲液(TBE)

54 g Tris·碱/L,27.5 g 硼酸,100 mL　2 mmol/L EDTA (pH 8.0)

实验三　小鼠肝脏组织总蛋白的提取与蛋白质含量测定

一、实验原理

1. RIPA 裂解液提取组织总蛋白

RIPA 裂解液是一种传统的细胞和组织快速裂解液。RIPA 裂解液裂解得到的蛋白质样品可以用于常规的 Western blot、IP 等。RIPA 裂解液的配方有很多种,本实验所用的配方是 50 mmol/L Tris-HCl(pH 8.0),150 mmol/L NaCl,5 mmol/L EDTA,1% NP-40,1% SDS,1%脱氧胆酸钠,1 mmol/L PMSF。

PMSF 的作用是抑制丝氨酸蛋白酶(如胰凝乳蛋白酶、胰蛋白酶和凝血酶)和巯基蛋白酶(如木瓜蛋白酶),其在水中不稳定,用异丙醇配制成 100 mmol/L 的母液,用时稀释 100 倍,一定要现用现加。EDTA 为金属离子螯合剂,因部分蛋白酶活性中心激活需要 Ca^{2+}、Mg^{2+} 等金属离子参与,因而 EDTA 螯合这些金属离子,则蛋白酶不能激活,即可达到蛋白酶抑制作用。Tris-Cl 的 pH 有用 7.5 的,但是 Tris-Cl 在 8.0 左右缓冲能力最强,最好用 pH8.0 的。

2. 福林-酚试剂法(Lowry 法)检测蛋白质含量

福林-酚试剂法测定蛋白质的反应原理可分为两个步骤:

(1)在碱性溶液中,蛋白质与铜离子发生反应,生成 Cu-蛋白质复合物:

$$Cu^{2+} + 蛋白质 \rightarrow Cu\text{-}蛋白质$$

(2)Cu-蛋白质使试剂中的磷钨酸-磷钼酸还原成为蓝色化合物,测定光吸收值就可以推算出蛋白质的含量。试剂中的碳酸钠有缓冲作用,使溶液的 pH 保持在 10 左右,显色最深。福林-酚法的灵敏度高,蛋白质浓度测定范围是 25~250 μg。

二、主要试剂

RIPA 裂解液;标准蛋白溶液;生理盐水;试剂 AB 混合液;试剂 C。

三、操作步骤

1. 小鼠肝脏组织总蛋白的提取

(1)颈椎脱白法处死小鼠,取小鼠肝脏,把组织剪切成细小的碎片。

(2)取 50 mg 的 RIPA 裂解液,在使用前数分钟内加入 PMSF,使 PMSF 的最终浓度为 1 mmol/L。

(3)将组织块与 500 μL RIPA 裂解液加入匀浆管中。

(4)在冰上用手持匀浆器匀浆,直至充分裂解。

(5)冰浴 10 min 后,8 000 r/min,离心 10 min,取上清,备用。

2. Lowry 法测定总蛋白的含量

(1)按照表 2-1 配成不同浓度的标准蛋白与待测样品管,编上号码,在分光光度计上以第 0 管为空白管,在 650 nm 处调 0%T、100%T 和 ABS 0,然后测定 1、2、3、4、5 和 6 号管的吸光度值。

表 2-1 不同浓度的标准蛋白管和待测管

	0	1	2	3	4	5	6(待测样品)
标准蛋白溶液（0.1 mg/mL BSA）	0	0.2	0.4	0.6	0.8	1.0	—
待测样品	—	—	—	—	—	—	1.0
生理盐水(mL)	1.0	0.8	0.6	0.4	0.2	0	—
试剂 AB 混合液（9∶1）(mL)	1.0	1.0	1.0	1.0	1.0	1.0	1.0
混匀后置于 50℃水浴 10 min,冷却							
试剂 C (mL)	3.0	3.0	3.0	3.0	3.0	3.0	3.0
立即混匀,置 50℃水浴保温 10 min,冷却后比色							

(2)以各标准溶液浓度为横坐标,各管的光密度值为纵坐标作图,作标准曲线。标准曲线必须从零点出发,最好能成一直线。

(3)样品蛋白浓度的计算:待测样品中的光密度值对照标准曲线得到样品的浓度。

四、主要试剂配方

(1)1 mol/L Tris-Cl 缓冲液:

称取 12.1 g Tris-base,加入 50 mL 水溶解,用 1 mol/L HCl 调至需要的 pH,最后用水定容至 100 mL。

(2)1 mol/L EDTA:

称取 37.224 g EDTA,加入 50 mL 水溶解,用 1 mol/L NaOH 调 pH 至 8.0,最后用水定容至 100 mL。

(3)2 mol/L NaCl:

称取 117 g NaCl,加水溶解,定容至 1 000 mL。

(4)10% SDS:

称取 10 g SDS,加水溶解,定容至 100 mL。

(5)100 mmol/L PMSF:

称取 0.174 g PMSF 溶于 10 mL 溶于异丙醇中,分装,−20℃保存。

(6)RIPA 裂解液:

称量 5 mL 1 mol/L pH 8.0 Tris-Cl 缓冲液,7.5 mL 2 mol/L NaCl,500 μL 1 mol/L EDTA,1 mL NP-40,0.1 g SDS,1 g 脱氧胆酸钠,加水定容至 100 mL。100 mmol/L PMSF 稀释 100 倍,现用现加。

(7)试剂 A:

称量 2 g 酒石酸钾钠及 100 g Na_2CO_3 溶于 500 mL 1.0 mol/L NaOH 中,用水稀释至 1 000 mL。

(8)试剂 B:

称量 2 g 酒石酸钾钠及 1 g $CuSO_4 \cdot 5H_2O$ 分别溶于少量水中,混合后加水至 90 mL 再加 1 mol/L NaOH 10 mL 即成。

(9)试剂 C:

市售的酚试剂按 1:15 稀释。

(10)标准蛋白溶液:

称量干燥的人血白蛋白(BSA)10 mg,用生理盐水配制成 1 mg/mL 的标准蛋白溶液。

(11)生理盐水:

0.9% NaCl。称量 0.9 g NaCl 溶于 100 mL 水中。

第三章　微生物学与免疫学实验

实验一　革兰氏染色法(观察细菌形态和特殊结构)

一、实验目的

1.掌握细菌涂片标本的制作方法及革兰染色法。

2.学会显微镜中油镜的使用和保护方法。

3.认识细菌的基本形态(球菌、杆菌及弧菌)和特殊结构(荚膜、鞭毛及芽孢)。

二、实验材料

1.仪器设备

光学显微镜。

2.试剂材料

细菌切片,革兰染色试剂,镜油,擦镜液(二甲苯),载玻片,牙签。

(1)细菌切片:葡萄球菌、大肠杆菌、霍乱弧菌、伤寒杆菌、肺炎球菌和破伤风梭菌。

(2)革兰染色试剂:结晶紫染液、碘液、95%酒精和石炭酸复红稀释液。

三、实验内容

(一)革兰染色法制作细菌涂片标本

1.细菌涂片标本的制作

(1)涂片:牙签取自己口腔中牙垢上的细菌,涂布成直径约1 cm的涂片。涂片应薄而均匀。

(2)干燥:涂片最好在温室中自然干燥。必要时,可将标本面向上,断断续续地在微火高处借热收干,但切勿紧靠火焰,以免标本烤枯,影响检查。

(3)固定:手执玻片的一端(即涂有标本的远端),标本面向上,在火焰外层较快地来回通过3次(按一般钟摆的速度),以玻片反面触及皮肤,不觉过分地烫为度。放置待冷后,进行染色。固定的目的在于:①杀死细菌;②使菌体与玻片的黏附较牢;③提高细菌对染料的通透性。

2.革兰染色法

(1)初染:滴加结晶紫溶液于涂片上,1 min后用水徐徐冲洗。

（2）媒染：滴加碘液，1 min 后用水徐徐冲洗。

（3）脱色：滴加95％酒精，边摆动玻片使酒精流去边观察，直至流下的酒精无色或稍呈淡紫色时为止（20～30 s），及时用水徐徐冲洗。

（4）复染：滴加石炭酸复红稀释液，30 s 后用水徐徐冲洗。

（5）自然干燥或用吸水纸印干后，置油镜下观察。

（一）光学显微镜

1. 油镜的使用方法

（1）油镜的原理：观察细菌必须用放大1 000倍左右的油镜。油镜的透镜极小，光线通过玻璃和空气，由于介质密度不同发生折射，射入镜筒的光线极少，视野暗、看不清。如将和玻璃折光率相近似的镜油加在标本片与镜头之间，则使光线通过镜油减少了折射，透过更多光线，物像清楚。

（2）构造：普通光学显微镜的接物镜有低倍镜、高倍镜及油镜三种，检查微生物时常用油镜，因此在使用前首先要识别油镜。在油镜上常见的标志是：①透镜直径最小（数值孔径最大）；②油镜下缘有一圈黑线或白线等；③放大倍数是90×或100×的标记。若镜头长度不变，显微镜的放大倍数＝接目镜倍数×接物镜倍数。例如，接目镜倍数是10倍（10×），接物镜（油镜）倍数是100倍（100×），则放大倍数为1 000倍。

（3）对光：用低倍镜对光，调节反光镜，天然光源用平面反光镜，人工光源或光线较弱使用凹面反光镜。检查染色标本要用强光，应将聚光器升到最高，光圈完全开大；若检查未染色的活体标本则用弱光，聚光器适当下降，光圈适当缩小。

（4）调节焦距：①标本片上加镜油一滴，转动粗螺旋，使油镜头徐徐下降，用眼从侧面观察，直到油镜头部浸入油中接近玻片为止（注意：下降油镜头时不要用力过猛过急，以免压碎切片或损坏镜头）；②双眼从目镜观察，徐徐向上转动粗螺旋，见模糊物像后再用细螺旋调节，即可见到清晰物像。

2. 显微镜的保护

（1）显微镜所有光学元件部分均不能用手指、布和普通纸擦拭，用过的镜头应立即用擦镜纸将镜油擦去。若镜头有油干结，可用擦镜纸蘸少许二甲苯擦拭，然后再用擦镜纸擦干。因二甲苯能溶解镜头上的固定胶以致使镜片脱落，所以应及时擦去二甲苯。

（2）显微镜用毕，将接物镜转成"八"字形，降至最低。套上遮布，避免光学部分被日光直射。

（三）细菌基本形态与特殊结构的观察

1. 常见细菌的基本形态有球形、杆形和弧形三种，常用的染色方法是革兰染色法（Gram staining）。其中，有些细菌具有特殊结构如鞭毛、荚膜和芽孢等，需用特殊染色方法。

2. 油镜观察细菌标本片

（1）革兰染色：葡萄球菌、大肠杆菌和霍乱弧菌。

（2）鞭毛染色：伤寒杆菌。

(3)荚膜染色:肺炎球菌。

(4)芽孢染色:破伤风梭菌。

四、注意事项

1.微生物标本片,多用涂片法制成,观察完毕,不能用力擦去载玻片上的镜油,只能用擦镜纸轻轻压吸。

2.示教片看完后应放回原处,自己涂的切片观察完后应放入利器盒内。

五、思考题

1.显微镜油镜的使用和保护应该注意哪些事项?

2.镜下检查细菌染色标本时,为什么要事先知道染色方法?

3.观察细菌形态的细菌涂片,为何必须制作得薄?

4.细菌经革兰染色后,为什么有的呈红色,有的却呈紫色?

5.革兰阳性菌与阴性菌细胞壁的区别有什么?

实验二 细菌培养基简介、细菌的接种方法

一、目的要求

1.了解常用液体、固体和半固体培养基的基本知识、分类和用途。

2.初步掌握细菌分离培养及纯培养接种技术。

3.观察细菌在培养基中的生长现象;认识菌落,并了解其在分离培养中的意义。

4.熟练掌握不同细菌在不同培养基中的生长形态。

二、实验材料

1.固体培养基:营养琼脂平板培养基。

2.液体培养基:营养肉汤培养基。

3.细菌菌种:大肠杆菌、枯草芽孢杆菌琼脂斜面18～24 h培养物。

4.其他材料:酒精灯、接种环等。

三、实验内容

(一)常用培养基简介

培养基是用人工方法将多种物质按照各类微生物生长的需要而配制成的一种混合营养物,一般用以分离和培养细菌。常用的培养基有基础培养基、营养培养基和选择鉴别培养基和厌氧培养基等。按培养基的物理状态又分为液体、固体和半固体培养基三种。

(二)细菌培养方法

一般细菌都可用人工的方法进行培养,使其生长繁殖,以便进一步观察和研究其各种生物学特性。培养细菌时除采用适宜的培养基外,尚须考虑到其他的培养条件,如温度、湿度和气体等因素。欲获得典型的良好生长的细菌培养物,各种分离培养和接种基本技术是极其重要的一环,必须很好地学习和掌握。

1.分离培养法(平板划线法)

细菌种类多、分布广,被检标本,如粪 便、痰、脓、水及牛乳等常含有多种细菌。若欲专门研究其中一种细菌,或需证明待检标本中是否有某种细菌,如检查病原菌时,必须先进行细菌分离获得纯种细菌培养物后,才能进一步鉴定细菌。此外,在实验室内保存的菌种,如不慎污染了其他杂菌,亦需设法予以重新分离纯化。分离培养的划线方式很多,要求借划线将混杂的细菌在琼脂平板表面分散开来,使单个细菌能在一点上生长繁殖,形成单个菌落,以达到分离获得纯种细菌的目的。

(1)直接划线法:也称连续划线法。

①左手拇指、食指、中指及无名指分别持握大肠杆菌或枯草芽孢杆菌琼脂斜面菌种管。斜面部应向上,勿成水平,以免管底凝结水浸润培养基表面,甚至沾湿棉塞。右手转动橡皮塞,以便接种时易于拔取。

②右手执持接种环(姿势与握铅笔类似),烧灼灭菌,欲深入菌种管内的接种环部分亦要迅速通过火焰2~3次以烧毁其表面的杂菌,接种环灭菌后勿再碰及他物。

③以右手手掌与小指、小指与无名指分别拔取菌种管橡皮塞,将管口迅速通过火焰灭菌。

④将灭菌并已冷却的接种环伸入菌种管中,从斜面上挑取少许菌苔后退出菌种管,管口迅速通过火焰2~3次灭菌,塞回橡皮塞。

⑤无菌操作均匀涂于平板上端(一小部分),然后烧灼接种环,以杀灭环上残留细菌。待冷后重复涂布一小段,再向下连续划线至平板底部(或划线至平板中部后,将平板旋转180°,由平板的另一端连续划线至平板中部,如图3-1所示)。

⑥划线完毕,在培养皿底部,做好标记(接种的细菌名称,接种者姓名及班级、日期等)。将培养皿倒置放进37℃温箱,孵育18~24 h,观察生长情况。倒置培养皿可避免培养过程中凝结水自皿盖滴下,冲散菌落。

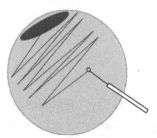

图3-1 固体平板培养基直接画线法

(2)间断划线法。

①烧灼接种环,待冷(等待3～5 s),从琼脂斜面培养物内挑取大肠杆菌或枯草芽孢杆菌,方法同上。

②左手抓握琼脂平板培养基(稍揭开平板盖,以免空气中杂菌落入,并靠近火焰周围),右手持握带菌接种环在琼脂平板上端来回划线,涂成一薄膜(约占平板总面积的1/10)。划线时使接种环面与平板表面成30°～40°角轻轻接触,以腕力在平板表面做轻快的滑动动作,切勿划破琼脂。

③烧灼接种环,杀灭环上残留细菌。待冷(接种环是否冷却可先在平板培养基的边缘空白处接触一下,若琼脂溶化表示尚未冷却,宜再稍候复试之),将环通过薄膜处作连续划线(占平板1/6～1/5处),划毕再用火焰灭菌。冷后再作同样划线,共计3～4次。

④标记及培养方法同上(图3-2)。

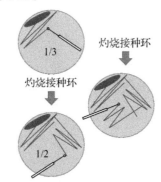

图3-2　固体平板培养基间断画线法

2.纯种细菌接种法

细菌分离获得纯种细菌,常需接种至各种不同相关的培养基,以进一步测试其生化反应等生物学特性。细菌接种于肉汤培养基经孵育后,可观察其生长现象,由于菌种不同可出现均匀浑浊、沉淀生长或表面生长(形成菌膜)等不同的生长现象,有助于鉴别细菌。

液体培养基接种法:

(1)持握大肠杆菌或枯草芽孢杆菌琼脂斜面菌种管及营养肉汤管,方法同直接划线法。

(2)接种环灭菌冷却后,伸入菌种管挑取少量菌苔退出菌种管,再伸入肉汤管,肉汤管应倾斜与水平呈约30°角,注意不要将肉汤从试管内流出。在接近液面的管壁上轻轻研磨,并蘸取少许肉汤调和,使菌混合于肉汤中。

(3)接种完毕,管口迅速通过火焰2～3次灭菌后加橡皮塞,标记。经37℃孵育18～24 h后,观察生长情况。

四、注意事项

1.平板接种时,要用手腕的力量轻轻划过培养基表面,不要用胳膊的力量。

2.严格无菌操作,防止人吸入以及污染培养基。

3.平板划线时要密,但不能重复,要充分利用平板的表面。

4.固体平板、试管做好组别标记,以便后续实验课结果观察。

五、思考题

1.以上接种培养细菌的方法各有何用途?

2.如何识别琼脂平板上出现的菌落是接种上去的,还是杂菌污染的?

3.在微生物学实验中,怎样才能避免杂菌污染?

实验三 消毒灭菌、细菌分布、药敏试验及结果观察

一、实验目的

1.证实高压蒸气灭菌器的杀菌效果。

2.证实热力和紫外线的杀菌效果。

3.证实常用消毒剂的消毒效果。

4.证明细菌在生活、学习的环境与物品和人体的存在,为树立严格"无菌观念"提供依据。

5.掌握药敏试验的原理及步骤。

二、实验材料

1.固体培养基:营养琼脂平板培养基、血琼脂平板培养基和 M-H 琼脂平板培养基。

2.液体培养基:营养肉汤培养基。

3.细菌菌种:大肠杆菌、枯草芽孢杆菌琼脂斜面 18～24 h 培养物。

4.其他材料:咽拭子、棉签、酒精灯、新洁尔灭消毒液、接种环、灭菌生理盐水、电磁炉、试管架和抗生素纸片。

三、实验内容

(一)消毒与灭菌

1.热力、高温高压蒸汽灭菌对细菌繁殖体及芽孢的作用

(1)以无菌操作取大肠杆菌或枯草芽孢杆菌琼脂斜面培养物,各接种三管肉汤培养基。

(2)取已接种大肠杆菌和枯草芽孢杆菌肉汤培养基各 1 支,放入 100℃水浴锅内,煮沸 10 min 后取出。

(3)取已接种的大肠杆菌、枯草芽孢杆菌各 1 支,放入高温高压蒸汽灭菌锅内,121℃,15 min。

(4)取已接种的大肠杆菌、枯草芽孢杆菌各 1 支不做任何处理,作为对照。

(5)将以上三组共计 6 管培养物置 37℃温箱培养 24 h 后,观察结果。

2.紫外线杀菌实验

(1)将普通琼脂平板底部用记号笔划分二等分,一侧划线接种大肠杆菌,另一侧接种枯草芽孢杆菌,并分别作好标记。

(2)将接种完毕的平板打开平板盖,遮盖住平板 1/2 的面积,分别盖住已接种的大肠杆菌和枯草芽孢杆菌各一半左右(图 3-3)。

(3)然后将平板放在紫外线灯下照射 30 min,置于 37℃温箱培养 24 h 后观察结果。

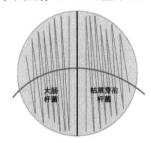

图 3-3　大肠杆菌、枯草芽孢杆菌紫外线杀菌实验

3.化学消毒剂的杀菌作用

(1)手指皮肤消毒前后的细菌学检查:将琼脂平板底部用记号笔划分为 8 等份,取其中 2 等份,分别注明"消毒前"与"消毒后"。

(2)将一手指,在注明"消毒前"的平板表面,轻轻地来回涂抹。然后,将此手指浸泡在新洁尔灭与水比例为 1:10 混合液中 5 min。待自然风干后,再在注明"消毒后"平板表面轻轻涂抹。将琼脂平板置 37℃温箱中培养 24 h,观察结果。

(二)细菌的分布

1.空气中的细菌检查

取琼脂平板 1 个,选择室内任何地点,打开皿盖,使培养基面向上暴露在空气中 30 min,任空气中细菌随尘埃下沉,降落于培养基的表面。然后盖上皿盖,在平皿底面注明地点、班组,置 37℃温箱中培养 24 h,观察结果(放室温中培养 7 d 后观察结果),计数琼脂平板上的菌落数,并观察不同菌落的形态。

2.生活、学习物品的细菌检查

无菌棉签蘸灭菌生理盐水,在桌面、实验台、白大褂、书本、鞋子及手机等地方或物品涂擦 5~10 cm² 后,轻轻涂于手指皮肤消毒前后的细菌学检查平板,写好标记。置 37℃温箱中培养 24 h,观察结果。

3.咽部细菌检查

无菌咽拭子取扁桃体外侧咽部黏膜处细菌,在血平板均匀涂抹约 1/10 平板面积,间断划线法接种血平板。置 37℃温箱中培养 24 h,观察结果。

(三)抗生素药物敏感试验

1.实验原理

将含有定量抗菌药物的纸片贴在已接种测试菌的固体琼脂培养基表面,温育培养。纸片中所含的药物吸收琼脂中的水分,不断向纸片周围扩散,随离开纸片的距离增大而降低,形成递减的梯度浓度。温育培养过程中,纸片周围(抑菌浓度范围内)测试菌的生长被抑制,从而形成无菌生长的透明圈,即抑菌环(图 3-4)。抑菌环的大小反映测试菌对测定药物的敏感程度,并与该药对测试菌的最低抑菌浓度呈负相关。最低抑菌浓度(minimum inhibition concentration,MIC):与微生物生长速率有关的特定时间间隔内,通常是 18～24 h,能够抑制被测菌生长的最低药物浓度。

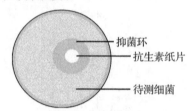

抑菌环
抗生素纸片
待测细菌

图 3-4　待测细菌抗生素药物敏感试验

2.实验方法

(1)无菌挑取 4～5 个孵育 16～24 h 的待测菌落,沿 4 个方向均匀接种至无菌 M-H 琼脂培养基表面,使细菌均匀分布,最后再取一个菌落沿平板内缘环形涂抹均匀。

(2)用无菌镊子或纸片分配器将抗菌纸片粘贴于 M-H 琼脂表面,一旦纸片贴上,不能移动,每两个药敏纸片间隔 20 mm,距边缘 10 mm。

(3)盖上平板的盖子,做好标记,放置培养箱内孵育 16～18h。

(4)量取观察到的抑菌环直径,根据 CLSI(clinical and laboratory standards institute)标准,报告细菌对该抗生素敏感(sensitivity,S)、耐药(resistant,R)、中介(intermediate,I)。

3.注意事项

(1)实验操作过程中,需严格无菌操作。

(2)详细记录选取药敏纸片的名称,与贴在 M-H 琼脂平板表面纸片一一准确对应。

(3)M-H 琼脂平板做好组别标记,以便后续课程结果观察。

四、思考题

1.紫外线直接照射到琼脂平板表面,为什么仍有散在的菌落存在?

2.哪些因素会减弱消毒剂的作用效果?

3.消毒和灭菌的区别?

4.咽喉部细菌检查为什么要用血琼脂平板?

5.选取抗生素纸片对大肠杆菌的抑菌环直径为 0,代表什么意思?

实验四　血型测定、ELISA

一、实验目的

1. 掌握用玻片凝集试验鉴定 ABO 血型的方法。
2. 掌握 ELISA 检测抗原或抗体的原理,列举 ELISA 检测方法。
3. 理解标记的抗原抗体反应的原理、种类和用途。
4. 了解血型鉴定的原理。

二、实验材料

1. 诊断用标准抗 A 及抗 B 血清。
2. 玻片、牙签、尖嘴滴管、无菌刺血针、消毒用碘酒、酒精、无菌干棉球、显微镜和记号笔等。
3. 羊血清,pH 9.6 的碳酸盐缓冲液,96 孔 ELISA 板,制备好的抗羊血清抗体,PBS 稀释液,显色液试剂盒,加样器,加样枪头,湿盒,37℃温箱、吸水纸。

三、实验内容

凝集反应(agglutination)是指颗粒性抗原和相应抗体在适量电解质存在的条件下,形成肉眼可见的凝集现象。参与反应的抗原称为凝集原(agglutinogen),抗体称为凝集素(agglutinin)。在实验中采用不同的方法、材料及检测目的,可将凝集反应分为直接凝集反应、间接凝集反应、协同凝集实验(coagglutination test)和固相免疫吸附血凝实验。

(一)直接凝集反应

直接凝集反应是指天然的颗粒性抗原(细菌、红细胞等),在适量电解质参与下,直接与相应抗体结合而出现的凝集现象。

1. ABO 血型鉴定实验原理

血型是人体的一种遗传性状,表现为红细胞表面抗原的差异。红细胞上的血型抗原有遗传上各自独立的 20 多种系统。其中 ABO 血型系统在输血中最重要,必须血型相合才能输血。血型鉴定是根据人类红细胞上含有不同抗原(A 型血有 A 抗原,B 型血有 B 抗原,AB 型血有 A、B 抗原,O 型血没有抗原),用已知的抗 A、抗 B 单克隆抗体与待检红细胞做凝集反应实验,从而判断红细胞上的血型抗原以确定其 ABO 血型(表 3-1)。

表 3-1　抗血清鉴定血型与结果判定

血型	抗 A 抗体	抗 B 抗体
A 型	+	−
B 型	−	+
AB 型	+	+
O 型	−	−

2.实验方法

(1)取洁净载玻片 1 张,分成 2 格,1 格标记"A",另一格标记"B"。"A"侧加抗 A 抗体,"B"侧加抗 B 抗体,各 1 滴。

(2)被检者耳垂或指尖用碘酒及酒精消毒后,针刺取血。

(3)用无菌牙签蘸取适量血液充分与抗 A 抗体混匀,再用牙签另一端蘸取适量血液与抗 B 抗体混匀。

(4)将玻片平持手中,前后左右轻轻转动,使之充分混匀,3～5 min 后即可观察结果。如观察不清,可在低倍镜下观察。

3.结果判断

红细胞凝集,周围液体澄清者为阳性,红细胞仍呈悬液,无凝集者为阴性。根据表 3-1 判断血型。

4.注意事项

(1)采血时要求无菌操作。

(2)所用试剂必须在有效期内。

(3)加血液时,切勿用牙签同一端混匀 A、B 两侧。

(二)酶联免疫吸附实验

酶联免疫吸附实验(enzyme linked immunosorbent assay,ELISA)是一种利用酶标记的抗原或抗体,在固相载体上进行抗原或抗体测定的方法。

1.实验原理

抗原或抗体吸附到固相载体表面后,仍保持其免疫活性。抗原或抗体与酶形成结合物后,仍保持各自的免疫活性和酶活性。结合物中的酶可催化底物水解、氧化或还原,从而生成有色产物。有色产物的量与待测抗原或抗体的量成正比。所以,可用目测定性或用酶标仪测光密度值定量测定抗原或抗体。其主要方法有间接法、双抗体夹心法和竞争法。

2.检测方法

(1)间接法:此法是测定抗体最常用的方法。将已知抗原吸附于固相载体,加入待检验标本(含相应抗体)与之结合。洗涤后,加入酶标记抗球蛋白抗体(酶标抗抗体),然后再用酶底物显示抗原-抗体-抗抗体复合物存在。本法应用广泛,因为只要用一种标记动物的抗球蛋白抗体,就可以检测该种动物的任何一种抗体。

(2)双抗体夹心法:此法常用于测定抗原。将已知抗体吸附于固相载体表面,然后加入待检标本(含相应抗原)温育,洗去未结合抗原后,加入酶标记抗体,洗去未结合酶标抗体后,加入底物进行测定。

　　(3)竞争法:将抗体吸附于固相载体,加入待测抗原和一定量酶标记已知抗原混合液,使二者竞争与固相抗体结合。洗涤后,利用酶底物水解量来确定待检溶液中有无抗原及抗原量。结合于固相的酶标抗原与待测抗原呈负相关。

　　3.实验操作

具体操作步骤详见购置 ELISA 试剂盒使用说明书。

四、思考题

1.判断你的血型并解释结果。

2.试述 EILISA 常用的三种方法是什么? 何种方法检测抗原、何种方法检测抗体?

第四章　医学免疫学实验

实验一　ABO血型测定(直接凝集玻片法)

一、实验目的

1. 掌握ABO血型鉴定的原理。
2. 熟悉用玻片凝集实验鉴定ABO血型的方法。

二、实验原理

凝集反应(agglutination)是颗粒性抗原(细菌、细胞或表面包被抗原的颗粒)与相应的抗体在电解质存在的条件下结合,出现肉眼可见的凝集颗粒或凝集团块的现象,可分为直接凝集反应和间接凝集反应。

玻片凝集实验(直接凝集反应玻片法)是指天然的颗粒性抗原与相应抗体在玻片上反应出现凝集现象。

血型是人体的一种遗传性状,ABO血型鉴定是根据人类红细胞上含有不同的血型抗原(A型血有A抗原,B型血有B抗原,AB型血有A抗原和B抗原,O型血没有A抗原或B抗原),用已知的抗A、抗B单克隆抗体与待检红细胞做玻片凝集实验,从而判断红细胞上的血型抗原以确定其ABO血型。

三、实验材料

抗A抗B血型定型试剂盒,玻片、一次性采血针、灭菌牙签、无菌棉签、碘伏和标记笔等。

四、实验步骤

1. 取洁净载玻片1张,分为两格,分别标记"A""B","A"侧滴1滴抗A抗体(蓝色),"B"侧滴1滴抗B抗体(黄色)。
2. 受检者指尖或耳垂用碘伏消毒后,采血针取血。
3. 用灭菌牙签先蘸取适量血液与抗A抗体充分混匀,再用牙签另一端蘸取适量血液与抗B抗体混匀。

4.3～5 min后即可观察,结果如观察不清,可在低倍镜下观察。

五、结果判断

红细胞凝集,周围液体澄清(出现大的凝集团块或细小的凝集颗粒都为凝集):＋;
红细胞仍呈悬液,放置后向中央聚集,但是均匀一致的:－。

表 4-1 ABO 血型鉴定

血型	抗 A 抗体	抗 B 抗体
A	＋	－
B	－	＋
AB	＋	＋
O	－	－

六、注意事项

1. 采血时要求无菌操作。
2. 所有试剂应在有效期内。
3. 加血液时,切勿用牙签同一端混匀 A、B 两侧,抗体与血液应充分混匀。

七、思考题

血型鉴定有什么作用?

实验二 妊娠诊断实验(间接凝集抑制实验)

一、实验目的

1. 了解直接凝集与间接凝集的区别,间接凝集与间接凝集抑制的区别。
2. 掌握间接凝集抑制实验的方法及原理,了解妊娠诊断实验的操作过程。

二、实验原理

将可溶性抗原或抗体先吸附在某些颗粒载体上,形成致敏颗粒,然后再与相应抗体或抗原进行反应出现凝集的现象,称为间接凝集反应(indirect agglutination reaction)。若该抗原(或抗体)事先与相应抗体(或抗原)作用后,再加入致敏颗粒,则不出现凝集,此称为间接凝集抑制实验(indirect agglutination inhibition reaction)。

孕妇末次月经后 40～90 d 尿液中 HCG(人绒毛膜促性腺激素)含量增高,若将一滴孕尿,加 1 滴抗血清(HCG 免疫家兔获得),充分反应后,再加 1 滴乳胶抗原(HCG 致敏的胶乳颗粒),不出现凝集颗粒,为妊娠试验阳性;反之,则为阴性。

三、实验材料

正常尿液、孕妇尿液、胶乳抗原（HCG 致敏的胶乳颗粒）、抗血清（兔抗人 HCG 抗体）、玻片、标记笔及滴管等。

四、实验方法

1. 取洁净载玻片 1 张，用标记笔把玻片分成两半，分别标记"＋"、"－"。
2. 在"＋"侧加 1 滴孕妇尿液，"－"侧加 1 滴正常尿液作为对照。
3. 在两侧各加 1 滴抗血清，分别混匀，轻轻晃动玻片 0.5～1 min。
4. 两侧再各加 1 滴胶乳抗原，分别混匀，放置 5 min，强光下观察结果。

五、结果判断

"＋"侧呈均匀浑浊，为妊娠实验阳性；
"－"侧出现均匀一致的白色细沙样凝集颗粒，为妊娠实验阴性。

六、注意事项

1. 胶乳抗原使用前应摇匀。
2. 加入的尿液标本、抗血清和胶乳抗原，每滴大小应一致。

七、思考题

1. 做妊娠诊断实验时能否先加胶乳抗原，然后再加抗血清？
2. 若出现假阴性结果，可能的原因是什么？

实验三 环状沉淀实验

一、实验目的

1. 了解环状沉淀实验的原理及用途。
2. 了解简单快速测定微量抗原的方法。

二、实验原理

沉淀反应（precipitation）是可溶性抗原与相应抗体结合后，在适当电解质存在条件下，出现肉眼可见的沉淀物。沉淀反应可在液体中进行，也可以在半固体琼脂凝胶中进行。

环状沉淀实验（ring precipitation test）是将已知的抗体溶液加入小口径（直径小于 0.5 cm）试管（现用环沉管），然后小心将已适当稀释的可溶性抗原溶液加在抗体层上面，使成为分界清晰的两层,经过一定时间,若抗原与抗体相对应,则在抗原与抗体相遇界面附近出现乳白色环状沉淀物。

三、实验材料

抗原有稀释的羊血清、豚鼠血清,抗羊血清抗体,生理盐水(NS),环沉管、毛细滴管及环沉管架等。

四、实验方法

1.用毛细滴管在 3 支环沉管中分别加入抗羊血清抗体。

2.用毛细滴管分别将羊血清、生理盐水和豚鼠血清叠加到抗体液面上,沿管壁缓缓加入,使成明显界面(抗原、抗体体积比为 1:1)。

3.环沉管置于架上,室温放置数分钟后,观察两液面交界处有无白色沉淀环。

五、结果判断

在两液界面处附近出现白色沉淀环者为阳性。

六、注意事项

1.加抗原时,沿管壁缓缓流下,避免抗原和抗体两液相混,使之形成清晰界面,加样时避免产生气泡。

2.抗原和抗体溶液必须澄清,如混浊应先离心。

3.必须在指定时间内观察结果,如衬以黑色背景观察,能更清楚地看到沉淀环。

七、思考题

进行环状沉淀实验时一般不稀释抗体,而是将抗原做较大倍数稀释,为什么?

实验四　单向琼脂扩散实验

一、实验目的

1.了解单向琼脂扩散实验原理。

2.了解如何用此方法定量测定抗原含量。

二、实验原理

琼脂扩散实验(agar diffusion test)是一种可溶性抗原与相应抗体在琼脂凝胶中呈现的沉淀反应。琼脂是一种大分子多糖,100℃时熔化,低于 45℃时凝固,它允许小分子物质(如可溶性抗原、抗体等)在其中自由扩散。

单向琼脂扩散实验(single agar diffusion test)是将已知一定浓度的抗体均匀混合于琼脂中,制成含抗体的琼脂凝胶板,冷却后在琼脂板上打孔,孔内加入抗原。因为抗体已与琼脂均匀混合,所以不会再扩散,只有抗原在琼脂中由小孔向四周扩散,扩散过程中,抗原自然形成浓度梯度,在抗原抗体比例合适的部位形成肉眼可见的白色沉淀环。沉淀环直径平方与加入的抗原浓度成正比。

若是先用不同浓度的标准抗原做单向琼脂扩散实验,以沉淀环直径平方为纵坐标,相应孔中抗原浓度为横坐标,可绘制标准曲线。根据测得沉淀环直径,从标准曲线中可查出待测标本中的抗原含量。

三、实验材料

单向免疫扩散琼脂板(商品),4个不同浓度的抗原1、2、3和4,微量加样器,加样枪头。

四、实验方法

1. 在含有抗体的琼脂板中分别加入4个不同浓度的抗原1、2、3和4各10 μL(加满但不要溢出)。

2. 放置于湿盒中,室温放置24~48 h后观察结果。

五、结果判断

根据待检抗原沉淀环直径,判断待检抗原的浓度高低。

六、注意事项

1. 以毫米为单位测量沉淀环的直径。

2. 染色可提高沉淀环的清晰度,如欲将标本长期保存,可制成干片。

3. 扩散时间要适当,时间过短,沉淀线不能出现;时间过长,会使已形成的沉淀线解离或散开而出现假象。

七、思考题

如何用单向琼脂扩散实验定量检测抗原?

实验五　溶血反应

一、实验目的

1. 了解溶血反应的原理。

2.掌握溶血反应的基本操作。

二、实验原理

将绵羊红细胞作为抗原免疫家兔,经一定时间,家兔血清中即出现特异性抗体,称为溶血素,它可与绵羊红细胞特异性结合,此时若加入补体,则可通过激活补体,导致绵羊红细胞破裂,呈现溶血现象。

三、实验材料

羊红细胞、溶血素、补体(冰浴保存)、生理盐水、玻璃试管、刻度吸管及试管架等。

四、实验方法

1.将4支试管排成一排。

2.按表4-2分别加入溶血素、绵羊红细胞、补体及生理盐水。

表4-2　溶血反应

试管	羊红细胞	溶血素	生理盐水	补体	总体积
1(试验管)	0.25 mL	0.25 mL	0.5 mL	0.5 mL	1.5 mL
2(溶血素对照)	0.25 mL	0.25 mL	1 mL	—	1.5 mL
3(补体对照)	0.25 mL	—	0.75 mL	0.5 mL	1.5 mL
4(羊红细胞对照)	0.25 mL	—	1.25 mL	—	1.5 mL

3.摇匀后,37℃水浴30 min。

4.取出试管架,观察结果。

五、结果判断

溶血:液体呈红色透明;

不溶血:与羊红细胞对照管相同,为红细胞混悬液。

六、注意事项

1.取样品的吸管不可混用。

2.加样力求准确。

3.将试管架从水浴箱中取出时,避免水滴入他人试管中。

七、思考题

各管的溶血情况如何?为什么?

实验六　酶联免疫吸附实验

一、实验目的

1. 了解酶联免疫标记技术的原理、种类和用途。
2. 掌握用酶联免疫吸附实验检测抗原或抗体的原理及方法。

二、实验原理

免疫标记技术（immunolabeling techniques）是将抗原抗体反应与标记技术相结合，将已知的抗体或抗原标记上示踪物质，通过检测标记物，间接测定抗原抗体复合物的一类实验方法。常用的标记物有酶、荧光素、放射性核素、化学发光物质及胶体金等。

酶联免疫吸附实验是一种利用酶标记的抗原或抗体，在固相载体上进行抗原或抗体测定的方法。抗原或抗体吸附到固相载体表面后仍保持其免疫活性，抗原或抗体与酶形成复合物后，仍保持各自的免疫活性和酶活性。结合物中的酶可催化底物水解、氧化或还原，从而产生有色产物，有色产物的量与待测样本中抗原或抗体的量成正比。可用目测定性或用酶标仪测光密度值定量测定抗原或抗体。酶联免疫吸附实验主要方法有间接法、双抗体夹心法和竞争法。

间接法：是测定抗体最常用的方法。将已知抗原吸附于固相载体，加入待检标本（含相应抗体）与之结合。洗涤后，加入酶标记抗球蛋白抗体（酶标抗抗体），然后再用酶的底物显示抗原−抗体−抗抗体复合物的存在。

双抗体夹心法：常用于测定抗原。将已知抗体吸附于固相载体表面，然后加入待检标本（含相应抗原）与之结合，洗去未结合的抗原后，加入酶标记抗体，洗去未结合的酶标抗体后，加入底物进行测定。

竞争法：将抗体吸附于固相载体，加入待测抗原和一定量酶标记已知抗原的混合液，使二者与固相载体竞争结合，洗涤后，通过用酶的底物的水解量来确定待检溶液中有无抗原及抗原量是多少，底物显色深浅与待测抗原呈负相关。

三、实验材料

聚苯乙烯反应板，包被液、封闭液、洗液（PBST）、羊血清、阳性对照、阴性对照和待测样品，HRP-Ab、显色液（A 和 B）和终止液，加样器、加样枪头、刻度滴管、湿盒、水浴箱及酶标仪等。

四、实验方法

1. 1∶1 000 稀释羊血清。

2. 包被:96孔板中每孔加入稀释后的羊血清 100 μL,用塑料袋密封后放入湿盒中,4℃保存备用。

3. 弃去包被液。

4. 封闭:加入封闭液(3%牛血清白蛋白),每孔 200 μL。组板,放入湿盒中,37℃水浴30 min。

5. 稀释待检血清:将待检血清做倍比稀释,1∶20,1∶40,1∶80,1∶160,1∶320,1∶640,1∶1 280,1∶2 560,1∶5 120。

6. 弃去封闭液,把板子在卫生纸上拍干。

7. 加样:两条孔板加样相同,取平均值作为最终值。

①1孔(空白对照):什么也不加;

②2孔(阴性对照):每孔加入 100 μL 阴性对照液;

③3孔(阳性对照):每孔加入 100 μL 阳性对照液;

④4~12孔:每孔加入不同稀释浓度的抗血清 100 μL。

8. 组板,放入湿盒中,37℃水浴 30 min。

9. 洗板:弃去孔中液体,每孔加满洗液,30 s后甩去,拍干;重复3~5次(洗板时洗液尽量加满孔,但一定不要溢出)。

10. 各孔加酶标抗体 100 μL,空白对照孔不加。水平快速震荡混匀 1 min,组板,放入湿盒中,37℃水浴 20 min。

11. 洗板:弃去孔中液体,每孔加满洗液,30 s后甩去,拍干;重复3~5次(洗板时洗液尽量加满孔,但一定不要溢出)。

12. 显色:每孔(空白孔也加)加底物液 A 液、B 液各 1 滴,水平快速震荡混匀 1 min,组板,放入湿盒中,37℃水浴 10 min。

13. 终止反应:取出板子,每孔加终止液一滴,混匀。

14. 观察结果:目测颜色深浅;酶标仪测定 OD 值。

五、结果判断

待测样本 A 值－空白对照 A 值 阴性对照 A 值－空白对照 A 值	≥2.1(＋)
待测样本 A 值－空白对照 A 值 阴性对照 A 值－空白对照 A 值	<2.1(－)

若阴性对照值(阴性对照 A 值－空白对照 A 值)<0.05,按 0.05 计算;若阴性对照值≥0.05,按实际值计算。

效价判定:待检标本 A 值>0.15,且为阳性的最高稀释度,为该样本的抗体效价。

六、注意事项

1. 实验前应检查聚苯乙烯反应板的吸附性。
2. 包被时不能有气泡,加液量及洗涤时间应一致。
3. 每块板均应设阴性和阳性对照孔。
4. 底物应现用现配,避光保存。
5. 底物液有毒,使用时需小心。
6. 实验结束,不要清洗板孔,直接将反应板(包括液体)及试剂放至指定位置,切勿到处放置。

七、思考题

ELISA 常用的三种方法是什么？何种检测抗原？何种检测抗体？

实验七 小鼠脾脏淋巴细胞分离实验

一、实验目的

1. 掌握淋巴细胞分离的原理。
2. 熟悉用密度梯度离心法分离小鼠脾脏淋巴细胞的方法。

二、实验原理

脾脏属于外周免疫器官,富含各类免疫细胞,不同细胞的体积、形状和密度存在差异。不同密度的细胞在其沉降运动中可因其密度的差别而处于不同的分布位置。小鼠红细胞和粒细胞的密度大于淋巴细胞,利用一种密度介于二者之间的等渗溶液,做密度梯度离心,可以使不同密度的细胞按密度梯度分布,从而达到使其彼此分离的目的。

三、实验材料

小鼠,Hank's 液、淋巴细胞分离液,铜网、解剖盘、剪刀、镊子、离心管、离心机、试管、滴管及玻璃注射器针芯等。

四、实验方法

1. 取脾脏:拖尾断颈处死小鼠,仰卧位固定,剪开腹部皮肤,暴露其下的透明膜,剪开腹膜,掀开胃,脾脏呈深红色长条状,用镊子夹住全部取下。
2. 制备脾脏单细胞悬液:将脾脏放在铜网上,加入适量 Hank's 液,用玻璃注射器针芯轻轻研磨,过滤得脾脏单细胞悬液。

3.加样:先向 10 mL 玻璃试管中加入 2 mL 淋巴细胞分离液,再沿管壁缓慢在分离液面上叠加 4 mL 脾脏单细胞悬液。

4.离心:配平后,2 000 r/min,离心 20 min。

五、结果判断

离心后,试管中液体分为四层,最底部为红细胞及粒细胞,其上为透明的淋巴细胞分离液,分离液上的云雾状细胞层即为小鼠脾脏淋巴细胞层。

六、注意事项

1.沿管壁轻轻加入脾脏细胞悬液于分离液的界面上,切勿打乱两液间的界面。

2.分离液与加入的脾脏细胞悬液的量约为 1:1。

七、思考题

常用的淋巴细胞分离方法有哪些?

实验八 E 玫瑰花环实验

一、实验目的

1.了解 E 玫瑰花环形成的原理。

2.学会用 E 玫瑰花环实验鉴定和计数 T 淋巴细胞的方法。

二、实验原理

正常人 T 淋巴细胞表面有绵羊红细胞受体,即 E 受体,又称 CD2,是 T 细胞特有的表面标志。在体外一定条件下,T 细胞能直接与绵羊红细胞结合,形成玫瑰花样细胞团,称为 E 玫瑰花环。豚鼠 T 细胞表面没有绵羊红细胞受体,但有兔红细胞受体,二者亦可结合形成玫瑰花样细胞团。此实验可用于检测 T 细胞的数目、活性及分离 T 细胞。

三、实验材料

豚鼠,兔红细胞、Hank's 液、小牛血清、戊二醛、甲紫染液,剪刀、镊子、铜网、平皿、玻璃注射器针芯、吸管、试管及离心机等。

四、实验方法

1.取胸腺:拖腿断颈处死豚鼠,仰卧位固定,剪开颈部皮肤,暴露其下的透明膜,可见透明膜下气管两侧各有一蚕豆大小的胸腺。用镊子夹住胸腺,全部取下,置铜网上(确证:剪开胸腺,将其剖面在玻片上涂几下,加 1 滴甲紫,高倍镜下观察)。

2.研磨法制备胸腺单细胞悬液:铜网置于平皿中,在胸腺上滴加少量 Hank's 液,用玻璃注射器针芯轻轻研磨,使胸腺细胞通过铜网漏入平皿中。用少量 Hank's 液将黏附在针芯和铜网上的细胞冲下,吸取细胞悬液置于试管中。

3.洗涤细胞:补加适量 Hank's 液,吹吸混匀。配平后离心,1 500 r/min,离心 5 min。

4.调整细胞浓度:弃上清,向试管中加入 2.9 mL Hank's 液,吹吸混匀,调整后细胞浓度约为 3×10^6 mL。

5.成花:取 1 支塑料试管,加入 0.5 mL 胸腺细胞悬液、0.5 mL 1% 兔红细胞、1 滴小牛血清,混匀,配平后离心,500 r/min,离心 5 min。

6.滴片观察:吸弃 1/2 上清,加 1 滴戊二醛(固定),轻轻晃动试管,以剩余的上清悬起细胞。取 1 滴细胞悬液,滴在载玻片上,加 1 滴甲紫,盖上盖玻片,低倍镜找到视野,高倍镜观察。

五、结果判断

结合 3 个以上红细胞的 T 淋巴细胞为 E 花环阳性细胞。记数 200 个淋巴细胞中形成 E 花环的淋巴细胞百分率,正常值为 60%~80%。

六、注意事项

1.实验中所用的兔红细胞必须新鲜。

2.重悬细胞时,动作要轻,不可用力震荡或强力吹打。

3.兔红细胞与淋巴细胞的比例应适宜。

七、思考题

E 玫瑰花环实验有何意义?

实验九　小鼠腹腔巨噬细胞吞噬实验

一、实验目的

1.了解巨噬细胞在非特异性免疫中的作用。

2.掌握吞噬百分率和吞噬指数的计算方法。

二、实验原理

病原微生物、红细胞等异物侵入机体或在体外与巨噬细胞接触,可被巨噬细胞吞噬。取细胞作涂片,镜检,计算吞噬百分率和吞噬指数,可判断巨噬细胞的吞噬功能。

三、实验材料

小鼠,5％鸡红细胞悬液,生理盐水、瑞氏染液和蒸馏水(DW),1 mL 注射器、解剖盘、剪刀、镊子、吸管、试管、玻片、镜油及滤纸等。

四、实验方法

试验前 3 d,小鼠腹腔注射 5％无菌淀粉溶液 1 mL。

1.小鼠腹腔注射鸡红细胞 1 mL,轻揉腹部,放置。

2.30 min 后,取小鼠腹腔冲洗液:拖颈处死小鼠,仰位固定;沿腹中线剪开腹部皮肤,暴露腹膜;用镊子夹起小鼠腹膜,在腹膜正中剪一小口,注入预冷生理盐水 1 mL,冲洗腹腔;吸取腹腔液,移入试管中。

3.推片,染色(瑞氏-吉姆萨染色,嗜酸性的染成红色,嗜碱性的染成紫色):滴片→推片→自然干燥;加染液(记下加的滴数),放置 1 min;加等量蒸馏水,立即混匀,染色 30 s;自来水缓冲,冲至无浮色。

4.用滤纸吸干玻片表面,油镜下观察。

五、结果判断

油镜下观察巨噬细胞吞噬鸡红细胞的情况,随机计数 100 个巨噬细胞,分别计数吞有鸡红细胞的巨噬细胞数和所吞噬的鸡红细胞总数,分别计算吞噬百分率和吞噬指数。

$$吞噬百分率 = \frac{吞有鸡红细胞的吞噬细胞数}{100} \times 100\%$$

$$吞噬指数 = \frac{100 个吞噬细胞中所吞噬的鸡红细胞总数}{100}$$

六、注意事项

注意掌握小鼠注射淀粉的时间及瑞氏染色时间。

七、思考题

1.试述吞噬细胞的吞噬过程及吞噬后果。

2.影响吞噬细胞吞噬活性的因素有哪些?

实验十　免疫反应测定(免疫血清的制备与检测)

一、实验目的

1.掌握免疫血清制备及检测方法。

2.熟悉倍比稀释的方法及血清效价的判定。

二、实验原理

将具有免疫原性的抗原注入动物体内,可刺激相应 B 细胞增殖、分化形成浆细胞,浆细胞分泌特异性抗体进入血液。从这种血液中分离出来的血清含有大量针对某种抗原的抗体,此种血清称为抗血清或免疫血清。由于抗原分子的不同决定基为不同特异性的 B 细胞克隆所识别,因此,由某一抗原刺激机体后产生的抗体,实际上为针对该抗原不同决定基的抗体混合物。

三、实验材料

昆明小鼠、绵羊血清、1 mL 注射器、镊子、试管、离心管及离心机等。

四、实验方法

1.免疫动物

绵羊血清免疫小鼠,200 μL/只。腹部皮下多点(分 5～10 点)注射。做好标记,加满水食。

2.分离血清

1～2 周后,腹腔注射麻醉小鼠(麻醉剂量根据试剂来定),摘两侧眼球取血,4℃ 静置 30 min,离心 2 000 r/min,15 min。

取上层血清,做好标记,−20℃ 保存。1 只小鼠用此法一般可收集 1 mL 血,每毫升血可分离出 0.3～0.4 mL 的血清。

3.免疫血清效价测定:见实验六(酶联免疫吸附实验)。

五、结果判断

见实验六(酶联免疫吸附实验)。

六、注意事项

1.小鼠免疫后应注意精心喂养,以免动物死亡。
2.如抗体效价低,可重复免疫 2～3 次;如抗体效价高,放血并收集血清。

七、思考题

1.此实验所获得的抗体是单克隆抗体还是多克隆抗体?请解释原因。
2.如果抗原免疫后产生的抗体效价低,其可能原因有哪些?如何解决此问题?

第五章　医学微生物学实验(临床药学专业)

医学微生物学实验室规则

一、进入实验室须穿白大衣,准备好一次性口罩、手套和帽子等个人防护用品。除必要的书籍文具外,其他个人物品一律不得带入实验室。

二、在实验室内,禁止饮食饮水、吸烟及与学习无关的其他活动,不得大声喧哗或嬉戏。

三、未经老师许可,不得擅自搬动实验器材及示教物品,不准随意摆弄和旋转实验仪器上的开关及旋钮等。

四、按照实验要求,在老师的指导下,主动安排要进行的实验,认真进行实验操作,严格遵守无菌操作规程,争取顺利完成实验。

五、实验中使用完毕的器材和试剂,必须放回规定的位置。废弃物必须按规定进行处理或归放于指定的容器内,不能随便乱丢乱放。

六、实验中万一有菌液打翻、有菌材料污染桌面或衣物、割破手指等意外情况,应及时报告老师进行处理,切勿自作主张不按规定处理。

七、爱护实验室内一切设备、仪器等物品。注意用电安全及节约水电。

八、实验结束,要清理桌面,将实验器材放回原处。值日的同学要搞好实验室的清洁卫生。离开实验室前关好门窗、水和电,并将手洗干净。

九、未经许可,不得将实验室内任何物品带出实验室。

实验一　脓汁标本化脓性球菌的检验

一、实验目的

1.掌握脓汁标本化脓性球菌的检验方法。

2.熟悉常见病原性球菌的菌落和形态特点,掌握常见化脓性球菌的鉴定实验。

3.掌握药敏试验的原理及步骤。

二、实验材料

1.仪器设备:光学显微镜、生化培养箱。

2.试剂材料:待检菌种、载玻片,革兰染色试剂,兔血浆、无菌生理盐水、抗菌药物干纸片、镜油及擦镜液(二甲苯)等。

(1)标本:脓汁标本 1、2 号(采用乙型溶血性链球菌、金黄色葡萄球菌制备)。

(2)培养基:血琼脂平板培养基,Muller-Hinton(M-H)琼脂培养基(即水解酪蛋白琼脂培养基)。

(3)其他:接种环、酒精灯等。

三、实验内容

病原微生物感染的诊断除根据临床表现、一般检验外,还需进行医学微生物学的检测。通过对病原体的分离鉴定以及患者的免疫应答检测等,以达到对感染性疾病作出病原学诊断,为临床合理用药及预防提供依据。

细菌感染的微生物学检查内容主要包括标本直接检查、细菌分离培养与鉴定和血清学诊断等。本实验模拟临床脓汁标本检测流程(图 5-1),对待检脓拭子进行病原菌检测:

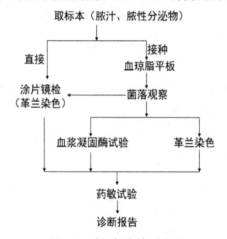

图 5-1　脓汗标本检测流程

(一)脓汁标本的细菌学检查

在脓汁中除了常检出化脓性球菌外,也可以检出其他多种细菌,例如大肠杆菌、变形杆菌、绿脓杆菌、结核杆菌及产气荚膜梭菌等。此外,还可能检出真菌、放线菌及螺旋体等其他微生物。本实验是用模拟的脓汁材料检验化脓性球菌,根据各种化脓性球菌不同的生物学特性,通过直接涂片镜检、分离培养和生化反应等方法,鉴定未知的化脓性球菌。

1.直接涂片镜检

(1)制片:取洁净载玻片,用待检脓拭子在载玻片上均匀涂布成直径约 1 cm 的菌膜,涂片应薄且均匀。将涂片自然干燥并加热固定后进行革兰染色。

(2)染色:按照已学习的革兰染色方法对涂片进行染色。

(3)镜检:将已染色完毕的脓汁标本涂片滴加香柏油后置于油镜下,观察标本中化脓性球菌的形态、染色性及排列性等特点,并做好记录。

2.分离培养

(1)接种:将待检脓拭子样本轻轻涂抹在血平板表面 1/10～1/5 面积,再从该涂布区域开始,使用接种环以分区划线的方法进行接种。接种后将血平板置37℃温箱中培养18~24 h。

(2)菌落观察:将培养好的血平板从培养箱拿出后,仔细观察菌落大小、颜色、形态及溶血性等特性,并做好记录。

(3)注意事项:

①细菌接种过程中严格无菌操作。

②脓拭子样本使用后应重新放回无菌试管中,请勿随意放置或丢弃。

③接种后培养基倒扣放置,以免有水汽冲散培养物。

3.分离培养后的待检菌纯培养物染色片形态观察

(1)挑取待检纯培养物:从接种待检样本分离培养的血平板上,用灼烧灭菌后的接种环轻轻挑取分离得到的单个菌落。

(2)制备染色片:取洁净载玻片,滴1滴无菌生理盐水,将挑取的待检菌纯培养物与之混匀,且涂布成直径约1 cm的薄且均匀的菌膜,自然干燥并加热固定。按照已学习的革兰染色法进行染色后,置于油镜下观察,观察经分离后的纯培养物镜下的形态、染色性及排列性等生物学特点,并做好记录。

(3)注意事项:

①选择分离得到的纯培养物时,须注意应在划线位置上挑选单个的菌落进行实验。

②挑取的纯培养物不宜过多,且制片时一定要与生理盐水混匀,使之分散开,以免成片后细菌聚集影响镜下观察。

4.金黄色葡萄球菌鉴定实验

(1)血浆凝固酶实验。

①实验原理:金黄色葡萄球菌是最常见的化脓性球菌。常引起局部或全身化脓性感染,某些菌株还能产生肠毒素导致食物中毒。金黄色葡萄球菌与其他非致病性葡萄球菌的主要鉴别点是:产生金黄色脂溶性色素;产生溶血素,在血平板上形成β溶血环;在厌氧条件下分解甘露醇;血浆凝固酶阳性;耐热核酸酶阳性。

血浆凝固酶实验的原理是:金黄色葡萄球菌能产生血浆凝固酶,可使血浆中纤维蛋白原转变为不溶性的纤维蛋白,附着在细菌表面并使细菌相互聚集形成凝块,使细菌不易向外扩散。大多致病性葡萄球菌能产生血浆凝固酶,故血浆凝固酶试验是鉴别葡萄球菌有无致病性的重要指标。

②实验方法。

金黄色葡萄球菌可产生两种血浆凝固酶:游离血浆凝固酶和结合血浆凝固酶。血浆凝固酶试验包括两种方法:玻片法和试管法,分别可以检测游离血浆凝固酶和结合血浆凝固酶。

玻片法:在洁净玻片两端各加生理盐水1滴,用接种环取金黄色葡萄球菌少许于一侧生理盐水中轻轻研磨,使其形成均匀混浊菌液。用同样方法取菌,并与另一侧生理盐水混合成为均匀浑浊菌液。在一侧菌液中加兔血浆1滴,在另一侧菌液中加生理盐水1滴作为对照。立即轻摇玻片使之混匀,并观察两侧菌液之变化。滴加兔血浆侧出现颗粒状凝集现象而生理盐水侧无凝集现象为阳性,两侧均无凝集现象为阴性。

试管法:吸取1:4稀释的兔血浆0.5 mL加于小试管中,用接种环取金黄色葡萄球菌研磨于兔血浆中,再重复该操作两次使之充分混匀。将小试管置于37℃水浴1~4 h,每半小时取出观察结果1次。血浆凝集成胶冻状为血浆凝固酶阳性,仍呈液状为阴性。

③注意事项。

试验中须注意将挑取的培养物与生理盐水充分混匀,不要有凝集块,以免影响结果观察。

血浆凝固酶试验属活菌试验,所用材料器皿实验后均必须经高压蒸汽灭菌处理,禁止随意丢弃。

(2)其他鉴定试验(讲解示教)。

①甘露醇发酵试验。

致病性葡萄球菌多能发酵甘露醇产酸,使培养基pH指示剂由紫色变为黄色。将金黄色葡萄球菌接种于甘露醇发酵管中,37℃培养18~24 h后取出观察结果,如培养基呈混浊、黄色(分解甘露醇产酸所致)为甘露醇发酵实验阳性,仍为紫色则是阴性。

②触酶试验。

该实验原理为葡萄球菌产生的触酶(过氧化氢酶)能将对细菌有害的过氧化氢分解成水和氧气,而链球菌不产生触酶,因此不能分解过氧化氢产生水和氧气。实验时,用接种环挑取待测菌,置于洁净载玻片上,滴加3% H_2O_2 溶液1~2滴,1 min内观察结果。如产生大量气泡,为触酶实验阳性;而不产生气泡则为阴性(每次实验应有阳性菌株和阴性菌株作对照)。本实验用于鉴别葡萄球菌和链球菌,前者为阳性,后者为阴性。

(二)常见化脓性球菌菌落特征观察(示教)

1.实验材料:金黄色葡萄球菌、表皮葡萄球菌、乙型溶血性链球菌、甲型溶血性链球菌和肺炎链球菌在血平板培养基上的生长物。

2.实验方法

(1)金黄色葡萄球菌:将金黄色葡萄球菌接种于血平板,37℃培养18~24 h,形成圆形、凸起、边缘整齐、表面光滑、湿润、不透明和直径1~2 mm的菌落。因该菌产生金黄色脂溶性色素,其菌落呈金黄色或淡黄色。菌落周围形成透明溶血环(β溶血)。

(2)表皮葡萄球菌:将表皮葡萄球菌接种于血平板,37℃培养18~24 h,形成圆形、凸起、边缘整齐、表面光滑、湿润、白色和直径1~2 mm的菌落。该菌在血平板上无溶血现象,所以菌落周围无溶血环形成。

(3)乙型溶血性链球菌:将乙型溶血性链球菌接种于血平板,37℃培养18~24 h,形成圆形、凸起、表面光滑、灰白色半透明或不透明和直径0.5~0.75 mm的小菌落。菌落周围呈透明溶血环(β溶血)。

(4)甲型溶血性链球菌:菌落形态特点与乙型溶血性链球菌相似,但菌落周围呈草绿色或绿褐色溶血环(α溶血)。

(5)肺炎链球菌:将肺炎链球菌在血平板上 37℃ 培养 18～24 h,形成圆形、细小、灰白色、透明或半透明、表面有光泽、直径为 0.5～1.5 mm 扁平菌落。周围有草绿色溶血环。若培养 48 h 后观察可见菌落中央塌陷呈脐窝状。

(三)药物敏感实验(纸片琼脂扩散法)

1. 实验原理

将含有定量抗菌药物的纸片贴在已接种测试菌的固体琼脂培养基表面,温育培养。纸片中所含的药物吸收琼脂中的水分,不断向纸片周围扩散,随离开纸片的距离增大而降低,形成递减的梯度浓度。温育培养过程中,纸片周围(抑菌浓度范围内)测试菌的生长被抑制,从而形成无菌生长的透明圈,即抑菌环(图 5-2)。抑菌环的大小反映测试菌对测定药物的敏感程度,并与该药对测试菌的最低抑菌浓度呈负相关。最低抑菌浓度(minimum inhibition concentration,MIC):与微生物生长速率有关的特定时间间隔内,通常是 18～24 h,能够抑制被测菌生长的最低药物浓度。

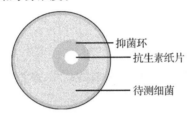

抑菌环
抗生素纸片
待测细菌

图 5-2 待测细菌抗生素药物敏感试验

2. 实验方法

(1)无菌挑取 4～5 个孵育 16～24 h 的待测菌落,沿 4 个方向均匀接种至无菌 M-H 琼脂培养基表面,使细菌均匀分布,最后再取一个菌落沿平板内缘环形涂抹均匀。

(2)用无菌镊子或纸片分配器将抗菌纸片粘贴于 M-H 琼脂表面,一旦纸片贴上,不能移动,每两个药敏纸片间隔 20 mm,距边缘 10 mm。

(3)盖上平板的盖子,做好标记,放置培养箱内孵育 16～18 h。

3. 结果判读及意义

取出培养后的 M-H 培养基,用直尺从至少 3 个不同位置测量观察到的抑菌环直径,计算出平均值,根据 CLSI(clinical and laboratory standards institute,CLSI)标准,报告细菌对该抗生素敏感(sensitivity,S)、耐药(resistant,R)、中介(intermediate,I)。

4. 注意事项

(1)实验操作过程中,需严格无菌操作。

(2)详细记录选取药敏纸片的名称,与贴在 M-H 琼脂平板纸片一一准确对应。

(3)M-H 琼脂平板做好组别标记,以便后续课程结果观察。

(4)测量抑菌环直径时请勿打开培养基平皿盖,以免吸入培养物。

四、思考题

1. 请简述脓汁标本化脓性球菌检测流程?

2. 在脓汁标本化脓性球菌检测中为什么选择在血平板上进行分离培养?

3. 试分析药敏试验中影响实验结果的因素都有哪些?

实验二 抗酸染色及其他微生物的形态观察

一、实验目的

1. 掌握抗酸染色的原理及结果。

2. 熟悉抗酸染色的步骤。

3. 认识其他医学相关微生物的形态。

二、实验材料

1. 仪器设备:光学显微镜。

2. 试剂材料:卡介苗,载玻片,抗酸染色试剂,其他微生物切片,镜油,擦镜液(二甲苯)。

(1)抗酸染色试剂:石炭酸复红染液、3%盐酸酒精、碱性美兰染液。

(2)微生物切片:炭疽芽孢杆菌、白喉棒状杆菌、肉毒梭菌、钩端螺旋体和白假丝酵母菌切片。

(3)其他:擦镜纸、滴管及酒精灯等。

三、实验内容

(一)齐—尼氏抗酸染色法

1. 实验原理

分枝杆菌的细胞壁内含有大量的脂质,主要是分枝菌酸,它包围在肽聚糖的外面,所以分枝杆菌一般不易着色,要经过加热和延长染色时间来促使其着色。但分枝杆菌中的分枝菌酸与染料结合后,就很难被酸性脱色剂脱色,故名抗酸染色。

齐-尼氏抗酸染色法是在加热条件下使分枝菌酸与石炭酸复红牢固结合成复合物,用盐酸酒精处理也不脱色。当再加碱性美兰复染后,分枝杆菌仍然为红色,而其他细菌及背景中的物质为蓝色。

2. 实验方法

(1)标本片制作。

①涂片:滴管吹打重悬标本后,吸取适量标本滴加于载玻片上,涂布成直径约1 cm的涂片,并吸除多余液体。

②干燥:涂片最好在室温中自然干燥。必要时可将标本面向上,断断续续地在微火高处借热收干,但切勿紧靠火焰,以免标本烤枯,影响检查。

③固定:手执玻片的一端(即涂有标本的远端),标本面向上,在火焰外层较快地来回通过 6 次,以玻片反面触及皮肤,不觉过分地烫为度。放置待冷后,进行染色。

(2)抗酸染色。

①初染:将已固定的涂片置于染色架上或用染色夹子夹住,滴加石炭酸复红染液 2~3 滴,并于载玻片下方以弱火加热至出现蒸气(勿煮沸或煮干),并随时补充染液以防干涸,持续 5 min,冷却,水洗、干燥。

②脱色:用 3‰盐酸酒精脱色,直至涂片无红色染液脱下为止(30~60 s),水洗、干燥。

③复染:滴加碱性美兰染液 1~2 滴,复染 1 min,水洗。

④自然干燥或用吸水纸轻轻印干后,置油镜下观察。

(3)染色结果:抗酸菌呈红色,常堆积成团,排列无序,偶呈分枝状生长;背景及非抗酸性细菌呈蓝色。

(二)微生物形态观察

油镜观察下列标本片:

(1)炭疽芽孢杆菌。革兰阳性,两端平截、粗大,链状竹节样排列,芽孢在有氧条件下形成,呈椭圆形,位于菌体中央,对鉴别有意义。

(2)肉毒梭菌。革兰阳性,粗短杆菌,次端生芽孢呈椭圆形,粗于菌体,位于次极端,使细胞呈汤匙状或网球拍状。

(3)白喉棒状杆菌。菌体细长微弯,一端或两端膨大呈棒状。细菌常排列呈 V、L 等文字形。革兰染色阳性。用亚甲蓝短时间染色菌体着色不均匀,出现有深染的颗粒,称为异染颗粒。

(4)钩端螺旋体。银染,黄色背景下深棕黑色细线状,一端或两端有钩。

(5)白假丝酵母菌。单细胞真菌,菌体呈圆形或卵圆形,直径 3~6 μm,革兰染色阳性,着色不均,以芽生方式繁殖。

(三)注意事项

1.无菌操作,避免样本污染环境。

2.初染加热时,应在火焰高处徐徐加热,切勿沸腾,出现蒸汽即暂时移开,若染液蒸发减少,应再加染液,以免干涸。

3.玻片加热后需待其冷却后,再冲洗玻片,以免温度骤降造成玻片破裂。

4.用毕及时清洁显微镜。

5.标本片看完后应放回原处,自制切片观察完后置于利器盒内。

四、思考题

1.何为卡介苗?

2. 抗酸染色应用的意义是什么？

3. 抗酸染色法染色步骤与革兰染色法有何不同？

4. 何为异染颗粒？其医学鉴定意义是什么？

实验三　病毒培养及鉴定

一、实验目的

1. 掌握鸡胚接种、收剖技术。

2. 熟练掌握血凝试验的原理、步骤及结果判读。

3. 学会动物病毒接种操作技术。

4. 了解血凝抑制实验的原理及用途。

二、实验材料

1. 鸡胚培养及收剖实验材料：毒种（鸡新城疫病毒），鸡受精卵，1 mL 注射器、卵架、检卵灯、碘酒和酒精棉球，无菌手术刀、剪刀、镊子、钢锥、石蜡或透明胶带等。

2. 鼠脑接种实验材料：健康小白鼠 1～2 只、染液、1 mL 注射器、消毒用具、无菌剪刀和镊子等鼠脑解剖用具。

3. 血凝试验实验材料：鸡新城疫病毒液（鸡胚培养之尿囊液），1％鸡红细胞悬液，pH 7.4 磷酸盐缓冲液，20 孔血凝反应板、吸管等。

三、实验内容

(一) 鸡胚培养

鸡胚培养法的优点：来源充足，操作简单，通常很少携带病毒和细菌；组织分化程度低，可选择适当途径接种；对粘病毒、痘病毒和各种脑炎病毒等多种病毒均敏感，病毒易复制，对接种的病毒不产生抗体。

1. 检卵

健康种鸡新鲜受精卵（不大于 10 日龄），检卵灯照射检卵。生长良好的鸡胚，可见清晰的血管和鸡胚的暗影，随着转动鸡胚可见胚影活动。若出现胚动消失或胚影固定于卵壳，或血管昏暗模糊者，说明鸡胚将要死亡或已死亡，予以淘汰。

2. 接种及收剖方法

(1) 尿囊腔接种法：

①取 9～12 日龄鸡胚，在检卵灯下，画出气室与胚胎位置，并在胚胎面与气室交界边缘上 1 mm 无大血管处，以铅笔画一小点作标记，此即为注射点。

②用碘伏消毒标记处，用灭菌钢锥钻一小孔。

③用无菌注射器吸取病毒悬液后,将针头由小孔处刺至尿囊腔,注入0.1~0.2 mL病毒悬液(图5-3)。

④用石蜡或透明胶带封闭小孔。标记号码及日期等,并置35℃孵箱孵育,每日检视鸡胚,如有鸡胚在接种后24 h内死亡者,判定为非特异性死亡并弃之。

⑤孵育48~72 h取出,放4℃冰箱过夜。

⑥取出鸡胚,消毒气室部位卵壳,用无菌剪刀沿气室剪去卵壳,然后用无菌镊子撕去卵膜。

⑦用无菌毛细吸管吸取尿囊液,收集于无菌试管内,低温保存,备用。

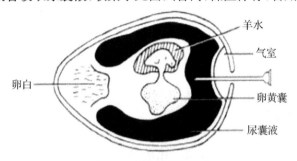

图5-3　鸡胚尿囊接种法

操作注意事项:

①操作过程要严格无菌操作,避免细菌进入鸡胚造成细菌污染。

②病毒不耐热,解冻病毒样本可室温放置融化,不易长时间手握样本管。

③注射器针头属于利器,用后需置于利器盒。

④鸡胚收剖过程中注意不要破坏血管,因为血细胞可吸附病毒影响尿囊液中病毒的含量。

⑤收剖后的鸡胚和接触过病毒液的注射器、滴管等,需按要求处理,不可随意丢弃污染环境。

(2)卵黄囊接种法(了解):

①取6~8日龄鸡胚,于检卵灯下画出气室及胚胎位置,将鸡胚置于卵架上,胚胎向下,并用碘伏消毒气室部卵壳。

②用无菌钢锥在气室中心钻一小孔,用配有12号长针头的1 mL注射器吸取病毒标本液,自小孔刺入,对准胚胎对侧,深度约为35 mm,注入病毒液0.2~0.5 mL,退出注射器(图5-4)。

③用石蜡或透明胶带封闭小孔。标记号码及日期等,并置37℃孵育3~8 d,每天检卵并翻动2次。

④取孵育24 h以上濒死的鸡胚,无菌技术于气室端开窗,用镊子提起卵黄囊蒂,取出置于无菌平皿内,用无菌生理盐水洗去卵黄囊液后,将囊膜置于新的无菌平皿内,低温保存,备用。

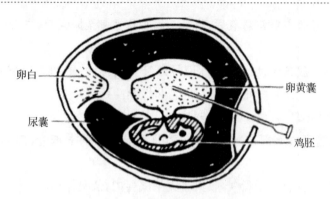

图 5-4　鸡胚卵黄囊接种法示意图

（3）绒毛尿囊膜接种法（了解）：

①取 10～12 日龄鸡胚，于检卵灯照射下，避开胚胎及大血管部位，用铅笔画一标记于卵壳。

②碘酒、酒精消毒后，用磨卵器（或小锯片）在标记处磨一三角形窗（勿伤及卵膜），再用灭菌小镊子揭去卵壳。

③用无菌钢锥在气室顶部钻一小孔，用吸管皮头抽气，造成三角形窗位置，形成人工气室。

④用灭菌小镊子轻轻揭开卵膜，暴露出绒毛尿囊膜。

⑤用注射器在绒毛尿囊膜上滴病毒标本液 2～3 滴（图 5-4）。

⑥用透明胶带封住开口。标记号码及日期等，并置 37℃ 孵育，孵育 4～5 d 后收获。

⑦消毒人工气室卵壳并剪开。若接种成功，可在绒毛尿囊膜上见到明显疹斑，用无菌剪刀剪下此膜，置于无菌平皿内，低温保存、备用。

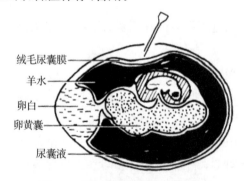

图 5-4　鸡胚尿囊膜接种法示意图

（4）羊膜腔接种法（了解）：

①取 10～12 日龄鸡胚，在检卵灯下画出气室及胚胎位置，置于卵架上。

②碘酒、酒精消毒气室部卵壳，用钢锥在气室中心钻一裂痕，用无菌镊子撕去卵壳和外层卵膜。

③将吸有病毒标本的 1 mL 注射器直向鸡胚位置轻轻刺去。当有鸡胚触动感时，注入 0.1～0.2 mL 病毒液（图 5-5）。

④用碘酒消毒的小块胶布封闭小孔。

⑤标记号码及日期等,并置37℃孵育3～5 d。

⑥收获时,消毒气室部卵壳后剪去壳膜及绒毛尿囊膜,吸弃尿囊液,用无菌镊子夹起羊膜,用细头毛细吸管刺入羊膜腔内吸取羊水,收集于无菌小瓶内冷藏、备用。

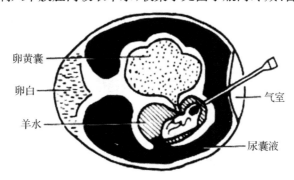

图 5-5　羊膜腔接种法

(二)组织细胞培养

细胞培养法是目前病毒培养最常用的方法,分为原代细胞培养(敏感性高)、二倍体细胞培养和传代细胞培养(便于在实验室保存)。接种标本后,细胞可出现细胞病变(包括细胞圆缩、堆积、脱落和融合细胞形成等),或不出现病变则需用血细胞吸附等方法检测是否有病毒增殖,然后用特殊的抗体进一步鉴定病毒的种类。

(三)动物培养

动物实验接种动物分离病毒的方法目前已很少应用,但对狂犬病病毒及乙型脑炎病毒的分离与鉴定中还需应用动物接种,并结合用特异抗体做中和实验或做免疫荧光染色以鉴定病毒种类。

实验动物接种途径很多,脑、腹腔、皮肤和皮下均可。

(1)小鼠脑接种:抓取小鼠,并按住小鼠头部,碘伏消毒鼠眼耳连线中点,注射器取病毒液(染液代替)垂直扎入,有镂空感时即进入颅腔,直接注射即可。

(2)注入接种后拉颈处死,俯卧固定于解剖板上。

(3)鼠脑解剖:枕后部皮肤横剪开,再纵剪,脑袋皮肤剥开,剪开颅骨,看看你的病毒液注射到哪个部位了,注射到的地方会被染蓝。

(4)注意事项:①抓小鼠时要注意操作要领,若被抓伤或咬伤不必惊慌,请及时与老师联系对伤口进行处理;②动物尸体按老师要求处理后送至动物中心指定收集地点。

(四)血细胞凝集实验

1.原理

某些病毒对红细胞有凝集作用。在体外,与相应的红细胞相遇时,可出现血细胞凝集现象。而相应的特异性抗病毒免疫血清与病毒结合后,可抑制其血细胞凝集作用。因此,在鉴定某种病毒时,可先做血细胞凝集实验以确定病毒之凝集单位,而后做血细胞凝集抑制实验以确定其型别。病毒的血凝抑制实验还可用于检测机体血清中相应的特异性抗病毒抗体。

2.方 法

(1)实验步骤：

①取 20 孔板，于第 1 孔加缓冲液 0.4 mL，其余 9 孔均加 0.25 mL。

②第 1 孔加病毒悬液 0.1 mL（1∶5 稀释），充分混匀，取 0.25 mL 混悬液加至第 2 孔，依次稀释至第 9 孔，第 9 孔混匀后取出 0.25 mL 弃去（置于来苏缸中）。第 10 孔作为阴性对照，不加病毒液。

③各孔均加 0.25 mL 1％鸡红细胞悬液，轻振孔板后室温静置，1 h 内观察结果。

(2)结果分析：

①对照孔：血细胞应完全沉于孔底，形成边缘整齐的圆点或圆环。如对照孔发生血细胞凝集（自凝集），则表示整个试验失去意义。

②试验孔：

阴性（－）：现象与对照孔完全相同。

阳性：血细胞凝集程度按以下标准判定。

（＋）：圆点较对照孔略大，边缘不整齐，周围凝集颗粒肉眼可见。

（＋＋）：圆点较（＋）大，呈小盘状，边缘呈锯齿状，凝集颗粒明显可见。

（＋＋＋）：血细胞呈一薄层被覆孔底，中央稍厚，周边较薄，边缘不整齐。

（＋＋＋＋）：血细胞被覆孔的大部分，形成均匀薄层（即平铺孔底），边缘整齐（若静置时间过长时，可因边缘下垂而重叠，致使边缘变厚呈锯齿状）。

病毒血凝效价的判定：含病毒量最少量仍呈（＋＋）者，为 1 个凝集单位（即以出现＋＋的病毒最高稀释度为 1 个血凝效价）。

(3)注意事项：

①操作过程要注意生物安全，避免含有病毒的尿囊液污染环境。

②等待凝集现象出现过程不要移动血凝板，否则会影响血凝结果。

③接触过病毒液的滴管、20 孔板等，需按老师要求处理，避免污染环境。

四、思考题

1.鸡胚接种的常用途径有哪几种？

2.除鸡胚接种外，还有哪些分离培养病毒的方法？怎样证明病毒培养成功？

3.对于病毒感染可做哪些实验室检查？

4.什么是病毒血凝实验？什么是血凝抑制实验？它们的原理和用途分别是什么？

第六章 病理生理学实验

实验一 缺 氧

一、不同类型缺氧对机体的影响

(一)实验目的

复制动物低张性缺氧、血液性缺氧模型,观察缺氧时动物的一般情况、呼吸、口唇黏膜和肝脏颜色的变化,以了解不同类型缺氧对机体的影响及其表现特点。

(二)实验材料

1. 实验动物:小鼠。

2. 实验仪器:天平、一氧化碳发生装置。

3. 实验用药:钠石灰、甲酸、浓硫酸、5%亚硝酸钠、1%美兰和生理盐水。

4. 器械:小鼠缺氧瓶(125 mL带塞磨口瓶)、5 mL量筒、1 mL注射器、酒精灯、剪刀和镊子。

(三)实验步骤与观察

1. 低张性缺氧(乏氧性缺氧、缺氧性缺氧)

(1)取钠石灰少许(约5 g)及小鼠1只放入缺氧瓶内,观察动物的一般情况、呼吸(频率和深度)和口唇黏膜的颜色,然后塞紧瓶塞,记录时间,观察动物缺氧后的表现与正常有何不同,直到动物死亡为止。

(2)保留动物尸体,待实验做完后,再依次打开其腹腔,比较肝脏颜色。

2. 血液性缺氧

(1)一氧化碳中毒:装好一氧化碳发生装置。将1只小鼠放入抽滤瓶中,观察其正常表现,然后与一氧化碳发生装置连接。取甲酸3mL放入试管内,然后沿试管壁缓慢加入浓硫酸2 mL,塞紧瓶塞。观察指标及方法同上。

(2)亚硝酸钠中毒:取体重相近的2只小鼠,观察正常表现后,向腹腔注入5%亚硝酸钠0.3 mL,其中1只注入亚硝酸钠后,立即再向腹腔内注入1%美兰溶液0.3 mL,另1只再注入生理盐水0.3 mL。比较两鼠表现及存活时间有无差异,其余指标同上。

(四)注意事项

1. 缺氧瓶一定要密闭。

2.小鼠腹腔注射,应稍靠左下腹,勿损伤肝脏,也应避免将药液注入肠腔及膀胱内。

3.若一氧化碳产生不足,可用酒精灯加热,加速一氧化碳的产生,但不可过热至液体沸腾,以防试管爆炸或一氧化碳产生过多过快,动物迅速死亡,观察指标改变不明显。

二、影响缺氧耐受性的因素

(一)实验目的

观察神经系统机能状态的改变及外界环境温度变化对缺氧耐受性的影响(以低张性缺氧为例),了解条件因素在缺氧发病中的重要性,以及临床应用冬眠和低温治疗的实用意义。

(二)实验材料

1.实验动物:小鼠

2.实验药品:1%咖啡因、0.125%氯丙嗪、生理盐水、钠石灰、碎冰块和热水。

3.实验器材:小鼠缺氧瓶、500 mL 烧杯、温度计、粗天平和注射器。

(三)实验步骤与观察

1.环境温度变化对缺氧耐受性的影响

(1)取小鼠缺氧瓶 3 个,各放入同等量钠石灰少许(约 5 g)。

(2)取 500 mL 烧杯 2 个,都先加入适量自来水,然后 1 个加碎冰块将其水温调到 0~4℃,另 1 个加入热水,其温度调到 40~42℃。

(3)取体重相近的小鼠 3 只,称重后,分别装入缺氧瓶内,将缺氧瓶分别放入冰水、热水和室温中,瓶塞盖紧后开始计时。持续观察各鼠在瓶中的活动情况,并记录存活时间。

(4)比较 3 只小鼠表现及存活时间有无差异。

2.神经系统机能状态不同对缺氧耐受性的影响

(1)取体重相近的小鼠 3 只。

甲鼠:腹腔注射 1%咖啡因,每 10 g 体质量注射 0.1 mL。

乙鼠:腹腔注射 0.125%氯丙嗪,每 10 g 体质量注射 0.1 mL。

丙鼠:腹腔注射生理盐水,每 10 g 体质量注射 0.1 mL。

(2)仔细观察待咖啡因、氯丙嗪药效发挥后,将 3 只小鼠分别放入有钠石灰的缺氧瓶内,盖紧瓶塞,开始记录存活时间。观察 3 只小鼠的表现并比较存活时间有何差异。

三、种属和年龄对大气性缺氧耐受性的影响(示教)

(一)实验目的

观察蟾蜍、初生小鼠和成年小鼠在大气性缺氧下的表现和存活时间的不同,以了解种属和年龄对缺氧耐受性的影响。

(二)实验材料

1.实验动物:蟾蜍、初生小鼠和成年小鼠。

2. 实验仪器:真空汞、小动物减压装置(用玻璃真空干燥器改装)。

3. 实验步骤与观察

(1)将蟾蜍、初生小鼠和成年小鼠一同放入真空干燥器内。

(2)用真空泵抽气(减压速度为每分钟上升 2 000 m 模拟高度直到 9 000 m 模拟高度,减压 600 mmHg)并开始计时,观察动物表现,分别记录其存活时间。

四、思考题

1. 低张性缺氧机体呼吸变化的机制?

2. 各种类型缺氧肝脏颜色改变的机制?

3. 影响缺氧耐受性的因素有哪些?

实验二　高钾血症

一、实验目的

观察高钾血症时心电图的变化特征,理解高血钾的心肌毒性作用,掌握电解质代谢紊乱的基本理论。

二、实验材料

1. 实验动物:豚鼠 200～250 g。

2. 实验仪器

(1)BL-420 A 生物信号描记系统。

(2)电子秤。

3. 实验用药:25% 乌拉坦,5%、10% 和 20% 氯化钾。

4. 器械:5 mL 注射器 2 个,6# 注射器针头 4 个,组织剪 1 把,止血钳 2 把。

三、实验步骤及观察

1. 麻醉。取 1 只豚鼠,用 25% 乌拉坦(0.4 mL/100 g 体重)行腹腔注射麻醉。

2. 动物固定。待动物麻醉后将动物背位固定。

3. 连接导线。将针形电极(6# 注射器针头)分别刺入右上肢和左下肢踝部皮下,导线连接按右上肢－红、左下肢－白的顺序。进入 BL-420E＋信号描记系统描记心电图。

4. 观察。记录一段实验前心电图。

5. 复制高血钾模型。采用 5% 的氯化钾进行腹腔注射,首次注射 1 mL。从首次注入氯化钾起每隔 5 min 再次注入同浓度氯化钾 0.5 mL。连续描记心电图,如有变化随时标记。待动物发生严重心律失常停止注药,并立即开胸,观察心脏活动的状态。

四、注意事项

1. 腹腔注入氯化钾,应从左下腹部上 1/4 处刺入腹腔,以免刺入腹腔脏器或膀胱内。

2. 针形电极要防止刺入肌肉内,以防肌电干扰。

3. 注意排除记录心电图的各种干扰。将电极用酒精或盐水棉球擦干净,并及时清除针形电极电线周围的血和水,以保持良好的导电状态。各电极与肢体及导线一定要紧密相接。随时注意防止电极的脱落和导线连接处的松动。

4. 冬季室内温度度较冷时,可以用手术灯照射动物腹部以促进吸收。

五、思考题

1. 心肌细胞动作电位各时期的离子流及影响因素。

2. 高血钾对心肌细胞动作电位的影响。

实验三   实验性肺水肿

一、实验目的

1. 复制肺水肿的模型。通过认真观察了解肺水肿的表现,加深对水肿发生机制的认识。

2. 通过本实验,加强与缺氧、心力衰竭和呼吸衰竭等章节内容的联系。

二、实验材料

1. 实验动物

家兔(健康成年、雌雄均可)。

2. 实验仪器

(1)BL-420A 生物信号描记系统。

(2)天平。

(3)婴儿秤。

(4)听诊器。

3. 实验用药

25％乌拉坦、1％普鲁卡因、肝素溶液(1 250 U/mL)、生理盐水、1％肾上腺素溶液和20％磺基水杨酸溶液。

4. 器 械

吸管,载玻片 3 张,滤纸若干,气管插管、动、静脉插管各 1,动脉夹 2 个、手术器械 1 套(手术刀 1 把、止血钳 10 把、剪毛剪刀 1 把、组织剪刀 1 把、线剪 1 把、眼科剪刀 1 把、镊子 2把)、1 mL 注射器 3 个、5 mL 注射器 2 个及粗细丝线各 1 轴。

三、实验步骤

1. 麻醉动物

取家兔1只，称体重，用25％乌拉坦2～3 mL/kg由耳缘静脉缓慢注入，待动物麻醉后仰卧位固定于手术台上(注:25％乌拉坦的全麻规定剂量为4 mL/kg)。

2. 分离气管、颈总动脉与颈总静脉

以1％普鲁卡因进行局部浸润麻醉，行颈部正中切口，由甲状软骨向下切开颈部皮肤(切口长度4～5 cm)、逐层分离皮下组织及肌肉，分离气管，并在气管下穿1根线备用。

分离左侧颈总动脉，在分离过程中注意一定要分离干净，又不能损伤颈动脉鞘内的迷走神经、交感神经及减压神经，分离的长度应为1.5～2 cm，在颈总动脉下穿2根线备用。

分离右侧颈总静脉，注意在分离的过程中不能损伤小分支(否则在实验过程中会出血不止)，分离的长度要根据分支的情况适可而止，在颈总静脉下穿2根线备用。

3. 气管插管

在气管上方做倒"T"形切口，将气管插管向心脏方向插入，用线结扎固定。

4. 动脉插管

由耳缘静脉注入肝素溶液(1250 U/kg)，结扎颈总动脉远心端，用动脉夹夹闭近心端，在结扎的近端用眼科剪呈45°角剪一楔形小口，将充满生理盐水的动脉插管朝心脏方向插入血管，并结扎固定，打开动脉夹，记录血压。

5. 静脉插管

用动脉夹夹闭颈总静脉近心端，使之充盈，结扎远心端，在结扎的近端用眼科剪呈45°角剪一楔形小口，插入静脉插管，结扎固定，准备输液。

6. 对照的观察

观察呼吸、血压曲线，听诊肺部呼吸音，作为对照。

7. 输　液

通过静脉插管输入含肾上腺素(0.5 mg/L)的生理盐水，输液速度为60滴/min，时间为5 min。然后加快速度，观察血压变化(以动物能够耐受即不至于出现心衰和血压下降的最大速度输液)，直至肺水肿形成。

在输液的过程中，持续观察呼吸、血压的变化，并听诊肺部有无湿性啰音出现，以及气管插管内是否有粉红色泡沫样液体溢出。当气管插管内有粉红色泡沫样液体溢出时，用注射器吸取少量气管插管内溢出之水肿液，备做水肿液蛋白质定性实验。

8. 取　肺

夹闭气管和食管，经动脉放血处死动物。打开胸腔，观察胸腔内及心包腔内是否有积液，将心包腔内积液挤至一端，用注射器抽取少量备做水肿液蛋白质定性实验。然后将连接胸壁的组织离断，同时在夹闭气管和食管的止血钳上端剪断气管(注意防止水肿液流出)和食管，提起心肺，剪断腔静脉及主动脉，在膈肌处剪断食管，将心、肺连同食管等一起游离出来,去除食管、胸腺及周围组织,在肺动脉与肺静脉的近肺端用细线结扎,剪断血管(结扎线留在肺侧)以离断心脏。用粗线在气管分叉上 1 cm 处进行结扎,于结扎线上端剪断气管。用滤纸吸去肺表面的液体,称重,计算肺系数。肉眼观察肺大体形态的改变。切开肺脏,注意有无泡沫样液体流出。

9. 取腹水

沿腹中线切开皮肤,行腹部正中切口,用注射器吸取少量腹水,备做水肿液蛋白质定性实验。

10. 蛋白质定性实验

对气管插管中溢出的水肿液、心包积液和腹水进行蛋白质定性实验,以了解微血管通透性的改变。

四、实验总结

实验结果可列表,也可文字叙述。

输液速度加快时可在肺底部听到湿性啰音,随后气管插管中有溢出液,颜色为粉红色泡沫状。收集气管、心包积液及腹腔内水肿液,蛋白质定性实验结果呈阳性。肺系数增大。

1. 机体内外液体交换失衡

大量快速输入生理盐水,血容量急剧增加,超过了肾脏的调节能力,导致水钠潴留,是水肿发生的重要原因。

2. 血管内外的液体交换失衡

(1)毛细血管血压升高。大量快速输液使有效循环血量增加,造成平均实际滤过压增大,组织间液生成增多。

(2)血浆胶体渗透压降低。本实验输入液为生理盐水,大量的晶体液可稀释血液,造成血浆胶体渗透压降低,使其促进液体回流入血液的能力下降,组织液生成增多,从而发生水肿。

(3)微血管壁通透性增强。大量液体输入,毛细血管出现机械性扩张,加之血液被稀释,红细胞携带氧的能力降低,造成血管壁通透性增强,这样不仅使组织液生成过多,而且还引起血浆蛋白滤出,因此水肿液蛋白定性实验呈强阳性结果。

(4)淋巴回流受阻。由于血管内压升高,加之晚期有心衰存在,可出现淋巴回流障碍。

3. 肾上腺素的作用

肾上腺素是一种强效的心脏兴奋药,属于 α、β 受体激动药。其作用于 α 受体,可使皮肤、黏膜和腹腔内脏的血管收缩,回心血量增加,血液由体循环大量转入肺循环使血容量增多,肺毛细血管流体静压增高;流体静压增高以及缺氧导致毛细血管和肺泡上皮通透性增大,血浆白蛋白从毛细血管和微静脉滤出,毛细血管静脉端和微静脉内的胶体渗透压下降,而组织间液的胶体渗透压上升,促使溶质及水分滤出;血浆胶体渗透压降低,导致有效胶体渗透压下降,从而使平均实际滤过压增大,组织液的生成增加;此外,肺淋巴回流障碍,含蛋白质的水肿液就在组织间隙中积聚增多;最终导致肺水肿的发生。

五、注意事项

1.输液管道内一定要将空气排净,避免气体栓塞。

2.输液速度要控制好,避免动物因血压过高猝死。

3.解剖取肺时,注意勿损伤肺表面,并避免挤压肺组织,以防水肿液流出,影响肺系数值。

肺系数=肺质量(克)/体质量(kg) (正常值4.1~5)

4.取心包液和腹水时,不要刺破血管,尤其取腹水时要做正中切口,否则影响蛋白测定值。

附录:

水肿液蛋白质定性——磺基水杨酸法

原理:磺基水杨酸是一种生物碱试剂,在酸性环境时可与蛋白质的氨基结合形成不溶于水的盐类。

试剂:20%磺基水杨酸溶液

操作:取载玻片3张,于每张玻片一端滴上需测的水肿液2~3滴、另一端滴生理盐水2~3滴,向玻片两端的液体中分别加入20%磺基水杨酸2~3滴,二者进行比较,如水肿液变混浊即为阳性,清晰透明为阴性。

六、思考题

1.大量快速输入肾上腺素生理盐水发生急性肺水肿的机制?

2.临床上对心衰患者在输液时应注意什么?

3.急性肺水肿与缺氧、心力衰竭和呼吸衰竭等内容的联系及发生机制?

4.水肿液蛋白测定的意义?

实验四 氨在肝性脑病发病机制中的作用

一、实验目的

1.观察血氨增高对中枢神经系统的毒性作用。

2.验证肝脏对氨具有解毒作用。

3.启发、引导学生思考血氨增高对呼吸系统及酸碱平衡的影响,并探讨三者之间的关系。培养学生应用已学过的知识进行横向联系和综合分析的能力。

二、实验材料

1.实验动物:成年家兔,雌雄均可。

2.实验仪器:微机 BL-420A 生物记录系统、婴儿秤。

3.实验用药:1%普鲁卡因,复方氯化铵溶液,复方谷氨酸钠溶液,生理盐水。

4. 器械:兔固定台 1 个,搪瓷圆盆 1 个,空心橡胶/或塑料导管 1 根,粗棉线 1 根,缝合线 1 轴,5 mL、10 mL 和 50 mL 注射器各 1 个。兔急性手术器械 1 套(止血钳 9 把,持针器 1 把,手术刀 1 把,剪毛剪刀、组织剪刀、剪线剪刀和眼科剪刀各 1 把,镊子 4 把,气管插管 1 个,小圆针 2 个,动脉夹 2 个),Y 型气管插管 1 个。

三、实验方法

1. 对甲兔进行肝脏大部分结扎,肠腔内注入复方氯化铵溶液。

(1)将家兔称重后仰卧位固定于兔台上。

(2)以 1% 普鲁卡因进行局部浸润麻醉,行颈部正中切口(由甲状软骨向下切开颈部皮肤,逐层分离皮下组织、肌肉,切口长度约 5 cm),分离气管,插入 Y 型气管插管。

(3)以 1% 普鲁卡因进行局部浸润麻醉,行上腹部正中切口,从胸骨体与剑突的交界处起,长约 8 cm。左手按压肝膈面,剪断肝与横膈之间的镰状韧带,再将肝叶上翻,使肝脏的左外叶、左中叶、方形叶和右中叶(注意:右中叶上附有胆囊)完全游离。然后以右手食、中指夹持粗棉线沿肝左外叶、左中叶、方形叶和右中叶之根部绕一周,并结扎以阻断血流。如果上述肝叶变为暗褐色,证明肝脏大部分结扎成功。由于供应肝右外叶及尾状叶之门脉血管为独立分支,不会同时被结扎,因而得以保留。

(4)沿胃幽门找出十二指肠,在肠系膜对侧肠壁表面进行浆肌层荷包缝合,然后用眼科剪在肠壁作一个全层小切口,将细胶管沿肠壁插入肠腔内约 5 cm(注意:指向空肠的方向,而不要指向胃的方向),荷包缝合固定,将导管的另一端移到腹腔外,然后用止血钳夹住腹壁切口边缘,关闭腹腔。休息 5 min 后,观察动物的呼吸、角膜反射等情况,作为对照。

(5)每隔 5 min 向十二指肠插管中注入 2.5% 复方 NH_4Cl 混合液 2.5 mL/kg,观察动物呼吸、角膜反射是否发生变化,观察动物抽搐、痉挛及角弓反张发生所需的时间,计算所用复方氯化铵混合液的总量和每千克体重的用量。

(6)自耳缘静脉推注标准复方谷氨酸钠溶液,直至症状缓解(用量为 20～30 mL/kg),并可继续观察,病情再度恶化乃至死亡之可能性。

计算症状出现后的存活时间,并将上述各项指标与乙兔的各项结果相比较。

2. 乙兔除不结扎肝脏和不进行实验性治疗外,其余方法步骤同甲兔。

四、实验总结

甲、乙兔结果进行比较见表 6-1。

表 6-1　甲、乙兔结果比较

	甲　　兔	乙　　兔
呼吸(次/min)		
角膜反射		
用药至抽搐时间(min)		
复方氯化铵用量(mL/kg)		

五、结果分析

1. 肝脏的解毒作用

氯化铵经肠道水解为氢离子和氨,氨经肠道弥散入血,氨在肝脏可转化为尿素而被清除;另外,氨与谷氨酸结合生成谷氨酰胺。由于肝脏被结扎其解毒能力减弱,造成血氨升高,没有结扎肝脏的动物经过较长时间也会出现肝性脑病的一系列表现,说明肝脏解毒能力有一定限度。

2. 氨对中枢神经系统的毒性作用

氨对中枢神经系统的毒性作用机制不明,但认为作用机制可能是多方面的,最主要的为氨干扰脑脑细胞的能量代谢,使 ATP 生成减少;同时,脑内抑制性神经递质增多,甚至影响神经细胞膜的功能。通过上述机制导致无法维持中枢神经系统的兴奋活动而引起昏迷。

六、实验注意事项

1. 本实验手术操作及观察指标较多,实验者要明确分工各负其责,以保证前后结果的可靠性。

2. 牵拉肝脏及胃肠时,动作宜轻柔,避免过度刺激。

3. 剪镰状韧带时,慎防刺破横膈。游离肝脏时动作宜轻巧,以免肝叶破裂出血。结扎线应扎于肝叶根部避免勒破肝叶。

4. 手术操作时要注意及时止血,以防失血过多。

5. 复方氯化铵溶液的配方:氯化铵 25 g,碳酸氢钠 15 g,以 5% 葡萄糖溶液稀释至 1 000 mL。

6. 复方谷氨酸钠溶液的配方:谷氨酸钠 25 g,碳酸氢钠 15 g,以 5% 葡萄糖溶液稀释至 1 000 mL。

七、思考题

1. 肝脏是如何对氨进行解毒的?

2. 氨对中枢神经系统的毒性作用有哪些?

3. 血氨增高对呼吸中枢的影响有哪些?最易引起哪种类型的酸碱平衡紊乱?该种类型的酸碱平衡紊乱对机体的影响如何?

第七章 药理学实验

一、药理学实验须知

1.课前预习实验指导,明确实验目的和要求,充分了解实验方法、步骤及原理,以避免在实验过程中出现忙乱和错误。

2.进入实验室,必须穿白大衣,实验前首先检查仪器、药品等实验器材是否与实验指导相符,然后仔细阅读实验指导。根据实验内容进行小组内分工,尽可能使每位同学都有操作机会,每一实验过程全组同学都能看到。

3.必须严格地、准确地按照指导中的实验方法进行实验操作。药品用后必须用原瓶塞塞好,拿过动物后必须将笼门随手关牢,玻璃器皿及注射器必须轻洗轻放。注意节约药品、爱护器材及动物。

4.进行实验时,应认真、仔细、耐心;实验记录必须正确可靠。根据每次实验课的要求,写好实验报告。

5.实验室必须保持安静、整洁。

6.实验完毕,必须将器材洗净擦干,放在原来位置,每小组轮流负责搞好实验后室内卫生。死亡动物放在指定地点;存活动物放入指定笼。随手关好自来水开关,拔去仪器电源插头。离开实验室前,应关灯,关好窗户。

二、药理学实验基本知识与技术

(一)实验动物的捉拿、固定及给药方法

1.小白鼠

右手抓住鼠尾,放在台上或鼠笼盖铁丝网下,然后用左手拇指沿其背部向前抓住其颈部皮肤,并以左手的小指和掌部夹住其尾固定在手上。另一抓法是只用左手,先用食指和拇指抓住小鼠尾尖,后用手掌及小指夹住其尾巴,再以拇指及食指捉住其颈部皮肤。前一方法易学,另一方法稍难,但便于快速捉拿给药。

(1)小鼠灌胃(PO)法:将小鼠固定后,右手持装有灌胃器的注射器,自口角外插入口腔,沿上颚插入食道。如遇阻力,可将注射器拔出再插,以免穿破食道或误入气管,造成动物死亡。灌胃容量一般按体重为 $0.1\sim0.2$ mL/10 g,不超过 0.5 mL/只。

(2)小鼠皮下注射法:两人合作,一人一手抓住小白鼠头部皮肤,另一手抓住鼠尾。另一人注射药物。注射部位在背部皮下组织。如一人操作时,左手抓鼠尾,让鼠爬在铁丝笼

上,右手将抽好药液的注射器针头插入背部皮下组织。如一人操作时,左手抓鼠尾,让鼠爬在铁丝笼上,右手将抽好的药液的注射器针头插入背部皮下将药注入。注射量不超过0.5 mL/只。

(3)小鼠腹腔注射法:左手持鼠,右手持注射器从下腹左或右侧(避开膀胱)朝头部方向刺入,宜先刺入皮下,经2~3mm再刺入腹腔,此时针头与腹壁的角度约45°。针尖插入不宜太深或太近,避免刺破内脏,注射量一般为0.1~0.25 mL/只。

(4)小鼠尾静脉注射法:将小鼠置于固定器内,使其尾巴露出,用70%酒精擦尾部,或将鼠尾浸入50 ℃热水中。待尾部静脉扩张后,左手拉尾,右手进针。注射容量不超过0.5 mL/只。

2.兔

用手抓起它脊背近后颈处皮肤,抓的面积越大其持重点越分散。如家兔肥大,应再以另一手托住它的臀部,将持重点承托于手上。

将兔作仰卧位,一手仍抓住颈部皮肤,另一手顺其腹部抚摸至膝关节,压住关节。另一人用绳带捆绑四肢,使兔腹部向上,固定在兔手术台上。头部则用兔头固定夹固定。

兔灌胃法:二人合作,一人固定家兔于两膝之间,一手固定兔头,使头部后仰,另一手将开口器插入兔口,并向后翻转数次,使兔舌伸直并压在开口器下面。另一人将胃管从开口器中央孔也插入口内缓慢插入食道和胃。插管时感觉顺利,动物不挣扎,也不屏气,表示胃管在胃内,为慎重起见,将胃管外端放入水中,当兔呼气时,未见气泡出现,即证实胃管在胃内,然后将药液缓缓经胃管注入。灌胃容量一般为10 mL/kg。

兔耳静脉注射法:两人合作,一人固定兔身及兔头,一人将兔耳后缘之毛拔去,显露耳缘静脉,用手指轻弹耳壳,使血管扩张。助手左手指压住耳缘静脉根部,待血管明显充血后,将抽好药液的注射器从静脉近耳尖处插入血管。针头刺入血管以后,以左手拇指和食指将针头与兔耳固定,不让针头滑动。放开耳根静脉手指压力,即可注放药液,若针头确实在血管内,则推药通畅无阻力,并见血液被药液冲走,如注入皮下则耳壳肿胀、推注不顺,需拔出重新注射。注射完毕,用手指按在针眼上,然后将针尖抽出,并继续用手指或加棉球轻轻按压2~3 min,以防出血,注射量0.5~2.5 mL/kg。

3.大白鼠

以左手或持夹子抓住鼠尾,左手戴防护手套或用厚布盖住鼠身作防护,握住其整个身体,并固定其头骨,防止被咬伤,注意不要握力过大,勿捏其颈部以免窒息致死,根据实验需要可指定于大鼠固定笼内或用绳绑其四肢,固定于大鼠手术台上。

大白鼠灌胃、腹腔注射、静脉注射均可一人操作,基本方法与小鼠相似。也可将大鼠腹股沟切开,从股静脉注射药物,也可从外颈静脉插管给药(麻醉后)。

4.豚鼠

以右手抓住豚鼠头颈部,将其两前肢挟在豚鼠头与右手拇指和食指之间,整个抓住颈胸部(不要抓得太紧以免窒息),左手抓住两后肢,使腹部向上,而后进行操作。

豚鼠腹腔注射可二人操作,一人固定,将动物置于仰卧位,另一人注射。雄性豚鼠可作阴茎背静脉注射给药。

5.狗

(1)绑狗嘴法:先将绳子绕过狗嘴,在嘴上部打一活结,再绕到嘴下部打结,最后绕到颈后打结固定,才能避免绳子脱掉。

(2)固定法:急性实验时,将麻醉狗固定在手术台,四肢绑上绳。前肢的两条绳在狗背后交叉,然后将对侧前肢压在绳下面,再将绳拉紧,缚在手术台边缘楔子上。头部用背夹或绳扎其颌骨固定之。

(3)静脉注射法:常用的注射部位是后肢小隐静脉,该血管从后肢外踝后侧走向外上侧,也可用前肢静脉,在脚爪上方背侧正前位,静注时先局部剪毛,一人用手抓紧腿使血液回流受阻,此时可看出血管走向。另一人随即将药液注入静脉。

(二)药理实验设计的基本原则

1.重复

重复的目的是看实验结果的重现率,重现率越高,实验的可信性就越好。重现率在95%以上者,可认为实验相当可靠,两药平均值或效率的差别有显著意义,并用"＜0.05"来表示,意即指:"不能重现的可能性小于5%",如重现率在99%以上者可信为实验非常可靠,可做出"差别有非常显著意义"的结论,并用"$P<0.01$"来表示;重现率小于95%,说明重复同样实验100次,将有5次以上机会出现相反的结果,因此认为两药的差别可能是个体差异而造成的,统计学上可作出"两组差别并无统计学意义"的结论,并以$P>0.05$来表示。但这种结论并不意味着两组无差别。一般可在检查原因后,改进实验条件,增加实验例数,还有可能提高实验的重现率,达到统计学上有显著意义的水平。实验结果的实际价值,不但需从统计结论来看,还应从专业角度来看。在统计学上都是达到$P<0.05$的水平,实验例数多者并不一定比例数少者更有价值。但为了作出正确的结论,根据实验设计中的重复原则,对各类动物的重复数,可提出一个大体范围,以供实验设计参考。

(1)一般情况下选取的重复例数:在动物实验时,小动物(鼠、蛙)每组10～40只;中等动物(豚鼠、兔)每组8～30只;大动物(猫、犬)每组5～20只。

(2)根据以往资料估算实验例数:

①以百分率为指标的实验:已知A药有效率是P_1,B药的有效率是P_2,则欲以80%把握取得$P<0.05$水平的每组例数可用下式估算:

$$n(80,0.05)=5.25\times\frac{1-(P_1+P_2-1)^2}{(P_1-P_2)}$$

例如,已知A药平喘率为90%,B药平喘率为60%($P_1=0.9,P_2=0.6$),则:

$$n(80,0.05)=5.25\times\frac{1-(0.9+0.6-1)^2}{(0.9-0.6)^2}=43.75$$

即每组44例,共88例即可有80%把握取得$P<0.05$水平的结果。

②以均数为指标的实验:两组均数对比实验时,可根据已知的两均数之差(D)和标准差

(S),用下式估算出 80% 把握可得 $P<0.05$ 水平的每组例数：

$$n(80,0.05)=15.6\times\left(\frac{S}{D}\right)^2+1.6$$

例如,已知某高血压动物模型,血压的均数及为 $180\pm33mmHg$,现试用新降压药,以血压降低 $30mmHg$(即降到 $150mmHg$ 以下者)为有价值,应取的重复例数为

$$n(80,0.05)=15.6\times\left(\frac{33}{30}\right)^2+1.6=20.5$$

每组 21 例,共 42 例,即可有 80% 把握得到 $P<0.05$ 水平的结果。

2.对照

对照是比较的基础,没有比较就没有鉴别,也就谈不上科学性。对照应符合"齐同可比"原则,除了所研究的因素(药物)外,其他条件各组也应一律"齐同",如动物的性别、年龄、体重、一般健康状况等,也应基本一致,只有这样才能具备"可比性",所以实验设计必须设立对照组。对照组的类型有以下 3 种：

(1)阴性对照:①空白对照,即不给任何处理的正常动物作对照,较少用。②假处理对照,即除不用被研究的药物外,对照组的动物经受同样的处理,如麻醉、手术、注射不含药物的溶媒等。这种对照的可比性好,较常用。

(2)阳性对照:①标准品对照,即以典型药物划标准品作为对照,以便评定药物的作用强度。②弱阳性对照,即以药效较弱的老药作为对照。如果新药优于老药,并有显著意义,则可肯定新药的价值。

3.随机

随机就是使每一个体在实验中都有同等的机会,随机遇而分组或接受处理。随机可减少许多难以控制的干扰因素,消除偏差。例如,捉取小白鼠分组时,应按捉取顺序用抽签法决定分入何组,否则活泼敏捷的小鼠常是最后才被捉到,最后几组小鼠应比前面几组的耐受能力要强一些。

(三)实验动物随机分组法

数理统计学上,根据随机抽样的原则,编制了随机数目表,应用随机数目表代替抽签法,表中的数字都各自独立,全部数字无论从横行、纵行或斜行的顺序都是随机的。因此,使其用时可任自一个数目开始,可从左而右,亦可从右而左,可从上而下,也可从下而上,按顺序取得需要的数目,其结果比抽签更为理想。

1.安全随机法

表 7-1　甲、乙两组安全随机法

动物编号	1	2	3	4	5	6	7	8	9	10	11	12	13	14	15	16	17	18	19	20
随机数目	56	50	26	71	07	32	90	79	78	53	13	55	38	58	59	88	97	54	14	10
组　别	乙	乙	乙	甲	甲	乙	乙	甲	乙	甲	甲	甲	乙	乙	甲	乙	甲	乙	乙	乙

(1)甲、乙两组安全随机法:设有性别相同、体重在一定范围内的动物 20 只,试用完全随机法分成甲、乙两组,先将动物分别称量体重,然后按体重从轻到重依次为 1、2、3……20 号。

在随机数目表中任自一数目开始,如自第三横第六纵列的数目56开始自左向右取20个数目,按动物编号和随机数目表上查得的20个数目对应排列,并令随机数目属于单数的归于甲组,属于双数的归于乙组。

这样列入甲组的动物有:4、5、8、10、11、12、15、17共8只;列入乙组的有1、2、3、6、7、9、13、14、16、18、19、20共12只;为使两组动物数相等,须把乙组中的2只改为甲组,但乙组中12只动物,哪2只应改为甲组?仍需用随机法来决定。可接着使用前面用过的随机数目,前面已用过20个数字,第三横行第20数字为10,本行已无数字,故应顺序在第四行第1纵列开始算21和22个数字为12和56,为使乙组中12只动物都有改为甲组的机会,故用12除12得余数为0,因动物中无0号,故后推一个数目为56和85,用12除56得余数8,则应将乙组中第8只动物改为甲组,12除85得余数为1,则应将乙组中第1只动物改为甲组。以此类推。

(2)甲、乙、丙三组安全随机分组法:设性别相同、体重在一定范围内的健康大鼠18只,试用完全随机分为甲、乙、丙三组。先称量体重,按体重从轻到重依次编为1、2、3……18号,现从随机数目表上第六横行第一纵列的数目16开始,自上而下依次取18个数止,并与动物编号对应排列。为使每一只动物有同样分到甲、乙、丙三组的机会,可把每一随机数目都除以3,余数1则归甲组;余2则归乙组;如除尽则归丙组,如随机数目不足3,由此随机数按余数归组。如下表7-2:

表7-2 甲、乙、丙三组安全随机分组法

动物编号	1	2	3	4	5	6	7	8	9	10	11	12	13	14	15	16	17	18
随机数目	16	84	63	33	57	18	26	23	52	37	70	56	99	16	31	68	74	27
以3除余数	1	0	0	0	0	0	2	2	1	1	1	2	0	1	1	2	2	0
组　别	甲	丙	丙	丙	丙	丙	乙	乙	甲	甲	甲	乙	丙	甲	甲	乙	乙	丙
调整组别	乙																	

以上分配到甲组的有1、9、10、11、14、15共6只;分配到乙组的有7、8、12、16、17共5只;分配到丙组的有2、3、4、5、6、13、18共7只动物。为使三组动物数目相等,应将丙组动物调出一只给乙组,应调丙组中哪一只动物,仍用随机法,随机表上第六横行第一纵列自上而下取了18个数目,可继续向下取一个数目,27个下是0,为了使丙组的7只动物都有机会进入乙组,可用7除0,仍得0,因丙组动物中无0号,故后推一个数字为29,29除以7得余数为1,则将丙组中第1只动物调到乙组去。

完全随机法使受试动物完全有均等的机会被分配到各组而不受任何固定因素的影响,但完全随机分配的结果,各组数目常不相等,而需要经过调整,平均体重亦有一定差别,是其缺点。

2.配偶设计随机分组法

在动物实验中,常把同窝同性别及体重极相似的两只动物归为配偶组(或配伍组),每个配偶组的动物数应与处理组相同,用随机法把动物分配到各组内,分配完后,各组内动物数相等,不需再调整组别,各组体重相近,从而减少实验误差。

设有动物20只,同性别,试按配偶组设计分为两组。先将动物称量体重,按体重从轻到重把体重相同或相近的动物每两只依次编为一个配偶组,计得10个配偶组,每个配偶组包

含两只动物,这两只动物应归入甲组或乙组,仍用随机法确定。试在随机数目表第五横行第15组列 90 开始从右向左取 10 个数目,与 10 个配偶级号对应排列,令随机数目单数使配偶组第一个动物分配到甲组;双数使配偶组第一个动物分配到乙组,如下表 7-3:

表 7-3 配偶设计随机分组法

配偶组数	1	2	3	4	5	6	7	8	9	10
随机数目	90	9	43	62	31	22	46	82	54	38
第一组动物级别	乙	甲	甲	乙	甲	乙	乙	乙	乙	乙
第二组动物级别	甲	乙	乙	甲	乙	甲	甲	甲	甲	甲

这样甲、乙两组中,每组都有一只极相似的动物,如以体重论,两组动物平均原始体重基本相同。

3.随机单位组设计分组法

将上述配偶组的动物数扩大到 3 或更多时,应按随机单位设计,随机单位组的意义是指配伍组中的每一只动物为一实验单位。把这些单位以随机的方法分配到各组中去。

设有性别相同的小鼠 40 只,分为甲、乙、丙、丁四组,按体重从轻到重依次编号为 1、2、3……40 号,使 1—4 号为一配伍组;第 5—8 号为一配伍组,类推。在随机数目表上第二横行第一纵列 97 开始自左向右。每三个数字留一空位,如下表 7-4 第二横行所示。然后将同一配伍组中的三个随机数,依次以 4、3、2 除之,若第一位余数为 1 归甲组,余数 2 归乙组,余数 3 归丙组,除尽归丁组。

表 7-4 随机单位组设计分组法

鼠 号	1	2	3	4	5	6	7	8	9	10	11	12	13	14	15	16	17	18	19	20
随机数目	97	74	24	—	67	62	42	—	81	14	57	—	20	42	53	—	32	37	32	—
除 数	4	3	2	—	4	3	2	—	4	3	2	—	4	3	2	—	4	3	2	—
余 数	1	2	0	—	3	2	0	—	1	2	1	—	0	0	1	—	0	1	0	—
组 别	甲	丙	丁	乙	丙	乙	丁	甲	甲	丙	乙	丁	丁	丙	甲	乙	丁	甲	丙	乙
鼠 号	21	22	23	24	25	26	27	28	29	30	31	32	33	34	35	36	37	38	39	40
随机数目	27	07	36	—	07	51	79	—	89	73	16	—	76	62	27	—	66	56	52	—
除 数	4	3	2	—	4	3	2	—	4	3	2	—	4	3	2	—	4	3	2	—
余 数	3	1	0	—	3	0	1	—	1	1	0	—	0	2	1	—	2	2	0	—
组 别	丙	甲	丁	乙	丙	丁	甲	乙	甲	乙	丁	丙	丁	乙	甲	丙	乙	丙	丁	甲

上例第三配伍组(9—12 号)中,第 9 号鼠随机数目的余数是 1,故分配在甲组,第 10 号鼠随机数目余数为 2,因甲乙被用去,所乘的乙、丙、丁三组中,丙列在第二,故分配到丙组,第 11 号鼠余数为 1,因甲已被用去,丙也被用去,所剩的乙、丁二组中,乙列在每一,故把 11 号鼠分配到乙组,12 号鼠必须分配在丁组,以使该配伍组的小鼠在每个组中都分配 1 只,其余各配伍组均按此法分配。

这样分组的结果,每组中都可随机分配到一只体重(或其他因素)极为近似的动物,各组动物的平均体重基本相同,动物数也一样。各组分配的动物号数如下表 7-5:

表 7-5 各组分配的动物号数

甲组	1	8	9	15	18	22	27	29	35	40
乙组	2	6	10	16	20	24	28	30	34	37
丙组	4	5	11	14	19	21	25	32	36	38
丁组	3	7	12	13	17	23	26	31	33	29

(四)剂量换算法

1. 动物实验所用药物的剂量,一般按 mg/kg(或 g/kg)计算,应用时须从已知药液浓度换算出相当于每千克体重应注射的药液量(mL),以便于给药。

例:小白鼠体重 18 g,腹腔注射盐酸吗啡 10 mg/kg,药浓度为 0.1%,应注射多少容量(mL)?

计算方法:0.1% 的溶液每毫升含药物 1 mg,与剂量 10 mg/kg 相当的容积为 10 mg/kg,小白鼠体重为 18 g,换算成千克为 0.018 kg,故 10mL×0.018=0.18mL。

小白鼠常以 mg/10 g 计算,换算成容积时也以 mg/10 g 计算,较为方便,上例 18 g 重小鼠注射 0.18 mL,相当以 0.1 mL/10 g,再计算给其他小白鼠药量时很方便。如 20 g 体重小白鼠,给 0.2 mL,以此类推。

2. 在动物实验中有时需根据药物的剂量及某种动物给药途径的药液容量,然后配制相当的药物,便于给药。

例:给兔静注苯巴比妥钠 80 mg/kg,注射量为 1 mg/kg,应配制苯巴比妥钠的浓度是多少?

计算方法:80 mg/kg 相当于 1 mL/kg,因此 1 mL 药液应含 80 mg 药物,现算成百分浓度 1∶80=100∶X,X=8 000 mg=8 g,即 100 mL 含 8 g,故应配成 8% 的苯巴比妥钠。

3. 习题

(1)给体重 2.2 kg 的兔注射 30 mg/kg 的尼可刹米,注射液浓度为 10%,应注射多少毫升?

(2)大白鼠口服氢氯噻嗪剂量为 5 mg/kg,规定灌胃所需药液量为 2.5 mL/100 g,应配制的浓度是多少?

(3)硫喷妥钠注射剂每支 0.5 g,兔体重 1.8 kg,静注硫喷妥钠剂量为 100 mg/kg,容量为 1 mL/kg,该药 0.5 g 应配成多少 mL?注射的药量是多少 mL?

实验一 戊巴比妥钠半数有效量(ED$_{50}$)和半数致死量(LD$_{50}$)的测定

ED$_{50}$ 是标志药物效价的一个参数,它是指在一定的实验条件下,一群动物用药后,约半数动物出现疗效的剂量。LD$_{50}$ 则是使半数动物死亡的剂量,它是 ED$_{50}$ 的一个特例。为了对药物的毒性和疗效有一个较全面的考虑,可计算药物的治疗指数,治疗指数=LD$_{50}$/ED$_{50}$,比值越大就越安全。求 ED$_{50}$ 和 LD$_{50}$ 的实验方法原则上相同,这里只介绍 LD$_{50}$ 的求法。ED$_{50}$ 和 LD$_{50}$ 均是以质反应为指标的。如以最小致死量为横坐标,动物死亡累积百分率为纵坐标,可绘成"长尾"型曲线;如剂量改为对数值,则可绘出"S"形曲线。该"S"形曲线向心对称,对称中心纵坐标为 50％死亡率,横坐标为 log LD$_{50}$;该曲线两端平坦,中间坡度大,可以看出,中值剂量的死亡率变化很大,而两端死亡率变化很小,故用 LD$_{50}$ 来表示毒力(或用 ED$_{50}$ 来表示效力)比用 LD$_{50}$ 更为灵敏、精确,且误差也小。

一、戊巴比妥钠半数致死量(LD$_{50}$)的测定

1. 实验目的

测定戊巴比妥钠对小白鼠的 LD$_{50}$、ED$_{50}$ 及其治疗指数,并了解其意义。

2. 实验材料

(1)器材:注射器 1 mL 5 支、5 mL 2 支;烧杯 5 mL 5 个、50 mL 2 个;鼠笼若干。

(2)药品:戊巴比妥钠。

(3)动物:小白鼠 70 只。

3. 实验方法

(1)预试 0％及 100％估计致死量(Dn、Dm)。

将戊巴比妥钠配制成不同浓度的一系列药液。在预试中以 0.1～0.2 mL/10 g 体重腹腔注射,求出一次给药后 24 h 死亡率为 0％的最大剂量(Dn)和 100％的最小剂量(Dm)。假设预试结果求得戊巴比妥钠 Dn 值为 49 mg/kg,Dm 值为 100 mg/kg,则可在此范围内测定半数致死量(LD$_{50}$)。

(2)选择合理的剂量分组方案。

经预试找到 Dm 和 Dn 值后,即可在此剂量范围内,按等比级数分成 4～6 个剂量组,并按下式计算各组剂量的公比(1/k 或 r)及分组组数(N):

公比 r 或 1/k＝(N－1)(Dm/Dn)1/2 或 N＝1－log(Dm/Dn)/logk

一般 k 值多采取 0.75～0.85,不宜超过 0.6～0.9。

设本次实验分为 5 组,经计算 k 值为 0.837,故各组剂量为 Dm、Dmk、Dmk2、Dmk3、Dmk4。

(3)随机分组。

选体重 20 g 左右小鼠 50 只,雌雄兼用,每组 10 只。先将雌雄分开,然后分别称重标色,每一档体重即为一个配伍组,可于不同部位标以某种颜色(如黄头、黄背等)。根据随机单位组设计分组法将配伍组中的每只小鼠随机分配到各组中去,并将各组编号。同时,可制作色标用药表,如黄头(20 g)用 0.4 mL,黄背(21 g)0.42 mL……,以后无论何组均按色标决定用药剂量。

(4)配制等比药液——低比系列稀释法。

本法简便、快速、准确,不易出错而且节省药物。

例:已知 Dmax＝100 mg/kg,Dmin＝49 mg/kg,r＝0.837,动物体重为 20±2g,每组 10只,总重为 200 g,用药量为 0.2 mL/10 g(腹腔)。

①一号药液浓度＝最高致死量/用药液量

$$=100(\text{mg/kg})/20(\text{mg/kg})$$
$$=5 \text{ mg/mL}$$
$$=0.5\%$$

②每组药液量＝每组动物总重×用药液量
$$=200 \text{ g}×0.02 \text{ mL/g}$$
$$=4 \text{ mL（为留有余地本例取 5 mL）}$$

③一号药液需用量＝每组药液量/(1-r)
$$=5 \text{ mL}/(1-0.837)$$
$$=30.67$$

④精确配制 0.5% 药液约 31 mL，从中吸取 5 mL 为一号液，供第一组用药。

⑤配二号药液，在余下的 26 mL 一号液中加生理盐水 5 mL，混匀后吸出 5 mL 为二号液，依次类推，配出一系列比值 1∶0.837 的药液。

(5)随机确定各组给药剂量。

将动物组别按甲、乙、丙、丁、戊顺序排列，查阅随机数字表，以随机确定各组动物的给药剂量。药液容量均为 0.2 mL/10 g，腹腔注射。

(6)观察指标。

以呼吸停止为死亡指标，观察、记录 1 h 内各剂量组死亡动物数，并计算死亡百分率。

4.LD$_{50}$ 的计算

计算 LD$_{50}$ 有以下几种方法：加权概率单位法、概率单位图解法、序贯法及点斜法（又称孙氏综合简捷计算法）。其中孙氏综合简捷计算法简便、精确度较好，计算 LD$_{50}$ 的全部数据，不受目测者个人的影响，下面仅介绍该方法。

本法要求以下实验设计条件：

①各组动物数相等；

②组间剂量呈等比级数；

③反应性质为质反应，且死亡率包括 0% 及 100% 至少要包括 20% 以下及 80% 以上。

表 7-6　孙氏简捷计算法求用表(LD$_{50}$ 求用表)

Dmg/kg	logD	动物数 (n)	死亡数	死亡率(%) (P)	P^2
49	1.69	10			
59	1.77	10			
70	1.85	10			
84	1.92	10			
100	2.00	10			

将实验结果填入上表，求出死亡率(写成小数)和 P^2，然后按下列公式进行运算：

a.求 LD$_{50}$

$$LD_{50} = \log^{-1}\left[X_m - i\left(\sum P - \frac{3 - Pm - Pn}{4}\right)\right]$$

式中：X_m——最大剂量的对数

I——相邻组对数剂量的差

$\sum P$——各组死亡率的总和（由 $Pn - Pm$）

Pm——最高死亡百分率

Pn——最低死亡百分率

b. 求 LD_{50} 的标准误 SLD_{50}

$$SLD_{50} = i\left(\frac{\sum P - \sum P^2}{n-1}\right)^{1/2}$$

$\sum P^2$ 为各组死亡率平方和

c. 求 LD_{50} 的 95% 平均可信限 L^{95}

$L^{95} = LD_{50} \pm 4.5 \cdot LD_{50} \cdot SLD_{50}$

二、戊巴比妥钠半数有效量（ED_{50}）的测定

戊巴比妥钠引起 50% 小鼠翻正反射消失（腹腔注射后半小时内此反射消失即为阳性）的剂量即为 ED_{50}。

ED_{50} 的测定方法与计算和 LD_{50} 相同。可参照 LD_{50} 的测定法求戊巴比妥钠的半数有效量（ED_{50}）。设已预试 D_m 为 49 mg/kg，D_n 为 24 mg/kg，各组剂量间公比 r=0.837。

表 7-7 孙氏简捷计算法求用表（ED_{50} 求用表）

Dmg/kg	logD	动物数 (n)	阳性数	阳性率（%）(P)	P^2
49.0	1.69	10			
41.0	1.61	10			
34.3	1.54	10			
28.7	1.46	10			
24.0	1.38	10			

三、计算戊巴比妥钠的治疗指数

$$治疗指数 = LD_{50} / ED_{50}$$

注意事项：实验给药时应固定一人操作，准确吸量药液，给药时防止注入皮下或外漏。

四、思考题

1. ED_{50}、LD_{50} 和治疗指数的概念和意义。

2. 药物的治疗指数对于评价药物的毒性和药效以及判断药物的使用价值和对新药评价

有何实际意义。

实验二　药物对家兔瞳孔的作用

一、实验目的

观察拟胆碱药、抗胆碱药及拟肾上腺素药对瞳孔的作用并分析其作用原理。

二、实验材料

器材:兔固定盒 6 个,测瞳尺 6 个,手电筒 6 个,剪刀 6 把。

药品:1‰硫酸阿托品溶液,1‰硝酸毛果芸香碱溶液,1‰去氧肾上腺素溶液,0.5‰水杨酸毒扁豆碱溶液。

动物:白色家兔 6 只。

三、实验方法

每组取家兔 1 只,固定于兔盒内,剪去两侧睑睫毛,于适当强度的光线下,用测瞳尺测出一侧瞳孔大小(用毫米表示)。另用物电筒作为光源,测定同侧瞳孔对光反射存在与否。按下表次序给家兔点药,30 min 后再给第二次药,并正确记录结论于表 7-8 中。

表 7-8　用药时间表

动物			甲		乙		丙		丁		戊		己	
给药次序			(1	(2	(1	(2	1	(2	(1	(2	(1	(2	(1	(2
药　　前			Ⅰ	Ⅲ	Ⅱ	Ⅰ	Ⅲ	Ⅰ	Ⅳ	Ⅲ	Ⅳ	Ⅰ	Ⅱ	Ⅳ
用药前	瞳孔大小(mm)													
	对光反射													
用药后	瞳孔大小	5min												
		10min												
		15mim												
		20min												
		30min												
	对光反射	5min												
		10min												
		15mim												
		20min												
		30min												

注:Ⅰ 阿托品　　Ⅱ 毛果芸香碱　　Ⅲ去氧肾上腺素　　Ⅳ毒扁豆碱

四、注意事项

1.滴眼药时,先将下睑提成杯状,压住鼻泪管,滴药两滴,将眼睑闭合 1 min。同眼滴第一次眼药后应间隔 30 min,才可第二次滴药。

2.测量瞳孔时,测量者眼睛、测瞳尺缺口及兔瞳孔应保持在一条水平线,且三者之间的距离适当。以上测量条件以及自然光强度和角度应一致。

3.测定对光反射时,手电筒的光线应从兔眼一侧以适当的速度闪过。同时,观察瞳孔是否出现缩小反应。如瞳孔缩小说明对光反射存在,可用"＋"表示,否则可用"－"表示。检查时应固定手电筒,并避免过频或连续用光线刺激兔眼。

五、思考题

1.阿托品、去氧肾上腺素、毛果芸香碱、毒扁豆碱对瞳孔的作用及机制如何?

2.使用毒扁豆碱后,再用去氧肾上腺素,瞳孔不能散大为什么?

3.何药使对光反射消失?何药用后对光反射仍存在? 为什么?

实验三　吗啡、哌替啶镇痛作用强度比较

一、实验目的

用小白鼠热板法比较吗啡、哌替啶镇痛作用强度,理解效能、效价强度的概念。

二、实验材料

1.实验器材:"RCY－2 型"垫板测痛仪一台;注射器 1 mL 10 只、10 mL 2 只;小鼠笼若干。

2.实验药品:用生理盐水按低比系列稀释法将吗啡(原液浓度为1%)配成以下四个不同浓度的药液。先配制浓度为 0.2% 的母液 16 mL,取为 1 号液,余下的 10 mL 母液中加 6 mL 生理盐水,再取出 6 mL 即为 2 号液,以此类推。哌替啶(原液浓度为5%)的母液浓度配成 0.4%,稀释方法同上。

3.实验动物:雌性小鼠 120 只。

三、实验原理

将小鼠置于温度为 55℃ 左右的金属热板上,从开始置入时至小鼠由于热刺激而发生舔后脚掌为止的时间作为痛阈。分别测定不同浓度吗啡、哌替啶镇痛百分率,求出两药的 ED_{50},并检验两药作用强度的差别。

四、实验方法

1. 实验装置的准备及使用

将恒温电热箱加水至触及金属热板和水银接点式温度计,调节水银接点式温度于55℃,并把两电极引线插头插入"YDS－4型"药理、生理多用仪后面板上的"恒温控制"的插口,开头拨向"恒温"一边,两芯插座的输出与电热器相连,则温度下降时有交流电输出,使电热器加热,温度上升超过规定值则自行断电,以保持温度恒定于55℃±5℃。

2. 小鼠的选择与分组

小鼠体重以20±2g为宜,剔除病鼠与孕鼠。按以下方法选择小鼠:将小鼠置于热板上,用秒表记录自小鼠投入热板至出现舔后脚掌的反应时间(潜伏期)作为痛阈的指标。挑选出潜伏期在30s以内的小鼠供实验用。选出合格小鼠80~100只,随机分为10组,每组8~10只,并随机确定给予某剂量的吗啡和哌替啶。

3. 给药与给药后的测定

将小鼠称量标记,吗啡按每千克体重20 mg、12.6 mg、7.9 mg、5 mg,哌替啶按每千克体重40 mg、26.2 mg、15.9 mg、10 mg的剂量给药,取前面稀释后的不同浓度药液按0.1 mL/10 g腹腔注射。给药应依一定顺序,每两只动物给药应间隔一定时间(2 min即可)。给药后20 min按给药顺序和间隔时间依次测定各鼠痛阈一次。痛阈达60 s者为有效,小于60 s者为无效,分别测出吗啡、哌替啶各个剂量组的镇痛百分率。

4. 比较吗啡、哌替啶作用强度

应用孙氏综合简捷计算法分别求出吗啡、哌替啶的ED_{50}和95％平均可信限(方法见戊巴比妥钠LD_{50}、ED_{50}的测定),并进行吗啡及哌替啶ED_{50}差别的显著性检验,比较两药镇痛作用强度的差别。可将有关数据代入下式求出U值。

$$U = \frac{LogED_{50}A - LogED_{50}B}{[(SED_{50}A)^2 + (SED_{50}B)^2]} 1/2$$

$SED_{50}A$:A药95％平均可信限。

表 7-9　吗啡、哌替啶镇痛作用强度比较结果汇总

药　组	组　别	剂量(D) mg	logD	动物数 (n)	有效数	镇痛率(%) (P)	P^2
吗啡	1	20.0	1.30				
	2	12.6	1.10				
	3	7.9	0.90				
	4	5.0	0.70				

续 表

药 组	组 别	剂量(D) mg	logD	动物数 (n)	有效数	镇痛率(%) (P)	P²
哌替啶	5	40.0	1.60				
	6	25.2	1.40				
	7	15.9	1.20				
	8	10.0	1.00				

表 7-10 U 检验的判断标准

检验类型	U 值	无效假设 P 值	差别的意义
对侧检验	<1.96	$P > 0.05$	差别无显著意义
	≥1.96	$P \leq 0.05$	差别有显著意义
	≥2.58	$P \leq 0.01$	差别有非常显著意义

五、思考题

1. 何谓药物的效价强度？它与效能有何区别？

2. 药物的效价强度和效能有什么意义？

实验四 药物对家兔血压的作用及受体作用分析

一、实验目的

1. 观察拟肾上腺素对家兔血压的影响。

2. α、β 受体阻滞剂对上述药物作用的影响,分析作用部位。

二、实验材料

器材:家兔手术台,BL-420E 生理记录系统,压力换能器,三通,动脉夹、手术器械,动脉插管。

药品:0.5%肝素溶液,25%乌拉坦,生理盐水,普萘洛尔,妥拉苏林,肾上腺素,去甲肾上腺素,异丙肾上腺素。

动物:家兔,2~3 kg。

三、实验方法

家兔称体重后静脉注射25%乌拉坦(1 g/kg),仰位固定于手术台上,剪净颈部的毛,切开颈正中皮肤,分离气管,插入气管套管,用线结扎固定。分离左侧颈部动脉。静脉内注射肝素。结扎左颈总动脉近头端,并在近心端以动脉夹夹住,以阻断血流。动脉套管向心插入颈总动脉内,结扎固定。打开动脉夹,记录血压于二导记录仪上。待血管稳定后,按下列顺序静脉内给药。

第一组

1. 生理盐水 1 mL/kg 静脉注射

2. 去甲肾上腺素 10 μg/mL·kg

3. 肾上腺素 10 μg/mL·kg

4. 异丙肾上腺素 2.5 mg/mL·kg

5. 妥拉苏林 5 mg/mL·kg

6. 重复步骤 3、2、4

第二组

1. 步骤同第一组步骤 1

2. 步骤同第一组步骤 2

3. 步骤同第一组步骤 3

4. 步骤同第一组步骤 4

5. 普萘洛尔 2.5 mg/mL·kg

6. 重复步骤 4、3、2

四、注意事项

1. 静脉注射乌拉坦速度要慢,以防以脏停搏及呼吸抑制。

2. 经耳缘静脉注射给药时不要注入气泡,激动药注射速度快,阻断药注射速度慢,给药后推注入适量生理盐水,使头皮针导管内药液全部进入循环。每次给药应等上一个药物作用消失后再进行。

五、思考题

1. 去甲肾上腺素、肾上腺素、异丙肾上腺素对家兔血压有何作用,为什么?

2. 用妥拉苏林后,肾上腺素的作用发生了什么变化,如何解释? 还有什么药有类似的作用?

3. 普萘洛尔对异丙肾上腺素的作用有何影响,为什么?

实验五 抗心律失常药对水合氯醛—氯化钡致心律失常的影响

一、实验目的

观察普萘洛尔预防和治疗水合氯醛—氯化钡致心律失常的作用,了解抗心律失常药物实验的设计原理。

二、实验材料

器材:BL-420E 生理记录系统,恒速泵,秒表,蜡盘,注射器,头皮针,胶布,乳胶管。

药品:10%水合氯醛,0.01%氯化钡,生理盐水,0.1%普萘洛尔。

动物:大鼠,250~300 只。

三、实验方法

1.普萘洛尔预防心律失常实验

取大鼠称重后以 10%水合氯醛 0.3 mL/100 g 腹腔注射麻醉,仰位置于蜡盘上。接心电图肢导联电极,连续记录Ⅱ导联心电图后,尾静脉或股静脉插入静脉套管,连接恒速泵(泵速 2.5 mL/min,充以 0.01%氯化钡生理盐水溶液)。连接完毕,由股静脉插管内注射生理盐水 0.3 mL/100 g,2 min 后同时启动秒表和恒速泵,直至出现心律失常,记录心律失常潜伏期,作为对照实验。

另取大鼠一只,操作同上,唯一不同点是用 0.1%普萘洛尔 0.3 mL/100 g 取代生理盐水静脉注射(缓慢)与对照比较潜伏期长短,最多观察 10 min。

2.普萘洛尔治疗心律失常作用

按前述方法麻醉动物,连接心电图导联线和恒速泵,记录正常心电图后,同时启动秒表和恒速泵,待出现心律失常后,继续灌流 10 s,立即静脉注射生理盐水 0.3 mL/100 g,观察心律失常持续时间,最多观察 10 min。

另取一只大鼠,操作同上,仅以 0.1%普萘洛尔 0.3 mL/100 g 静脉注射取代生理盐水,记录心心律失常持续时间。与对照组比较。

四、注意事项

股静脉插管时,头皮针内不要充以 $BaCl_2$ 溶液,以免在开始正式实验前,大鼠已经出现心律失常。

五、思考题

1.如何利用这些实验数据,说明普萘洛尔具有预防或治疗水合氯醛—氯化钡致大鼠心律失常作用?

2.利用此实验方法,你能否再设计出一个实验步骤,来证明某药物的抗心律失常作用?

实验六　强心苷对在位兔心的作用

一、实验目的

观察强心苷对衰竭心脏的收缩力影响以及强心苷的中毒作用,掌握在位兔心的实验操作技术。

二、实验材料

器材:兔台,BL-420E生理记录系统,肌力换能器,压力换能器,微型人工呼吸机,小型拉钩,手术器械,骨剪。

药品:25%乌拉坦,2%戊巴比妥钠,毒毛旋花子甙K,生理盐水。

动物:家兔,雄性,2~3kg。

三、实验方法

家兔静脉注射乌拉坦(1 g/kg)麻醉后,仰位固定于手术台上。剪去颈部的毛,沿气管切开颈部皮肤,分离气管,插入气管套管,备连接人工呼吸机之用。分离左颈总动脉。

沿胸部正中线切开皮肤,连接人工呼吸机,进行人工呼吸,在剑突处用止血钳拉起胸壁骨,剪一小口,以骨剪沿中线剪开胸骨,用拉钩将胸壁拉开,将心包膜纵行剪开,以缝合针缝在胸壁组织上,将心脏托起。静脉注射肝素 1 mL/kg,作颈动脉插管。用细针在心尖部穿一线,连接于肌力换能器上,开动二导记录仪,描记心肌收缩和血压曲线,并以温生理盐水经常滴于心脏表面,保持湿润。

待描记正常血压、心脏收缩力曲线后,按下列顺序耳静脉给药:

1.2%戊巴比妥钠 2 mL,观察 2 min。

2.重复步骤1。一般可使心脏收缩幅度降低至用药前的 1/2~2/3,如抑制不明显,可再重复步骤1。这种心抑制作用可持续 40 min。

3.毒毛旋花子甙 K0.25 mg,如 2 min 内无效,可再重复 1 次。

4.毒毛旋花子甙 K0.5 mg,观察毒性反应。

四、注意事项

1.每次给药前都要停人工呼吸 5 s,记录心脏收缩幅度。

2.每次给药后再推注入适量生理盐水,使头皮管导管中的药物全部进入体内。

五、思考题

1.毒毛旋花子苷 K 对心肌收缩力减弱的心脏有何作用,机制是什么?

2.加大毒毛旋花子苷 K 剂量时,有何后果,有什么解救方法。

实验七　豚鼠离体回肠肌标本制备

一、实验目的

1.学习离体肠肌实验的标本制备方法。

2.观察药物对豚鼠肠管平滑肌的作用。

3.了解研究药物量效关系的实验方法。

二、实验对象

饥饿14～24 h的豚鼠1只。

三、实验器材

HW201S恒温平滑实验系统,培养皿,手术线,缝合针,持针器,止血钳、普通手术剪,眼科镊,眼科剪。

四、实验药品

台氏液、乙酰胆碱(10^{-3} mol/L、10^{-4} mol/L、10^{-5} mol/L、10^{-6} mol/L、10^{-7} mol/L)。

五、实验方法

1.微机准备

打开计算机,进入生物机能实验分析系统,基线调零。

2.标本制取

取豚鼠一只,用木槌击其头部致昏死,立即剖开腹腔,找到回盲部,然后在离回盲部1 cm处剪断,取出回肠约10 cm一段,置于氧饱和的台氏液培养皿中,沿肠壁除去肠系膜,然后将回肠剪成数小段(1～1.5 cm),用5 mL注射器吸取台氏液将肠内容物冲洗干净,换以新鲜台氏液。注意操作时勿牵拉肠段,以免影响收缩功能。

3.标本悬挂与系统调试

取处理好的一小段肠管,置于盛有台氏液的培养皿中,在其两端对角壁处,分别用缝针穿线并打结。注意保持肠管通畅,勿使其封闭。肠管一端连线系于标本架的弯沟上,然后移至37℃的浴槽台式液中,标本架垂直固定于浴槽上,肠肌标本位于液面下居中位置,并及时给台氏液通95% O_2及5% CO_2的混合气体(也可用空气代替)。肠管另一端连线轻轻系于张力换能器小钩上(注意:操作时不要牵拉换能器小钩),通过微调装置,调节肌张力至0.5～1 g。之后,再次调零,使基线重新回到零位置。

4.检查肠肌活性

使浴槽内台式液为20 mL,加入10^{-5}mol/L的乙酰胆碱0.2 mL,观察肠肌有无活性。若肠肌出现明显收缩反应,则表明活性良好,换液冲洗3次,用于下述实验。如肠肌任何无反应,应弃之,重新制备肠肌标本。

5.向浴管内加入乙酰胆碱溶液0.2 mL

(1)分别找出乙酰胆碱引起肠肌收缩的最大和最小有效量。

(2)另取两个剂量,使其收缩效应在30%～70%最大效应之间。

（3）记录给予后肠肌收缩幅度变化。

六、注意事项

1. 制作和悬挂肠肌标本时，动作宜轻柔，勿牵拉、手捏或用镊子随意夹持肠段，冲洗肠管时也不要用力过猛，标本不宜在空气中暴露过久，以免损伤肠壁或影响其活性。

2. 供氧时气量要适中，以小而单个成串为好。气泡过大、过多会冲击肠管，使收缩曲线不稳定。

3. 实验过程中不得更改任何已设置的参数，以免影响实验结果的准确性。

4. 加药时不要滴在标本及管壁上，应将药液直接加于液面上。

5. 给药后观察肠肌收缩到最大效应，立即用台氏液冲洗 3 次。

实验八　药物的量效关系曲线测定

一、实验目的

观察药物浓度与组织反应的关系并绘制量效曲线，了解其理论与实际意义。

二、实验材料

器材：HW201S 恒温平滑实验系统，0.25 mL 注射器 1 个，5 mL 烧杯 5 个，5 mL 吸管 1 个，0.2 mL 吸管 1 把，大剪刀 1 把，组织剪 1 把，血管钳 1 把，弯针 1 个，丝线，培养皿 1 个。

药品：乙酰胆碱（Ach），台氏液。

三、实验方法

1. 标本制备

同"实验一　豚鼠离体回肠肌标本制备"。

2. 药物的配制

Ach 浓度可按 1、2、4、8……的等比级数递增，配成系列浓度（以摩尔浓度表示，如 10^{-4}、10^{-5}、10^{-6} mol/L……等）。

3. 给药

向浴管内加入 Ach 溶液 0.2 mL：

（1）分别找出 Ach 引起肠肌收缩的最大和最小有效量。

（2）另取两个剂量，使其收缩效应在 30%～70% 最大效应之间。

（3）按拉丁方顺序，将上述四个剂量顺序给药，记录加入药液后肠肌收缩幅度。

ABCE
BCDA

CDAB

DABC

(4)记录给予后肠肌收缩幅度变化。

四、实验结果

以 Ach 对数浓度为横坐标,以肠肌平均收缩幅度为纵坐标,绘制量效曲线。

五、注意事项

1. 给药浓度一般从 10^{-7} mol/L(0.2 mL)开始,加入浴管中药液容积应<0.2 mL。

2. 给药按下列拉丁方顺序。

3. 避免各浓度药液间的相互污染。

4. 其余注意事项同"实验一　豚鼠离体回肠肌标本制备"。

六、思考题

药物的量效关系定义及其意义。

实验九　受体拮抗参数(pA2 值)测定

一、实验目的

1. 学会用简易法测定受体拮抗剂的 pA2 值;

2. 了解 pA2 值的意义及应用。

二、实验材料

器材:同实验一。

药品:乙酰胆碱(Ach),阿托品,台氏液。

动物:豚鼠,实验前禁食 14 h。

三、实验方法

1. 离体豚鼠回肠标本制备及药物配制均同实验一。

2. 操作步骤:

(1)浴管内加入药液,找出 Ach 的最大有效量,然后确定某一浓度的 Ach,使其加入 0.2 mL 后得到的反应为最大反应的 80%～90%,而加入 0.1 mL 时反应为最大反应的 30%～40%,洗去药液。

(2)加入 Ach 0.1 mL,待收缩反应达最高点后,洗去药液。如此重复 3 次,使反应恒定。

（3）加入阿托品 10^{-7} mol/L 0.2 mL，作用 2 min 后。

（4）加入 Ach 0.2 mL，待反应达最高点后，洗去药液。

（5）重复（2）。

（6）加入阿托品 10^{-6} mol/L 0.2 mL，作用 2 min 后。

（7）重复（4）；重复（2）。

（8）加入阿托品 10^{-5} mol/L 0.2 mL，作用 2 min 后。

（9）重复（4）；重复（2）。

（10）加入阿托品 10^{-4} mol/L 0.2 mL，作用 2 min 后。

（11）重复（4）。

四、结果处理

待测定 Ach 在上述四种不同浓度阿托品存在时的作用后，分别按下列求出反应比值：

$$反应比值（\%）=\frac{0.2\text{mlAch 效应（E2）}}{0.1\text{mlAch 效应（E1）}}$$

以拮抗剂阿托品克分子浓度的负对数为横坐标（$-\log M$），以上述各次效应比值（E2/E1）为纵坐标作图，求出相对于纵轴 100% 的相应横坐标值，即为 pA2 值。

五、注意事项

1. 阿托品的浓度一般从 $7\sim10$ mol/L 开始，如果此浓度拮抗过强，则可稀释。

2. 过低浓度的阿托品可能出现增加 Ach 效应的结果。

3. 不同时间，不同标本段，激动剂的不同浓度时，阿托品的拮抗浓度相差很大。

4. 其余注意事项同实验一。

六、思考题

1. 为何阿托品与组织接触时间应恒定？

2. 何谓 pA2 值？有何意义？

3. pA2 值的测定及其作用？

实验十　药物对离体肠肌的作用及药物鉴别

一、实验目的

1. 观察乙酰胆碱、阿托品、组织胺、苯海拉明对离体肠肌的作用，认识受体激动药与受体阻断药不同特性。

2. 利用给定内容和实验条件，自行设计实验步骤，完成对几种不同的受体激动药与拮抗药的鉴别，锻炼和培养学生解决问题的能力。

二、实验对象

饥饿 14～24 h 的豚鼠。

三、实验器材

同"实验一"。

四、实验药品

台氏液、10^{-5} mol/L 乙酰胆碱(Ach)、10^{-5} mol/L 阿托品、10^{-5} mol/L 组胺、10^{-5} mol/L 苯海拉明、10^{-4} mol/L 毛果芸香碱和生理盐水。

五、实验内容、方法和步骤

1. 药物对离体肠肌的作用

(1)肠肌标本制取、悬挂、实验系统调试等操作同"实验一"。

(2)给药。保留活性良好的肠肌标本,浴槽内稳定 10 min,然后按下列顺序给药,观察各药物对肠肌的作用,并分析作用机制。

①加入 10^{-5} mol/L 乙酰胆碱 0.2 mL,观察肠肌反应。冲洗标本,待肠肌曲线恢复至基线水平并稳定后进行下一项实验。

②加入 10^{-5} mol/L 阿托品 0.2 mL,观察肠肌有无反应。2 min 后加入与①等量的乙酰胆碱,观察结果有何不同?然后再向浴槽内累计追加乙酰胆碱 1 mL(分 5 次加入),会看到什么现象?冲洗标本,待肠肌曲线恢复至基线水平并稳定后进行下一项实验。

③加入 10^{-5} mol/L 组织胺 0.2 mL,观察肠肌反应。冲洗标本,待肠肌曲线恢复至基线水平并稳定后进行下一项实验。

④加入 10^{-5} mol/L 苯海拉明 0.2 mL,观察肠肌有无反应。2 min 再加入与③等量的组织胺,结果有何不同?然后再向浴槽内累计追加苯海拉明 1 mL(分 5 次加入),此时又有何现象?冲洗标本。

2. 药物鉴别

对下面几种混淆的药品,利用离体肠肌实验和给定的实验条件,通过合理的实验设计,将其一一鉴别出来。

(1)待鉴别药品:毛果芸香碱(10^{-4})、阿托品(10^{-5})、组胺(10^{-5})、苯海拉明(10^{-5})、生理盐水。由实验人员将这 5 种药品编号。注意:各实验小组同一药品的编号不应相同。

(2)工具药:10^{5} mol/L 乙酰胆碱。

(3)实验要求:以小组为单位,自行设计的实验方案,并完成实验,最后给出鉴别结果。

实验十一 呋塞米对麻醉家兔尿量影响

一、实验目的

观察呋塞米的利尿作用,学习急性利尿实验的方法,掌握家兔灌胃和导尿的操作技术。

二、实验材料

兔手术台、注射器、烧杯、量筒、导尿管、胃管和兔开口器。

三、实验药品

25％乌拉坦、呋塞米、生理盐水和液体石蜡。

四、实验动物

雄性家兔。

五、实验方法

1.称重:将家兔放于磅秤上进行称重。

2.麻醉:25％乌拉坦 1 g/kg(4 mL/kg)耳静脉注射麻醉,给药速度先快后慢,给药过程中注意观察家兔的呼吸、肌张力和角膜反射。

3.灌胃:一人握住家兔耳根部,将家兔的头部托起并固定,另一同学把开口器从家兔口腔一侧插入从另一侧穿出,向里旋转直至把舌头压在开口器下端。将胃管盲端经开口器中央小孔插入口腔,并沿上颚壁缓缓向食管内插入 10～12 cm,将胃管外端浸入盛有水的小烧杯中,观察有无气泡产生。如无气泡方可进行灌胃,每只家兔灌胃温自来水 30 mL/只,灌胃结束先拔出胃管后取下开口器。

4.固定:仰卧固定于手术台上。

5.导尿:导尿管盲端用液体石蜡润滑后自尿道口轻柔缓慢插入,当导尿管进入膀胱 8～10cm 后即可见其另一端有尿液滴出,将导尿管用胶布固定,以防滑出。轻压下腹部,将其膀胱内积存尿液全部排出,然后依次每隔 20 min 由耳缘静脉注射。

(1)生理盐水 0.4 mL/kg

(2)1％呋塞米 0.4 mL/kg

记录给盐水或呋塞米后 20 min 内尿量,将结果填入表 7-11 中。

表 7-11 呋塞米的利尿作用

药物	0～20 min 尿量（mL）	尿滴数/5 min			
		5分	10分	15分	20分
生理盐水					
0.1%呋塞米					
1%呋塞米					

六、注意事项

插导尿管应争取一次成功,反复插管将损伤尿道,出现血尿,如插管后无尿液流出可通过调整插入浓度或旋转导尿管,并轻压下腹部等方法解决。

七、思考题

1.呋塞米的利尿作用机制。

2.灌胃给予温水的目的是什么?

实验十二 磺胺嘧啶钠盐的吸收

一、实验目的

了解时量关系的意义及测定方法。

二、测定原理

血液经三氯醋酸沉淀后除蛋白质后,上清液中的磺胺类药物在酸性条件下可与亚硝酸钠反应,生成重氮化合物,此化合物在碱性条件下与显色剂麝香草酚作用,形成有颜色的偶氮化合物,颜色深度与磺胺含量成正比,用光电比色计比色,可推算磺胺类的浓度。

三、实验材料

动物:家兔。

药品:20%磺胺嘧啶钠(SD 钠)、肝素、5%三氯醋酸、0.5 $NaNO_2$、0.5%麝香草酚之20% NaOH 溶液(显色剂)、液体石蜡、SD 钠标准溶液(1.25、2.5 及 5 mg)。

器材:722 型分光光度计,离心机,兔盒,烤灯,试管架,玻璃棒,手术刀片,2 mL 和 5 mL 注射器各 1 个,一次性 10 mL 试管 10 只,1 mL 离心管 5 只,1 mL 加样器 3 把,棉球。

四、实验方法

取家兔称重,兔盒固定,拔去耳缘部毛,耳静脉注射肝素(750 $\mu g/kg$)。用手术灯照烤兔耳(小心触电),使血管充盈,再以石蜡涂擦耳缘,用针头或手术刀刺破耳缘静脉,放血 0.5 mL 于 1mL 离心管中,用加样器取 0.4 mL 血(作对照标本),注入预先盛有 5‰三氯醋酸 5.6 mL 的离心管中,摇匀,离心 5 min(2 000 r/min),沉淀蛋白质。首次取血后,立即分两侧臀部肌注 SD 钠(0.6 g/kg),肌注后 5、15、30、45、60 min 各取血 0.4 mL,血样同上述对照标本的处理。

吸取上述离心管上清液各 3mL 于试管中,按时间顺序编号,加入 0.5 $NaNO_2$ 1 mL,摇匀,加显色剂 2 mL,置于比色杯中,用 722 型分光光度计,选波长 520 nm,以给药前对照血标本管调零点,测定各管光密度。

五、标准曲线制备

取 SD 钠三种标准液(1.25、2.5 及 5 mg%)各 2 mL,分别加入 1N HCL 各 1 mL,按上述步骤依次加入各种试剂,以标准液浓度为 X,光密度为 Y,进行线性回归获得标准曲线方程。

六、结果处理

利用各管光密度由标准曲线求出 SD 含量乘以 30,即为血中 SD 浓度,以时间为横坐标,血药为纵坐标,在普通坐标纸绘制 SD 的时量关系曲线,分析其吸收情况。

七、注意事项

取血时,用烤灯照烤兔耳使静脉充分扩张是取血成功的关键;取血和处理血样时避免被磺胺嘧啶钠溶液污染,以免出现错误结果。

八、思考题

1.时量曲线的概念和意义。

2.静脉给药、口服给药和肌内注射给药的时量曲线有何不同。

实验十三　SD 药动学参数的测定

一、实验目的

了解常用药动学参数的意义和计算方法。

二、实验材料

同实验二。

三、实验方法

按实验一,首次取血后从耳缘静脉注射 SD 钠 0.4 g,并于注射后 5、15、30、45 及 60 min 各取血 0.4 mL,血样处理、测定及浓度的计算同实验二。

四、结果处理

一级动力学消除的药物时间的关系式为 $C(t) = C_0 e^{-Ket}$,方程两边取对数:

$$\log C(t) = \log C_0 - Ket/2.303$$

以 $\log C(t)$ 对 t 作直线回归得直线方程,其截距 A 为 $\log C_0$,斜率 B 为 $-Ke/2.303$。

将不同时间点的血药浓度和对应时间填入表 7-12 中,计算出 A、B,根据公式计算药动学参数。

表 7-12　不同时间点的血药浓度和对应时间表

X(时间)	X^2	C(浓度)	$Y = \log C$	XY
5				
15				
30				
45				
60				
ΣX	ΣX^2		ΣY	ΣXY

$$B = \frac{n\sum XY - \sum X \sum Y}{n\sum X^2 - \left(\sum X\right)^2}$$

$$A = \frac{\sum Y - B\sum X}{n}$$

n 为取血点数目。

由 A、B 计算出以下参数:

Ke(消除速度常数)$= -2.303B$

$t_{1/2}$(血浆半衰期)$= 0.639/\text{Ke}$

C_0(初始浓度)$= \log^{-1} A$

V_d(表观分布容积)$= D_0/C_0$(D_0 为用药量)

C_L(消除率)$= \text{Ke} \cdot V_d$

AUC(药时曲线下面积)$= C_0/\text{Ke}$

五、注意事项

1.给药方式为快速静脉注射,两侧注射时由两位同学同步完成。

2.取血时,用烤灯照烤兔耳使静脉充分扩张是取血成功的关键;取血和处理血样时避免被磺胺嘧啶钠溶液污染,以免出现错误结果。

六、思考题

药动学参数的概念和意义。

表 7-13　非挥发性麻醉药的用法和用量

药　物	动　物	给药途径	剂量(mg/kg)	麻醉时间和特点
戊巴比妥钠 (3%~5%)	狗、兔	静注	25~30	2~4 h,路途补充 5 mg/kg 可维持 1 h 以上。对呼吸血压影响较小,肌肉松弛不全,麻醉稳定,常用
	猫	腹腔	30	
	豚鼠、大白鼠、小白鼠	腹腔	40~50	
异戊巴比妥钠 (0.1%)	兔	静注	40~50	2~4 h,对呼吸血压影响较小,肌肉松弛不全,麻醉不够稳定
	鼠	腹腔	80~100	
硫喷妥钠 (25%)	狗、兔	静注	20~30	约半小时,静注宜缓,以免抑制呼吸致死,肌肉松弛不全
	猫	腹腔	30~50	
乌拉坦 (25%)	兔、猫	静注、腹腔、灌胃	1000~1450	2~4 h,可用于生理神经反射性实验
	鼠	腹腔	1000~1500	
氯醛糖 (2%)	狗	静注	80~100	6 h,可用于生理神经反射性实验
氯醛糖＋ 乌拉坦	狗	静注	氯 40~50 乌 500~600	
	猫	静注	氯 6 乌 800	
	豚鼠	腹腔	氯 20 乌 1000	
苯巴比妥钠 (10%)	狗	静注	30~100	8 h,对呼吸血压影响较小,肌肉松弛不全,少用
	猫、兔、鼠	静注、腹腔	80~100	
巴比妥钠	狗	静注	250~300	同上
	猫、兔、鼠	静注、腹腔	200	

表 7-14　随机数目表

16	90	82	66	59		83	62	64	11	12		67	19	00	71	74		60	47	21	29	68		02	02	37	02	31
11	27	94	75	09		06	09	19	74	66		02	94	37	34	20		76	70	90	30	86		38	45	94	30	38
35	24	10	16	20		33	32	51	26	38		79	78	45	04	91		16	92	53	56	16		20	75	50	95	98
38	23	16	86	38		42	38	97	01	50		87	75	66	81	41		40	01	74	91	62		48	51	84	08	32
31	96	25	91	47		96	44	33	49	13		34	86	32	51	91		00	52	43	48	85		27	55	26	89	62
66	67	40	67	14		64	05	71	95	83		11	05	65	09	68		76	83	20	37	90		57	16	00	11	66
14	90	84	45	11		75	73	88	05	90		52	27	41	14	86		22	98	12	22	08		07	52	74	95	80
68	05	51	18	00		33	96	02	75	19		07	60	62	93	55		59	33	82	43	90		49	37	38	44	59
20	46	78	73	90		97	51	40	14	02		04	02	33	31	08		39	54	16	49	36		47	95	43	13	30
64	19	58	97	79		15	06	15	93	20		01	90	10	75	06		40	78	78	89	62		02	67	64	17	33
05	26	93	70	60		22	35	85	15	13		92	03	51	59	77		59	56	78	06	83		52	91	05	70	74
07	97	10	88	23		09	98	42	99	64		61	71	62	99	15		06	51	29	16	93		58	05	77	09	51
68	71	86	85	85		54	87	66	47	54		63	32	08	11	12		44	95	92	63	16		29	46	24	29	48
29	99	61	65	53		58	37	78	80	70		42	10	50	67	42		32	17	55	85	74		94	44	67	16	94
14	65	52	68	75		87	59	36	22	41		26	78	63	06	55		13	08	27	01	50		15	29	39	39	43
17	53	77	58	71		71	41	61	50	72		12	41	94	96	26		44	95	27	36	99		02	96	74	30	83
90	26	59	21	19		23	52	23	33	12		96	93	02	18	36		07	02	18	36	07		25	99	32	79	23
41	23	52	55	99		31	04	49	69	96		10	47	48	45	88		13	41	43	89	20		97	17	14	42	17
60	20	50	81	69		30	99	73	68	68		35	81	33	03	76		24	30	12	48	60		18	99	10	76	34
91	25	38	05	90		94	58	28	41	36		46	37	59	03	09		90	35	57	29	12		82	62	54	65	60
34	50	57	74	37		98	80	33	00	91		09	77	93	19	82		84	94	80	04	04		45	07	31	66	49
85	22	04	39	43		73	81	53	34	79		33	62	46	86	28		08	31	54	46	31		53	94	13	38	47
09	79	13	77	48		73	82	53	34	79		33	62	46	86	28		08	31	54	46	31		53	94	13	38	47
88	75	80	18	14		22	95	75	42	49		39	82	82	22	47		02	48	07	70	37		16	04	61	67	87
90	99	23	70	00		39	00	03	06	90		55	85	78	38	36		94	37	30	69	32		90	89	00	76	33
03	47	43	77	86		36	96	47	36	61		46	98	63	74	62		33	26	16	80	45		60	11	14	10	95
97	74	24	67	62		42	81	14	57	20		42	53	32	37	32		07	07	36	07	51		24	51	79	89	73
16	76	62	27	66		56	50	26	71	07		32	90	79	78	53		13	55	38	58	59		88	97	54	14	10
12	56	85	99	26		96	96	68	27	31		05	03	72	93	15		57	12	10	14	21		88	26	49	81	76
55	59	56	35	64		38	54	82	46	22		31	62	43	09	90		06	18	44	32	53		23	83	01	30	30
16	22	77	94	39		49	54	43	54	82		17	37	93	23	78		87	35	20	96	43		84	26	34	91	64
84	42	17	53	31		57	24	55	06	88		77	04	74	47	67		21	76	33	50	25		83	92	12	06	76
63	01	63	78	59		16	95	55	67	19		98	10	50	71	75		12	86	73	58	07		44	39	52	38	79
33	21	12	34	29		78	65	56	07	82		52	42	07	44	38		15	51	00	13	42		99	66	02	79	54
57	60	86	32	44		09	47	27	96	54		49	17	46	09	62		90	52	84	77	27		08	02	73	43	28
18	18	07	92	46		44	17	16	58	09		79	83	86	19	62		06	76	50	03	10		55	23	64	05	05
26	02	38	97	75		84	16	07	44	99		83	11	46	32	24		20	14	85	88	45		10	93	72	88	71
23	42	40	64	74		82	97	77	77	81		07	45	32	14	08		32	93	94	07	72		93	85	79	10	75
52	36	28	19	95		50	92	26	11	97		00	56	76	31	38		80	22	02	53	53		86	60	42	04	53
37	85	94	35	12		83	39	50	08	30		42	34	07	96	88		54	42	06	87	98		35	85	29	48	39
70	29	17	12	13		47	33	20	38	26		13	89	51	03	74		17	76	37	13	04		07	74	19	19	30
56	62	18	37	35		96	83	50	87	75		97	12	25	93	47		70	33	24	03	54		97	77	44	44	80
99	49	57	22	77		88	42	95	45	72		16	64	36	16	00		04	43	18	66	79		94	77	21	21	90
16	08	15	04	72		33	27	14	34	09		45	59	34	68	49		12	72	07	34	45		99	27	95	95	14
31	19	93	32	43		50	27	89	87	19		20	15	37	00	49		52	85	66	60	44		38	68	11	11	80
68	34	30	13	70		55	74	30	77	40		44	22	78	87	26		04	53	46	09	52		68	07	06	06	57
74	37	25	65	76		59	29	97	68	60		71	91	38	67	54		13	58	18	24	76		15	54	95	95	52
27	42	37	86	53		48	55	90	65	72		96	57	69	36	10		96	46	92	42	453		97	60	04	04	91
00	39	68	29	61		66	37	32	20	30		77	84	57	03	29		10	45	65	04	26		113	94	67	67	24
29	94	98	94	24		68	49	69	10	82		53	75	91	93	30		34	25	20	57	27		40	48	51	51	92

第八章　细胞生物学实验

实验一　普通光学显微镜的使用及细胞形态的观察

本实验主要包括普通光学显微镜的构造及使用、临时装片的制作及细胞的基本形态与结构观察3部分。

一、实验目的

1.熟悉普通光学显微镜的基本构造和性能。

2.掌握低倍镜和高倍镜的使用技术。

3.了解油镜的使用方法。

4.学习掌握显微镜临时装片的制备过程。

5.了解光镜下动植物细胞的基本形态结构。

6.训练镜下绘图能力。

二、实验用品

1.器材。普通光学显微镜(双目镜筒或单目镜筒类型)、光学显微镜、镊子、剪刀、载玻片、盖玻片、牙签、吸水纸和擦镜纸。

2.材料。纱布、镜油瓶或二室瓶、洋葱鳞茎、口腔黏膜上皮。

3.试剂。无水乙醇、乙醚、香柏油和美兰染液。

三、普通光学显微镜的构造及使用

光学显微镜统称光镜,它是借助光所形成的像来观察并研究物体细微结构的精密光学仪器,是医学教学、临床工作及科学研究诸领域中广泛使用的重要观测工具。

(一)显微镜的构造及性能

光学显微镜由机械部分、照明部分和光学部分构成。

(1)机械部分:由精密而牢固的零件组成,包括如下构造:

镜座:是显微镜的基座,位于最底部。通常呈长方形或马蹄形,用以支持和稳固镜体,其上装有照明部分的反光镜。

镜柱:是镜座上方垂直的柱形粗大部分,上端与弯曲的镜臂相连。在其两侧有突出的圆形调节器。

镜臂:紧接镜柱顶部并向前弯曲,上端与镜筒相连,也是取用显微镜时手握之处。

镜筒:连于镜臂前或上方的结构,圆筒状或矩形,顶部装有目镜(单目或双目)。

镜台(载物台):与镜柱相连,为一块方形(或圆形)平板,用以放置标本。镜台中央有一圆形通光孔,由反光镜反射来的光线经此孔射向标本。

推进器:位于镜台后部。在镜台左下方有上下两个同轴螺旋,转动时,可前后或左右移动装片位置。推进器上装有可动的压片夹,用于固定玻片标本。

调节器:是装在镜柱上的大小两种螺旋,转动时可使载物台或镜筒上下移动,以调节物镜和标本之间的距离,即调节焦距。粗调节器转动时上下移动范围较大,能迅速调节物镜与标本的距离,使物像呈现于视野中,一般用于低倍镜调焦。细调节器转动时升降幅度小,一般在用粗调节器调焦的基础上或在使用高倍镜或油镜时,用它做比较精确的调节,从而得到完全清晰的物像,并观察标本不同层次和不同深度的结构。在左侧粗调节器与镜柱之间有一窄环,称为松紧调节,可控制调节器的松紧。在右侧粗调节器与镜柱之间有一具小柄的窄环,此柄为粗调限位柄,可使粗调节器限定镜台只能在一定范围内升降,此环已锁好,初学者勿动。

旋转盘(物镜转换器):连于镜筒下端,为一凸形圆盘,可以自由地左右转动,其下方有3~4个螺旋口,可按顺序装上不同放大倍数的物镜。当物镜转到工作位置时(即与光轴合轴)即发出"咔"的声音,否则无法观察标本。请勿随意拆卸物镜。

(2)照明部分:在载物台下方装有一套照明装置,由反光镜、聚光器和光阑组成。其照明亮度的选择可根据物镜的不同放大倍数、所观察标本的透明度及厚度而定。

反光镜是装在镜座上的小圆镜,有平凹两面,可向任意方向转动。用以把光源的光线反射入聚光器中,再经过通光孔照明标本。反光镜的凹面镜聚光能力强,适于光线较弱时使用;在光线较强时,宜选用平面镜。在使用平面镜时,有时会在视野内出现窗框或窗外景物,可将聚光器略下降以消除物象的干扰。

聚光器:位于镜台通光孔下方,由一组透镜组成,可将光线汇集成束,以增强照明作用。会聚后的光线经通光孔射至标本上。在聚光器的侧下方(右或左侧)有一小螺旋,转动时可升降聚光器。聚光器上升时光线强,下降时则光线弱。

光阑(光圈):位于聚光器下方,由一组金属薄片组成。其侧面有一小黑柄,移动小柄时可使光阑开闭。当光阑开大,则光线较强,适于观察色深标本;光阑缩小,则光线较弱,适于观察透明(或无色)的标本。

光源:可以是天然光源或电光源,随情况而定。使用电光源的,在镜臂或底座侧面有电源开关及光源亮度调节钮,可根据不同需要如标本种类染色方法的不同等来调节、选择光的亮度。

(3)光学部分:由物镜和目镜组成。

物镜:是决定显微镜质量、分辨力和放大倍数最关键的光学部分。物镜壁上刻有主要性

能参数,按放大倍数不同,分述如下:

低倍镜:镜筒最短,镜面直径最大。筒上刻有"10"或"10×"字样,即表示放大 10 倍。另刻有"025"字样为数值孔径(简写为"NA"),可反映该物镜的分辨力之大小,数值愈大,表示分辨力愈高。

高倍镜:镜筒较低倍镜筒长,镜面直径较小。筒上刻有"40"或"40×"字样,即放大 40 倍。另刻有"065"及"0.17"字样,分别表示其 NA 及物镜要求的盖玻片厚度。

油镜:镜筒最长,镜面直径最小。筒上刻"100"或"100×"字样,即放大 100 倍。

目镜:它将物镜放大形成的中间像进一步放大,便于观察,但它并不能提高显微镜的分辨力。目镜位于镜筒上端,可装有一个目镜(单口镜筒)或两个目镜(双目镜筒)。其上刻有"10×"或"15×"等字样,表示其放大倍数。目镜通常由两个透镜组成,上面与眼接触的为接目透镜,下面的叫视野透镜(在镜筒内,可不观察)。目镜中装有一指针,可以指示视野中的某一部分。显微镜的总放大倍数的计算是目镜放大倍数与物镜放大倍数之积。如目镜为"10×",物镜为"40×",则物体放大倍数为 400 倍。

(二)显微镜的使用方法

1. 低倍镜的使用方法

(1)显微镜的提取与安放:使用时,打开镜箱,右手握住镜臂,左手托住镜座,保持平稳状态,轻轻放在实验台上。如使用的为双目镜筒的显微镜应放在观察者的正前方;如使用的为单目镜筒的显微镜时,应放在观察者的左前方。显微镜距桌沿 3~6 cm。调节凳的高度,使眼与目镜接近,以便观察并保持姿势端正。

(2)对光:转动旋转盘,使低倍镜对准镜台上的通光孔,当听到"咔"的轻微碰击声时,说明目镜与物镜的光轴一致。打开光阑,上升聚光器。两眼睁开,在目镜上观察,转动反光镜,使它朝向光源,直至目镜中视野范围内的光线均匀,亮度适宜为止。在连接电光源显微镜的电源插头与插座之前,请先检查显微镜的电源开关是否处于"关"或"O",以及光源亮度调节钮是否调到最小。插上电源后,可打开电源开关至"开"或"一",再将光源亮度渐渐转大,调节至适宜。

(3)置片:取玻片标本,使有盖片的一面朝上(无盖片的标本应使有材料一面朝上),放在载物台上,用压片夹夹住。然后动推进器螺旋,将标本移至通光孔中央。

(4)调焦:先从显微镜的侧面注视低倍镜,转动粗调节器使镜台上升至距标本 0.5 cm 处,根据显微镜类型各取下述方法继续操作。如使用单目镜筒:用左眼从目镜中观察视野,同时右眼要张开。再慢慢转动粗调节器,使镜台慢慢下降,直到视野中出现物像为止。如使用双目镜筒:首先调节双目镜间的距离,使之与观察者的瞳孔距离一致。调节时分别用双手的拇指、食指把住目镜下黑色横板(双目镜筒间调节座)的边缘,向外拉或向内推,此时双目在两目镜上观察,直至看到一个大而明亮的视野为止,读出目镜筒间距数值。在操作时必须两眼张开,两手并用(右手操纵调节器,左手操纵推进器),并养成这种习惯。

2.高倍镜的使用方法

先从低倍镜下看清物像并移到视野中央,然后可直接换用高倍镜观察。转换高倍镜时速度要慢,并从侧面观察,防止高倍镜碰撞玻片。转换好高倍镜后,从目镜上观察,慢慢转动细调节器(切勿用粗调节器,以防压碎玻片、损坏镜头),直至物像清晰为止。观察时如光线较弱,可调节照明系统,使光线适宜。如在视野内找不到物像,说明观察的目的物不在视野中央,或焦距不对,必须从低倍镜开始按上述过程重新操作。

3.油镜的使用方法

油镜的放大倍数比高倍镜要大,所以透镜较小,为了使透过光线集中,以清楚地观察物体,所以使用油镜时要在玻片上加一滴镜油。使用时,加镜油一滴于标本盖片上,并将标本放在载物台上固定好,先用低倍镜对好光然后转动旋转盘换用油镜。将油镜放正,这时从侧面观察并慢慢转动粗调节轮使镜筒下降,使油镜头接触油滴,并使镜头几乎与标本接触,但千万不可压住标本片,以免损坏镜头。眼睛自目镜观察并慢慢下降镜台,当视野中出现有模糊的被观察物像时,再改用细调节轮向内转动直到所观察的物体清楚为止。如果镜头已离开油滴,但还未找到物体时,可以自侧面观察将镜头下降重新操作。油镜使用完毕,必须用擦镜纸擦去镜头上的镜油,先用擦镜纸蘸少许二甲苯擦拭镜头,然后再用干擦镜纸将镜头擦干,否则固定镜头的胶质能被二甲苯溶解,日久镜片则自行脱落;同时,将载片上的镜油擦干净(无盖玻片的标本不能擦,以免擦掉标本)。

四、显微镜使用的注意事项与维护

(一)操作时注意事项

(1)放置装片时,应注意有标本的一面朝上,切勿放反。反放对低倍镜使用影响不大,但当用高倍镜或油镜时,不但在视野内找不到物像,而且容易损坏物镜的透镜及标本。

(2)掌握粗细调节器的转动方向与镜台升降的关系,调焦时一定要从侧面注视,使镜台上升至 0.5 cm 处,然后再下降,以免压坏标本或镜头。

(3)观察任何标本时,都应从低倍镜开始,使用高倍镜,也要先在低倍镜下找到物像,将所要观察的部分移至视野中央,再调高倍镜。

(4)观察色深的标本适于用较强的光线,观察透明或色浅的标本适于用较弱的光线。

(5)观察时姿势要端正,两眼都张开,使用单目镜筒左眼观察,左手调节焦距,右眼和右手则用于绘图。

(二)显微镜的维护

(1)按要求拿取显微镜,切勿单手提取,前后摆动,以免碰坏或使部件脱落。

(2)显微镜离实验台边缘应保持一定距离,以免翻倒落地。

(3)使用前要检查,发现问题,立即报告老师。

(4)不得随意拆卸任何部件,不得转动已锁好的部件。

(5)显微镜用前用毕都应擦拭干净。机械部分用纱布擦;光学部分和照明部分用擦镜纸擦,不得用手摸或用其他物品擦拭。

(6)转换物镜时,应使用旋转盘,不得用力拨动物镜镜头。

(7)不得将临时制片的水或药品污染镜头和镜台。

(8)使用完毕,应降下镜台取下玻片标本,旋转转换器,使物镜离开通光孔,并使三个物镜均向前方。如有四个物镜,则使最低倍数的物镜对准通光孔。使反光镜镜面与镜柱平行,最后将各部分擦净,将显微镜放回原处。

五、临时装片的制作与观察

(一)洋葱鳞叶表皮细胞制片与观察

取一洗净的载玻片,以左手拇指及中指夹住载玻片的两端,右手指及食指夹住纱布(或擦镜纸)轻轻擦玻片的两面,直到透明为止。盖玻片的擦拭方法与载玻片相同,但盖玻片小而薄,擦拭时须格外小心,用力要均匀,否则容易破碎。

在载玻片中央加一滴水,在紫色洋葱地下茎鳞叶的侧面,用镊子轻轻撕下 2～3 mm 大小的表皮一块(越薄越好),置载玻片水滴上,铺平,轻轻盖上盖玻片(加盖玻片的方法:用镊子轻轻夹住盖玻片的一侧或用拇指、食指夹住两侧,使盖玻片的另一侧先接触水滴,然后逐渐放下盖玻片,至完全平放在标本上为止)置显微镜下观察,先用低倍镜,再用高倍镜观察,可见许多长柱状排列整齐彼此相连的细胞,其内有时可见到圆形的核。仔细观察以下结构:

(1)细胞壁(cell wall)为细胞最外面的一层由纤维素组成的较厚的壁(它是植物细胞的重要特征之一)。细胞膜位于细胞壁内侧并与其紧密相贴,光学显微镜下不易分辨。

(2)细胞核(nucleus)多位于细胞中部,深色的圆形或椭圆形结构,核内有一个或者几个颗粒状的核仁(nucleolus)

(3)细胞质(cytoplasm)是细胞膜与细胞核之间的区域,其中有时可看到点状或泡状的液泡。

(二)人口腔黏膜上皮细胞制片与观察

在清洁的载玻片中央滴一滴水。用牙签的宽头轻刮自己口腔下唇的内侧或两侧颊部的上皮,将刮下的黏膜细胞洗于玻片的水中(可能肉眼觉察不到),轻轻搅动,使细胞散开。加一滴美兰染液染色 5 min,盖上盖玻片,盖玻片与载玻片之间不能有气泡。将制好的临时玻片标本置于显微镜的载物台上,先用低倍镜观察,可见被染成蓝色的细胞,成群或分散存在。选择完整而轮廓清楚没有重叠的细胞移至视野中央,再转高倍镜下观察。

六、生物绘图注意事项

1.每一个学生应准备好铅笔(HB)、橡皮及直尺等绘图用具。

2.绘图严格依据实物,力求真实精确、清洁有序。

3.绘图前应对标本进行仔细的观察,看清形态并识别其内部结构后再绘图表示。

4.图右侧用引线注明各部名称,引线必须平直、均匀、不得互相交叉,字体工整。

5.绘图、注字、引线一律使用黑色铅笔,不准用钢笔、圆珠笔或其他彩色铅笔。

6.生物绘图不涂色,不投影,用线条和点表示。色深用密点,色浅用稀点,点要圆。

七、思考题

1.作业

(1)简述显微镜的使用过程及注意事项。

(2)举例说明临时装片的制备过程。

2.思考题

(1)使用显微镜时,是否光线愈强愈好?

(2)为什么在使用高倍镜时,必须从低倍镜开始观察,并把目标移至视野中央?

(3)显微镜下看到的物像是正像还是反像? 物像与玻片的移动方向是否一致?

(4)光学显微镜由哪几部分构成?

(5)照明部分由哪几部分构成?

(6)当观察的时候,低倍镜下物像清晰,但一旦转为高倍镜,则不能观察到物像,排除显微镜本身的原因,请问故障在哪里,这样有怎样的后果?

实验二 细胞化学成分的显示

一、实验目的

1.了解细胞化学成分显示的基本原理。

2.熟悉细胞内 DNA 和 RNA 的显示。

3.初步掌握蟾蜍的解剖技术。

4.学习制作血涂片。

5.了解碱性蛋白与酸性蛋白显示方法的原理及操作步骤。

6.了解碱性蛋白与酸性蛋白的分布。

二、实验原理

细胞内 DNA 和 RNA 的显示原理:细胞经甲基绿－哌罗宁混合染液染色后,其 DNA 和 RNA 可被染上不同颜色。一般认为这是由于两种核酸的聚合程度不同所致。在两种染液混染时,两者发生竞争,DNA(高聚分子)能被甲基绿染成绿色,RNA(低聚分子)则被哌罗宁染成红色。由于此反应特点,就立即使细胞中两种核酸从颜色方面区别出来。

碱性蛋白与酸性蛋白显示原理:以酸性氨基酸成分为主的蛋白质为酸性蛋白;以碱性氨基酸成分为主的蛋白质为碱性蛋白。细胞核内有组蛋白(碱性蛋白)及少量酸性蛋白,细胞质中主要有酸性蛋白,标本经三氯醋酸处理抽提掉核酸后,用不同 pH 的快绿染液分别染色,使细胞内的酸性蛋白和碱性蛋白显示出来。

三、实验材料

1. 器具

显微镜、载片、盖片、纱布、吸水纸、培养皿、甲基绿－哌罗宁混合染色液、吸管、70%乙醇、Ringer 液(两栖类等渗溶液)、纯丙酮、镊子、蒸馏水、1/3000 中性红染液、亚甲蓝、镜油、擦镜纸。95%乙醇溶液;5%三氯醋酸溶液;0.2%快绿;0.005% Na_2CO_3 溶液;1/75 mol/L HCl;盐酸 0.109mL(比重 1.19)加蒸馏水至 100 mL(若盐酸比重 1.16 则取 0.13 mL);酸性蛋白染色液(pH2.2);0.2%快绿和等量 175 mol/L HCl 溶液混合而成;碱性蛋白染色液(pH8.0);0.2%快绿和等量 0.005% Na_2CO_3 溶液混合而成。

2. 材料

蟾蜍。

3. 试剂

甲基绿－哌罗宁混合液;Ringer 液;1/3000 中性红染液;明胶显影液;50%硝酸银液。

4 试剂的配制

(1)甲基绿－哌罗宁染液。

①0.2 mol/L 醋酸缓冲液(pH4.8)。

配方:冰醋(乙)酸 1.2 mL,加蒸馏水至 100 mL。醋酸钠(NaAc·$3H_2O$)2.72 g,溶于 100 mL 蒸馏水中,使用时两液按 2∶3 比例混合。

②2%甲基绿染液。

配方:去杂质甲基绿粉(Mehyl green)2.0 g 0.2 mo/L 醋酸缓冲液(pH4.8)100 mL。甲基绿粉往往混有杂质甲基紫,会影响染色效果,所以必须预先除去。方法:将甲基绿粉溶于蒸馏水中,放在分液漏斗里,加入足量的氯仿用力振摇,然后静置,去除含甲基紫氯仿,再加入氯仿,如此反复数次,直到氯仿中无甲基紫颜色为止,最后放入 40℃温箱干燥备用。

③1%哌罗宁染液:哌罗宁(吡罗红 C,pyronin G)1.0 g 0.2 mol/L 醋酸缓冲液(ph4.8)100 mL。临用时将 2%甲基氯液和 1%哌罗宁液 5∶2 混合即成。

(2)Ringer 液配方:氯化钠 8.5 g、氯化钾 0.14 g、氯化钙 0.12 g、磷酸氢二钠 0.01 g、碳酸氢钠 0.20 g、葡萄糖 2.0 g、水 1 000 mL。

(3)1/3000 中性红染液:称取 0.1 g 中性红溶于 300 mL 蒸馏水中。

(4)明胶显影液配方:明胶粉 0.2 g、三蒸水 10 mL、甲酸 0.1 mL,在加甲酸时要不停地摇动,使之完全溶解。

(5)50%硝酸银液配方:硝酸银 4.0g、三蒸水 8 mL。

以上染液用时临配,保持新鲜,染色效果好。

(6)硝酸银甲酸混合液:称取硝酸银 500 mg,放入 0.1%甲酸溶液 6 mL 中使之充分溶

解,并在 20 min 内使用。(0.1%甲酸溶液,取 0.1 mg 甲酸至 100 mL 蒸馏水中)

四、内容与方法

(一)细胞内 DNA 和 RNA 的显示

蟾蜍血涂片的制备:将蟾蜍剪开体腔,从心脏取血,拿一张载玻片,将血液滴在载片的右端,另用一张边缘光滑的载片,以其末端边缘置于血液左缘,然后稍向右退,血液就会充满在两玻片的余角中,再以约 40°角向左方推动,即涂成血液薄膜。如图 8-1 所示。

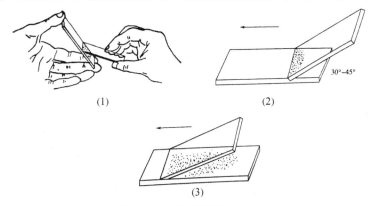

(1)　　　　　　　　(2)

(3)

图 8-1　血涂片的制备方法

取一张蟾蜍血涂片,在 70%乙醇中固定 5~10 min,晾干后,滴甲基绿－哌罗宁混合染液于涂片上,染色 20 min,蒸馏水冲洗并用吸水纸吸去多余水分。但血膜处不可吸得过干。然后纯丙酮中浸一下进行分色。

(二)蟾蜍透明软骨活细胞及动物细胞液泡的观察

解剖蟾蜍,剪胸剑突软骨边缘最薄的部分一小块,放入载玻片中央的 1/3000 中性红染液中,染色 5~10 min,然后吸去中性红染液,滴加 Ringer 液,盖上盖玻片,镜检可见,软骨细胞为椭圆形,细胞核清晰可见。在细胞内有许多被染成玫瑰红色的小液泡。

(三)骨骼肌标本的制备和观察

剪开蟾蜍腿部皮肤,剪下一小块肌肉束(3 m),放于载玻片上用镊子和解剖针沿着肌肉束的方向剥离肌肉束,获得如头发丝粗细的肌纤维,滴少许 Ringer 液,盖上盖玻片,置于低倍镜下观察,可见每个细胞上有许多细胞核位于细胞边缘,紧贴细胞膜的内侧,换高倍镜观察,可见细胞上有许多横纹。

(四)制备蟾蜍脊髓压片观察脊髓前角运动神经细胞

在蟾蜍口裂处剪去头部,除去延脑,剪开椎管,可见乳白色的脊髓,取脊髓一段(0.5 cm)放在平皿内,用 Ringer 液洗去血液,放在载玻片上,将另一载片压在标本上,用拇指压标本,将上面的载片抽下即可得到压片,在压片上滴一滴甲苯胺蓝染液,染色 10 min,盖上盖片,吸去多余染液,在显微镜下观察,染色较深的小细胞是神经胶质细胞,无突起,染成蓝紫色的、大的、有突起的细胞是脊髓前角运动神经细胞,多呈三角形或星形。

(五)核仁形成区的银染显示与观察

1. 原理

人类的 rRNA 基因位于近端着丝粒染色体(13、14、15、21、22 号)短臂的次缢痕上,与核仁形成有关,因此该区域称为核仁形成区(nucleolar organizer region,NOR)。银染方法可以特异性地将核仁形成区染成棕黑色,这种银染阳性的核仁形成区称为 Ag−NOR。该区域即为编码 18S RNA 的和 28s RNA 基因的分布区。当用银染时,具有转录活性的 rRNA 基因部分有丰富的酸性蛋白,或已转录过的 rRNA 基因上仍有残余的酸性蛋白质,才被银染着色呈黑色。因为它们具有硫氢基和二硫键,容易将 $AgNO_3$ 还原成 Ag 的颗粒,而没有转录活性 rRNA 基因则不着色,故其着色的频率与细胞中具有转录活性的 rRNA 基因相一致,银点的大小也反映 rRNA 基因转录活性的强弱。因此,计数在不同生理、病理条件下,细胞中银染核仁形成区(Ag−NOR)的频率是探讨基因功能的方法之一。人类近端着丝粒染色体的随体之间常发生联合,可能是造成近端着丝粒染色体不分离和易位的原因,银染技术又可作为近端着丝粒染色体联合的客观标准。

2. 方法

①取一张片龄在 1 周内的染色体玻片标本(新鲜的标本片染色效果更好),在片上滴加 2 滴明胶显影液,然后加 4 滴 50% $AgNO_3$ 溶液,轻摇标本片,使两液混匀后,即盖上盖玻片。

②将标本放在 68~70℃恒温水浴箱的金属板上,观察片子的液体,当出现大量气泡时再轻摇片子,使染色均匀,这时可见混合物很快变黄,待 1.5~2min 即呈棕色。

③取出标本片,用蒸馏水冲去盖玻片上的多余染液后,自然晾干镜检。

3. 观察

取银染玻片标本,在低倍镜下找到分散较好的中期分裂相,换油镜观察,可见中期分裂相中的染色体被染成黄色,而某些染色体上有银染黑色,即为核仁形成区。凡有银染黑点的染色体不论单侧或双侧,都计数为已被银染的染色体。

(六)碱性蛋白与酸性蛋白的显示

(1)蟾蜍血涂片自然干燥 10 min,浸入 70%乙醇溶液固定 10 min。

(2)取出晾干后浸入 70~90℃ 5%三氯醋酸溶液 15~20 min。

(3)在冷 5%三氯醋酸溶液漂洗后,蒸馏水洗 3 次(每次 5 min)。

(4)分别插入染色液中(酸性蛋白染色液染色 10~15 min,碱性蛋白染色液染色 30~60 min)。

(5)取出,蒸馏水洗。

(6)风干,二甲苯透明,树胶封片。

观察结果:酸性蛋白显色时,蟾蜍红细胞质内遍布绿色,细胞核内绿色稀少。碱性蛋白显色时,蟾蜍红细胞核为绿色。

五、思考题

1. 简述 DNA 和 RNA 显示的原理。

2. 试述蟾蜍血涂片的制备过程。

3. 核仁形成区的银染原理是什么？

实验三　细胞器基本形态结构与显微测量

一、实验目的

1. 了解细胞器在显微镜下的形态特征。

2. 初步掌握显微测微尺的使用方法。

二、实验原理

细胞中分布有多种具有一定结构与功能的细胞器，它们有的体积较大，如线粒体和高尔基复合体，可通过不同的染色方法将其在光镜下分别显示出来，这些在光镜下常可见的结构称为细胞的显微结构。

三、实验材料

1. 器具

显微镜、载片、盖片、纱布、显微测微尺、镜油、擦镜纸和单面刀片。

2. 材料

兔脊神经节切片——高尔基体，蛙肝脏切片、豚鼠小肠切片——线粒体。马蛔虫子宫切片——中心粒。马铃薯——淀粉粒。蛙血涂片。

四、观察

1. 高尔基体

将兔神经节标本置于低倍镜下观察，可以看到脊神经节内有许多圆形或椭圆形的神经细胞，在细胞中央有一圆形细胞核，核的周围有弯曲的断断续续网状结构，呈深棕色，这就是高尔基体。高尔基体的位置一般都在细胞核外围的某一方向，但神经细胞的高尔基体却是围在细胞核的周围，视野中也可能看到一些没有切到细胞核的细胞，其高尔基体分散在整个细胞质中，然后换高倍镜仔细观察。

2. 线粒体

①取蛙肝脏切片标本在低镜下观察，在细胞内有深蓝色的线状物或颗粒状物，这就是线粒体。

②人口腔黏膜上皮细胞双重超活染色法显示线粒体。

(1)原理：超活染色法是对从活的生物体分离部分细胞和组织，使它保持着生活状态，用活染色剂进行染色的一种方法。

詹纳斯绿(Janus Creen B)可专一地对线粒体进行超活染色,主要由于线粒体内有细胞色素氧化酶系存在,它能使詹纳斯绿 B 保持氧化状态(即有色状态)而呈现淡蓝绿色,线粒体周围的细胞质中的詹纳斯绿 B 被还原成无色化合物。当中性红—詹纳斯绿 B 混合染液进行双重超活染色后,能使线粒体显示更清楚。

(2)操作步骤。

①将载玻片(必须十分清洁)平放在桌上,滴 3～4 滴中性红—詹纳斯绿 B 染液于载玻片中央。

②用消毒牙签刮取口腔黏膜细胞(用力应稍重些,以便能得到生活较旺盛的细胞),然后将刮取物小心地混合于载玻片上的染液中,盖上盖玻片。

③2～3 min 后用显微镜观察,在高倍镜下可见口腔黏膜上皮细胞胞质中,散在一些短杆状和圆形颗粒被染成亮绿色,即为线粒体。

(3)豚鼠小肠切片:取豚鼠小肠切片,置低倍镜下观察,可见有许多向肠管内突出的皱装,称为襞褶。换高倍镜,看到许多柱状细胞,可明显看到一染色较深的卵圆形细胞核,在核周围特别是朝向肠腔的一端均有被染成深蓝色或是黑色的呈短棒状或颗粒状的线粒体。

3.中心体——马蛔虫子宫切片

将马蛔虫子宫切片置于低倍镜下观察,可见子宫内有许多圆形的受精卵,每个受精卵外均包有一层较厚的膜,这是卵壳或受精膜。这个膜与卵细胞之间的空隙为围卵腔,在子宫腔内寻找马蛔虫受精卵分裂中期的细胞。在细胞中央有被染成深蓝色条状或棒状的结构,这就是染色体。在染色体两侧可见各有一较小的被染成深蓝色的小体,称为中心体。

4.淀粉粒——马铃薯块徒手切片观察

用刀切取马铃薯块茎一小片(越薄越好),制成临时装片标本后,于低倍镜下选取较薄的部分进行观察。视野中有许多呈多角形的细胞,细胞壁清晰可见,细胞内有一堆堆葡萄状、具层纹结构的颗粒,这就是淀粉分子所集结而成的淀粉粒,在含量多的细胞内淀粉粒几乎占满了整个细胞,将细胞质及其他构造挤向一边,注意观察淀粉粒的形状及其表面花纹。

5.脂肪滴——花生块徒手切片观察

用刀切取花生块一小片(越薄越好),制成临时装片标本后,于低倍镜下选取较薄的部分进行观察。视野中有许多圆形脂肪小颗粒,亮亮的小油滴。

五、显微测微尺的使用

显微测微尺分目镜测微尺和镜台测微尺,两尺配合使用,可以测量细胞的大小。目镜测微尺是一个放在目镜内的玻璃圆片。圆片中央刻有一条直线,此线被分为若干格,每格的长度随不同物镜的放大倍数而异。因此,用前必须测定。镜台测微尺是一张特制的载玻片中央封固的小尺,长度为 1 mm 或 2 mm,被分为 100 格或 200 格,每格长度为 0.01mm (10 μm)。

显微测量时,先用镜台测微尺标定目镜测微尺每个小格代表的长度,然后才能用目镜测

微尺测量细胞的大小,方法如下:

1.将镜台测微尺放在载物台上夹好(注意刻度面朝上),把刻度直线移到通光孔中央,用低倍镜观察,调准焦距,看清镜台测微尺的刻度。

2.取下目镜的上透镜,将目镜测微尺有刻度的一面朝下,放在目镜内的光阑上,再旋上目镜上的透镜。

3.从目镜中观察目镜测微尺和镜台测微尺的刻度,转动目镜或移动镜台测微尺,使两尺平行,左边的零点对齐(图8-2)。

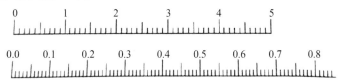

图8-2 目镜测微尺标定

从"0"点开始向右找出两尺重合的刻度,记录目镜测微尺的格数所对应的镜台测微尺的长度(格数),计算出目镜测微尺每格的长度。其公式:

$$目镜测微尺每格代表的长度（\mu m）=\frac{镜台测微尺格数}{对应的目镜测微尺的格数}\times 10\mu m$$

如在低倍镜下所标定的目镜测微尺的全长(5格)等于镜台测微尺68格(即0.68 mm),目镜测微尺每格代表的长度为$68/50\times 10\ \mu m=13.6\ \mu m$。

4.同法用高倍镜测定目尺每格的长度,并记录结果。

低倍镜下:目镜测微尺（　　　）格=物镜测微尺（　　　）格,目镜测微尺每小格=（　　　）μm。

高倍镜下:目镜测微尺（　　　）格=物镜测微尺（　　　）格,目镜测微尺每小格=（　　　）μm。

5.测量细胞大小。取下镜台测微尺,换上需要测量的玻片标本,直接用目镜测微尺度的刻度测量细胞的长度,测得目镜测微尺的格数乘以每格的微米数,则为细胞的实际长度。

(注意:为减少误差,在测同一标本时,需测试2次以上取其平均值)

请按以上方法测量蟾蜍的红细胞及其细胞核的大小。

6.测量细胞体积。取下台尺放入保护盒内,换上蟾蜍血涂片,用目镜测微尺度量蟾蜍血细胞长度与宽度,取各自的一半为长半径和短半径,代入公式求出细胞体积。

7.计算:$V=4/3\pi ab^2$(a为长半径、b为短半径)

如果血细胞是圆球形,其体积$V=4/3\pi R^3$(R为半径)。为减少误差,同一标本需测5个细胞的数据,取其平均值计算体积。

六、思考题

1.测量细胞时为什么不直接用目镜测微尺来测细胞大小?

2.以蛙血细胞为例说明测量细胞大小的过程。

3. 绘图表示在显微镜下观察到的各种细胞器。

实验四　细胞分裂的观察

一、实验目的

1. 了解细胞有丝分裂和减数分裂的过程及其分裂各期的形态特征。
2. 初步学习植物根尖压片技术。
3. 进一步掌握显微镜的使用方法和绘图方法。

二、实验原理

有丝分裂(mitosis)是细胞分裂的方式之一,真核细胞通过有丝分裂来实现增殖。有丝分裂的显著特征是形成由纺锤体、中心体和染色体等结构组成的临时细胞器——有丝分裂器(mitosi apparatus),它起到了平均分配染色体到达各子细胞中去的作用。

植物根尖是观察染色体的最好材料,植物根尖细胞分裂指数高,经固定染色,加以适当压片或切片,可以观察到大量处于有丝分裂过程中的染色体,根据形态学特征,可以人为地将有丝分裂过程分为前期、中期、后期和末期。

减数分裂(meiosis)是生殖细胞特有的分裂方式,它包括两次连续的分裂过程,由于染色体只在第一次减数分裂前复制一次,结果减数分裂最终产生 4 个配子的染色体都只有原来母细胞的一半,故称为减数分裂。

减数分裂过程与有丝分裂基本相同,主要区别在于第一次减数分裂的前期,这一时期历时长,染色体变化复杂,是减数分裂过程中最富特性的时期。根据染色体形态特点,可把前期分为 5 个时期:细线期、偶线期、粗线期、双线期和终变期。

三、实验材料

1. 器材:显微镜、镜油、擦镜纸、载片、盖片、吸水纸、纱布、镊子、剪刀及培养皿等。
2. 材料:洋葱根尖纵切标本、马蛔虫子宫切片标本、蝗虫精巢切片,洋葱头或大蒜头(长出 2～3 cm 长的根)。
3. 试剂:盐酸酒精液、醋酸洋红染液。
4. 试剂的配制

(1)盐酸酒精液:浓盐酸 1 份＋95％酒精 1 份,等量混合。

(2)醋酸洋红液:把 100 mL 45％醋酸水溶液放入烧瓶中煮沸→移去火焰,缓慢加入 1 g 洋红粉末,煮沸 1～2 min→将一枚生锈铁钉用棉线悬入溶液约 1 min,取出→静置 12 h,过滤到棕色瓶中避光备用。

四、植物细胞有丝分裂的观察

取洋葱根尖切片标本于低倍镜下观察,找到根尖生长区,该区细胞较小,近似正方形,染色深,排列紧密。选择细胞分裂较多的部位转换高倍镜观察,寻找各个分裂时相的细胞。

1. 前期(prophase)

早前期核膨大,染色质呈细纤丝盘曲成网状,充满整个细胞核,随着分裂的进行,染色质丝缩短变粗,到前期,染色质凝集成染色体,核仁核膜消失,染色体分散于细胞质中。

2. 中期(metaphase)

中期染色体最粗,数目也最清楚($2n=16$),是研究染色体的有利时期。每条染色体由2条染色单体组成,连接2条染色单体的部位是着丝粒,全部染色体的着丝粒排在细胞中央同一平面上,此平面叫赤道面(板),这是中期的主要特征。

3. 后期(anaphase)

每条染色体在着丝粒处纵裂,使两条染色单体分开,在纺锤丝的牵引下,两组数目相等的染色单体分别向细胞的两极移动。

4. 末期(telophase)

两组染色单体到达两极不再移动就是末期的开始,随后染色体去凝集,逐渐变为细长的丝状,再恢复为染色质的状态。核仁核膜重新出现,形成两个细胞核,在两新核之间产生细胞板,分隔细胞质成为两个子细胞(图 8-3)。

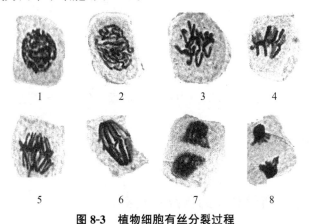

图 8-3 植物细胞有丝分裂过程

1、2:前期;3、4:中期;5、6:后期;7、8:末期

五、动物细胞有丝分裂的观察

取马蛔子宫切片标本在低倍镜下观察,可见子宫周边为子宫壁,壁内为子宫腔,腔内有许多处于不同发育阶段的圆形受精卵细胞。每个细胞的周围都有一层厚而染色极淡的受精膜(亦称卵壳),受精卵细胞在卵壳内分裂。选择处于有丝分裂的受精卵细胞,转换高倍镜下仔细观察各个时期的图像(图 8-4),马蛔虫受精卵的有丝分裂基本上与植物细胞相似,但要注意中心体的变化和子细胞形成时横缢的产生。

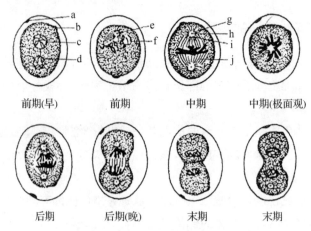

图 8-4 马蛔虫受精卵有丝分裂过程

a. 第一极体；b. 第二极体；c. 雌原核；d. 雄原核；e. 中心体

f. 染色体；g. 中心体；h. 中心粒；i. 星射线；j. 纺锤丝

1. 前期

核膨大，染色质丝浓缩变粗形成染色体，中心粒分开向两极移动，中心粒之间开始形成纺锤丝，每个中心粒周围有辐射状的星射线，核形态消失。

2. 中期

核膜完全消失，中心粒已位于细胞的两极，染色体排列在纺锤体的赤道面上，在纵切面上排列成赤道板，构成中期的典型特征，到中期末，每条染色体已纵裂为二，但未分开，着丝粒尚未分裂。

3. 后期

着丝粒纵裂，分成两组数目相等的子染色体，子染色体在纺锤丝牵引下向两极移动，两组染色体之间仍有纺锤丝；晚后期，细胞中部出现横缢，星射线仍可见。

4. 末期

染色体解旋变成染色质，核膜重建核仁出现，纺锤体与星射线消失，细胞膜的横缢加深，最后缢缩形成 2 个子细胞。

六、植物根尖细胞有丝分裂的压片及观察

取洋葱头（或大蒜头）置于盛满清水的烧杯上，使鳞茎盘浸没于水中，置温暖处，待根长 2～3 m 长时，于上午 11 点左右或下午 1～3 点，在 1 cm 处剪取根尖。（可在课前先做好）剪下根尖一小段立即投入盛有盐酸酒精液（浓盐酸和 95％酒精各半混合液）的培养皿中，固定离析，经 10 min 取出用清水冲洗几次。选择一个经过固定离析、冲洗过的根尖，置于载玻片上，滴加 2 滴醋酸洋红染液，染色 10～15 min，之后盖上盖玻片，在盖片上加一块吸水纸，这时用手指对准盖玻片下的材料轻轻地压下去，把根尖压平，使细胞分散制成压片。把制备好的压片放在显微镜下选择有丝分裂各个时期的细胞进行仔细观察。

七、动物细胞减数分裂——蝗虫精巢切片

取蝗虫精巢切片,先用低倍镜找到有分裂象的细胞,然后转到高倍镜下面确认所居时期及染色体行为,在一些切片中可以看到一个个细胞的减数分裂的不同时期,包括精母细胞到成熟的精子。雄蝗虫染色体是 2 n＝23,其中一个是性染色体,选择蝗虫曲细精管的减数分裂区,观察细胞的减数分裂。

1. 第一次减数分裂

前期Ⅰ:染色质螺旋化形成的细线状染色体,有的可见两条同源染色体,在不同部位开始配对,配对后原来的 23 条染色体形成二组＋X 染色体,每条染色体纵裂为二,分裂成相同的两条染色单体,此时称为四分体,四条染色单体排列非常紧密,不易区分出四条结构,但四分体一般很粗,染色深,这时染色体形成"＋"字形、"8"字形或"O"字形排列,核膜消失,开始出现纺锤丝。

中期Ⅰ:细胞中染色体(色较深的一条是性染色体)排列在赤道面上,纺锤丝出现。

后期Ⅰ:两条同源染色体分开,分别向两极移动,每条染色体的两条染色单体依然由于着丝粒连接在一起,而不能分开形成二分体。

末期Ⅰ:染色体移向两极,又相互聚集在一起,逐渐形成新核,细胞短轴的两端向内凹,出现新的细胞膜,在两个子细胞中染色体数目减半。

2. 第二次减数分裂

间期很短,染色体不复制,由次级精母细胞形成精细胞,其分裂情况与有丝分裂相同,注意在视野中找到后期Ⅱ能否观察到二分体,末期Ⅱ能否观察到单分体。

蝗虫的初级精母细胞,经过减数分裂形成四个精细胞,每个精细胞内染色体为 n＝11 或 11＋X。

八、思考题

1. 显微镜下如何识别出动植物细胞的各个时期?
2. 简述大蒜根尖压片标本的制备过程。
3. 如何识别蝗虫精子形成中的各个时期?

第九章 无机化学实验

实验一 化学实验基本操作的训练

一、实验目的

1. 熟悉无机化学实验室规则和要求。

2. 掌握电子天平的使用、玻璃仪器的洗涤方法。

3. 学会溶液的配制、沉淀的过滤和洗涤方法。

4. 了解和认识无机化学常用玻璃仪器的名称、主要用途及使用注意事项。

二、仪器和试剂

酒精灯、试管、量筒、漏斗、电子天平。$Pb(NO_3)_2$(0.1 mol/L)、HAc(2 mol/L)、H_2SO_4(1 mol/L)、$CuSO_4 \cdot 5H_2O$。

三、实验内容

1. 洗涤仪器。按照洗涤玻璃仪器的正确方法洗涤试管 5 支,100 mL 和 50 mL 烧杯各 1 个,10 mL 和 50 mL 量筒各 1 个。

2. 在试管中加热液体。在试管中盛约占其容量的 1/3 的蒸馏水,在酒精灯上直接加热。

3. 量筒的使用。用量筒量取 2.0 mL 水,倒入试管中。注意试管中液面的高度,用同法量取 3.0 mL 和 4.0 mL 各 1 次。

4. 用硫酸铜晶体粗略配制 50.0 mL 0.1 mol/L 的 $CuSO_4$ 溶液。用电子天平称取所需量的硫酸铜晶体,置于 100 mL 烧杯中,用量筒量取 50.0 mL 蒸馏水倒入烧杯中,玻璃棒搅拌至硫酸铜完全溶解。

5. 沉淀的过滤和洗涤。取 0.1 mol/L 硝酸铅溶液 20.0 mL,倒入小烧杯中,逐滴滴入 1 mol/L 硫酸溶液 2.0 mL,同时用玻璃棒加以搅拌,观察白色沉淀的析出。待沉淀全部沉降后,用倾析法洗涤沉淀两次(每次用 10.0 mL 蒸馏水),将上层清液移到漏斗中过滤,然后将沉淀转移到滤纸上,再由洗瓶挤出少量水洗涤此沉淀,观察滤液是否澄清。

四、思考题

1. 为什么要洗涤实验用的仪器? 如何洗涤?

2. 在试管中加热液体时,应该注意哪几点?

3. 如何用量筒量取一定体积的试剂? 怎样读数?

4. 怎样从试剂瓶中取出液体试剂?

5. 沉淀如何过滤? 有哪些注意事项?

6. 何谓倾析法过滤和倾析法洗涤? 它们有何优点?

实验二　硫代硫酸钠的制备

一、实验目的

1. 熟练称量、加热、浓缩、溶液的转移及结晶等基本操作。

2. 掌握减压过滤操作。

3. 学会硫代硫酸钠制备方法。

4. 了解硫代硫酸钠的性质及临床应用。

二、实验原理

硫代硫酸钠是常用的一种化学试剂,在药物的生产中有广泛的用途。硫代硫酸钠的制备原理就是用亚硫酸钠浓溶液与硫黄一起加热煮沸,反应比较完全后,将多余的硫滤去,滤液经蒸发浓缩,便可得到无色带结晶水的晶体 $Na_2S_2O_3 \cdot 5H_2O$,其反应式如下:

$$Na_2SO_3 + S + 5H_2O \xrightarrow{\triangle} Na_2S_2O_3 \cdot 5H_2O$$

三、仪器和试剂

电子天平、锥形瓶、酒精灯、三脚架、蒸发皿、抽滤装置、亚硫酸钠、硫黄和酒精。

四、实验内容

在电子天平上称取 4.0 g 硫粉,放于 250 mL 的锥形瓶中,加入少量酒精将硫粉湿润(硫粉与水不相湿润,会漂浮于水面上,从而影响与亚硫酸钠的反应,硫粉先用酒精湿润便可避免上述现象),再加入 15.0 g 的无水亚硫酸钠晶体和蒸馏水 70 mL,然后将锥形瓶加热,(可在锥形瓶上插一小漏斗以减少水分的蒸发)并不时摇匀以防止反应物沸腾溢出,继续煮沸瓶中溶液,并随时补充蒸发掉的水分,直至只剩下少量硫粉(约 30 min),然后停止加热并趁热减压过滤,将滤液移至蒸发皿中,加热浓缩(浓缩过程要不断搅拌以防爆沸),至剩余约 1/3 量时,便可停止加热,然后将滤液放置冰水浴待其结晶(冷却结晶可较快获得晶体),观察晶体形状,最后进行抽滤以将晶体滤出,并用滤纸片尽量将晶体吸干,称其重量,计算理论产量和产率。

五、思考题

1. 称量、加热、浓缩、溶液的转移和减压过滤等基本操作应怎样正确操作？

2. 实验中硫黄的用量为何稍过量？计算理论产量应以哪个为准？

3. 硫代硫酸钠溶液容易形成过饱和现象，实验中如果最后溶液经浓缩和冷却仍不出晶体时应怎么办？怎样破坏过饱和现象？

实验三　葡萄糖酸锌的制备

一、实验目的

1. 熟练进行减压过滤和重结晶等操作。

2. 掌握葡萄糖酸锌的制备方法。

3. 学会水浴操作。

二、实验原理

锌是人体必需的微量元素之一，是人体多种金属酶或辅酶的组成成分，对全身代谢起广泛作用。人体缺锌会造成生长停滞，智力发育低于正常，味觉减退，嗅觉差和创伤愈合不良等现象，从而引发各种疾病。

葡萄糖酸锌作为补锌药，具有见效快、吸收率高及副作用小等优点，主要用于治疗儿童及妊娠妇女由于缺锌引起的各种病症，也可以作为儿童食品、糖果添加剂。

葡萄糖酸锌为白色或接近白色的晶体，无臭，溶于水，易溶于沸水，不溶于无水乙醇、氯仿和乙醚。葡萄糖酸锌可由葡萄糖酸直接和锌氧化物或盐制得。本实验采用葡萄糖酸钙与硫酸锌直接反应制备，反应方程式如下：

$$Ca(C_6H_{11}O_7)_2 + ZnSO_4 = Zn(C_6H_{11}O_7)_2 + CaSO_4$$

三、仪器和试剂

电子天平、水浴锅、抽滤装置、蒸发皿、烧杯和量筒；葡萄糖酸钙、$ZnSO_4 \cdot 7H_2O$ 和无水乙醇。

四、实验内容

取 250 mL 烧杯，加水 20.0 mL，加入 3.4 g $ZnSO_4 \cdot 7H_2O$，用玻璃棒搅拌至完全溶解。然后向溶液中分批加入 5.0 g 葡萄糖酸钙，搅拌均匀，将烧杯置于 80～90 ℃恒温水浴中，静置保温 30 min。趁热减压过滤（两层滤纸），滤渣 $CaSO_4$ 弃去。滤液转入蒸发皿中，在热水浴上浓缩至黏稠状（体积约为 10 mL，如有沉淀需过滤除去）。将滤液冷却到室温，缓慢加入无水乙醇 20.0 mL（降低葡萄糖酸锌的溶解度），持续搅拌至大量的胶状固体析出，用倾泻法除去乙醇液。重复加乙醇操作 2～3 次，每次都要将固体用乙醇充分彻底洗涤。蒸汽浴蒸干胶状固体中的溶剂，得到葡萄糖酸锌粗品。

五、思考题

1.为什么葡萄糖酸钙和硫酸锌的反应需保持在 80～90℃的恒温水浴中？

2.可否用 $ZnCl_2$ 或 $ZnCO_3$ 为原料，与葡萄糖酸钙反应制备葡萄糖酸锌？说明理由。

实验四　化学反应速率与活化能

一、实验目的

1.掌握浓度、温度和催化剂对化学反应速率的影响。

2.熟悉测定反应速率的原理及测定方法。

3.测定过二硫酸铵与碘化钾反应的反应速率，计算反应级数、反应速率常数和反应活化能。

二、实验原理

在均相反应中，反应速率决定于反应物的本性、浓度、温度和催化剂。反应速率的快慢以单位时间内反应物浓度的减少或生成物浓度的增加来表示，本实验利用不同浓度的 $(NH_4)_2S_2O_8$ 氧化 KI 生成 KI_3，以 KI_3 与淀粉生成蓝色络合物作为反应终点的标志，出现蓝色的时间越短，说明反应速率越快，出现蓝色的时间越长说明反应速率越慢。

在水溶液中过二硫酸铵和碘化钾发生如下反应：

$$(NH_4)_2S_2O_8+3KI =\!=\!= (NH_4)_2SO_4+K_2SO_4+KI_3$$

反应的离子方程式为：

$$S_2O_8^{2-}+3I^- = 2SO_4^{2-}+I_3^-　　　慢　　　　　(1)$$

其反应速率 υ 根据速率方程可表示为：

$$\upsilon=kc(S_2O_8^{2-})^m \cdot c(I^-)^n$$

式中 υ 是在此条件下反应的瞬时速率。若 $c(S_2O_8^{2-})$、$c(I^-)$ 是起始浓度，则 υ 表示起始速率。k 是速率常数。m 与 n 之和称为反应级数。

由于本实验在 Δt 时间内反应物浓度的变化很小，所以可以近似地用平均速率代替起始速率：

$$\upsilon=-\Delta c(S_2O_8^{2-})/\Delta t=k \cdot c(S_2O_8^{2-})^m \cdot c(I^-)^n$$

为了能够测出反应在（Δt）时间内 $S_2O_8^{2-}$ 浓度的改变值，需要在混合 $(NH_4)_2S_2O_8$ 和 KI 溶液的同时，注入一定体积已知浓度的 $Na_2S_2O_3$ 溶液和淀粉溶液，这样在反应(1)进行的同时还进行下面的反应：

$$2S_2O_3^{2-}+I_3^- \stackrel{}{=\!=\!=} S_4O_6^{2-}+3I^- \qquad 快 \qquad\qquad (2)$$

这个反应进行得非常快，几乎瞬间完成，而反应(1)比反应(2)慢得多，因此由反应(1)生成的 I_3^- 立即与 $S_2O_3^{2-}$ 反应，生成无色的 $S_4O_6^{2-}$ 和 I^-。所以在反应的开始阶段看不到碘与淀粉反应而显现特有的蓝色。一旦 $Na_2S_2O_3$ 耗尽，反应(1)继续生成的 I_3^- 就与淀粉反应而呈现出特有的蓝色。($I_3^- \rightarrow I^- + I_2$，碘遇淀粉显蓝色)。

因而从开始到溶液中 $S_2O_3^{2-}$ 耗尽出现蓝色这段时间 Δt 就是反应时间，结合反应(1)、(2)可以看出：其所消耗的 $\Delta c(S_2O_3^{2-})$ 与 Δt 时间内 $\Delta c(S_2O_8^{2-})$ 的消耗量之间关系为：

$$\Delta c(S_2O_8^{2-}) = \Delta c(S_2O_3^{2-})/2$$

式中 $\Delta c(S_2O_3^{2-})$ 为反应开始时 $Na_2S_2O_3$ 的浓度，从而可根据所加入的 $Na_2S_2O_3$ 的量和反应出现蓝色的时间求得反应(1)的 υ：

$$\upsilon = -\Delta c(S_2O_8^{2-})/\Delta t = \Delta c(S_2O_3^{2-})/2\Delta t$$

为求 m,n，将速率方程式 $\upsilon = k \cdot c(S_2O_8^{2-})^m \cdot c(I^-)^n$，两边取对数得：

$$\lg\upsilon = \lg k + m\lg c(S_2O_8^{2-}) + n\lg c(I^-)$$

当 $c(I^-)$ 不变时，以 $\lg\upsilon$ 对 $\lg c(S_2O_8^{2-})$ 作图，可得一直线，其斜率即为 m。同理当 $c(S_2O_8^{2-})$ 不变时，以 $\lg\upsilon$ 对 $\lg c(I^-)$ 作图可求得 n。求得 υ,m,n 后，利用速率方程则可求得速率常数 k。

根据阿累尼乌斯公式 $\lg k = -E_a/2.303RT + C$，若测得不同温度下的一系列 k 值，然后以 $\lg k$ 对 $1/T$ 作图，可得一直线，其斜率为 $-E_a/2.303R$，式中 R 为气体常数(8.314 J/mol·K)，从而可求得活化能 E_a。

三、仪器和试剂

烧杯(10 mL)、注射器、温度计、秒表、离心管和试管。H_2SO_4(1.0 mol/L)、$(NH_4)_2S_2O_8$(0.20 mol/L)、KI(0.20 mol/L)、$Na_2S_2O_3$(0.01 mol/L)、KNO_3(0.20 mol/L)、$(NH_4)_2SO_4$(0.20 mol/L)、$Na_2C_2O_4$(0.10 mol/L)、$KMnO_4$(0.01 mol/L)、H_2O_2(6%)、MnO_2、淀粉(0.2%)。

四、实验内容

1. 浓度对化学反应速率的影响

在室温下，用注射器准确吸取 2.0 mL 0.2 mol/L KI 溶液，0.4 mL 0.2% 淀粉溶液与 0.8 mL 0.01 mol/L $Na_2S_2O_3$，在 10 mL 烧杯中混合，然后用注射器准确吸取 2.0 mL 0.2 mol/L $(NH_4)_2S_2O_8$，迅速加到烧杯中，立即用秒表计时，用玻璃棒不断搅拌，注意溶液变蓝所用时间 Δt(用秒表示)，记录在表 9-1 中。

用上述方法参照表格重复进行实验 Ⅱ～Ⅴ，为了使试液的离子强度和总体积保持不变，所减少的 KI 或 $(NH_4)_2S_2O_8$ 的用量分别用 0.2 mol/L KNO_3 和 0.2 mol/L $(NH_4)_2SO_4$

来补充。

计算各实验中参加反应的主要试剂的起始浓度、反应速率,并以 $\lg v$ 对 $\lg c(I^-)$,$\lg v$ 对 $\lg c(S_2O_8^{2-})$ 作图,由图求反应级数及反应速率常数,并填写表 9-1。

表 9-1 KI 和 $(NH_4)_2S_2O_8$ 的浓度对反应速率的影响实验数据

	实验编号	I	II	III	IV	V
试剂用量 (mL)	0.20 mol/L $(NH_4)_2S_2O_8$	2.0	1.0	0.5	2.0	2.0
	0.20 mol/L KI	2.0	2.0	2.0	1.0	0.5
	0.01 mol/L $Na_2S_2O_3$	0.8	0.8	0.8	0.8	0.8
	0.2%淀粉	0.4	0.4	0.4	0.4	0.4
	0.20 mol/L KNO_3				1.0	1.5
	0.20 mol/L $(NH_4)_2SO_4$		1.0	1.5		
试剂起始浓度(mol/L)	$(NH_4)_2S_2O_8$					
	KI					
	$Na_2S_2O_3$					
反应时间 Δt (s)						
$\Delta c(S_2O_8^{2-})$						
反应速率 v						
$\lg v$						
$\lg c(S_2O_8^{2-})$						
$\lg c(I^-)$						
m						
n						
反应速率常数 k						
反应速率常数 k 平均值						

根据实验结果,作图求出反应级数及速率常数,并得出浓度对反应速率影响的结论。

2.温度对反应速率的影响

在 10 mL 试管中加入 1.0 mL KI 溶液,0.4 mL 淀粉,0.8 mL $Na_2S_2O_3$ 和 1.0 mL KNO_3 溶液,在一支离心管中加入 2.0 mL $(NH_4)_2S_2O_8$ 溶液,同时放入冰水浴中冷却。待两溶液均恒温冷却到低于室温 10 ℃时,把离心管中的 $(NH_4)_2S_2O_8$ 溶液迅速倒入试管中,(注:混合溶液仍置于冰水浴中以维持恒温操作)。用玻璃棒搅拌,立即开始记录时间,至溶液出现蓝色为止,同时记录反应温度。

室温下,重复上述实验,记录反应时间和温度。

在高于室温 10 ℃条件下,重复上述实验。将两个盛有试液的容器放入温水浴中升温,待试液温度恒定高于室温 10 ℃时,将 $(NH_4)_2S_2O_8$ 溶液加入混合溶液中搅拌,记录时间和温度。

注意:控制反应温度最高不得超过 30 ℃,否则将瞬时反应,温度应该根据季节的不同适当选择升温或降温的条件,保持恒温操作。

将上述 3 个温度下的反应时间记入表 9-2 中,并计算反应速率常数。

表 9-2　温度对反应速率的影响

实验编号	Ⅵ	Ⅶ	Ⅷ
反应温度（K）			
反应时间（s）			
反应速率常数 k			
活化能 E_a（kJ/mol）			

根据实验结果,作图求出活化能,并得出温度对反应速率影响的结论。

3. 催化剂对反应速率的影响

(1)MnO_2 作为催化剂。

取小试管 1 支,加入 6% H_2O_2 2.0 mL,观察有无气体放出,再加入 MnO_2 少许,注意管中逸出气体的情况,并用燃后留有余烬的木棒插入试管中,检验其为氧气,记录实验现象,并解释之。

(2)自催化反应。

取小试管 1 支,加入 1.0 mL 0.1 mol/L $Na_2C_2O_4$ 溶液,用 5～6 滴 1 mol/L H_2SO_4 酸化,加入 0.01 mol/L $KMnO_4$ 溶液 1 滴,观察红色消退的速度,待红色退去后(必要时加热),继续逐滴加入 0.01 mol/L $KMnO_4$ 溶液,观察红色消退的速度(与前者比较)并解释之。

$$2KMnO_4 + 5Na_2C_2O_4 + 8H_2SO_4 \xrightarrow{\triangle} 2MnSO_4 + 10CO_2 \uparrow + K_2SO_4 + 5Na_2SO_4 + 8H_2O$$

五、思考题

1. 实验中为什么可以由反应溶液出现蓝色时间的长短来计算反应速率?反应溶液出现蓝色后,反应是否就终止了?

2. 下列情况对实验结果有何影响?

(1)取用 6 种试剂的注射器没有分开专用。

(2)先加$(NH_4)_2S_2O_8$ 溶液,最后加 KI 溶液。

(3)慢慢加入$(NH_4)_2S_2O_8$ 溶液。

实验五　电解质溶液

一、实验目的

1. 掌握缓冲溶液的性质及影响缓冲能力的因素。

2. 学会缓冲溶液的配制方法。

二、实验原理

缓冲溶液具有抵抗外来少量强酸（或强碱）和稀释的作用而保持其 pH 几乎不变的能力。如缓冲溶液由弱酸和它的共轭碱的混合溶液组成，它的 pH 可用下式表示：

$$pH = pK_a + \lg \frac{c_{共轭碱}}{c_{弱酸}}$$

式中的 K_a 为弱酸的电离常数。当温度一定时，某一弱酸的 pK_a 为一常数，因此缓冲溶液的 pH 就随弱酸和其共轭碱的浓度的比值而变。在配制缓冲溶液时，若使用相同浓度的弱酸和其共轭碱，则上式可用所取弱酸和其共轭碱的溶液体积（V）的比值来表示：

$$pH = pK_a + \lg \frac{V_{共轭碱}}{V_{弱酸}}$$

这时只要按弱酸和其共轭碱溶液体积的不同比值配制溶液，就可得到不同 pH 的缓冲溶液。

缓冲溶液稀释时，溶液中弱酸和其共轭碱的浓度都以相同比例降低，其浓度的比值不改变，因此适当稀释不影响缓冲溶液的 pH。

缓冲能力大小与缓冲剂的总浓度、缓冲组分的比值有关，缓冲剂总浓度越大，缓冲能力越大，缓冲组分比值为 1：1 时，缓冲能力最大。

三、仪器和试剂

量筒、试管、试管架、烧杯。HAc(0.1 mol/L、1.0 mol/L)、HCl(0.1 mol/L、pH＝4)、$NH_3 \cdot H_2O$(2.0 mol/L、0.1 mol/L)、NaOH(pH＝10、0.1 mol/L、1.0 mol/L)、$MgCl_2$(0.1 mol/L)、NH_4Cl(饱和、0.1 mol/L)、NaAc(0.1 mol/L、1.0 mol/L)、Na_2HPO_4(0.1 mol/L)、NaH_2PO_4(0.1 mol/L)、NaAc(固体)、NH_4Cl(固体)、酚酞、甲基橙、百里酚酞、甲基红、广泛 pH 试纸、精密 pH 试纸(5.5～9.0)。

四、实验内容

1.同离子效应

(1)取 2 支小试管，各加入 1.0 mL 蒸馏水，2 滴 2.0 mol/L $NH_3 \cdot H_2O$ 溶液及 1 滴酚酞指示剂。振荡后溶液呈何色？在其中一管加入 NH_4Cl 固体少许，振荡后与另一管比较，颜色有何变化？何故？

(2)在试管中加入 2.0 mL 1.0 mol/L HAc 溶液，甲基橙指示剂 1 滴，观察溶液的颜色。然后再加入少量 NaAc 固体，观察指示剂颜色的变化，何故？

(3)取 2 个小试管，各加入 5 滴 0.1 mol/L $MgCl_2$ 溶液，在其中一个试管中再加入 5 滴饱和 NH_4Cl 溶液，然后分别在这两个试管中加入 5 滴 2.0 mol/L $NH_3 \cdot H_2O$ 溶液，观察二试管的现象有何不同。何故？

2.缓冲溶液的配制

欲配制 pH＝4 和 pH＝10 的缓冲溶液各 30 mL，实验室现有 0.1 mol/L HAc 和 0.1 mol/L NaAc 溶液，0.1 mol/L NH$_3$·H$_2$O 和 0.1 mol/L NH$_4$Cl 溶液，应该怎样配制？先经过计算，再按计算的数量配好，并用广泛 pH 试纸测量是否符合要求。配好的缓冲溶液不要弃去，留待下面实验用。

3. 缓冲溶液的性质

(1)取 2 支试管，在其中一支中加入 pH＝4 的缓冲溶液（自己配制）5.0 mL，另一支中加入 pH＝4 的 HCl 溶液 5.0 mL，然后在两管中各加入 0.1 mol/L HCl 溶液 2 滴，用广泛 pH 试纸测量各管 pH 变化。用相同的实验方法，试验加入 0.1 mol/L NaOH 溶液 2 滴对两溶液 pH 的影响，按表 9-3 记录实验结果。

表 9-3　pH＝4 的缓冲溶液对强酸强碱的缓冲能力数据

试管号	溶　液	加入酸或碱的量	pH
1	pH＝4 的缓冲溶液	2 滴 HCl	
2	pH＝4 的 HCl 溶液	2 滴 HCl	
3	pH＝4 的缓冲溶液	2 滴 NaOH	
4	pH＝4 的 HCl 溶液	2 滴 NaOH	

(2)用 pH＝10 的缓冲溶液和 pH＝10 的 NaOH 溶液分别代替上面 pH＝4 的两种溶液，重复上述实验，记录实验结果至表 9-4。

表 9-4　pH＝10 的缓冲溶液对强酸强碱的缓冲能力数据

试管号	溶　液	加入酸或碱的量	pH
1	pH＝10 的缓冲溶液	2 滴 HCl	
2	pH＝10 的 NaOH 溶液	2 滴 HCl	
3	pH＝10 的缓冲溶液	2 滴 NaOH	
4	pH＝10 的 NaOH 溶液	2 滴 NaOH	

通过上面两个实验说明缓冲溶液有什么性质？

(3) 在 4 个小烧杯中，依次加入 pH＝4 的缓冲液，pH＝4 的 HCl 溶液，pH＝10 的缓冲液，pH＝10 的 NaOH 溶液各 5.0 mL，然后各加入 10.0 mL 水，混匀后用广泛 pH 试纸测定它们的 pH，并填入表 9-5。

表 9-5　强酸、强碱及缓冲溶液对抗稀释能力的数据

烧杯号	溶　液	稀释后的 pH
1	pH＝4 的缓冲溶液	
2	pH＝4 的 HCl 溶液	
3	pH＝10 的缓冲溶液	
4	pH＝10 的 NaOH 溶液	

通过这项实验说明缓冲液还具有什么性质？

4.影响缓冲溶液缓冲能力的因素

(1)缓冲能力与缓冲剂浓度关系:取 2 个小烧杯,在一杯中加入 0.1 mol/L HAc 和 0.1 mol/L NaAc 各 5.0 mL,另一杯中加入 l mol/L HAc 和 1 mol/L NaAc 各 5.0 mL,这时两杯内溶液的 pH 是否相同? 在两杯中分别滴入 2 滴甲基红指示剂,溶液呈何色?然后在两杯中分别逐滴加入 1 mol/L NaOH 溶液(每加一滴均需搅拌),直至溶液的颜色变成黄色,记录各杯所加 NaOH 滴数,填写表 9-6(注:甲基红指示剂变色范围 pH≤4.2 呈红色,pH≥6.3 呈黄色),解释所得的结果。

表 9-6　缓冲剂浓度对缓冲能力的影响实验数据

编号	溶液组成	加入甲基红后溶液颜色	溶液变黄所需NaOH 滴数
1	0.1 mol/L HAc 5.0 mL 0.1 mol/L NaAc 5.0 mL		
2	l.0 mol/L HAc 5.0 mL 1.0 mol/L NaAc 5.0 mL		

(2)缓冲能力与缓冲组分比值的关系:取 2 个小烧杯,在一杯中加入 0.1 mol/L Na_2HPO_4 和 0.1 mol/L NaH_2PO_4 各 10.0 mL (即 $\dfrac{[HPO_4^{2-}]}{[H_2PO_4^-]}=1$),另一杯中加入 0.1 mol/L Na_2HPO_4 18.0 mL 和 0.1 mol/L NaH_2PO_4 2.0 mL (即 $\dfrac{[HPO_4^{2-}]}{[H_2PO_4^-]}=9$)。用精密 pH 试纸(pH=5.5~9)测量两溶液的 pH,在两杯中各加入 2 滴百里酚酞指示剂,然后分别逐滴加入 1.0 mol/L NaOH 溶液(每加一滴均需搅匀),直至溶液的颜色变成蓝色,记录各杯所加入 NaOH 滴数,填写表 9-7,并解释原因(注:百里酚酞指示剂变色范围:pH≤9.3 无色,pH≥10.5 呈蓝色)

表 9-7　缓冲组分比值对缓冲能力的影响实验数据

编号	溶液组成	$\dfrac{[HPO_4^{2-}]}{[H_2PO_4^-]}$	pH	溶液变蓝所需 NaOH 滴数
1	10.0 mL Na_2HPO_4 10.0 mL NaH_2PO_4	1:1		
2	18.0 mL Na_2HPO_4 2.0 mL NaH_2PO_4	9:1		

五、注意事项

1.pH 试纸的使用。实验溶液的性质时,方法是将一小片试纸放在干净的点滴板或表面皿上,用洁净干燥的玻璃棒蘸取待测溶液,点在试纸上,观察其颜色的变化。注意:不要把试纸伸入被测试液中测试。

2. 取用液体试剂时,严禁将滴瓶中的滴管伸入试管内,或用试验者的滴管到试剂瓶中吸取试剂,以免污染试剂。取用试剂后,必须把滴管放回原试剂瓶中,不可置于实验台上,以免弄混或交叉污染试剂。

六、思考题

1. 什么是缓冲溶液? 缓冲溶液的 pH 由哪些因素确定?
2. 缓冲溶液的缓冲能力与哪些因素有关?

实验六 醋酸电离常数的测定

一、实验目的

1. 掌握酸碱滴定管的使用方法。
2. 学会 pH 计的使用。
3. 了解 pH 电位法测定弱酸电离常数的原理和方法。

二、实验原理

醋酸(CH_3COOH 或 HAc)是弱电解质,在水溶液中其电离平衡为:

$$K_i = \frac{[H^+] [Ac^-]}{[HAc]}$$

对上式两边取对数,则:

$$lgK_i = lg[H^+] + lg\frac{[Ac^-]}{[HAc]}$$

当$[Ac^-]=[HAc]$时,$lgK_i = lg[H^+] + lg1 = lg[H^+]$
$$lgK_i = -pH$$

如果在一定温度下测定醋酸溶液中$[Ac^-]=[HAc]$时的 pH,即可计算出醋酸电离常数。可以用 NaOH 中和溶液中的 H^+,当 NaOH 的用量等于恰好完全中和所需量的一半时,$[Ac^-]=[HAc]$,此时测定溶液的 pH,就能求得电离常数。

三、仪器和试剂

酸度计、碱式滴定管、酸式滴定管、锥形瓶、烧杯(100 mL)。HAc(0.1 mol/L)、NaOH 标准溶液(0.1 mol/L)、酚酞指示剂,标准缓冲溶液(pH=4.0 和 6.86)。

四、实验内容

1. 从酸式滴定管往 250 mL 锥形瓶中准确加入 22.00 mL 0.1 mol/L HAc,加入 2 滴酚酞指示剂,用碱式滴定管中的 0.1 mol/L NaOH 标准溶液滴定,不断摇匀,滴至溶液刚出现恒定的浅红色为止。记录滴定终点时 NaOH 的用量,以供下面测定 pH 作为参考。(重复上述实验三次,使任意两次所耗 NaOH 的体积相差不超过 0.1 mL。)

2. 取 100 mL 烧杯,从酸式滴定管中准确加入 22.00 mL 0.1 mol/L HAc,用碱式滴定管中的 0.1 mol/L NaOH 标准溶液滴定,至实验 1 所耗 NaOH 平均体积的一半时,摇匀,再用酸度计测定其 pH。

3. 将实验 2 测得的 pH 代入 $\lg K_i = -pH$ 中,求出 HAc 的电离常数 K_i。相关数据填入表 9-8 中。

表 9-8　醋酸电离常数测定数据

NaOH 标准溶液浓度(mol/L)				
平行滴定次数		1	2	3
所取 HAc 的体积(mL)	初读数			
	终读数			
所耗 NaOH 的体积(mL)	初读数			
	终读数			
所耗 NaOH 的平均体积(mL)				
NaOH 平均体积一半(mL)				
pH 计测定值				
根据公式 $\lg K_i = -pH$,求得 K_i				

五、思考题

1. 本实验测定醋酸电离常数的依据是什么?

2. 当 HAc 含量的一半被 NaOH 中和时,可以近似认为溶液中[HAc]=[Ac⁻],为什么?

3. 当 HAc 完全被 NaOH 中和时,反应终点的 pH 是否等于 7? 为什么?

实验七　氧化还原反应

一、实验目的

1. 熟悉氧化还原反应的实质,一些常见的氧化剂和还原剂。

2. 掌握浓度、酸度和温度对氧化还原反应的影响,氧化剂和还原剂的相对强弱的判断。

3. 了解原电池装置和电解原理。

二、实验原理

氧化还原反应的本质是氧化剂和还原剂之间发生电子得失或电子对的偏移。物质电子得失或电子对的偏移的过程反映在元素氧化数的变化上,反应后氧化数降低的物质称为氧化剂,发生还原反应,此物质被还原;反应后氧化数升高的物质称为还原剂,发生氧化反应,此物质被氧化。氧化反应与还原反应同时进行,相互依存共处于一个反应体系中。

物质得失电子或电子对的偏移的能力,可用它们的氧化还原电对的电极电势 φ 的相对高低来衡量。电极电势 φ 是用以判断氧化剂和还原剂相对强弱的标准。对还原电极电势来说,若一个电对的电极电势代数值越大,则其氧化态的氧化能力越强,还原态的还原能力越弱;反之亦然。因此,φ 值较大的电对的氧化态物质可以与 φ 值较小的电对的还原态物质发生自发的氧化还原反应。

介质的酸(碱)度对一些氧化还原反应的方向、速度及反应产物有很大影响,特别是有含氧酸根离子参加的反应。当氧化还原反应的两个电对的标准电极电势值相差不大时,离子浓度的变化或溶液酸度的改变有可能引起反应方向的改变。

通过氧化还原反应将化学能转化为电能的装置称为原电池。它由两个半电池、盐桥和导线组成。利用原电池的电能可以电解一些物质,使其发生反应。

三、仪器和试剂

试管与试管架 1 套、铜丝、烧杯(50 mL)2 个、盐桥(充有饱和 KCl 溶液和琼脂的 U 形管)。HNO_3(3.0 mol/L、浓)、H_2SO_4(1.0 mol/L、3.0 mol/L)、HCl(0.01 mol/L、浓)、NaOH(6.0 mol/L)、$KMnO_4$(0.01 mol/L)、Na_2SO_3(1.0 mol/L)、$FeSO_4$(0.5 mol/L)、NaCl(1.0 mol/L、0.1 mol/L)、$K_2Cr_2O_7$(0.1 mol/L)、NaBr(1.0 mol/L)、Na_2S(0.5 mol/L)、NaI(1.0 mol/L)、$Fe_2(SO_4)_3$(0.025 mol/L)、$CuSO_4$(1.0 mol/L)、$ZnSO_4$(0.1 mol/L)、$Na_2C_2O_4$(0.1 mol/L)、Na_3AsO_3(pH≈8)、H_2O_2(3%)、$KMnO_4$(固)、Cu 片、Zn 片、$CHCl_3$、淀粉碘化钾试纸、酚酞指示剂、碘水和淀粉溶液。

四、实验内容

1. 氧化剂和还原剂

(1)取小试管 1 支,加入 5 滴 0.1 mol/L KI 溶液,2 滴 3 mol/L H_2SO_4 溶液,然后滴加 3% H_2O_2 溶液 2 滴,振荡试管并观察现象。指出 H_2O_2 做氧化剂还是还原剂。试写出反应方程式。

(2)取小试管 2 支,分别加入 0.01 mol/L $KMnO_4$ 溶液 5 滴及 3.0 mol/L H_2SO_4 3 滴,然后在第一管中加入 3% H_2O_2 溶液 2 滴,第二管中加入 0.5 mol/L $FeSO_4$ 溶液 2~3 滴,观察现象,写出反应方程式,并指出反应中的氧化剂和还原剂。

(3)在小试管中加入 3 滴重铬酸钾溶液和 3.0 mol/L H_2SO_4 5 滴,摇匀,再加入 0.5 mol/L 硫代乙酰胺溶液 2 滴,观察现象,写出反应方程式,并指出反应中的氧化剂和还原剂。

2. 浓度、酸度、温度和催化剂对氧化还原反应的影响

(1)浓度对氧化还原反应的影响。取小试管 2 支,分别加入固体 $KMnO_4$ 少许,然后分

别滴加浓 HCl 和 0.01 mol/L HCl 各 5 滴,观察现象,并用淀粉碘化钾试纸检验是否有 Cl_2 产生?为什么?试根据电极电势解释之,写出反应方程式。

表 9-9 不同酸度的 $\varphi_{MnO_4^-(1.0mol/L)/Mn^{2+}(1.0mol/L)}$ 及不同 Cl^- 浓度的 φ_{Cl_2/Cl^-} 数值

c_{H^+} (mol/L)	$\varphi_{MnO_4^-(1.0mol/L)/Mn^{2+}(1.0mol/L)}$ (V)	c_{Cl^-} (mol/L)	φ_{Cl_2/Cl^-} (V)
0.01	1.3022	0.01	1.4760
12	1.61	12	1.296

(2)酸度对氧化还原反应的影响。在试管中依次加入 4 滴碘水,3 滴淀粉和 10 滴 Na_3AsO_3 弱碱性溶液(pH≈8),观察现象。再加入浓 HCl 酸化,又有何现象?加以解释。

(3)温度对氧化还原反应的影响。取小试管 2 支,分别加入 2.0 mL 0.1 mol/L $Na_2C_2O_4$ 溶液、0.5 mL 3.0 mol/L H_2SO_4 和 0.01 mol/L $KMnO_4$ 溶液 1 滴,混匀。将一支试管加热,另一支不加热,观察两管褪色的快慢,写出反应方程式,并加以解释。

(4)酸碱性对氧化还原反应的影响。取小试管 3 支,分别加入 0.01 mol/L $KMnO_4$ 溶液 3 滴,再分别加入 1.0 mol/L H_2SO_4、蒸馏水和 6.0 mol/L NaOH 溶液各 0.5 mL,摇匀后再各加入 1.0 mL 1.0 mol/L Na_2SO_3 溶液,观察现象,试写出上述反应的方程式($KMnO_4$ 在酸性、中性和碱性介质中的还原产物分别为 Mn^{2+}、MnO_2 和 MnO_4^{2-})。

(5)催化剂对氧化还原反应的影响。取 2 滴 0.1 mol/L $MnSO_4$ 溶液和 1.0 mL 3.0 mol/L H_2SO_4 溶液,然后加入一小勺过二硫酸铵固体,在试管内充分振荡溶解后,再取一支试管将溶液均分成两份,往其中一份溶液中加 1~2 滴 0.1 mol/L $AgNO_3$ 溶液,将两支试管同时水浴加热后静置片刻,观察两支试管中溶液颜色的变化,并写出方程式。

3. 氧化剂的选择

在含有 NaCl、NaBr 和 NaI 的混合溶液中,要使 I^- 氧化为 I_2,又不使 Br^- 与 Cl^- 被氧化,在常用氧化剂 $Fe_2(SO_4)_3$ 和 $KMnO_4$ 中选择一种符合要求的氧化剂。

取小试管 3 支,分别加入 1.0 mol/L NaCl、NaBr 和 NaI 溶液约 1.0 mL,再各加入 0.5mL 3.0 mol/L H_2SO_4,然后分别加入 0.01 mol/L $KMnO_4$ 溶液 2~3 滴,观察各试管中的变化。(为了便于观察生成物,可加入 0.5 mL $CHCl_3$ 作为萃取剂。I_2 的 $CHCl_3$ 溶液显粉红色,Br_2 的 $CHCl_3$ 溶液显橙黄色,由于 $CHCl_3$ 密度大于水,沉在底层。)

用 $Fe_2(SO_4)_3$ 溶液代替 $KMnO_4$ 溶液,重复操作,观察各试管中又有何变化?写出方程式。从试验结果确定选择哪一种氧化剂?加以解释。

4. 利用原电池产生的电流电解 NaCl 溶液

往一只 50 mL 的烧杯中加入 30.0 mL 1.0 mol/L $ZnSO_4$ 溶液,在其中插入锌棒,往另一只烧杯中加入 30.0 mL 1.0 mol/L $CuSO_4$ 溶液,在其中插入铜棒,用盐桥连接构成原电池。把两根分别连接锌棒和铜棒的铜丝的另一端插入已经装有 5 滴 1.0 mol/L NaCl 溶液和 1 滴酚酞的点滴板中,观察连接锌棒的那根铜丝的周围的溶液的变化,试解释之。

五、思考题

1.影响电极电势大小的因素有哪些?从哪些实验现象可以说明?

2.通过实验,你熟悉了哪些氧化剂和还原剂？它们的可能产物是什么?

实验八　银氨配离子配位数的测定

一、实验目的

1.掌握银氨配离子配位数的测定原理,计算银氨配离子的稳定常数。
2.熟练酸碱滴定管和移液管的使用方法。

二、实验原理

在 $AgNO_3$ 溶液中加入过量氨水即生成稳定$[Ag(NH_3)_n]^+$,再往溶液中加入 KBr 溶液,直至刚刚出现 AgBr 沉淀(混浊)为止。这时混合液中同时存在如下平衡:

$$Ag^+ + nNH_3 \rightleftharpoons [Ag(NH_3)_n]^+$$

$$K_稳 = \frac{[Ag(NH_3)_n^+]}{[Ag^+][NH_3]^n} \tag{1}$$

和沉淀平衡:
$$AgBr(s) \rightleftharpoons Ag^+ + Br^-$$

$$K_{sp} = [Ag^+][Br^-] \tag{2}$$

(1)×(2)得

$$K = K_稳 \times K_{sp} = \frac{[Ag(NH_3)_n^+][Br^-]}{[NH_3]^n} \tag{3}$$

$$[Br^-] = \frac{K \cdot [NH_3]^n}{[Ag(NH_3)_n^+]} \tag{4}$$

$[Br^-]$、$[NH_3]$、$[Ag(NH_3)_n]^+$ 都指该物质平衡时的浓度,它们可以近似地计算如下:

设每份混合溶液最初取用的 $AgNO_3$ 溶液的体积为 V_{Ag^+}（各份相同）,浓度为 $[V_{Ag^+}]_0$。每份加入的氨水(大量过量)和溴化钾溶液的体积分别为 V_{NH_3} 和 V_{Br^-},其浓度为 $[NH_3]_0$ 和$[Br^-]_0$,混合溶液的总体积为 $V_总$,则混合后达到平衡时

$$[Br^-] = [Br^-]_0 \times \frac{V_{Br^-}}{V} \tag{5}$$

$$[Ag(NH_3)_n^+] = [Ag^+]_0 \times \frac{V_{Ag^+}}{V} \tag{6}$$

$$[NH_3] = [NH_3]_0 \times \frac{V_{NH_3}}{V} \tag{7}$$

将(5)、(6)、(7)式代入(4)式后整理得:

$$V_{Br^-} = (V_{NH_3})^n \cdot K \cdot \left(\frac{[NH_3]_0}{V_总}\right)^n \cdot \frac{V_总^2}{[Br^-]_0 \cdot [Ag^+]_0 V_{Ag^+}} \tag{8}$$

因为上式等号右边除 V_{NH_3} 外,其他皆为常数,故(8)式可写为

$$V_{Br^-} = (V_{NH_3})^n \cdot K'$$

(9)

将(9)式两边取对数,得直线方程

$$\lg V_{Br^-} = n\lg V_{NH_3} + \lg K'$$

以 $\lg V_{Br^-}$ 为纵坐标,$\lg V_{NH_3}$ 为横坐标作图,$\lg K$ 为截距,求出直线的斜率 n,即得配位数 n(取最接近的整数)。

三、仪器和试剂

移液管(20.00 mL)、锥形瓶(250 mL)、量筒(100 mL)、滴定管。$AgNO_3$(0.01 mol/L)、KBr (0.01 mol/L)和新鲜配制氨水(2.0 mol/L)。

四、实验内容

用移液管精确吸取 20.00 mL 0.01 mol/L $AgNO_3$ 溶液放入 250 mL 锥形瓶中,用滴定管加入 40.00 mL 2.0 mol/L 氨水,并用量筒加入 40.0 mL 蒸馏水,然后在不断振荡情况下,从滴定管中逐滴加入 0.01 mol/L KBr,直至开始产生的溴化银浑浊不再消失时,记下加入的 KBr 溶液的体积 V_{Br^-} 和溶液的总体积 $V_\text{总}$。再用 35.00 mL、30.00 mL、25.00 mL、20.00 mL、15.00 mL 和 10.00 mL 2.0 mol/L 氨水溶液重复上述的操作。在进行重复操作的过程中,当接近终点时加入适量的蒸馏水,使溶液的总体积 $V_\text{总}$ 与第一次滴定的 $V_\text{总}$ 大致相同。记录滴定终点时所用去的 KBr 溶液的体积 V_{Br^-} 及所加入的蒸馏水的体积 V_{H_2O}。

五、数据记录与处理

1. 记录数值并填写表 9-10。

表 9-10　测定 $[Ag(NH_3)_n]^+$ 的配位数及稳定常数实验数据

混合溶液的序数	1	2	3	4	5	6	7
V_{Ag^+} (mL)	20.00	20.00	20.00	20.00	20.00	20.00	20.00
V_{NH_3} (mL)	40.00	35.00	30.00	25.00	20.00	15.00	10.00
V_{Br^-} (mL)							
$V_\text{总}$ (mL)							
$\lg V_{NH_3}$							
$\lg V_{Br^-}$							

2. 结果处理

(1)以 $\lg V_{Br^-}$ 为纵坐标,$\lg V_{NH_3}$ 为横坐标作图;

(2)从图求得 n。并从公式:$\lg V_{Br^-} = n\lg V_{NH_3} + \lg K'$,求得 K';

(3)利用(8)式计算 K 值;

(4)利用 $K = K_\text{稳} \times K_{sp}$,求出 $K_\text{稳}$。(文献值:$K_{sp}(AgBr) = 5.35 \times 10^{-13}$)

六、注意事项

1.本实验用的锥形瓶必须取用干燥的,量取 $AgNO_3$ 溶液的体积时要非常准确;如瓶壁不干或 $AgNO_3$ 取量稍不准确,将会影响 KBr 用量及 $V_{总}$,从而影响 n 值。

2.滴定终点的确定也很重要,要以刚产生白色混浊又不消失为止。在接近出现混浊时要 1 滴或 1/2 滴地加入 KBr 溶液。

3.氨水的浓度容易变化,应该新鲜配制,以减少 $K_{稳}$ 的实验误差。

七、思考题

1.什么是 $K_{稳}$? $[Ag(NH_3)_n]^+$ 的 $K_{稳}$ 及其配位数通过什么方法来测定?

2.在操作时应该注意哪些方面的问题? 为什么?

3.计算平衡浓度 $[Br^-]$、$[NH_3]$、$[Ag(NH_3)_n]^+$ 时,为什么不考虑进入 AgBr 沉淀的 Br^- 和 Ag^+,以及配离子离解出来的 Ag^+ 和生成配离子时被结合掉的 NH_3 分子等的浓度?

实验九　配合物

一、实验目的

1.掌握硫酸四氨合铜配合物的制备方法,配合物的组成及性质。

2.熟悉配合物形成、溶解条件,配合物的主要特征,配位平衡的影响因素,配合物的一些实际应用。

二、实验原理

配合物的形成过程是一个可逆反应,如:

$$Cu^{2+} + 4NH_3 \Longleftrightarrow [Cu(NH_3)_4]^{2+}$$

因此,要使金属离子(如 Cu^{2+})尽量多生成配离子,如$[Cu(NH_3)_4]^{2+}$,则必须使配位剂(如 NH_3)的浓度尽量大些。降低配位剂和金属离子的浓度都会促使配离子的离解。

在一个配合物的溶液中,加入一种可与中心离子结合生成难溶物的沉淀剂,就会导致溶液中游离的金属离子的浓度进一步降低,促进配离子的离解。如:

$$[Cu(NH_3)_4]^{2+} + S^{2-} \Longleftrightarrow CuS\downarrow + 4NH_3$$

反之,一种配位剂能与金属离子结合生成稳定的配离子,并且此配离子形成的配合物是易溶性的则加入足够浓的配位剂可以使该金属离子的难溶物溶解:

$$AgCl + 2NH_3 \Longleftrightarrow [Ag(NH_3)_2]^+ + Cl^-$$

事先加入配位剂,而后加入沉淀剂,可以阻止沉淀的生成。沉淀剂与配位剂对于金属离子的竞争结果决定于相应的难溶物的 K_{sp} 与相应的配离子的 $K_{稳}$ 的大小。

若配离子的配位体是一个碱(如 NH_3)或者是一个弱酸根(如 CN^-、$S_2O_3^{2-}$、乙二胺四乙酸根),则加入强酸会促使配离子离解。

在同一金属离子的溶液中,同时存在两种配位剂,则此金属离子首先与同它软硬度相近的配位剂结合,例如,在含有 Fe^{3+} 离子的溶液中有大量的 F^- 离子存在时,再加入 SCN^- 离子则不能生成血红色的 $[Fe(NCS)_6]^{3-}$ 离子,而主要生成 $[FeF_6]^{3-}$ 配离子。

在配离子中,受配位体的影响,能够改变中心离子原来的电子结构,因而改变其氧化还原性质,例如 $[Co(NH_3)_6]^{2+}$ 还原性要比 Co^{2+} 的还原性强得多。

三、仪器和试剂

50 mL 小烧杯、玻璃棒、滴管、15 mL 试管。HCl (1.0 mol/L)、H_2SO_4(1∶1)、氨水(浓、1.0 mol/L)、NaOH (1.0 mol/L、6.0 mol/L)、Na_2CO_3(0.1 mol/L)、Na_2S(0.1 mol/L)、$BaCl_2$(0.1 mol/L)、$AgNO_3$(0.1 mol/L)、NaCl(0.1 mol/L)、KBr(0.1 mol/L)、$CaCl_2$(0.1 mol/L)、$Na_2S_2O_3$(0.5 mol/L)、$CoCl_2$(0.5 mol/L)、$FeCl_3$(0.1 mol/L)、KSCN(1 mol/L)、$CrCl_3$(0.1 mol/L)、NaF(10%)、Na_2H_2Y(0.1 mol/L)、H_2O_2(30%)、乙醇、丙酮、酚酞试液、$CuSO_4 \cdot 5H_2O$(固体)和 NaF(固体)。

四、实验内容

1. 配物的形成

硫酸四氨合铜(Ⅱ)的制备及性质反应:

$$CuSO_4 + 4NH_3 \Longrightarrow [Cu(NH_3)_4]SO_4$$

操作步骤:在小烧杯中加入 0.5 g(0.002 mol)$CuSO_4 \cdot 5H_2O$,加入 2.0 mL 蒸馏水,搅拌至全部溶解,加入 1.0 mL 浓氨水(0.014 mol NH_3)至沉淀溶解混匀,加入等体积酒精,搅拌混匀,放置 2~3 min,滤出析出的晶体 $[Cu(NH_3)_4]SO_4 \cdot 5H_2O$,用少量酒精清洗 1~2 次,记录产品形状。

性质检验:

(1)取少量产品,溶于几滴水中,溶液呈什么颜色? 再继续加水,有何变化?

(2)取少量产品,溶于几滴水中,逐滴加 1.0 mol/L HCl 至过量,有何变化? 根据以上两实验,讨论配合物在溶液中的形成和离解。

(3)取少量产品,溶于几滴水中,均分在 3 支小试管中,在第一管中加入 0.1 mol/L Na_2CO_3 溶液,观察有无碱式碳酸铜沉淀生成;在第二管中加入 0.1 mol/L Na_2S 溶液,观察有无硫化铜沉淀生成,根据这个实验结果讨论配位后溶液中 Cu^{2+} 浓度的变化;在第三个试管中加 0.1 mol/L $BaCl_2$ 溶液,观察有无硫酸钡沉淀生成,说明配位对 SO_4^{2-} 浓度有无影响,根据配合物组成,讨论在生成的配合物中,Cu^{2+} 和 SO_4^{2-} 所处的地位的不同。

(4)产品干燥后,闻一闻有无氨臭,取少量产品放在一支干试管里,管口挂一条湿润的pH 试纸,微火加热,试纸有何变化? 有无氨臭? 写出反应式,说明 NH_3 分子是否参与组成配合物以及其结合牢固不牢固。

2. 配合物的稳定性

先查出 AgCl、AgBr 及 AgI 的溶度积以及[Ag(NH₃)₂]⁺、[Ag(S₂O₃)₂]³⁻ 的稳定常数,估计在下列各步中应有什么现象,用实验检验你的估计。

(1)在试管中放 3~4 滴 0.1 mol/L AgNO₃ 溶液,加同量 0.1 mol/L NaCl 溶液;

(2)再加 2 滴浓氨水;

(3)再加 2 滴 0.1 mol/L KBr 溶液;

(4)再加 2 滴 0.5 mol/L Na₂S₂O₃ 溶液;

(5)再加 2 滴 0.1 mol/LKI 溶液。

记录各步实验结果,写出反应式。

3. 配合物形成和酸碱性

(1)配位时的 pH 变化。

在两试管中分别加入 0.1 mol/L CaCl₂ 和 0.1 mol/L 乙二胺四乙酸二钠溶液各 2.0 mL,各加 1 滴酚酞指示剂,都用 1 mol/L 氨水调到溶液刚刚变红,把两溶液混合,有何变化? 写出反应式,在什么情况下配位时 pH 降低?

(2)溶液 pH 对配位平衡的影响。

① F⁻ 对 Fe³⁺ 的配合:在试管中放 1.0 mL 0.1 mol/L FeCl₃ 溶液,加 3 滴 10% NaF 溶液,观察颜色有无改变。平行 3 份,留一份作空白试验,其他两份分别加 6.0 mol/L NaOH 及 1:1 的 H₂SO₄ 使其显碱性和酸性,观察颜色有何不同。

② SCN⁻ 对 Fe³⁺ 的配合:在试管中放 1.0 mL 0.1 mol/L FeCl₃ 溶液,加 1 滴 1.0 mol/L KSCN 溶液,平行 3 份,留一份作空白试验,一份中加数滴 1:1 H₂SO₄ 溶液;另一份中加 6.0 mol/L NaOH 溶液,讨论[Fe(NCS)₆]³⁻ 在酸性和碱性溶液中的稳定性。

4. 配合物的活动性

取 10 滴 0.1 mol/L CrCl₃ 溶液,加 2.0 mL 0.1 mol/L 乙二胺四乙酸二钠溶液,混匀,有无配合物形成?(Cr³⁺ 的 EDTA 配合物呈深紫色)将溶液煮沸几分钟,有无配合物形成? 在其中加入 1~2 滴 0.1 mol/L 氨水,是否生成灰绿色 Cr(OH)₃ 沉淀? 讨论 Cr³⁺ 与乙二胺四乙酸二钠不易配位是不是因为配合物不稳定?

5. 配位对氧化还原能力的改变

在 CoCl₂ 溶液中加入 30% H₂O₂,H₂O₂ 能否把 Co²⁺ 氧化成 Co³⁺?(Co³⁺ 显棕色)在 1~2 滴 CoCl₂ 溶液中加过量浓氨水后,再加 H₂O₂ 有无颜色变化? 在其中加 1.0 mol/L HCl 酸化,此时 Co 的化合价是几价? 讨论形成氨配合物对 Co²⁺ 的氧化有什么影响?

6. 配合掩蔽

F⁻ 对 Fe³⁺ 的掩蔽:在试管中加入数滴 0.1 mol/L FeCl₃ 溶液,加 1 滴 1.0 mol/L KSCN 溶液,出现什么颜色? 在其中加入固体氟化钠,摇匀,有何现象?

在另一试管中,加入数滴 0.5 mol/L CoCl₂ 溶液,加入数滴 KSCN 溶液,再加入等体积丙酮,出现$[Co(SCN)_4]^{2-}$的蓝色,可用以鉴定Co^{2+},加入固体NaF,颜色褪不褪?

根据上述实验,设计一个实验在Fe^{3+}存在下检验溶液中是否有Co^{2+}。

五、注意事项

在配合物的稳定性的操作中,要注意:凡是生成沉淀的步骤,沉淀量要少,即到刚生成沉淀为宜,凡是使沉淀溶解的步骤,加入溶液量越少越好,即使沉淀刚溶解为宜。因此,溶液必须逐滴加入,且边滴边摇,若试管中溶液量太多,可在生成沉淀后,先离心弃去上清液,再继续进行实验。

六、思考题

1. 如何在Br^-和I^-存在的情况下检查有无Cl^-的存在?

2. 为什么用EDTA测定Ca^{2+}的含量时要在NH_3-NH_4Cl的缓冲溶液中进行?

3. 按$\varphi^{\theta}_{Co^{3+}/Co^{2+}}$和$\varphi^{\theta}_{I_2/I^-}$,能否用$Co^{2+}$还原$I_2$?在$CoCl_3$溶液中加入过量KCN溶液能否还原$I_2$?为什么?

实验十 铬、锰、铁

一、实验目的

1. 掌握铬、锰、铁重要氧化态化合物的性质及离子的鉴定方法。

2. 掌握铬、锰、铁化合物的氧化还原性及介质对氧化还原反应的影响。

二、实验原理

铬为周期系第ⅥB元素。原子的价电子层结构为$3d^5 4s^1$,常见化合物有氧化数$+3$,$+6$两类。

$Cr(Ⅲ)$盐以铬盐和亚铬酸盐两种形式存在。$CrCl_3$溶液与适量碱或氨水作用,析出灰绿色$Cr(OH)_3$胶状沉淀,它具有两性。三价铬盐容易水解。在碱性溶液中,三价铬盐易被强氧化剂氧化为黄色的六价铬酸盐。

铬酸盐与重铬酸盐在水溶液中存在着下列平衡:

$$2CrO_4^{2-} + 2H^+ \rightleftharpoons Cr_2O_7^{2-} + H_2O$$

$$\text{黄色} \qquad\qquad \text{橙色}$$

在酸性介质中,上述平衡向右移动;在碱性介质中,上述平衡向左移动。

铬酸盐与重铬酸盐是强氧化剂,易被还原为三价铬(三价铬离子呈绿色或蓝紫色)。

锰为周期系第ⅦB元素。原子的价电子层结构为$3d^5 4s^2$,常见化合物有氧化数$+2$,$+4$和$+7$。

二价锰的氢氧化物呈白色,但在空气中容易被氧化,逐渐变成棕色MnO_2的水合物

$[MnO(OH)_2]$。

六价锰盐可由 MnO_2 和强碱在氧化剂如 $KClO_3$ 的作用下,加强热而制得。绿色的锰酸钾溶液由于水解而产生歧化反应,生成紫色的高锰酸钾和棕黑色的 MnO_2 沉淀:

$$3K_2MnO_4 + 2H_2O \rightleftharpoons 2KMnO_4 + MnO_2 + 4KOH$$

K_2MnO_4 可被强氧化剂(如 Cl_2)氧化成 $KMnO_4$。

K_2MnO_4 和 $KMnO_4$ 都是强氧化剂,它们的还原产物随介质的不同而不同。例如:MnO_4^- 在酸性介质中被还原为 Mn^{2+},在中性介质中被还原为 MnO_2,而在强碱性介质中,和少量还原剂作用时,则被还原为 MnO_4^{2-}。

铁是周期系第 Ⅷ 族元素。原子的价电子层结构为 $3d^6 4s^2$,但至今只得到氧化数最高为 $+6$ 的化合物(高铁酸钠 Na_2FeO_4),通常以氧化数 $+2$,$+3$ 两类化合物最常见。

$Fe(Ⅱ)$ 化合物具有还原性,易被氧化成 $Fe(Ⅲ)$ 化合物,而且在碱性介质中还原作用更强。例如,$Fe(OH)_2$ 为白色沉淀,极易被空气氧化:

$$4Fe(OH)_2 + O_2 + 2H_2O = 4Fe(OH)_3$$

所以,当用 Fe^{2+} 与碱作用析出沉淀的过程中,看到的往往是部分被氧化的灰绿色沉淀,并逐渐变成红棕色的 $FeO(OH)$ 或写成 $Fe(OH)_3$。

Fe^{3+} 属中强氧化剂,能氧化一些还原性较强的物质。例如:

$$2FeCl_3 + 2KI = 2FeCl_2 + I_2 + KCl$$

铁能形成许多配合物。向含有 Fe^{3+} 离子的溶液中加入 KSCN 试液,溶液变为血红色。例如:$Fe^{3+} + nSCN^- = [Fe(NCS)_6]^{3-n}$(血红色)

向含有 Fe^{3+} 离子的溶液中加入黄血盐试液,有普鲁氏蓝沉淀生成。

$$Fe^{3+} + [Fe(CN)_6]^{4-} + K^+ = KFe[Fe(CN)_6] \text{(蓝色)}$$

三、仪器和试剂

试管,滴管,酒精灯,离心机。HCl(6 mol/L)、H_2SO_4(2 mol/L、6 mol/L)、HNO_3(2 mol/L)、HAc(2 mol/L)、H_2S(饱和)、NaOH(2 mol/L、6 mol/L)、$KCr(SO_4)_2$(0.1 mol/L)、K_2CrO_4(0.1 mol/L)、$K_2Cr_2O_7$(0.1 mol/L)、$KMnO_4$(0.01 mol/L)、KI(0.1 mol/L)、$MnSO_4$(0.1 mol/L)、$Pb(NO_3)_2$(0.1 mol/L)、NH_4SCN(0.1 mol/L)、$K_3[Fe(CN)_6]$(0.1 mol/L)、$K_4[Fe(CN)_6]$(0.1 mol/L)、NaF(饱和)、$FeCl_3$(0.1 mol/L)、$(NH_4)_2S$(0.1 mol/L)、硫代乙酰胺溶液(5%)、MnO_2(s)、$NaBiO_3$(s)、Na_2SO_3(s)、KOH(s)、$KClO_3$(s)、$FeSO_4 \cdot 7H_2O$(s)、$FeCl_3 \cdot 6H_2O$(s)、H_2O_2(3%)、乙醚、CCl_4、pH 试纸。

四、实验内容

1. 铬的化合物

(1)三价铬的化合物。

① $Cr(OH)_3$ 的产生。

取一支试管注入约 1 mL 0.1 mol/L KCr(SO₄)₂ 溶液,试其酸碱性。然后滴加 2 mol/L NaOH 至产生灰绿色的氢氧化铬沉淀,写出反应式。

②Cr(OH)₃ 的两性。

将上述试验制得的沉淀分盛于两支试管中,并分别滴加 6.0 mol/L HCl 和 6 mol/L NaOH 溶液,边加边振摇至溶解。写出反应式,并注明现象。

③三价铬的氧化反应。

向上面实验制得的含 Cr(OH)₃(即 HCrO₂·H₂O)的溶液中加入 3% H₂O₂ 少许并加热,则溶液的颜色由翠绿变成黄色,表示 Cr(OH)₃ 被氧化成 CrO₄²⁻,写出反应式,并注明现象。

(2)六价铬的化合物。

①溶液中 CrO₄²⁻ 与 Cr₂O₇²⁻ 间的平衡移动。

取 0.1 mol/L K₂CrO₄ 少许,用 2 mol/L H₂SO₄ 酸化,观察溶液的颜色由黄色变为橙红色,再加入 2 mol/L NaOH,观察颜色又由橙色变为黄色。用平衡移动的原理说明上述变化的原因,并说明在 Cr₂O₇²⁻ 中有无 CrO₄²⁻。

取 0.1 mol/L K₂Cr₂O₇ 溶液 10 滴,加数滴 0.1 mol/L Pb(NO₃)₂ 溶液(同理,加 AgNO₃ 或 BaCl₂ 各有什么沉淀产生),观察 PbCrO₄ 沉淀的产生,写出反应式并解释之。

②六价铬的氧化性。

将 0.1 mol/L(NH₄)₂S 溶液少量滴加到盛有 10 滴 0.1 mol/L K₂Cr₂O₇ 试管中,加热,观察现象并写出反应方程式。

取 0.1 mol/L K₂CrO₄ 溶液 10 滴,用 6 mol/L H₂SO₄ 酸化,加入少量 Na₂SO₃ 晶体,观察颜色的变化,写出反应式。

③六价铬的检验。

取 0.1 mol/L K₂Cr₂O₇ 溶液少许,加入几滴 2.0 mol/L HNO₃,然后加入 3% H₂O₂ 溶液和少量乙醚,观察蓝色过氧化铬的生成和分解。写出反应式并注明现象。

(3) 根据前面的实验内容,自行设计实验,实现以下图示中的依次转变:

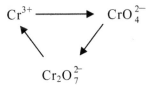

要求: ① 写出依次转变的实验步骤。
② 解释并写出反应方程式。

2.锰的化合物

(1)Mn(OH)₂ 的生成与性质。

①Mn(OH)₂ 的生成。

取 0.1 mol/L MnSO₄ 溶液 2 mL,加数滴 2 mol/L NaOH 溶液,则产生白色 Mn(OH)₂ 沉淀(迅速用此沉淀做下一实验),写出反应式并注明现象。

②Mn(OH)₂ 的性质。

将上试验中生成的 Mn(OH)₂ 分盛于 3 试管,向两支试管中分别加入 6 mol/L HCl

溶液,6 mol/L NaOH 溶液,观察 $Mn(OH)_2$ 是否具有两性;将另一支试管放置,观察 $Mn(OH)_2$ 颜色的变化(沉淀留作下面的实验),写出反应式。

(2)四价锰的氧化还原性。

①向上面实验所得的 $MnO_2 \cdot H_2O$ 中加入 Na_2SO_3 晶体少许,沉淀并不消失(即四价锰未被还原),然后加入 6 mol/L H_2SO_4 至溶液呈酸性,观察沉淀的消失,写出反应式,并注明现象。

②取少许 $NaBiO_3$ 固体,加入 6 mol/L H_2SO_4,然后加几粒 MnO_2,加热数分钟,观察溶液呈紫色(MnO_4^- 的颜色,同理 $NaBiO_3$ 还能把 Mn^{2+} 氧化成 MnO_4^-),写出反应式。

(3)六价锰的化合物。

①K_2MnO_4 的制备。

在一干燥试管中,放一小粒 KOH 和约等体积的 $KClO_3$ 加热至熔结一起后,再加入少量 MnO_2 加热熔融后,使试管底稍高于管口(为什么?)。强热至熔块呈暗绿色后,放置,待冷后加 4 mL 蒸馏水搅拌使其溶解,溶液呈绿色(将悬浊液经离心沉降,保留上清液做下面的实验),写出反应式。

②K_2MnO_4 的歧化反应。

取少量上面实验中制得的 K_2MnO_4 溶液,加入 2 mol/L HAc,观察溶液颜色的变化和沉淀的生成,解释现象并写出反应方程式。

③K_2MnO_4 的氧化性。

取少量 K_2MnO_4 溶液,加入少量 Na_2SO_3 固体,加热,观察,解释现象并写出反应式。

④K_2MnO_4 的氧化反应。

取少量 K_2MnO_4 溶液,加入氯水并加热,观察溶液颜色变化,解释现象并写出反应式。

(4) 根据前面的实验内容,自行设计实验,实现以下图示中的依次转变:

$$MnO_4^- \rightleftharpoons Mn^{2+} \rightleftharpoons MnO_2$$

要求:①写出依次转变的实验步骤。
②解释并写出反应方程式。

3.铁的化合物

(1)Fe(Ⅱ)化合物的性质。

①$Fe(OH)_2$ 的生成和氧化还原稳定性。

取 2.0 mL 蒸馏水,加 1 mol/L H_2SO_4 溶液 1~2 滴,煮沸以赶出空气,然后在其中溶解少量 $FeSO_4 \cdot 7H_2O$ 晶体。另取 1.0 mL 2 mol/L NaOH 溶液加热至沸后,用滴管吸取溶液,并将该滴管插入 $FeSO_4$ 溶液中,再放出碱液,观察现象。然后摇匀试管并放置一段时间后,观察沉淀颜色的变化,解释并写出反应方程式。

②Fe^{2+} 盐的水解及还原性。

取少量 $FeSO_4 \cdot 7H_2O$ 晶体于干燥试管中,加水 1~1.5 mL 溶解,用 pH 试纸检查其酸碱性。在该溶液中逐滴加入 0.01 mol/L $KMnO_4$ 溶液 1~2 滴,观察现象,解释并写出反应方程式。

(2)Fe(Ⅲ)化合物的性质。

①Fe^{3+} 的水解。

取少量 $FeCl_3 \cdot 6H_2O$ 晶体于干燥试管中,加水 1～1.5 mL 溶解,用 pH 试纸检查其酸碱性。将该溶液加热近沸,观察现象,解释并写出反应方程式。

②Fe^{3+} 盐的氧化性。

取 0.1 mol/L $FeCl_3$ 溶液 10 滴,加入 0.1 mol/L KI 溶液 10 滴,摇匀,观察现象。再加入 CCl_4 10 滴,振荡,观察现象,解释并写出反应方程式。

取 0.1 mol/L $FeCl_3$ 溶液 10 滴,加入 6.0 mol/L HCl 10 滴和 5‰硫代乙酰胺溶液 20 滴,振荡,稍等,观察现象,解释并写出反应方程式。

(3)铁的配合物及铁离子的鉴定。

①在干燥试管中加数粒 $FeSO_4 \cdot 7H_2O$,用少量水溶解,然后滴加 0.1 mol/L $K_3Fe(CN)_6$ 溶液 1～2 滴,观察现象,写出反应方程式。

②取 0.1 mol/L $FeCl_3$ 溶液 8～10 滴,滴加 0.1 mol/L $K_4Fe(CN)_6$ 溶液 1～2 滴,观察现象,写出反应方程式。

③取 0.1 mol/L $FeCl_3$ 溶液 8～10 滴,滴加 0.1 mol/L NH_4SCN 溶液 1～2 滴,观察现象。再逐滴加入饱和 NaF 溶液,观察溶液颜色有何变化?解释并写出反应方程式。

以上实验可以用作铁离子的鉴定。

(4)根据前面的实验内容,自行设计实验鉴别 Fe^{2+} 与 Fe^{3+} 混合溶液。

要求:① 写出实验步骤。② 解释并写出反应方程式。

五、实验预习要求

1. 复习无机化学教材过渡元素中铬和锰的各种主要化合物的重要性质,着重弄清各种氧化值之间的转化条件。

2. 复习无机化学教材过渡元素中铁系元素的内容,着重弄清＋2 和＋3 两种氧化值稳定性的变化规律和相互转化条件,有关配合物的性质和重要反应。

六、注意事项

1. 试验 Cr^{3+} 还原性时,H_2O_2 为氧化剂,有时溶液会出现褐红色,这是由于生成过铬酸钠的缘故。

$$CrCl_3 + H_2O_2 + 10\ NaOH \Longrightarrow Na_2CrO_4 + 6NaCl + 8H_2O$$
$$\text{黄色}$$
$$2Na_2CrO_4 + 2NaOH + 7H_2O_2 \Longrightarrow 2Na_3CrO_8 + 8H_2O$$
$$\text{褐红色}$$

2. 在酸性溶液中,MnO_4^- 被还原成 Mn^{2+} 时有时会出现 MnO_2 的棕色沉淀,这是因为溶液的酸度不够及 $KMnO_4$ 过量,与生成的 Mn^{2+} 反应所致。

七、思考题

1. $Cr(OH)_3$ 和 $Mn(OH)_2$、$Fe(OH)_2$、$Fe(OH)_3$ 的酸碱性及氧化还原稳定性如何？

2. 锰有哪些常见氧化数的化合物？如何利用逆歧化反应制备 MnO_2？

3. 在铬酸钾和重铬酸钾溶液中分别加入酸和碱,溶液的颜色有何变化？为什么？

4. 怎样试验六价铬的氧化性？

5. 本实验中试验了锰酸钾(K_2MnO_4)的哪些性质？

6. $KMnO_4$ 的还原产物和介质有什么关系？

实验十一　铜、银、锌

一、实验目的

1. 掌握铜、锌、银氢氧化物或氧化物和硫化物的性质以及铜、锌、银的金属离子形成配合物的特征。

2. 掌握铜和银的氧化还原性。

二、实验原理

Cu、Zn、Ag 同属周期系 ds 区元素。Cu、Ag 为 ⅠB 族,原子的价电子层构型为 $3d^{10}4s^1$、$4d^{10}5s^1$;Zn 为 ⅡB 族,原子的价电子层构型为 $3d^{10}4s^2$。这些元素的简单阳离子具有或接近 18e 的构型。在化合物中与某些阳离子有较强的相互极化作用,成键的共价成分较大。多数化合物较难溶于水,对热稳定性较差,易形成配位化合物。

(1)氢氧化物或氧化物的酸碱性。

Cu^{2+}、Ag^+、Zn^{2+} 的氢氧化物或氧化物均以盐溶液与碱作用生成。

$Zn(OH)_2$ 和 $Cu(OH)_2$ 在常温下较稳定,但受热亦会失水成氧化物。浅蓝色 $Cu(OH)_2$ 在约 80 ℃失水成棕黑色 CuO,白色 $Zn(OH)_2$ 在 125℃ 开始失水成黄色(冷后为白色)的 ZnO。

$Zn(OH)_2$ 呈典型的两性氢氧化物,$Cu(OH)_2$ 呈较弱的两性(偏碱),$AgOH$ 为白色沉淀,具有相当强的碱性,极不稳定,常温下易分解生成暗棕色的 Ag_2O。

(2)Cu^{2+} 和 Ag^+ 的氧化还原性。

在卤素离子存在的条件下,向 Cu^{2+} 溶液中加入还原剂(I^-、SO_3^{2-}、Cu 等),可得到 CuX 沉淀,在浓的卤素离子溶液中,CuX 可溶解生成 $[CuX_2]^-$ 配离子,$[CuX_2]^-$ 配离子在低浓度卤离子溶液中,又析出 CuX 沉淀。在 Cu^{2+} 溶液中加入过量的 $NaOH$,再加入甲醛,会产生红色的 Cu_2O 沉淀。$[Ag(NH_3)_2]^+$ 可与甲醛反应,产生银镜反应。

(3)配合物。

ds 区元素阳离子都有较强的接受配体的能力,易与 H_2O、NH_3、X^-、CN^- 和 SCN^- 等形成配离子。例如,$[Zn(H_2O)_4]^{2+}$ 和 $[Ag(NH_3)_2]^+$ 等。Cu^{2+}、Ag^+、Zn^{2+} 与氨水反应生成 $[Cu(NH_3)_4]^{2+}$(深蓝)、$[Zn(NH_3)_4]^{2+}$、$[Ag(NH_3)_2]^+$(无色)配离子。

三、仪器和试剂

试管,胶头滴管,酒精灯,离心机。0.1 mol/L $CuSO_4$、2 mol/L NaOH、2 mol/L 盐酸、6 mol/L NaOH、10%甲醛溶液、2 mol/L NaS、5%硫代乙酰胺溶液、2 mol/L 氨水、1 mol/L $CuCl_2$、浓 HCl、0.1 mol/L KI、CCl_4、0.1 mol/L $ZnSO_4$、0.1 mol/L $AgNO_3$、0.1 mol/L $Na_2S_2O_3$、0.1 mol/L NaCl、2 mol/L HNO_3。

四、实验内容

1. 铜的化合物

(1)$Cu(OH)_2$ 的制备和性质。

①在 5.0 mL 0.1 mol/L $CuSO_4$ 溶液中加入 2 mol/L NaOH 溶液。观察沉淀的生成,将沉淀和溶液振荡均匀后,分别盛在 3 支试管中。在两支试管中分别加入 2 mol/L 稀盐酸和过量的 6 mol/L NaOH 溶液,将另一支试管加热,观察试管中产生的现象。

②在 10 滴 0.1 mol/L $CuSO_4$ 溶液中加入过量的 6 mol/L NaOH 溶液和 10 滴 10%甲醛溶液,振荡均匀后,在水浴中加热,观察试管中产生的现象。继续加热,观察现象的变化。

根据试验①和②,试对 $Cu(OH)_2$ 的性质做出结论。

(2)CuS 的制备和性质。

在 0.1 mol/L $CuSO_4$ 溶液中加入 2 mol/L NaS,观察沉淀的生成和颜色。待沉淀沉降后,吸去上层清液,加入稀盐酸,观察 CuS 沉淀是否溶解。

(3)铜的配合物。

①取 0.1 mol/L $CuSO_4$ 溶液 10 滴,逐滴加入适量 2 mol/L 氨水[注意:生成碱式盐 $Cu_2(OH)_2SO_4$],观察现象。继续加入过量氨水,观察现象,写出反应方程式。

②取 1 mol/L $CuCl_2$ 溶液 10 滴,逐滴加入浓 HCl,观察现象,解释并写出反应方程式。

(4)Cu^{2+} 的氧化性。

取 0.1 mol/L $CuSO_4$ 溶液 10 滴,加入适量 0.1 mol/L KI 溶液,振荡试管,离心分离,观察溶液颜色,并将溶液分成两份。一份中滴加淀粉溶液 1~2 滴,观察现象;另一份中加入 CCl_4 6~8 滴,振荡试管,观察现象。

将上沉淀洗涤 1~2 次,观察颜色。取出少量沉淀,逐滴加入 2 mol/L KI 溶液,观察沉淀是否溶解。所得溶液中加水稀释 3~4 倍,观察是否又有沉淀析出。解释以上实验现象,写出有关反应方程式。

2. 锌的化合物

(1)$Zn(OH)_2$ 的制备和性质。

在 2.0 mL 0.1 mol/L $ZnSO_4$ 溶液中滴入少量的 2 mol/L NaOH 溶液。观察凝胶状沉淀的生成。把沉淀分成两份,分别加入 2 mol/L HCl 和过量的 6 mol/L NaOH。观察沉淀是否能溶解。$Zn(OH)_2$ 是否具有两性?写出反应方程式。

(2)锌氨配离子的生成。

在 1.0 mL 0.1 mol/L $ZnSO_4$ 溶液中加入少量 2 mol/L $NH_3 \cdot H_2O$。观察沉淀的生成,继续加入过量的 $NH_3 \cdot H_2O$,观察沉淀是否溶解。解释现象,写出反应方程式。

(3)ZnS 的制备和性质。

在 1.0 mL 0.1 mol/L $ZnSO_4$ 溶液中加入 2~3 滴 2 mol/L HCl,酸化,加入 10 滴 5% 硫代乙酰胺溶液。观察有无沉淀生成。然后加入 2 mol/L $NH_3 \cdot H_2O$ 数滴。观察现象,写出反应方程式。

3. 银的化合物

(1)银的配合物。

① 取数滴 0.1 mol/L $AgNO_3$,加入等量 0.1 mol/L NaCl 溶液,将沉淀分盛两支试管,一支试管中加入 2 mL 2 mol/L $NH_3 \cdot H_2O$,沉淀溶解,为什么?继续滴加 6 mol/L HNO_3,又产生白色沉淀,为什么?另一支试管中加入少量 0.1 mol/L $Na_2S_2O_3$ 溶液,沉淀溶解,为什么?写出反应方程式。

②在试管中加入 1.0 mL 0.1 mol/L $AgNO_3$ 溶液,向其中快速加入过量 0.1 mol/L $Na_2S_2O_3$ 溶液,观察现象。然后向该溶液中加入 2 滴 2 mol/L NaS,观察溶液现象。请解释。

③在试管中加入 1.0 mL 0.1 mol/L $AgNO_3$ 溶液,向其中滴加 0.1 mol/L $Na_2S_2O_3$ 溶液数滴,观察沉淀颜色的变化(由白→黄→棕→黑)。然后向该溶液中加入 0.1 mol/L $Na_2S_2O_3$ 溶液至过量,观察是否发生变化。请解释。

(2)氧化物的酸碱性。

取一支试管,加入 1.0 mL 0.1 mol/L $AgNO_3$ 溶液,然后加入 5 滴 2 mol/L NaOH,观察沉淀的颜色,写出沉淀的化学组成。将沉淀分成两份,一份加入过量 6 mol/L NaOH 溶液,观察沉淀是否溶解;另一份沉淀加入过量 2 mol/L HNO_3,观察沉淀是否溶解。说明什么?写出相应的化学反应式。

(3)Ag^+ 的氧化性。

在洁净的试管中加入 2.0 mL 0.1 mol/L $AgNO_3$,滴加 2 mol/L $NH_3 \cdot H_2O$,使沉淀溶解,再多加数滴 $NH_3 \cdot H_2O$,然后加入少量 10% 甲醛溶液摇匀后于水浴中加热(加热时不要摇动试管),观察管壁银镜的生成,写出反应方程式(管壁的银要回收,银镜如何清洗?)。

4. 设计实验

自行设计实验,从 3 种离子的混合溶液中分离并鉴定 Cu^{2+}、Zn^{2+} 和 Ag^+。

五、思考题

1. 将 NaOH 溶液分别加入 Cu^{2+}、Ag^+、Zn^{2+} 溶液中,是否都得到相应的氢氧化物?

2. 将 NH_3 水分别加入 Cu^{2+}、Ag^+、Zn^{2+} 溶液中是否都得到对应的氨配合物?

3. 为何先将 $AgNO_3$ 制成 $[Ag(NH_3)_2]^+$ 配离子,然后用甲醛还原制取银镜。若用甲醛直接还原 $AgNO_3$ 溶液能否制得? 为什么?

实验十二　药用氯化钠的制备

一、实验目的

1. 掌握药用氯化钠制备的原理和制备方法。

2. 熟练称量、溶解、减压过滤、沉淀、蒸发浓缩及调溶液 pH 等基本操作。

3. 学会离心机的使用方法。

二、实验原理

氯化钠是能溶于水的固态物质。对于其中所含杂质的除去方法基本是:

(1)机械杂质和泥沙采取过滤法除去。

(2)一些能溶解的杂质根据其性质借助于化学方法除去。如加入 $BaCl_2$ 溶液可使 SO_4^{2-} 生成 $BaSO_4$ 沉淀;如 Na_2CO_3 溶液可使 Ca^{2+}、Mg^{2+}、Fe^{3+} 及 Ba^{2+} 等离子生成难溶物的沉淀,先后除去。

(3)少量可溶性杂质如 Br^-、I^- 及 K^+ 等离子,可根据溶解度不同,在重结晶时,使其残留在母液中弃去。

三、仪器和试剂

蒸发皿、漏斗、烧杯、电子天平、胶头滴管、量筒和抽滤装置;粗盐、$BaCl_2$(25%)、HCl(6 mol/L)、NaOH(6 mol/L)、饱和 Na_2CO_3 和饱和 H_2S 试液。

四、实验内容

原料:粗盐 50 克。

主要成分:NaCl。

杂质成分:有机物、泥沙及 Ca^{2+}、Mg^{2+}、Fe^{3+}、SO_4^{2-}、Br^- 及 I^- 等。

氯化钠的精制流程图如图 9-1 所示:

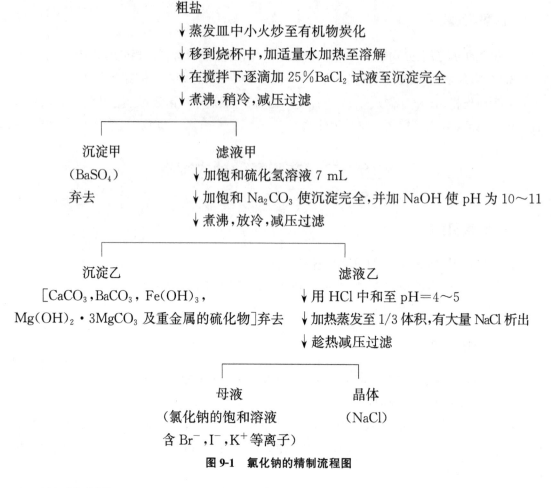

图 9-1 氯化钠的精制流程图

五、思考题

1. 食盐精制中加试剂的次序，为什么必须先加 $BaCl_2$，再加 Na_2CO_3，后加盐酸？是否可以改变加入次序？

2. 食盐原料中所含的 K^+，Br^-、I^- 等离子是怎样除去的？

实验十三 药用氯化钠的杂质限度检查

一、实验目的

1. 学会按《中国药典》中方法检查药用氯化钠的杂质限度。

2. 了解《中国药典》中药物的鉴别和检查方法。

二、实验原理

1. 钡盐、硫酸盐的限度检查，是根据沉淀反应原理，样品管和标准管在相同条件下进行比浊实验,样品管不得比标准管更浑浊。

2. 重金属系指 Pb、Bi、Cu、Hg 及 Sb 等金属离子,它们在一定条件下能与 H_2S 或 Na_2S 作用而显色。《中国药典》规定在弱酸性条件下进行,用稀醋酸调节。实验证明,在 pH=3 时,PbS 沉淀最完全。反应式为:

$$Pb^{2+} + S^{2-} \Longrightarrow PbS\downarrow$$

重金属检查,是在相同条件下进行比色试验。

三、仪器和试剂

漏斗、烧杯、奈式比色管、天平、量筒、胶头滴管。HCl(0.02 mol/L、1.0 mol/L)、稀硫酸、醋酸盐缓冲液、硫代乙酰胺试液、NaOH(0.02 mol/L)、氨试液、过硫酸铵、草酸铵、氯化钡试液、磷酸氢二钠试液、30%硫氰酸铵试液、淀粉混合液、标准铅溶液、标准铁溶液、标准硫酸钾溶液、溴麝香草酚蓝指示液。

四、实验内容

本实验中,对成品药用氯化钠进行以下各项代表性含量限度检测:

1. 溶液的澄清度与颜色

取本品 5.0 g,加水 25.0 mL 溶解后,溶液应澄清无色。

2. 钡盐

取本品 4.0 g 用蒸馏水 20.0 mL 溶解,过滤,滤液分为两等份,一份中加稀硫酸 2.0 mL,另一份中加蒸馏水 2.0 mL,静置 15 min,两液应该同样澄清。

3. 酸碱度

取本品 5.0 g,加新鲜蒸馏水 50.0 mL 溶解后,加溴麝香草酚蓝指示液 2 滴,如溶液呈黄色,滴加 0.02 mol/L NaOH 溶液 0.10 mL,应变为蓝色;如显蓝色或绿色,则滴加 0.02 mol/L HCl 溶液 0.20 mL,应变为黄色。

氯化钠在水溶液中应呈中性。但在制备过程中,可能夹杂少量酸或碱,所以《中国药典》把它限制在很小的范围内。溴麝香草酚蓝指示液的变色范围是 pH=6.2~7.6,颜色为由黄色到蓝色。

4. 硫酸盐

检查制备的产品是否含有硫酸盐,依下法进行,如发生浑浊,和标准硫酸钾溶液(0.1 mg SO_4^{2-}/mL) 1.00 mL 制成的标准液比较,不得更浓(0.002%)。

取 50 mL 奈氏比色管两支,甲管中加标准硫酸钾溶液 1.00 mL,加蒸馏水稀释至约 35.0 mL 后,加稀盐酸 5.0 mL、$BaCl_2$ 试液 5.0 mL,再加蒸馏水定容至成 50.0 mL。摇匀。

取本品 5.0 g 置于乙管中,加适量的蒸馏水溶解,至约 35.0 mL,加稀盐酸 5.0 mL,溶液应澄清,如不澄清可用滤纸滤过,加 $BaCl_2$ 试液 5.0 mL,用蒸馏水稀释成 50.0 mL,摇匀。

甲乙两比色管放置 10 min 后,置于比色管架上,在光线明亮处双眼自上而下透视,比较两管的浑浊度,乙管发生的浑浊度不得大于甲管。

5.钙盐

取本品 2.0 g,加蒸馏水 10.0 mL 溶解后,加氨试液 1.0 mL,摇匀,加草酸铵试液 1.0 mL,5 min 内均不得发生浑浊。

6.重金属

取两支 50 mL 比色管,于甲管中加标准铅溶液 (0.01 mgPb/mL)1.00 mL,加醋酸盐缓冲液 2.0 mL,再加水稀释至 25.0 mL;于乙管中加样品 5.0 g 和醋酸盐缓冲液 2.0 mL,加水定容至 25.0 mL。再于两管中分别加硫代乙酰胺试液各 2.0 mL,摇匀。放置 2 min,然后进行比色。乙管显示的颜色与甲管比较不得更深,说明重金属不超过规定限度。

7.碘化物

取本品的细粉 5.0 g,置瓷蒸发皿内,滴加新配的淀粉混合液(含淀粉、硫酸和亚硝酸钠)适量使晶粉湿润,置日光下观察,5 min 内晶粒不得显蓝色痕迹。

8.铁盐

取本产品 5.0 g 置于 50.0 mL 奈式比色管中,加蒸馏水 25.0 mL 溶解。加入 4.0 mL 稀盐酸和过硫酸铵 50.0 mg,用水稀释成约 35.0 mL 后再加入 30% 硫氰酸铵溶液 3.0 mL,与适量的蒸馏水定容至 50.0 mL,摇匀。如显色,立即与标准铁溶液 1.50 mL 用同样方法处理制得的标准管的颜色比较,不得更深(0.000 3%)。

五、思考题

根据硫酸盐的检查方法,试计算其含量的限度。

实验十四　沉淀溶解平衡与溶度积的测定

一、实验目的

1.熟悉影响沉淀—溶解平衡移动的因素。
2.掌握溶度积规则,移液管的使用方法。
3.学会测定难溶电解质溶度积的原理及方法。

二、实验原理

在难溶电解质的饱和溶液中,未溶解的固体与溶解后形成的离子间存在着动态平衡。若以 A_mB_n 代表难溶电解质,A^{n+}、B^{m-} 代表溶解后的离子,那么它们之间的平衡为:

$$A_mB_n(s) \rightleftharpoons mA^{n+}(aq) + nB^{m-}(aq)$$

$$K_{sp} = [A^{n+}]^m [B^{m-}]^n$$

所以沉淀的生成可以使绝大部分有关离子从溶液中除去,但不可能完全除尽。

在沉淀溶解平衡中,若增加 A^{n+} 或 B^{m-} 的浓度,平衡向生成沉淀的方向移动,这时就有沉淀析出,这种现象称为同离子效应。

溶度积也能作为沉淀与溶解的准则。当 $c_{A^{n+}}^m \cdot c_{B^{m-}}^n > K_{sp}$,则沉淀析出;$c_{A^{n+}}^m \cdot c_{B^{m-}}^n = K_{sp}$,表示溶液达到饱和,但仍无沉淀析出;$c_{A^{n+}}^m \cdot c_{B^{m-}}^n < K_{sp}$,溶液未饱和,无沉淀析出。

如果在溶液中有两种或两种以上的离子都可以与同一个沉淀剂反应生成难溶电解质,沉淀的先后次序是根据沉淀剂离子浓度的大小,所需沉淀剂离子浓度小的先沉淀出来,所需沉淀剂离子浓度大的后沉淀出来,这种现象称为分步沉淀。使一种难溶电解质转为另一种难溶电解质的过程称为沉淀的转化。

三、仪器和试剂

离心机、烧杯(100 mL)、锥形瓶、滴定管和移液管。HNO_3(6.0 mol/L)、HCl(6.0 mol/L)、氨水(2.0 mol/L)、NaOH(0.1 mol/L)、$Pb(NO_3)_2$(0.1 mol/L、0.001 mol/L)、NH_4SCN(0.5 mol/L)、K_2CrO_4(0.1 mol/L)、饱和 PbI_2、KI(0.1 mol/L、0.001 mol/L)、Na_2S(0.1 mol/L)、NaCl(0.1 mol/L、1 mol/L)、$AgNO_3$(0.1 mol/L)、$BaCl_2$(0.5 mol/L)、$CaCl_2$(0.1 mol/L)、饱和 $(NH_4)_2C_2O_4$、$FeCl_3$(0.1 mol/L)、Na_2CO_3(0.1 mol/L)、NaAc(0.1 mol/L)、$Fe(NO_3)_3$(0.1 mol/L)和 KSCN(0.1 mol/L)。

四、实验内容

1. 沉淀平衡与同离子效应

(1)沉淀平衡。

取 0.1 mol/L $Pb(NO_3)_2$ 溶液 10 滴,加入 0.5 mol/L NH_4SCN 溶液至沉淀完全(由于 $Pb(SCN)_2$ 容易形成过饱和溶液,若沉淀发生很慢,可用玻璃棒摩擦试管壁,或剧烈摇动试管),离心分离。在离心液中加入 0.1 mol/L K_2CrO_4 溶液,振荡试管,有什么现象?说明在沉淀移去后离心液中还有 Pb^{2+} 离子吗?为何?

(2)同离子效应。

在试管中加入 1.0 mL 饱和 PbI_2 溶液,然后加入 5 滴 0.1 mol/L KI 溶液,振荡片刻,观察有何现象发生?为什么?

2. 溶度积规则的应用

(1)沉淀的生成。

①在试管中加入 1.0 mL 0.1 mol/L $Pb(NO_3)_2$ 溶液,然后加入 1.0 mL 0.1 mol/L KI 溶液,观察有无沉淀生成?试以溶度积规则解释。

②在试管中加入 1.0 mL 0.001 mol/L $Pb(NO_3)_2$ 溶液,然后加入 1.0 mL 0.001 mol/L KI 溶液,观察有无沉淀生成?试以溶度积规则解释。

③在试管中加入 5 滴 0.1 mol/L NaCl 溶液和 5 滴 0.1 mol/L K_2CrO_4 溶液,然后逐滴加入 0.1 mol/L $AgNO_3$ 溶液,观察产生沉淀的颜色变化。试以溶度积规则解释。

(2)沉淀的溶解。

①取 0.5 mol/L $BaCl_2$ 溶液 5 滴,加入饱和 $(NH_4)_2C_2O_4$ 溶液 3 滴,此时有白色沉淀生成,离心分离,弃去溶液,在沉淀上滴加 6.0 mol/L HCl 溶液,观察有何现象? 写出反应方程式。

②取 0.1 mol/L $AgNO_3$ 溶液 10 滴,加入 0.1 mol/L NaCl 溶液 10 滴,在沉淀上滴加 2.0 mol/L 氨水,观察有何现象? 写出反应方程式。

③取 0.1 mol/L $FeCl_3$ 溶液 5 滴,加入 0.1 mol/L NaOH 溶液 5 滴,生成 $Fe(OH)_3$ 沉淀;另取 0.1 mol/L $CaCl_2$ 溶液 5 滴,加入 0.1 mol/L Na_2CO_3 溶液 5 滴,得到 $CaCO_3$ 沉淀。分别于沉淀上滴加 6.0 mol/L HCl 溶液,观察有何现象? 写出反应方程式。

(3)沉淀的转化。

取 0.1 mol/L $Pb(NO_3)_2$ 溶液 5 滴,加入 1.0 mol/L NaCl 溶液 3 滴,此时有白色沉淀生成,离心分离,弃去上清液。清洗沉淀后,在沉淀上滴加 0.1 mol/L Na_2S 溶液,观察有何现象? 为什么? 写出反应方程式。

3.醋酸银溶度积的测定

从滴定管中分别放出 30.00 mL 和 20.00 mL 0.2 mol/L $AgNO_3$ 溶液于 2 个干燥的锥形瓶中,然后再用另一滴定管放出 30.00 mL 和 40.00 mL 0.2 mol/L NaAc 溶液分别于以上两个锥形瓶中,这时每瓶中均有溶液 60.00 mL,轻轻摇动锥形瓶约 30 min,使沉淀生成完全,固体与溶液中的离子达到平衡。

将上述二瓶混合物以干滤纸分别进行过滤于两个干燥的小烧杯中(滤液应完全澄清,否则须重新过滤)。以移液管吸取 25.00 mL 第 1 号瓶中的滤液放入一洁净的锥形瓶中,加入 1.0 mL 0.1 mol/L $Fe(NO_3)_3$ 溶液(指示剂),滴加 6.0 mol/L HNO_3 至溶液无色。以 0.05 mol/L KSCN 标准溶液滴定此溶液,至刚变成恒定的浅红色,记录所消耗的溶液体积。重复操作,滴定第 2 号瓶中的滤液,记录所消耗 KSCN 标准溶液的体积,填写表 9-11。

表 9-11   醋酸银溶度积的测定数据

瓶 号	1	2
$AgNO_3$(0.2 mol/L)体积	30.00	20.00
NaAc(0.2 mol/L)体积	30.00	40.00
混合物总体积(mL)		
滴定时混合物用量(mL)		
混合液中 Ag^+ 离子的总浓度 (mol/L)		
混合液中 Ac^- 离子的总浓度 (mol/L)		
KSCN 溶液的浓度(mol/L)		
所需 KSCN 溶液的体积(mL)		
平衡后的$[Ag^+]$(mol/L)		
平衡后的$[Ac^-]$(mol/L)		
溶度积常数 K_{sp}		

五、注意事项

1.正确使用离心机,注意保持平衡,调整转速时不要过快。

2.操作时注意试剂的用量,否则观察不到现象。

六、思考题

1.沉淀生成的条件是什么? 什么叫分步沉淀? 怎样根据溶度积的计算来判断本实验中沉淀先后的次序?

2.使沉淀溶解有几种方法?

3.何谓 K_{sp}? 如若在难溶电解质的溶液中加入其他易溶的强电解质时,K_{sp} 是否仍为常数? 本实验从所得数值如何求出醋酸银的 K_{sp}。

4.本实验中使用的仪器哪些需要干燥,为什么?

实验十五　纳米普鲁士蓝的合成、性质及医学应用

一、实验目的

1.学习共沉淀法制备纳米普鲁士蓝胶体。

2.了解普鲁士蓝催化过氧化氢原理。

3.熟悉磁力搅拌、加热及离心等操作。

二、实验原理

酶参与所有生命体的每个生化过程,是高效专一的天然催化剂,但是其内在缺陷如制备纯化成本高、操作稳定性低等,限制了其广泛应用。模拟酶的研究应运而生。伴随着纳米技术的发展,纳米酶的研究与日俱增,已经成为模拟酶领域的研究热点。普鲁士蓝是一个古老的染料,分子式为 $C_{18}Fe_7N_{18}$,分子量为 859.23。普鲁士蓝具有良好的电化学和催化性能。广泛被作为电子媒介构建第一代电化学酶生物传感器。普鲁士蓝分子结构含有 Fe^{2+}/Fe^{3+} 氧化还原结合点。这种可逆转化常常发生在许多过氧化物酶的活性中心。因此,纳米普鲁士蓝具有模拟过氧化物酶活性,它能在 H_2O_2 的存在下催化氧化经典显色底物 3,3′,5,5′—四甲基联苯胺(TMB)。

胶体是指一定条件下稳定存在的分散体系,胶体粒子的尺寸一般在 1~1 000 nm 之间。胶体制备方法包括水热法、共沉淀法及还原法等。水热法基本原理为金属盐在反应釜水热条件下分解所得,一般为高温高压条件。共沉淀法是指两种以上金属盐溶液混合沉淀,一般都需要加热和加入表面活性剂,表面活性剂能够发挥对沉淀的分散与稳定作用,防止凝聚与聚沉。还原法是指在还原剂作用下使金属离子还原成金属,常用弱还原剂如硼氢化钠、葡萄

糖等,适用于贵金属纳米胶体的制备。

三、仪器和试剂

50 mL 圆底烧瓶、电子天平、恒温磁力搅拌水浴锅、磁子、离心机、激光笔、量筒、烧杯和移液枪。$FeCl_3$、$K_4[Fe(CN)_6] \cdot 3H_2O$、25 mmol/L 柠檬酸母液、1 mol/L H_2O_2 溶液、42 mmol/L 3,3′,5,5′-四甲基联苯胺(TMB)溶液、去离子水、磷酸盐缓冲液(PBS)、葡萄糖标准液(5 μmol/L,20 μmol/L,50 μmol/L)和葡萄糖氧化酶。

四、实验内容

1. 纳米普鲁士蓝胶体的合成

(1)配制 A 组溶液:以水为溶解介质,精确称取 0.0324 g 的 $FeCl_3$(0.2 mmol),溶解到 2.0 mL 水中(0.1 mol/L)。取其中的 200 μL,用水稀释到 20.0 mL,配制成 1 mmol/L $FeCl_3$ 溶液。精确称取 0.0085 g $K_4[Fe(CN)_6] \cdot 3H_2O$(0.02mmol),溶解到 20.0 mL 水中,配制成浓度为 1 mmol/L $K_4[Fe(CN)_6]$ 溶液。磁力搅拌溶解,水浴加热至 60℃。

(2)配制 B 组溶液:以柠檬酸母液(25 mmol/L)为溶解介质,精确称取 0.0324 g 的 $FeCl_3$,溶解到 2.0 mL 柠檬酸母液中。取 200 μL $FeCl_3$ 柠檬酸溶液并稀释到 20.0 mL,配制成 1 mmol/L $FeCl_3$ 溶液。精确称取 0.0085 g $K_4[Fe(CN)_6] \cdot 3H_2O$ 溶解到 20.0 mL 柠檬酸母液中,配制成浓度为 1 mmol/L $K_4[Fe(CN)_6]$ 溶液。磁力搅拌溶解,水浴加热至 60℃。

(3)共沉淀反应。取加热的 A 组 $K_4[Fe(CN)_6]$ 溶液 20.0 mL,逐滴加入到 60 ℃水浴磁力搅拌下 A 组的 20.0 mL $FeCl_3$ 溶液中。随着 $K_4[Fe(CN)_6]$ 溶液的加入,反应溶液的颜色会由浅黄色变为青绿色、变成浅蓝色,最后变为纯蓝色。滴加完毕后,溶液在 60 ℃水浴下继续搅拌 30 min,冷却至室温。得到 A 组普鲁士蓝(PB)。

以 B 组重复(3)过程,得到 B 组普鲁士蓝(PB)。

2. 纳米 PB 胶体的物理性质实验

(1)光散射实验:将上述 A 组 PB 稀释约 5 倍,置于暗处,激光笔照射烧杯中的溶液,从与光束垂直的方向观察丁达尔效应现象。以 B 组重复此过程,观察并对比 A、B 组溶液的现象。

(2)离心实验:分别取上述 A 组、B 组 PB 液适量在 1 500 r/min 离心 3 min。观察并对比 A、B 组溶液的现象。

3. 纳米 PB 胶体的类过氧化物酶活性实验

向 400 μL pH 梯度为 3~9 的 PBS 溶液中依次加入 4 μL A 组 PB、4 μL 1 mol/L H_2O_2 溶液以及 4 μL 42 mmol/LTMB 溶液,立即混匀,并孵育 10 min。

以 B 组重复此过程,观察并对比 A、B 组溶液颜色变化情况。

4. 葡萄糖的测定

将 10 μL(5.0 mg/mL)葡萄糖氧化酶和 50 μL 不同浓度的葡萄糖标准液加入到 100 μL PBS(pH=7)中,37 ℃水浴孵育 30 min,随后加入 6 μL PB、6 μL 42 mmol/L TMB 溶液和

428 μL PBS（pH=4），将混合溶液室温下孵育 10 min，观察实验现象。

五、思考题

1. 酶试剂为什么要用磷酸盐缓冲液配制，而不用蒸馏水配制？

2. 影响 PB 催化 H_2O_2 的因素有哪些？为什么？

3. 利用 PB 检测葡萄糖的原理是什么？

实验十六　药用植物中一些元素的分离和鉴定

一、实验目的

1. 掌握植物体中 Ca、Mg、Al 及 Fe 离子的分离方法。

2. 熟悉 Ca、Mg、Al、Fe 和 P 五种元素的鉴定方法。

二、实验原理

药用植物中的活性成分主要是指糖类、生物碱类、苷类及挥发油等有机物，主要由 C、H、O 及 N 等元素组成。此为，植物体中还含有 P、I 和某些金属元素，如 Ca、Mg、A1、Fe、Cu 和 Zn 等。这些无机矿物质元素常以盐的形式存在，有些是人体必需的，而有些重金属可能会对人体造成危害。因此，有必要对药用植物中的无机成分进行分离鉴定。茶叶是中国的传统饮品，具有药用价值。本实验以茶叶作为代表性药用植物，分离和鉴定其中的一些元素。

把茶叶加热灰化，除了几种主要元素形成易挥发物质逸出去外，其他元素留在灰烬中，用酸浸取，它们进入溶液，所以可从浸取液中分离鉴定 Ca、Mg、A1、Fe 和 P 等元素。P 可用钼酸铵试剂单独鉴定，四种金属离子需先分离后鉴别。

运用表 9-12 中数据设计分离金属离子的流程。

表 9-12　四种金属离子氢氧化物沉淀完全的 pH

化合物	$Ca(OH)_2$	$Mg(OH)_2$	$Al(OH)_3$	$Fe(OH)_3$
pH	>13	>11	5.2~9	4.1

三、实验提示

1. 供选药物：钼酸铵试剂、$K_4[Fe(CN)_6]$ 溶液（0.25 mol/L）、$(NH_4)_2C_2O_4$ 溶液（0.5 mol/L）、铝试剂（0.1%）和镁试剂。

2. 查阅相关文献，了解茶叶中元素组成，对其中 Ca、Mg、A1、Fe 四种金属元素和磷元素进行分离和鉴定。

（1）茶叶样品的处理。

称取 4.0 g 干燥的茶叶，放入蒸发皿中，用酒精灯加热充分灰化。然后，移入研钵中研细，取出少量茶叶灰以作 P 的鉴定用,其余加入 HCl,加热搅拌,溶解,过滤,滤液即金属离子浸取液。

(2)金属离子的分离和鉴定

基于四种金属离子氢氧化物沉淀完全 pH 不同,对四种金属离子进行分离和鉴定。

(3)磷元素的分离和鉴定。

基于化学反应首先提取磷元素,再进行鉴定。

3.设计试验方案时,应充分考虑实验室的现有条件。

四、实验室提供条件

仪器:研钵、蒸发皿、电子天平、烧杯、离心机及离心管等。

试剂与材料:盐酸(2 mol/L)、浓 HNO_3、醋酸(6 mol/L)、浓 $NH_3 \cdot H_2O$、NaOH(2 mol/L)、NaOH(40%)、氯水、CCl_4 及茶叶等。

五、实验要求与组织

1.实验按小组进行,组长负责协调各组分工。

2.利用各种检索工具查阅相关文献,并做出较为详细的摘录。

3.通过团队的综合思考,拟定详细的实验方案,并依据方案实施。

4.对实验结果进行详细的归纳总结。

六、思考题

1.写出实验中检出五种元素的有关化学方程式。

2.茶叶中还有哪些元素?如何鉴定?

参考文献

[1]吴泳.大学化学新体系实验[M].北京:科学出版社,1999.

[2]周宁怀.微型无机化学实验[M].北京:科学出版社,2000.

[3]北京师范大学无机化学教研室等.无机化学实验(第三版)[M].北京:高等教育出版社,2001.

[4]陆家政.无机化学实验[M].北京:科学出版社,2016.

[5]铁步荣.无机化学实验[M].北京:中国中医药出版社,2012.

[6]国家药典委员会.中华人民共和国药典(二部)[M].北京:中国医药科技出版社,2020.

[7]国家药典委员会.中华人民共和国药典(四部)[M].北京:中国医药科技出版社,2020.

[8]张天蓝,姜凤超.无机化学(第 7 版)[M].北京:人民卫生出版社,2016.

[9]李娟,郝义俊,孙晓毅.胶体化学综合性实验:纳米普鲁士蓝的合成与性质研究[J].化学教育,2019(40):42—45.

第十章　有机化学实验

第一节　玻璃工及胶塞打孔

一、玻璃管的加工

在有机化学实验中,经常需要各种形状的玻璃管、滴管和不同口径的毛细管,要求对玻璃管进行加工,以满足实验的需要。这是有机实验人员的一项基本技能。

(一)玻璃管的截断

截断玻璃管可用扁锉、三角锉或小砂轮片。切割时把玻璃管平放在桌子边缘,将锉刀(或砂轮片)的锋棱压在玻璃管要截断处(图 10-1a),然后用力把锉刀向前推或向后拉,同时把玻璃管略微朝相反方向转动,在玻璃管上刻画出一条清晰、细直的深痕。不要来回拉锉,因为这样会损伤锉刀的锋棱,而且会使锉痕加粗。要折断玻璃管时,只要用两手的拇指抵住锉痕的背面,再稍用拉和弯折的合力,就可使玻璃管断开(图 10-1b)。如果刻画后立即在锉痕上用水沾一下,则玻璃管更易断开。断口处应当整齐。

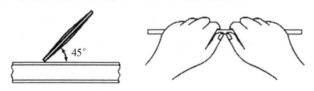

图 10-1　玻璃管的截断

(a)锉刀锋棱压在玻璃管上;(b)玻璃管的折断

若需在玻璃管的近端处进行切断,可先用锉刀在该处割一锉痕,再将一根末端拉细的玻璃棒在煤气灯的氧化焰上加热到红热(截断软质玻璃管时)或白炽(截断硬玻璃管时),使成珠状,然后把它压触到锉痕的端点处,锉痕会因骤然受强热而发生裂痕;有时裂痕迅速扩展为整圈,玻璃管即自行断开。若裂痕未扩展成一整圈,可以逐次用烧热的玻璃棒的末端压触在裂痕的稍前处引导,直至玻璃管完全断开。实际上,只要待裂痕扩大到玻璃管周长的 90% 时,即可用两手稍用力将玻璃管向里挤压,玻璃管就会整齐的断开。

玻璃管断口很锋利,容易割破皮肤、橡皮管或塞子,故必须将断口在火焰中烧熔使其变光滑。方法是将断口放在氧化焰的边缘,不断转动玻璃管,烧到管口微红即可。不可烧得太久,否则管口会缩小。也可以用锉刀将断口锋利边缘磨光滑。

(二)玻璃管的弯曲

有时需用弯成一定角度的玻璃管,这要由实验者自己制作。

玻璃管的质地有软硬之分。软质玻璃管受热易软化,加热不宜过度,否则在弯曲时易发生歪扭和瘪陷。硬质玻璃管需用较强的火焰加热。

弯曲玻璃管时,先在弱火焰中将玻璃管烤热,逐渐调节灯焰使成强火焰,然后两手持玻璃管,将需要弯曲处放在氧化焰(宜在蓝色还原焰之上约 2 mm 处)中加热的同时,两手等速缓慢地扭转玻璃管,以使受热均匀。为加宽玻璃管受热面可将玻璃管斜放在氧化焰中加热,或者在灯管上套一个扁灯头(鱼尾灯头,图 10-2)。

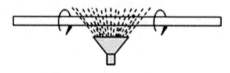

图 10-2 用鱼尾灯加热玻璃管

当玻璃管受热部分发出黄红光而且变软时,立即将玻璃管离开火焰,轻轻顺势弯至一定角度(图 10-3)。如果玻璃管要弯成较小的角度,可分几次弯成,以免一次弯的过多使弯曲部分发生瘪陷或纠结(图 10-4)。分次弯管时,各次加热部位应稍有偏移,并且要等弯过的玻璃管稍冷后再重新加热,还要注意每次弯曲均应在同一平面上,不要使玻璃管变得歪扭。

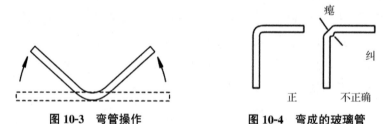

图 10-3 弯管操作　　　　图 10-4 弯成的玻璃管

在弯管操作时,要注意以下几点:如果两手旋转玻璃管速度不一致,则玻璃管会发生歪扭;玻璃管如果受热不够,则不易弯曲,并易出现纠结或瘪陷;玻璃管在火焰上加热时,双手不要向内推或向外拉,否则管径变得不均;在一般情况下,不应在火焰中弯曲玻璃管;弯好的玻璃管用小火烘烤 1~2 min(退火处理)后,放在石棉网上冷却,不可将热的玻璃管直接放在桌面上或冷的金属铁台上。

(三)玻璃管的拉伸

选择洗净烘干的管径为 6~7 mm 的玻璃管,截成约 200 mm 长一段,在煤气灯的氧化焰中加热管的中部,边加热边用两手等速的按同一方向慢慢地转动玻璃管。当开始烧软时,两手轻轻地稍向内挤,以加厚烧软处的管壁。当玻璃管烧成暗红色时,移离火焰,趁热拉制成适当直径的玻璃细管;拉伸时开始要慢,待拉到一定长度后快速拉伸。必须注意:两手边拉伸边往复转动玻璃管,使拉成的细管处于同一轴线上。待稍冷后放在石棉网上冷却,然后用锉刀轻轻地截断细管。这样,一次拉制成两支滴管。若细管与原玻璃管不在同一轴线上,可将它再次拉伸,直至符合要求为止。滴管的细管口用黄色小火焰烧平滑(光口),而另一端于慢慢转动下在氧化焰上烧成暗红色,移去火焰,管口以垂直的角度轻轻地摁到瓷板或石棉网上,然后放在石棉网上冷却。

(四)拉制熔点管

拉制熔点管最好使用干净烘干的管径为 10 mm 的薄壁玻璃管。同拉滴管一样,拉成管径为 1~1.2 mm 的毛细管。拉管时要密切注意毛细管的粗细,冷却后截成 100 mm 长,其两端在小火焰的边缘处封熔。封闭的管底要薄。用时把毛细管在中间截断,就成为两根熔点管。

(五)拉制减压蒸馏用毛细管

要选用厚壁玻璃管。拉制方法与拉制熔点管相似,其要点在于拉伸时,动作要较迅速。欲拉制细孔且不易断的毛细管,可用两次拉制法。先按拉制滴管的方法拉成管径为 1.5~2 mm 的细管,稍冷后截断之。然后将细管部分用小火焰烧软,移离火焰并迅速拉伸。为检验毛细管是否合用,可向管内吹气,毛细管的管端在乙醚或丙酮中会冒出一连串小气泡。

二、瓶塞的选用和打孔

选用瓶塞是化学实验中经常遇到的问题,瓶塞大小选用得是否合适;塞孔口径是否适宜,都直接关系到整个实验能否顺利进行。因此,两项操作均需熟练掌握。选择合适的瓶塞的原则是:根据仪器口径大小,使瓶塞插入瓶口部分不少于瓶身高度的 1/3,也不要大于 2/3,如图 10-5 所示。

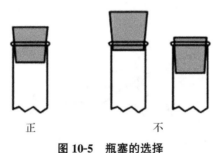

正　　　　　　不

图 10-5　瓶塞的选择

塞上打孔要与所插入孔内的玻璃管、温度计及玻璃棒等的直径适宜。实验用塞有橡皮塞和软木塞两种,橡皮塞具有一定的弹性,因此选用的打孔器内径应较插入管口外径略大,软木塞质地疏松,打孔前可先将软木塞在压塞器上滚实再打孔,所用打孔器口径要与相应管径相同。打孔时,先将打孔器口放在塞子直径小的一端中央,垂直压紧并向一个方向旋转,约旋入塞身高度的 1/2 后,反向旋转将打孔器转出。依照相同的办法,再在塞子的另一端中央打孔,使两端所打的孔正好在一条垂直线上。这里需要指出的是:打孔器用久后,口刃易钝,可用圆锉修磨其口刃内圆,用平锉修磨其外圆,或用修孔器修磨。经修磨的打孔器用起来省力,孔口圆滑。

第二节　萃取和洗涤

　　萃取和洗涤是利用物质在不同溶剂中的溶解度不同来进行分离的操作。萃取和洗涤在原理上是一样的,只是目的不同。从混合物中抽取的物质,如果是我们所需要的,这种操作叫作萃取或提取;如果是我们所不要的,这种操作叫作洗涤。

　　通常用分液漏斗来进行液－液萃取。必须事先检查分液漏斗的盖子和旋塞是否严密,以防分液漏斗在使用过程中发生泄漏而造成损失。(检查的方法通常是先用水试验。)

　　在萃取或洗涤时,先将液体与萃取用的溶剂(或洗液)由分液漏斗的上口倒入,盖好盖子,振荡漏斗,使两液层充分接触。振荡的操作方法一般是先把分液漏斗倾斜,使漏斗的上口略朝下,如图 10-6 所示,右手捏住漏斗上口颈部,并用手指跟部压紧盖子,以免盖子松开,左手握住旋塞,握持旋塞的方式既要能防止振荡时旋塞转动或脱落,又要便于灵活地旋开旋塞。振荡后,令漏斗仍保持倾斜状态,旋开旋塞,放出蒸汽或发生的气体,使内外压力平衡;若在漏斗内盛有易挥发的溶剂,如乙醚、丙酮、氯仿、二氯甲烷、石油醚及苯等,或用碳酸钠溶液中和酸液,振荡后,更应注意及时旋开旋塞,放出气体。振荡数次以后,将分液漏斗放在铁环上(最好把铁环用石棉绳缠扎起来),静置之,使乳浊液分层。有时有机溶剂和某些物质的溶液一起振荡,会形成较稳定的乳浊液。在这种情况下,应该避免急剧的振荡。如果已形成乳浊液,且一时又不易分层,则可加入食盐等电解质,使溶液饱和,以减低乳浊液的稳定性;轻轻地旋转漏斗,也可使其加速分层。在一般情况下,长时间静置分液漏斗,可达到使乳浊液分层的目的。

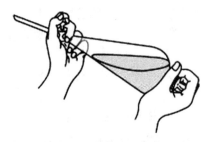

图 10-6　分液漏斗的使用

　　分液漏斗中的液体分成清晰的两层以后,就可以进行分离。分离液层时,下层液体应经旋塞放出,上层液体应从上口倒出。如果上层液体也经旋塞放出,则漏斗旋塞下面颈部所附着的残液就会把上层液体污染。

　　先把顶上的盖子打开(或旋转盖子,使盖子上的凹缝或小孔对准漏斗上口颈部的小孔,以使与大气相通),把分液漏斗的下端靠在接收器的壁上。旋开旋塞,让液体流下,当液面间的界限接近旋塞时,关闭旋塞,静置片刻,这时下层液体往往会增多一些。再把下层液体仔细放出,然后把剩下的上层液体从上口倒入另一个容器里。

　　在萃取或洗涤时,上下两层液体都应该保留到实验完毕。否则,如果中间的操作发生错误,便无法补救和检查。

在萃取过程中,将一定量的溶剂分做多次萃取,其效果要比一次萃取为好。

微量样品的液－液萃取可在小试管中进行,用毛细滴管向试管液体中不断鼓气泡,使混合物充分混合。静置分层后,再用毛细滴管将两层液体分开。重复上述操作,可达到萃取的目的。

第三节 气体的吸收

在有机化学实验中,常用有刺激性甚至有毒的气体如氯、溴、氯化氢、溴化氢、三氧化硫及光气等为反应物,多数情况下这些反应物不能完全转化,会散发到空气中;在有些实验中,合成的产物是气体;更多的是生成有害气体作为副产物,如氯化氢、溴化氢、二氧化硫及氧化氮等。无论是从实验者的安全考虑还是从保护环境出发,对有害气体必须进行处理,最方便、最有效的方法是用吸收剂将其吸收后再作处理。

一、吸收剂

气体吸收主要有两种方法,一种是物理吸收法,即气体溶解于吸收剂中。另一种是化学吸收法,即气体与吸收剂反应生成新的物质。物理吸收法使用的吸收剂由气体的溶解度决定。如有机物气体常用有机溶剂做吸收剂,而无机物气体常用水做吸收剂。卤化氢可由水吸收得到稀的氢卤酸溶液,少量的氯气也可用水吸收得到氯水。化学吸收法的吸收剂由被吸收的气体的化学性质决定。酸性气体如卤化氢、二氧化硫及硫酸等可用氢氧化钠、碳酸钠等碱性溶液吸收,氯气也可用碱溶液吸收。碱性气体如有机胺可用盐酸溶液吸收。

二、吸收装置

气体的吸收装置很简单,可以用倒置在吸收剂表面上的锥形漏斗使气体与吸收剂接触,锥形漏斗口不要全埋入吸收剂中。一些极易溶解或极易反应的气体,可以通过一根离开吸收剂表面 $1\sim5$ mm 的玻璃管与吸收剂作用。对一些难被吸收的气体,可以通过一根插入吸收剂深处的玻璃管与吸收剂作用,但这时要细心操作,防止吸收剂倒吸入反应体系中。

第四节 液体化合物的分离与提纯

一、蒸馏

(一)基本原理

有机化合物的沸点是重要物理常数之一。在液体有机化合物的分离和纯化以及溶剂回收过程中具有重要意义。

一个化合物受热时其蒸气压升高,当达到与外界大气压相等时,液体开始沸腾,这时液体的温度就是该化合物的沸点。根据液体的蒸气压-温度曲线可知,一个物质的沸点与该物质所受的外界压力(大气压)有关。外界压力增大,液体沸腾时的蒸气压加大,沸点升高;相反,若减小外界的压力,则沸腾时的蒸气压下降,沸点就降低。

作为一条经验规律,在101.3 kPa(760 mmHg)附近时,多数液体当压力下降1.33 kPa(10 mmHg),沸点约下降0.5℃。在较低压力时,压力每降低一半,沸点约下降10℃。

由于物质的沸点随外界大气压的改变而变化,因此,讨论或报道一个化合物的沸点时,一定要注明测定沸点时外界的大气压,以便与文献值相比较。通常所说的沸点,是指在101.3 kPa(760 mmHg)压力下液体沸腾时的温度。例如,水的沸点为100℃,是指在101.3 kPa压力下水在100℃时沸腾。在其他压力下应注明压力,如在12.3 kPa(92.5 mmHg)时,水在50℃沸腾,这时水的沸点可表示为50℃/12.3 kPa。

蒸馏是将液体混合物加热至沸腾,使液体汽化,然后将蒸气冷凝为液体的过程。通过蒸馏可以使混合物中各组分得到部分或全部分离。但各组分的沸点必须相差较大(一般在30℃以上)才可得到较好的分离效果。

纯的液体有机化合物在一定的压力下具有一定的沸点。但具有固定沸点的液体不一定都是纯的有机化合物。因为某些有机化合物常常和其他组分可形成二元或三元共沸混合物,它们也有固定的沸点。

(二)蒸馏操作和沸点的测定

1.蒸馏装置

蒸馏装置由蒸馏瓶、蒸馏头、温度计、直形冷凝管、接引管及接收瓶等组装而成。见下图10-7。

如果蒸馏出的物质易受潮分解,可在接引管上接一个氯化钙干燥管,以防止湿气的侵入;如果蒸馏的同时还放出有毒气体,则尚需装配气体吸收装置。如果蒸馏出的物质易挥发、易燃有毒,也需装配气体吸收装置,见图10-8。

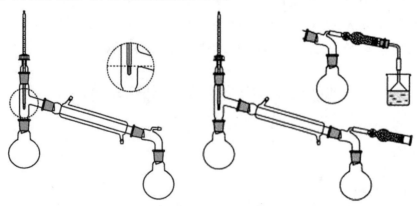

图10-7 普通蒸馏装置1　　　　图10-8 普通蒸馏装置2

要把反应混合物中挥发性物质蒸出时,可用一根75°弯管把圆底烧瓶和冷凝管连接起来,见图10-9。当馏分沸点高于140℃时,应该换成空气冷凝管,见图10-10。

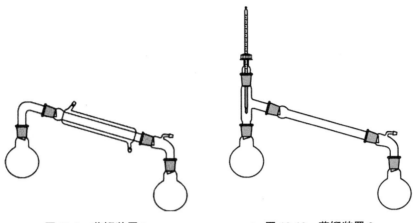

图 10-9　蒸馏装置 1　　　　　　　　　图 10-10　蒸馏装置 2

　　微量液体的蒸馏用微型蒸馏装置(见图 10-11)。因为成套微型玻璃仪器的蒸馏头的收集阱的容量为 4 mL 左右,大于 4 mL 的液体或虚幻截流分的体系用 a 装置,而小于 4 mL 的液体又不需要换接馏分的用 b 装置。c 装置用来蒸馏沸点高于 140℃的物质。安装微型蒸馏装置时要注意温度计水银球的位置,水银球的上端与微型蒸馏头收集阱的边沿平齐,用短橡皮管把温度计固定到温度计套管上,再插入微型蒸馏头的上口。

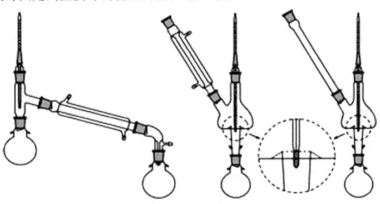

图 10-11　微型蒸馏装置

　　在装配仪器过程中应注意以下几点:

　　①安装仪器时,一般在操作台上放一块厚约 2 cm 的垫板,将加热源如电热套放在垫板上,再将蒸馏瓶置于电热套中,使二者间相距约 1 cm,然后自下而上,从左到右的顺序安装仪器,做到横平竖直,无论从正面或侧面观察,全套仪器的轴线都要在同一平面内。铁架都应整齐放在仪器的背部,美观整齐。

　　②为了保证温度测量的准确性,应使温度计水银球上端与蒸馏头支管下限处在同一水平线上。

　　③任何蒸馏装置都不能密封起来,用不带支管的接引管时,接引管与接收瓶之间不可用塞子塞住,否则将引起爆炸。

　　④在具体操作时,可根据馏分沸点的不同,使用不同的冷凝管。当馏分沸点在 140℃以下时,一般采用水冷凝管,见图 10-11,冷却水应从下口进入,上口流出,上端的出水口应朝

上,以保证冷凝管套管中充满水;当馏分沸点高于140℃时,宜采用空气冷凝管,见图10-10所示。

⑤所用的仪器都必须清洁干燥。

2.蒸馏操作

①加料:仪器安装好后,取下温度计,在蒸馏头上放一长颈漏斗,慢慢将待蒸馏液体倒入蒸馏瓶中,注意漏斗下口处的斜面应超过蒸馏头支管的下限。

②加沸石:为防止液体暴沸,加入2~3粒沸石。如果加热中断,再加热时,须重新加入沸石。

③加热:在加热前,应检查仪器装配是否正确,原料、沸石是否加好,冷凝水是否通入,一切无误后再开始加热,一旦液体沸腾温度计水银球部位出现液滴时,适当调节电压,使温度计水银球上始终保持有液滴存在,以蒸馏速度每秒1~2滴为宜。

④馏分收集:收集馏分时,沸程越小馏出物越纯,当温度超过沸程范围时,应停止接收。注意接收器应预先干燥、称重。

⑤停止蒸馏:当馏分蒸完后,应先关掉电源停止加热,将电压调节至零点。待馏出物不再流出时,关掉冷凝水,取下接收器称重,保存好产物。最后从右至左,从上到下拆除仪器,并清洗干净。

(三)注意事项

①加热前,先向冷凝管缓缓通入冷水,把上口流出的水引入水槽中。然后加热,最初宜用小火,以免蒸馏烧瓶因局部受热而破裂。慢慢增大火力使之沸腾进行蒸馏,调节火焰或调整加热电炉的电压,使蒸馏速度以每秒钟自接液管滴下1~2滴馏液为宜。收集所需温度范围的馏液。

②如果维持原来加热温度,不再有馏液蒸出,温度突然下降时,就应停止蒸馏,即使杂质量很少,也不能蒸干。否则,容易发生意外事故。

③蒸馏完毕,先停火,后停止通水。拆卸仪器,其程序和装配时相反,即按次序取下接收器、接液管、冷凝管和蒸馏烧瓶。

④当蒸馏易挥发和易燃的物质(如乙醚),不能用明火(如酒精灯,煤气灯)加热。否则,容易引起火灾事故,故要用热浴,一般用热水浴即可。

二、分馏

(一)基本原理

分馏的基本原理与蒸馏相类似。不同之处是在装置上多一个分馏柱,使汽化、冷凝的过程由一次变为多次。简单地说,分馏即是多次蒸馏。

对于各组分沸点(或者说是挥发度)相差较大的混合物,用普通蒸馏可以将各组分比较好地分离开。然而沸点相差不大的混合物沸腾时,气相中各组分的摩尔分数相差不大,对于这种混合物用普通蒸馏的方法很难把各组分分离开,而应当用分馏的方法分离。分馏过程如图 10-12 所示。

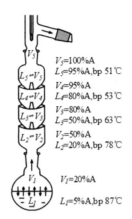

图 10-12 分馏过程示意图

如果将两种挥发性液体的混合物进行蒸馏,在沸腾温度下,其气相与液相达到平衡,蒸出的蒸气中含有较多易挥发物质的组分。将此蒸气冷凝成液体,其组成与气相组成等同,即含有较多的易挥发组分,而残留物中却含有较多量的高沸点组分。这就是进行了一次简单的蒸馏。如果将蒸气冷凝成的液体重新蒸馏,即又进行一次气液平衡,再度产生的蒸气中所含的易挥发物质组分又有所增高,同样,将此蒸气再经过冷凝而得到的液体中易挥发物质的组分当然也高。用多次反复蒸馏的方法,显然是手续烦,费时多,损耗大,实际上很少采用。分馏是通过在分馏柱中进行多次的部分气化和冷凝,既能克服多次普通蒸馏的缺点,又可有效地分离沸点相近的混合物。分馏已在实验室和化学工业中广泛应用。现在最精密的分馏设备已能将沸点相差 1～2℃ 的混合物分开。

分馏就是借分馏柱来实现这种多次重复的蒸馏过程。在分馏柱内使混合物进行多次气化和冷凝。当上升的蒸气与下降的冷凝液互相接触时,上升的蒸气部分冷凝放出热量使下降的冷凝液部分气化,两者之间发生了热量交换。其结果,上升蒸气中易挥发组分增多,而下降的冷凝液中高沸点组分增加。如果连续多次,就等于进行了多次的气液平衡,即达到了多次蒸馏的效果。这样,靠近分馏柱顶部易挥发物质的组分比率高,而在烧瓶里高沸点组分的比率高。

分馏柱是一较长的直玻璃管,柱身为空管或在管中填以特制的填料,其目的是增大气-液接触面积以提高分离效果。在同一分馏柱不同高度的各段,其组分是不同的。操作得当,从柱顶可以得到较纯的组分。

(二)简单分馏操作

根据对产品的要求,选择好分馏柱见图 10-13 及相应的全套仪器,包括蒸馏瓶、分馏柱、冷凝管和接收器等部分。装置见图 10-14。安装操作与蒸馏相似,自下而上,先夹住蒸馏瓶,再装上分馏柱和蒸馏头,调节夹子,使分馏柱垂直,装上冷凝管并在合适位置夹好夹子,将接引管和接收瓶装好,再在接收瓶底部垫上支撑架,以防意外。

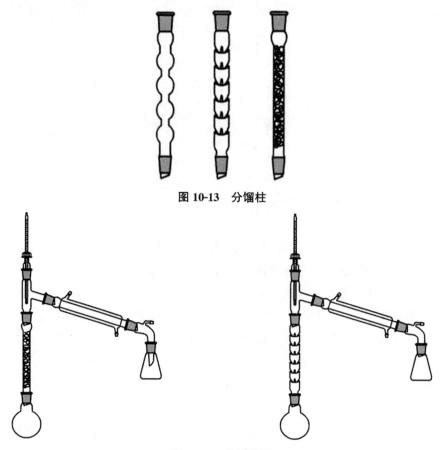

图 10-13　分馏柱

图 10-14　分馏装置

分馏时把待分馏的混合物放入圆底烧瓶中,加入助沸物,仔细检查后进行加热。待液体开始沸腾,注意调节浴温(加热浴均要插温度计),使蒸气慢慢升入分馏柱。

一般可用手摸柱顶,若烫手即表示蒸气已达柱顶。当蒸气上升至柱顶时,温度计水银球即出现液滴。此时调节浴温,使蒸气仅到柱顶而不进入支管就被全部冷凝回流。这样维持 5 min 后,再将浴温调高一些,使馏出液体的速度控制在 2～3 s1 滴,这样可以得到较好的分离效果。待低沸点组分蒸完后,温度计水银柱骤然下降,再逐渐升温,按各组分的沸点分馏出各组分的液体有机化合物。如操作合理,使分馏柱发挥最大能力,可把液体混合物一一分馏出来。

操作时应注意下列几点:

(1)分馏一定要缓慢进行,应控制恒定的蒸馏速度。

(2)一般情况下,保持分馏柱内温度梯度是通过调节馏出液速度来实现的,若加热速度快,蒸出速度也快,柱内温度梯度变小,影响分离效果;若加热速度太慢,蒸出速度也慢或上升蒸气把液体冲入冷凝管中,会使柱身被冷凝液阻塞,产生液泛现象。因此,要有足够量的液体从分馏柱流回烧瓶,选择合适的回流比,回流比越大,分离效果越好。

(3)必须尽量减少分馏柱的热量散失和波动。

三、水蒸气蒸馏

水蒸气蒸馏操作是将水蒸气通入不溶或难溶于水的但有一定挥发性的有机物质中(不论是固体还是液体),使该有机物质在低于 100℃ 的温度下,随着水蒸气一起蒸馏出来。使用这种方法时,对要纯化的物质应具备以下列条件:①不溶或难溶于水,这是满足水蒸气蒸馏的先决条件。如溶于水则蒸气压显著下降,例如,丁酸比甲酸在水中的溶解度小,所以丁酸比甲酸易被水蒸气蒸馏出来,虽然纯甲酸的沸点(101℃)较丁酸的沸点(162℃)低得多;②长时间与水共沸与水不起化学反应;③ 在近 100℃ 时,该化合物应具有一定的蒸气压,一般不小于 1.333 kPa(10 mmHg)。

水蒸气蒸馏是纯化分离有机化合物的重要方法之一。此法常用于下列几种情况:

①反应混合物中含有大量树脂状杂质或不挥发性杂质。

②要求除去易挥发的有机物。

③从固体多的反应混合物中分离被吸附的液体产物。

④某些有机物在达到沸点时容易被破坏,采用水蒸气蒸馏可在 100℃ 以下蒸出。

水蒸气蒸馏也是从动植物中提取芳香油等天然产物最常用的方法之一。

(一)基本原理

当水和不(或难)溶于水的化合物一起存在时,整个体系的蒸气压力根据道尔顿分压定律,应为各组分蒸气压之和。即 $P = P_A + P_B$,其中 P 为总的蒸气压,P_A 为水的蒸气压,P_B 为不溶于水的化合物的蒸气压。当混合物中各组分的蒸气压总和等于外界大气压时,混合物开始沸腾。这时的温度即为它们的沸点。所以混合物的沸点比其中任何一组分的沸点都要低些。因此,常压下应用水蒸气蒸馏,能在低于 100℃ 的情况下将高沸点组分与水一起蒸出来。蒸馏时混合物的沸点保持不变,直到其中一组分几乎全部蒸出(因为总的蒸气压与混合物中二者相对量无关)。混合物蒸气压中各气体分压之比(P_A,P_B)等于它们的物质的量之比。即

$$\frac{n_A}{n_B} = \frac{P_A}{P_B}$$

式中 n_A 为蒸气中含有 A 的物质的量,n_B 为蒸气中含有 B 的物质的量。而

$$n_A = \frac{m_A}{M_A} \qquad n_B = \frac{m_B}{M_B}$$

式中 m_A,m_B 为 A,B 在容器中蒸气的质量;M_A,M_B 为 A,B 的摩尔质量。因此,两种物质在馏出液中相对质量(也就是在蒸气中的相对质量)与它们的蒸气压和摩尔质量成正比 $\frac{m_A}{m_B} = \frac{M_A n_A}{M_B n_B} = \frac{M_A P_A}{M_B P_B}$。以溴苯为例,溴苯的沸点为 156.12℃,常压下与水形成混合物于 95.5℃ 时沸腾,此时水的蒸气压力为 86.1 kPa(646 mmHg),溴苯的蒸气压为 15.2 kPa(114 mmHg)。总的蒸气压=86.1 kPa+15.2 kPa = 101.3 kPa(760 mmHg)。因此,混合物在 95.5℃ 沸腾,馏出液中两物质之比:

$$\frac{m_{H_2O}}{m_{溴}} = \frac{18 \times 86.1}{157 \times 15.24} = \frac{6.5}{10}$$

就是说馏出液中有水 6.5 g,溴苯 10 g;溴苯占馏出物 61%。这是理论值,实际蒸出的水量要多一些,因为上述关系式只适用于不溶于水的化合物,但在水中完全不溶的化合物是没有的,所以这种计算只是个近似值。又例如,苯胺和水在 98.5℃时,蒸气压分别为 5.7 kPa (43 mmHg)和 95.5 kPa(717 mmHg),从计算得到馏液中苯胺的含量应占 23%,但实际得到的较低,主要是苯胺微溶于水所引起的。应用过热水蒸气蒸馏可以提高馏液中化合物的含量,例如:苯甲醛(沸点 178℃),进行水蒸气蒸馏,在 97.9℃沸腾[这时 P_A=93.7 kPa(703.5 mmHg),P_B= 7.5 kPa(56.5 mmHg)],馏出液中苯甲醛占 32.1%,若导入 133℃过热蒸汽,这时苯甲醛的蒸气压可达 29.3 kPa (220 mmHg)。因而水的蒸气压只要 71.9 kPa(540 mmHg)就可使体系沸腾。因此,

这样馏出液 $\frac{m_A}{m_B} = \frac{71.9 \times 18}{29.3 \times 106} = \frac{41.7}{100}$ 中苯甲醛的含量提高到 70.6%。操作中蒸馏瓶应放在比蒸气高约 10℃的热浴中。

在实际操作中,过热蒸气还应用在 100℃时仅具有 0.133~0.666 kPa(1~5 mmHg)蒸气压的化合物。例如在分离苯酚的硝化产物中,邻硝基苯酚可用水蒸气蒸馏出来,在蒸馏完邻位异构体以后,再提高蒸气温度也可以蒸馏出对位产物。

(二)操作步骤

水蒸气蒸馏装置如图 10-15 所示,包括水蒸气发生器、蒸馏部分、冷凝部分和接收器四个部分,有时用三口瓶代替圆底烧瓶,更为方便。

在水蒸气蒸馏装置图中,A 是水蒸气发生器,通常盛水量以其容积的 3/4 为宜。如果太满,沸腾时水将冲至烧瓶。安全管 B 几乎插到发生器 A 的底部。当容器内气压太大时,水可沿着安全管上升,以调节内压。如果系统发生阻塞,水便会从管的上口喷出。此时应检查导管是否被阻塞。

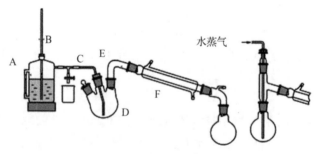

图 10-15　水蒸气蒸馏装置

蒸馏部分通常是用 500 mL 以上的长颈圆底烧瓶。为了防止瓶中液体因跳溅而冲入冷凝管内,故将烧瓶的位置向发生器的方向倾斜 45°。瓶内液体不宜超过其容积的 1/3。蒸气导入管 C 的末端应弯曲,使之垂直地正对瓶底中央并伸到接近瓶底。蒸气导出管 E(弯角约 30°)孔径最好比管 C 大一些,一端插入双孔木塞,露出约 5 mm,另一端和冷凝管连接。馏出

液通过接引管进入接收器。接收器外围可用冷水浴冷却。

水蒸气发生器与盛物的圆底烧瓶之间应装上一个 T 形管。在 T 型管下端连一个弹簧夹,以便及时除去冷凝下来的水滴。应尽量缩短水蒸气发生器与盛物的圆底烧瓶之间距离,以减少水蒸气的冷凝。

进行水蒸气蒸馏时,先将溶液(混合液或混有少量水的固体)置于 D 中,加热水蒸气发生器,直至接近沸腾后才将弹簧夹夹紧,使水蒸气均匀地进入圆底烧瓶。为了使蒸气不致在 D 中冷凝而积聚过多,必要时可在 D 下置一石棉网,用小火加热。必须控制加热速度,使蒸气能全部在冷凝管中冷凝下来。如果随水蒸气挥发的物质具有较高的熔点,在冷凝后易于析出固体,则应调小冷凝水的流速,使它冷凝后仍然保持液态。假如已有固体析出,并且接近阻塞时,可暂时停止冷凝水的流通,甚至需要将冷凝水暂时放去,以使物质熔融后流入接收器。万一冷凝管已被阻塞,应立即停止蒸馏,并设法疏通(如用玻棒将阻塞的晶体捅出或用电吹风的热风吹化结晶,也可在冷凝管夹套中灌以热水使之熔出)。

在蒸馏需要中断或蒸馏完毕后,一定要先打开 T 形管的弹簧夹使通大气,然后方可停止加热,否则 D 中的液体将会倒吸到 A 中。在蒸馏过程中,如发现安全管 B 中的水位迅速上升,则表示系统中发生了堵塞。此时应立即打开弹簧夹,然后移去热源。待排除了堵塞后再继续进行水蒸气蒸馏。

如仅需少量水蒸气就可以把被蒸馏的有机物蒸出,则可用简易水蒸气蒸馏装置,即省去水蒸气发生器,直接将有机化合物与水一起加入蒸馏烧瓶中,用热源加热垫有石棉网的蒸馏瓶,使之产生水蒸气进行蒸馏。

少量物质的水蒸气蒸馏,可用蒸馏装置代替如图 10-15 所示。

在蒸馏过程中,如由于水蒸气的冷凝而使烧瓶内液体量增加,以至超过烧瓶容积的 2/3 时,或者水蒸气蒸馏速度不快时,则将蒸馏部分隔石棉网加热。但要注意瓶内崩跳现象,如果崩跳剧烈,则不应加热,以免发生意外。蒸馏速度为 2～3 滴/ s。

在蒸馏过程中,必须经常检查安全管中的水是否正常,有无倒吸现象,蒸馏部分混合物溅飞程度如何。一旦发生异常,应立即旋开螺旋夹,移去热源,找原因排故障,当故障排除后,才能继续蒸馏。

如待蒸馏物的熔点高,冷凝后析出固体,则应调小冷凝水的流速或停止冷凝水流入,甚至将冷凝水放出,待物质熔化后再小心而缓慢地通入冷却水。

当馏出液澄清透明,不再含有油珠状的有机物时,要再多蒸出 10～20 mL 的透明馏出液方可打开弹簧夹,移去热源,停止蒸馏。馏出物和水的分离方法,根据具体情况决定。

进行水蒸气蒸馏时,蒸气导入管的末端为什么要插入到接近于容器底部。

四、减压蒸馏

(一)基本原理

已知液体的沸点是指它的蒸气压等于外界大气压时的温度,所以液体沸腾的温度是随外界压力的降低而降低的。因而用真空泵连接盛有液体的容器,使液体表面上的压力降低,即可降低液体的沸点。这种在较低压力下进行蒸馏的操作称为减压蒸馏,减压蒸馏时物质的沸点与压力有关。可通过图 10-16 所示的沸点—压力的经验计算图近似的推算出高沸点物质在不同压力下的沸点。

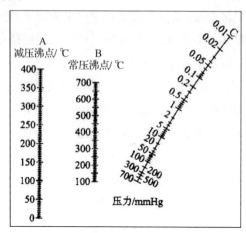

图 10-16　液体在常压下的沸点与减压下的沸点近似关系图

1.图 10-16 的应用

已知某一液体化合物在常压下沸点为 290℃时,实验中真空泵减压下蒸馏体系压力为 20 mmHg(2.67 kPa)。该压力下,这一液体化合物的沸点是多少呢?用尺子连接 C 上的 20 mmHg(2.67 kPa)与 B 上的 290℃两点,延伸至 A 上的 160℃,便使该液体化合物在 20 mmHg(2.67 kPa)下的沸点,表示为 160℃/2.67 kPa。

2.真空度的划分

所谓真空只是相对真空,我们把任何压力较常压为低的气态空间称之为真空,因此在程度上有很大的差别。为了方便,常常把不同程度的真空划分为几个等级。

①低真空(气压 760～10 mmHg,101～1.33 kPa);

②中度真空(气压 10～10^{-3} mmHg,1.33～0.133×10^{-3} kPa);一般可用油泵获得,最高可达到 0.001 mmHg(0.133×10^{-3} kPa)左右;

③高真空(气压 10^{-3}～10^{-8} mmHg,0.133×10^{-3}～0.13310^{-8} kPa)。

减压蒸馏是分离、提纯高沸点和性质不稳定的液体以及一些低熔点固体有机物的常用方法。它特别适用于那些在常压蒸馏时未达沸点即已受热分解、氧化或聚合的物质。

(二)装置

减压蒸馏装置主要由蒸馏、抽气(减压)、安全保护和测压四部分组成。蒸馏部分由蒸馏瓶、克氏蒸馏头、毛细管、温度计及冷凝管、接收器等组成,见图 10-17。克氏蒸馏头可减少由于液体暴沸而溅入冷凝管的可能性;而毛细管的作用,则是作为气化中心,使蒸馏平稳,又起搅拌作用,避免液体过热而产生暴沸冲出现象。毛细管口距瓶底 1～2 mm,为了控制毛细管的进气量,可在毛细玻璃管上口套一段软橡皮管,橡皮管中插入一段细铁丝,并用螺旋夹夹住。蒸出液接收部分,接引管(尾接管)和普通蒸馏不同的是,接引管上具有可供接抽气部分的小支管。通常用多尾接引管连接两个或三个梨形或圆形烧瓶,在接收不同馏分时,只需转动接引管,在减压蒸馏系统中切勿使用有裂缝或薄壁的玻璃仪器。尤其不能用不耐压的平底瓶(如锥形瓶等),以防止内向爆炸。抽气部分用减压泵,最常见的减压泵有水泵和油泵两种。油泵:油泵的效能决定于油泵的机械结构以及真空泵油的好坏。好的油泵能抽至真空度为 13.3 Pa。油泵结构较精密,工作条件要求较严。蒸馏时,如果有挥发性的有机溶剂、水或酸的蒸气,都会损坏油泵及降低其真空度。因此,使用时必须十分注意油泵的保护。安全保护部分一般有安全瓶,若使用油泵,还必须有冷阱及分别装有粒状氢氧化钠、块状石蜡及活性炭或硅胶、无水氯化钙等吸收干燥塔,以避免低沸点溶剂,特别是酸和水汽进入油泵而降低泵的真空效能,见图 10-18。所以用油泵减压蒸馏前,必须在常压或水泵减压下蒸除所有低沸点液体和水以及酸、碱性气体。测压部分采用测压计,一般可用图 10-17(a)中所示的压力计。

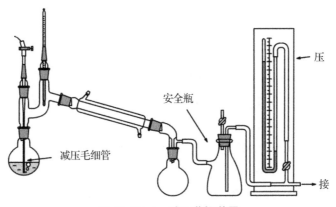

图 10-17(a)　减压蒸馏装置

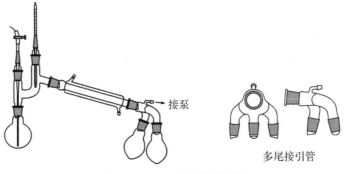

图 10-17(b)　减压蒸馏装置

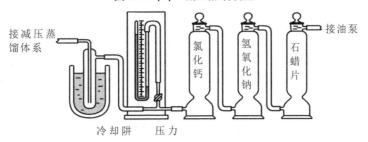

图 10-18　油泵保护装置

(三)操作方法

仪器安装好后,先检查系统是否漏气,方法是:关闭毛细管,减压至压力稳定后,夹住连接系统的橡皮管,观察压力计水银柱有无变化,无变化说明不漏气,有变化即表示漏气。为使系统密闭性好,磨口仪器的所有接口部分都必须用真空油脂润涂好,检查仪器不漏气后,加入待蒸的液体,量不要超过蒸馏瓶的一半,关好安全瓶上的活塞,开动油泵,调节毛细管导入的空气量,以能冒出一连串小气泡为宜。当压力稳定后,开始加热。液体沸腾后,应注意控制温度,并观察沸点变化情况。待沸点稳定时,转动多尾接引管接收馏分,蒸馏速度以 0.5～1 滴/ s 为宜,蒸馏完毕,除去热源,慢慢旋开夹在毛细管上的橡皮管的螺旋夹,待蒸馏瓶稍冷后再慢慢开启安全瓶上的活塞(若开得太快,水银柱很快上升,有冲破测压计的可能),平衡内外压力,然后再关闭抽气泵。

(四)注意事项

1. 被蒸馏液体中若含有低沸点物质时,通常先进行普通蒸馏,再进行水泵减压蒸馏,而油泵减压蒸馏应在水泵减压蒸馏后进行。

2. 装置完成后,先旋紧橡皮管上的螺旋夹,打开安全瓶上的二通活塞,使体系与大气相通,启动油泵抽气,逐渐关闭二通活塞至完全关闭,注意观察瓶内的鼓泡情况(如发现鼓泡太剧烈,有冲料危险,立即将二通活塞旋开些)。从压力计上观察体系内压力应符合要求,然后小心旋开二通活塞;同时,注意观察压力计上的读数,调节体系内压到所需值(根据沸点与压力关系)。

3. 在系统充分抽空后通冷凝水,再加热(一般用油浴)蒸馏,一旦减压蒸馏开始,就应密切注意蒸馏情况,调整体系内压,经常记录压力和相应的沸点值,根据要求,收集不同馏分。

4. 蒸馏完毕,移去热源,待蒸馏瓶冷后再慢慢旋开螺旋夹(防止倒吸),同时慢慢打开安全瓶的二通活塞,平衡内外压力,使测压计的水银柱慢慢地回复原状(若打开得太快,水银柱很快上升,有冲破测压计的可能),然后关闭油泵和冷却水。

5. 减压蒸馏时,可用水浴、油浴及空气浴等加热,浴温较蒸馏物沸点高 30℃以上。

第五节　固体化合物的分离与提纯

一、基本原理

重结晶是纯化固体有机化合物的重要方法之一。它是用适当的溶剂把含有杂质的固体物质溶解,配制成接近沸点的近饱和溶液,活性炭脱色,趁热滤去不溶性杂质,使滤液冷却析出结晶,滤集晶体并做干燥处理的联合操作过程。

一般固体有机物在溶剂中的溶解度随温度的变化而改变。温度升高溶解度增大,反之则溶解度降低。热的饱和溶液,降低温度,溶解度下降,溶液变成过饱和而析出结晶。利用溶剂对被提纯化合物及杂质的溶解度的不同,以达到分离纯化的目的。

其主要步骤为：

1.将被纯化的化合物，在已选好的溶剂中配制成沸腾或接近沸腾的饱和溶液；

2.如溶液含有有色杂质，可加活性炭煮沸脱色，将此饱和溶液趁热过滤，以除去有色杂质及活性炭；

3.将滤液冷却，使结晶析出；

4.将结晶从母液中过滤分离出来；

5.洗涤，干燥；

6.测定熔点；

7.回收溶剂，当溶剂蒸除后，残留液中析出含有较多杂质的固体，根据情况重复上述操作，直到熔点不再改变。

必须注意，杂质含量过多对重结晶极为不利，影响结晶速率，有时甚至妨碍结晶的生成。重结晶一般只适用于杂质含量约在百分之几的固体有机物，所以在结晶之前根据不同情况，分别采用其他方法进行初步提纯，如水蒸气蒸馏、减压蒸馏或萃取等，然后再进行重结晶处理。

二、操作方法

1.选择溶剂

在进行重结晶时，选择合适的溶剂是一个关键问题。有机化合物在溶剂中的溶解性往往与其结构有关，结构相似者相溶，不似者不溶。如极性化合物一般易溶于水、醇、酮和酯等极性溶剂中，而在非极性溶剂如苯、四氯化碳等中要难溶解得多。这种相似相溶虽是经验规律，但对实验工作有一定的指导作用。选择适宜的溶剂应注意下列条件：

①不与被提纯化合物起化学反应。

②在降低和升高温度下，被提纯化合物在溶剂中的溶解度应有显著差别。温度高时，溶解度大，室温或低温下溶解度很小；而溶剂对可能存在的杂质溶解度较大，可把杂质留在母液中，或对杂质溶解度很小，难溶于热溶剂中，趁热过滤以除去杂质。

③溶剂沸点不宜太高，容易挥发，易与被提纯物分离除去。

④价廉易得，无毒或毒性很小，回收容易，操作安全。

在具体重结晶操作过程中，按照重结晶对溶剂的要求，首先从文献查出重结晶有机化合物的溶解度数据或从被提纯物结构导出的关于溶解性能的推论，作出选择溶剂的参考，最后溶剂的选定还要靠试验。

选择溶剂的试验方法为：

①单一溶剂的选择。

取 0.1 g 样品置于干净的小试管中，用滴管逐滴滴加某一溶剂，并不断振摇，当加入溶剂的量达 1 mL 时，可在水浴上加热，观察溶解情况，若该物质(0.1 g)在 1 mL 冷的或温热的溶剂中很快全部溶解，说明溶解度太大此溶剂不适用。如果该物质不溶于 1 mL 沸腾的溶剂中,则可逐步添加溶剂,每次约 0.5 mL,加热至沸,若加溶剂量达 4 mL,而样品仍然不能全部溶解,说明溶剂对该物质的溶解度太小,必须寻找其他溶剂。若该物质能溶解 1~4 mL 沸腾的溶剂中,冷却后观察结晶析出情况,若没有结晶析出,可用玻棒擦刮管壁或者辅以冰盐浴冷却,促使结晶析出。若晶体仍然不能析出,则此溶剂也不适用。若有结晶析出,还要注意结晶析出量的多少,并要测定熔点,以确定结晶的纯度。最后综合几种溶剂的实验数据,确定一种比较适宜的溶剂。这只是一般的方法,实际情况往往复杂得多,选择一个合适的溶剂需要进行多次反复的实验。常用的重结晶溶剂物理常数见表 10-1。

②混合溶剂的选择。

a. 固定配比法:将易溶溶剂与不易溶溶剂按各种不同的比例相混合,分别像单一溶剂那样试验,直至选到一种最佳的配比。

表 10-1　常用的重结晶溶剂物理常数

溶剂	沸点/℃	冰点/℃	相对密度	与水的混溶性	易燃性
水	100	0	1	+	0
甲醇	64.96	<0	0.79	+	+
乙醇(95%)	78.1	<0	0.8	+	++
冰醋酸	117.9	16.7	1.05	+	+
丙酮	56.2	<0	0.79	+	+++
乙醚	34.51	<0	0.71	−	++++
石油醚	30—60	<0	0.64	−	++++
乙酸乙酯	77.06	<0	0.9	−	++
苯	80.1	5	0.88	−	++++
氯仿	61.7	<0	1.48	−	0
四氯化碳	76.54	<0	1.59	−	0

b. 随机配比法:先将样品溶于沸腾的易溶溶剂中,趁热过滤除去不溶性杂质,然后逐滴滴入热的不易溶的溶剂并摇振之,直到浑浊不再消失为止。再加入少量易溶溶剂并加热使之溶解变清,放置冷却使结晶析出。如冷却后析出油状物,则需调整比例再进行实验或另换别的混合溶剂。

混合溶剂一般是以两种能以任何比例互溶的溶剂组成,其中一种对被提纯的化合物溶解度较大,而另一种溶解度较小,一般常用的混合溶剂如下:

乙醇—水　　丙酮—水　　乙醚—甲醇　　乙醚—石油醚

醋酸—水　　吡啶—水　　乙醚—丙酮　　苯—石油醚

2. 溶样

溶样亦称热溶或配制热溶液。溶样的装置因所用溶剂不同而不同。并且根据溶剂的沸点和易燃情况,选择适当的热浴方式加热。

当用有机溶剂进行重结晶时,使用回流装置。将样品置于圆底烧瓶或锥形瓶中,加入比需要量略少的溶剂,投入几粒沸石,开启冷凝水,开始加热并观察样品溶解情况。若未完全溶解可分次补加溶剂,每次加入后均需再加热使溶液沸腾,直至样品全部溶解。此时若溶液澄清透明,无不溶性杂质,即可撤去热源,室温放置,使晶体析出。

在以水为溶剂进行重结晶时,可以用烧杯溶样,在石棉网上加热,其他操作同前,只是需估计并补加因蒸发而损失的水。如果所用溶剂是水与有机溶剂的混合溶剂,则按照有机溶剂处理。

在溶样过程中,要注意判断是否有不溶或难溶性杂质存在,以免误加过多溶剂。若难以判断,宁可先进行热过滤,然后将滤渣再以溶剂处理,并将两次滤液分别进行处理。在重结晶中,若要得到比较纯的产品和比较好的收率,必须注意溶剂的用量。减少溶解损失,应避免溶剂过量,但溶剂太少,又会给热过滤带来很多麻烦,可能造成更大损失,所以要全面衡量以确定溶剂的适当用量,一般比需要量多加 20% 左右的溶剂即可。

在溶解过程中,应避免被提纯的化合物成油珠状,这样往往混入杂质和少量溶剂,对纯化产品不利,还要尽量避免溶质的液化。具体方法是:①选择沸点低于被提纯物的熔点的溶剂。实在不能选择沸点较低的溶剂,则应在比熔点低的温度下进行溶解。② 适当加大溶剂的用量。如乙酰苯胺的熔点为 114℃,则可选择沸点低于此值的水做溶剂,但乙酰苯胺在水中如果 83℃ 以前没有完全溶解就会呈熔化状态。这种情况将给纯化带来很多麻烦,对于这种情况就不宜把水加热至沸,而应在低于 83℃ 的情况下进行重结晶。估算溶剂用量时也只能把 83℃ 乙酰苯胺在水中的溶解度作为参考依据,就是说要适当增大水的用量。溶液稀一些当然会影响重结晶的回收率。结晶的速率也要慢一些,不过可以及时加入晶种和采取其他措施,必要时还可改用其他溶剂。

3.脱色

向溶液中加入吸附剂并适当煮沸,使其吸附掉样品中的杂质的过程叫脱色。最常使用的脱色剂是活性炭。

活性炭的使用:粗制的有机物常含有有色杂质,在重结晶时杂质虽可溶于有机溶剂,但仍有部分被结晶吸附,因此当分离结晶时常会得到有色产物,有时在溶液中还存在少量树脂状物质或极细的不溶性杂质,经过滤仍出现混浊状,用简单的过滤方法不能除去,如用活性炭煮沸 5~10 min,活性炭可吸附色素及树脂状物质(如待结晶化合物本身有色则活性炭不能脱色)。

使用活性炭应注意以下几点:

①加活性炭以前,首先将待重结晶化合物加热溶解在溶剂中。

②待热溶液稍冷后,加入活性炭,振摇,使其均匀分布在溶液中。如在接近沸点的溶液中加入活性炭,易引起暴沸,溶液易冲出来。

(3)加入活性炭的量,视杂质多少而定,一般为粗品质量的 1%~5%,加入量过多,活性炭将吸附一部分纯产品。如仍不能脱色可重复上述操作。过滤时选用的滤纸要紧密,以免活性炭透过滤纸进入溶液中,如发现透过滤纸,应加热微沸后重新过滤。

④活性炭在水溶液及极性有机溶剂中进行脱色效果较好,但在非极性溶剂中效果则不甚显著。

除活性炭脱色外,也可采用层析柱来脱色,如氧化铝吸附色谱等。

4. 热滤

热滤即趁热过滤以除去不溶性杂质、脱色剂及吸附于脱色剂上的其他杂质。热滤的方法有两种,即常压过滤和减压过滤。

①常压过滤。

选一短颈而粗的玻璃漏斗放在烘箱中预热,过滤时趁热取出使用。在漏斗中放一折叠滤纸,折叠滤纸向外的棱边,应紧贴于漏斗壁上,如图10-19(a)。先用少量热的溶剂润湿滤纸,然后加溶液,再用表面皿盖好漏斗,以减少溶剂挥发。如过滤的溶液量较多,则应用热水保温漏斗,将它固定安装妥当后,过滤前预先将夹套内的水烧热,如图10-19(b),切忌在过滤时用火加热!若操作顺利,只有少量结晶析出在滤纸上,可用少量热溶剂洗下。若结晶较多,用刮刀刮回原来的瓶中,再加适量溶剂溶解,过滤。滤毕后,将滤液静置冷却。

特别注意的是整个热过滤操作中,周围不能有火源,应事先做好准备,操作应迅速。

②减压过滤(吸滤)。

减压过滤也称真空过滤,其装置由布氏漏斗、抽滤瓶、安全瓶及水泵组成,如图10-19所示。减压过滤的最大优点是过滤速度快,结晶一般不易在漏斗中析出,操作亦较简便。其缺点是悬浮的杂质有时会穿过滤纸,漏斗孔内易析出结晶,堵塞其孔,滤下的热溶液,由于减压溶剂易沸腾而被抽走。尽管如此,实验室还较普遍采用。

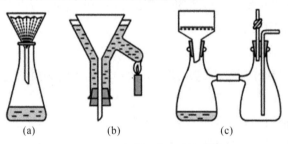

(a)　　　　　　　(b)　　　　　　　(c)

图 10-19　热滤及减压过滤装置

减压过滤应注意:滤纸的大小应与布氏漏斗的底恰好合适;在过滤前应将布氏漏斗放入烘箱(或用电吹风)预热;如果以水为溶剂,也可将布氏漏斗置于沸水中预热。

为了防止活性炭等固体从滤纸边吸入抽滤瓶中,在溶液倾入漏斗前必须用同一热溶剂将滤纸润湿后抽滤,使其紧贴于漏斗的底面。当溶剂为水或其他极性溶剂时,只要以同种溶剂将滤纸润湿,适当抽气,即可使滤纸贴紧;但在使用非极性溶剂时,滤纸往往不易贴紧,在这种情况下可用少量水先将滤纸润湿,抽气使贴紧后,再用溶样的溶剂(也可用乙醇或丙酮)洗去滤纸上的水分,确信已将水分除净后再行过滤。减压抽紧滤纸后,迅速将热溶液倒入布氏漏斗中,在抽滤过程中,应保持漏斗中有较多的溶液,待全部溶液倒完后才抽干;否则,吸附有树脂状物质的活性炭可能会在滤纸上结成紧密的饼块,阻碍液体透过滤纸。同时,压力亦不可抽得过低,以防溶剂沸腾抽走,或将滤纸抽破使活性炭漏下混入滤液中。

如果由于操作不慎而使活性炭透过漏纸进入滤液,则最后得到的晶体会呈灰色,这时需重新热溶过滤。

5. 冷却结晶

将热滤液冷却,溶解度减小,溶质即可部分析出。此步的关键是控制冷却速度,使溶质真正成为晶体,析出并长到适当大小,而不是以油状物或沉淀的形式析出。

一般说来,若将热滤液迅速冷却或在冷却下剧烈搅拌,所析出的结晶颗粒很小,小晶体包括杂质少。因表面积较大,吸附在表面上的杂质较多,若将热滤液在室温或保温静置让其慢慢冷却,析出的结晶体较大,往往有母液或杂质包在结晶体之间。

杂质的存在将影响化合物晶核的形成和结晶体的生长。虽已达到饱和状态也不析出结晶体。为了促进化合物结晶体析出。通常采取一些必要的措施,帮助其形成晶核,以利于结晶体的生长。其方法如下所述。

①用玻璃棒摩擦瓶壁,以形成粗糙面,使溶质分子在液面呈定向排列,促使晶体析出。

②加入少量该溶质的晶体于此过饱和溶液中,结晶体往往很快析出,这种操作称为"接种"或"种晶"。实验室如无此晶种,也可自己制备,取数滴过饱和溶液于一试管中旋转,使该溶液在容器壁表面呈一薄膜,然后将此容器放入冷冻液中,所形成结晶作为"晶种"之用,也可取一滴过饱和溶液于表面皿上,溶剂蒸发而得到晶种。

③冷冻过饱和溶液。温度降低,溶解度降低,有利于结晶体的形成。将过饱和溶液放置冰箱内较长时间,促使结晶体析出。

有时被纯化物质呈油状物析出,长时间静置足够冷却,虽也可固化,但固体中杂质较多。用溶剂大量稀释,则产物损失较大。这时可将析出油状物加热重新溶解,然后慢慢冷却。当发现油状物开始析出时便剧烈搅拌,使油状物在均匀分散的条件下固化,如此包含的母液较少。当然最好还是另选合适的溶剂,以便得到纯的结晶产品。

6. 滤集晶体

析出的结晶体与母液分离,常用布氏漏斗进行抽气过滤。为了更好地将晶体与母液分开,最好用清洁的玻璃塞将晶体在布氏漏斗上挤压,并随同抽气尽量除去母液,结晶体表面残留的母液,可用很少量的溶剂洗涤,这时抽气应暂时停止,用玻璃棒或不锈钢刮铲将晶体挑松,使晶体润湿,稍待片刻,再抽气把溶剂滤去,重复操作1~2次。从漏斗上取出晶体时,常与滤纸一起取出,待干燥后,用刮铲轻敲滤纸,注意勿使滤纸纤维附于晶体上,晶体即全部下来。过滤少量的晶体,可用玻璃钉漏斗,以抽滤管代替抽滤瓶见图10-20,玻璃钉漏斗上铺的滤纸应较玻璃钉的直径稍大,滤纸用溶剂先润湿后再进行抽滤,用玻璃棒或刮铲挤压使滤纸的边沿紧贴于漏斗上。

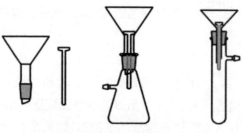

图 10-20　玻璃钉漏斗过滤装置

7. 晶体的干燥

经抽滤洗涤后的晶体,表面上还有少量的溶剂,因此应选用适当方法进行干燥。固体干燥方法很多,可根据晶体的性质和所用的溶剂来选择。不易吸潮的产品,可放在表面皿上,盖上一层滤纸在室温放置数天,让溶剂自然挥发(即空气晾干),也可用红外灯烘干。对那些数量较大或易吸潮、易分解的产品,可放在真空恒温干燥箱中干燥。如要干燥少量的标准样品或送分析测试样品,最好用真空干燥枪在适当温度下减压干燥 2~4 h。干燥后的样品应立即储存在干燥器中。

8. 回收有机溶剂

用蒸馏的方法回收有机溶剂,并计算溶剂回收率。

9. 测定熔点

将干燥好的晶体测定熔点,通过熔点来检验其纯度,以决定是否需要再做进一步的重结晶。

以上是重结晶一般性操作步骤,一个具体的重结晶实验究竟需要多少步,可根据实际情况决定。如果已经指定了溶剂,则选择溶剂一步可省去。如果制成的热溶液没有颜色,也没有树脂状杂质,则脱色一步可省去。如果同时又无不溶性杂质,则热滤一步也可省去。

第六节　有机化合物物理常数的测定(熔点测定及温度计校正)

一、熔点测定基本原理

通常认为固体化合物的熔点为固-液两相在大气压下达到平衡状态的温度。对于纯粹的有机化合物,一般都有固定熔点。即在一定压力下,固-液两相之间的变化都是非常敏锐的,初熔至全熔的温度不超过 $0.5\sim1℃$(熔点范围或称熔距、熔程)。如混有杂质则其熔点下降,且熔距也较长。以此可鉴定纯粹的固体有机化合物,并根据熔距的长短定性地估计出该化合物的纯度。

将某一化合物的固-液两相处于同一容器中,在一定温度和压力下,这时可能发生三种情况,固相迅速转化为液相即固体熔化;液相迅速转化为固相即液体固化;固-液两相同时并存。如何决定在某一温度时哪一种情况占优势,可从该化合物的蒸气压与温度的曲线图来理解,见图 10-21。

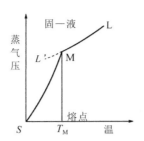

图 10-21　纯物质的温度与蒸气压曲线图

SM 表示固体的蒸气压随温度升高而增大的曲线。ML 表示液态物质蒸气压－温度曲线。固相的蒸气压随温度的变化速率比相应的液相大,最后两曲线相交,在交叉点 M 处(只能在此温度时)固－液两相可同时并存,此时温度 T_M 即为该化合物的熔点。当温度高于 T_M 时,这时固相的蒸气压已较液相的蒸气压大,使所有的固相全部转化为液相;若低于 T_M 时,则由液相转变为固相;只有当温度为 T_M 时,固－液两相的蒸气压才是一致的,此时固－液两相可同时并存。这是纯粹有机化合物有固定而又敏锐熔点的原因。当温度超过 T_M 时,甚至很小的变化,如有足够的时间,固体就可以全部转变为液体。所以要精确测定熔点,在接近熔点时加热速度一定要慢,每分钟温度升高不能超过 1～2℃,只有这样才能使整个熔化进程尽可能接近于两相平衡的条件,纯物质加热时温度随时间的变化如图 10-22 所示。

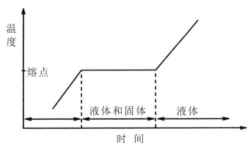

图 10-22　纯物质加热时温度随时间的变化

通常将熔点相同的两个化合物混合后测定熔点,如仍为原来熔点,即认为两化合物相同(形成固熔体除外)。如熔点下降则两化合物不相同。具体作法:将两个试样以 1∶9,1∶1,9∶1 不同比例混合,原来未混合的试样分别装入熔点管,同时测熔点,观察所测结果。但也有两种熔点相同的不同化合物,混合后熔点并不降低反而升高。混合熔点的测定虽然有少数例外,但对于鉴定有机化合物仍有很大的实用价值,是用来检验两种熔点相同或相近的有机化合物是否为同一种物质的最简便的物理方法。

二、测定方法

熔点测定是有机化学实验中的重要基本操作之一,对有机化合物的研究具有较大实用价值。目前测定熔点的方法,以毛细管法较为简便,应用也较广泛。放大镜式微量熔点测定在加热过程中可观察到晶形变化的情况,较适用于测定微量高熔点化合物。

1.毛细管熔点测定法

(1)熔点管的制备:用内径为 1～2 mm,长为 5～7 cm 毛细管的一端用小火封闭起来,即将毛细管呈 45°角度在酒精灯火焰边缘处一边加热,一边转动,直至毛细管封闭端的内径有两条细线相交或无毛细现象时(封闭端插入水中可观察到有无毛细现象),则此熔点管制备成功。

(2)试样的装入:放少许研成细粉(约 0.1 g)待测熔点的干燥试样于干净的表面皿上,堆积在一起,将熔点管开口一端向下插入粉末中,然后将熔点管开口一端朝上轻轻在桌面上敲击,或取一支长 30～40 cm 的干净玻璃管,垂直于表面皿上,将熔点管从玻璃管上端自由落下,以便粉末试样装填紧密,装入的试样有空隙则传热不均匀,影响测定结果。上述操作需重复数次。黏附于管外粉末须拭去,以免污染加热浴液。对于蜡状的样品,为了解决研细及装管的困难,要选用较大口径(2 mm 左右)的熔点管。

(3)熔点浴。

熔点浴最重要的是受热均匀,便于控制和观察温度。下面介绍两种在实验室中最常用的熔点浴。

提勒(Thiele)管又称 b 形管,如图 10-23 所示。管口装有开口软木塞或橡皮塞,装上温度计套管,温度计插入其中,刻度应面向观察者,其水银球位于 b 形管上下两叉管口之间,装好样品的熔点管,借少许浴液黏附于温度计下端,使样品的部分置于水银球侧面中部,或用一小橡皮圈将此套在温度计和熔点管的上部,b 形管中装入加热液体(浴液),高度达上叉管处即可。在图示的部位加热,受热的浴液作沿管上升运动,从而促成了整个 b 形管内浴液呈对流循环,使得温度较为均匀。

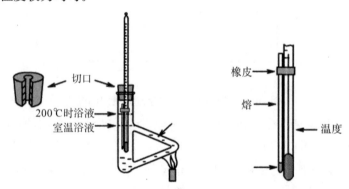

图 10-23　Thiele 管熔点测定装置

在测定熔点时,凡是样品熔点在 220℃ 以下的,可采用液体石蜡或有机硅油等作为浴液,常见的浴液如表 10-2 所示。

表 10-2　常用浴液

浴　　液	使用温度范围
水	0～100℃
液体石蜡	230℃ 以下
浓硫酸	220℃ 以下(敞口仪器中)
浓硫酸＋硫酸钾(7+3)	325℃ 以下

浴　液	使用温度范围
有机硅油	350℃以下
无水甘油	150℃以下
邻苯二甲酸二丁酯	150℃以下
真空泵油	250℃以下

（4）熔点的测定。

将提勒管或改进后的熔点测定管垂直夹于铁架上，按前述方法装配完备，以液体石蜡或有机硅油作为加热液体，将黏附有熔点管的温度计小心地伸入油浴中，以小火在图示部位缓缓加热，开始时升温速度可以较快，到距离熔点10～15℃时，调整火焰使其每分钟上升1～2℃。愈接近熔点，升温速度应愈慢（掌握升温速度是准确测定熔点的关键），只有缓慢加热才能使误差减小。记下样品开始塌落并有液相产生时（初熔）和固体完全消失时（全熔）的温度计读数，即为该化合物的熔程。要注意，在初熔前是否有萎缩或软化、放出气体以及其他分解现象。例如，一物质在120℃时开始萎缩，在121℃时有液滴出现，在122℃时全部液化，应记录如下：熔点121～122℃，120℃时萎缩。

熔点测定至少要有两次重复的数据，每一次测定都必须用新的熔点管另装样品，不能将已测过熔点的熔点管冷却，使其中的样品固化后再作第二次测定。因为有时某些物质会产生部分分解，有些会转变成具有不同熔点的其他结晶形式。测定易升华物质的熔点时，应将熔点管的开口端烧熔封闭，以免升华。

如果要测定未知物的熔点，应先对样品粗测1次。加热速度可以稍快，知道大致的熔点范围后，待浴温冷至熔点以下约30℃，再取另一根装样的熔点管作精密的测定。

熔点测好后，温度计的读数须对照温度计校正图进行校正。

一定要待熔点浴冷却后，方可将浴液倒回瓶中。温度计冷却后，用废纸擦去浴液，方可用水冲洗，否则温度计极易炸裂。

样品：分析纯尿素，分析纯肉桂酸，肉桂酸和尿素的等量混合物，由教师提供未知物1～2个，测定熔点并鉴定之。样品一定要研得很细，装样要均匀紧密。

2.微量熔点测定法

用毛细管测定熔点，其优点是仪器简单，方法简便，但缺点是不能观察晶体在加热过程中的变化情况。为了克服这一缺点，可用放大镜式微量熔点测定装置。见图10-24放大镜式微量熔点测定器。

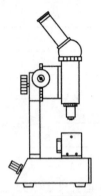

图 10-24　放大镜式微量熔点测定仪

　　这种熔点测定装置的优点是：可测微量及高熔点（室温至 350℃）试样的熔点。通过放大镜可以观察试样在加热中变化的全过程，如结晶的失水，多晶的变化及分解等。

　　具体操作：测定熔点时，先将玻璃载片洗净擦干，放在一个可移动的支持器内，将微量试样研细放在载玻片上，注意不可堆积，从镜孔可以看到一个个晶体外形。使载玻片上试样位于电热板的中心空洞上，用一载玻片盖住试样，开启加热器，用变压器调节加热速度，当温度接近试样熔点时，控制温度每分钟上升 1～2℃，当试样的结晶棱角开始变圆时，熔化开始，结晶形状完全消失熔化完成。

　　测定熔点后，停止加热，稍冷，用镊子拿走载玻片，将一厚铝板盖放在热板上，加快冷却，然后清洗载玻片，以备再用。

　　根据上述同样原理，可以利用放大镜，加热板及温度计制成比较简单的微量熔点测定装置。

第七节　有机化学基础实验

实验一　重结晶和过滤

（一）实验目的

1. 学习重结晶的基本原理。

2. 掌握重结晶的基本操作。

3. 学习常压过滤和减压过滤的操作技术。

（二）实验步骤

　　1. 乙酰苯胺的重结晶操作步骤

　　在 250 mL 圆底烧瓶中，加 2 g 粗乙酰苯胺，80 mL 水和几粒沸石。在电热套上加热至沸，直至固体全部溶解。然后，移去火源，稍冷，加少许活性炭，搅拌使混合均匀，继续加热微沸 3～5 min。

　　取出预热的布氏漏斗，立即放入预先选定的略小于漏斗底面的圆形滤纸，迅速安装好抽滤装置,以数滴沸水润湿滤纸,开泵抽气使滤纸紧贴漏斗底。将热溶液倒入漏斗中,每次倒入漏斗的液体不要太满,也不要等溶液全部滤完再加。在热过滤过程中,应保持溶液的温度,为此,将未过滤的部分继续用小火加热,以防冷却。待所有的溶液过滤完毕后,用少量热水洗涤漏斗和滤纸。滤毕,立即将滤液转入烧杯中用表面皿盖住杯口,室温放置,冷却,结晶。如果抽滤过程中晶体已在滤瓶中或漏斗尾部析出,可将晶体一起转入烧杯中,将烧杯放在石棉网上温热溶解后,再在室温放置结晶,或将烧杯放在热水浴中随热水一起缓缓冷却结晶。

另一热过滤方法是加热溶解粗乙酰苯胺的同时,准备好热水漏斗,在漏斗里放一张叠好的折叠滤纸,并用少量热水润湿,将上述热溶液尽快地倾入热水漏斗中,每次倒入的溶液不要太满,也不要等溶液全部滤完后再加。所有溶液过滤完毕后,用少量热水洗涤锥形瓶和滤纸。滤毕,用表面皿将盛滤液的锥形瓶盖好,放置,冷却,结晶。

结晶完成后,用布氏漏斗抽滤(滤纸用少量冷水润湿,吸紧),使晶体与母液分离。用玻璃塞挤压晶体,使母液尽量除去。打开安全瓶上的放空旋塞,停止抽气,加少量冷水到漏斗中,用玻璃棒松动晶体,然后重新抽干,这样重复两次,最后把晶体移至表面皿上,摊开放在干燥器中干燥。

测定已干燥的乙酰苯胺熔点,并与粗乙酰苯胺比较,称量并计算回收率。

乙酰苯胺纯品熔点 114.3℃。

本实验约需 2 h。

2.工业苯甲酸粗品的重结晶操作步骤

工业苯甲酸一般由甲苯氧化所得,其粗品中常含有未反应的原料、中间体、催化剂、不溶性杂质和有色杂质等,因而呈棕黄色块状并带有难闻的怪气味。可用水为溶剂重结晶法纯化。

取 2g 工业苯甲酸置于 250 mL 烧瓶中,加水约 120 mL,加入几粒沸石并用电热套加热,观察溶解情况。如至水沸腾仍有不溶性固体,可分批补加适当水直至沸腾温度下全溶或基本全溶,与此同时将布氏漏斗放在烘箱中预热。

暂停对溶液加热,稍冷后加入适量活性炭,搅拌使之分散开。重新加热至沸并煮沸3~5 min。

取出预热的布氏漏斗,立即放入事先选定的略小于漏斗底面的圆形滤纸,迅速安装好抽滤装置,以数滴沸水润湿滤纸,开泵抽气使滤纸紧贴漏斗底。将热溶液倒入漏斗中,每次倒入漏斗的液体不要太满,也不要等溶液全部滤完再加。在热过滤过程中,应保持溶液的温度,为此,将未过滤的部分继续用小火加热,以防冷却。待所有的溶液过滤完毕后,用少量热水洗涤漏斗和滤纸。滤毕,立即将滤液转入烧杯中用表面皿盖住杯口,室温放置,冷却,结晶。如果抽滤过程中晶体已在抽滤瓶中或漏斗尾部析出,可用热滤液将晶体溶解后,再次过滤,再在一起缓缓冷却,室温放置结晶。

结晶完成后,用布氏漏斗抽滤,用玻塞将结晶压紧,使母液尽量除去。打开安全瓶上的活塞,停止抽气,加少量冷水洗涤,然后重新抽干,如此重复 1~2 次。最后将结晶转移到表面皿上,摊开,在红外灯下烘干,测定熔点,并与粗品的熔点作比较。称重,计算回收率。

产量 1.2~1.4 g,收率 60%~70%,粗品熔点 112~118℃,产品熔点 121~122℃(文献值 122.4℃)。本实验约需 2 h。

3.用乙醇－水混合溶剂重结晶萘操作步骤

本实验是用固定配比的乙醇-水混合溶剂对粗萘进行重结晶,以保温漏斗和折叠滤纸进行热过滤,目的在于初步实践非(纯)水溶剂重结晶的操作。

在 25 mL 圆底烧瓶中放置 0.5 g 粗萘,加入 70%乙醇 4 mL,投入 1、2 粒沸石,装上球形冷凝管,开启冷凝水,用水浴加热回流数分钟,观察溶解情况。如不能全溶,移开火源,用滴管自冷凝管口加入 70%乙醇直至恰能完全溶解,再补加 0.5~1 mL。

移开火源,稍冷后拆下冷凝管,加入少量活性炭,装上冷凝管,重新加热回流 3~5 min。

在保温漏斗中加满水,然后倒出少许,将漏斗安置在铁圈上。在保温漏斗内放置短颈的玻璃三角漏斗和折叠滤纸。在图示位置加热至水沸腾。熄灭灯焰,立即用少量热的 70%乙醇润湿滤纸,趁热将前步制得的沸腾的粗萘溶液注入滤纸内,以 25 mL 锥形瓶接收滤出液,并在漏斗上口加盖表面皿以防溶剂过多挥发。

滤完后塞住锥形瓶口,待自然冷却至室温后,再用冷水浴冷却。待结晶完全后用布氏漏斗抽滤,用约 1 mL 冷的 70%乙醇洗涤晶体。将晶体转移到表面皿上,在空气中晾干或放入干燥器中干燥。待充分干燥后称重、计算收率并测定熔点。得量约 0.35 g,收率约 70%,熔点 80~80.5℃。萘的纯品熔点 80.55℃。

(三)注意事项

1.折叠滤纸的方法:将选定的圆滤纸(方滤纸可在折好后再剪)按图 10-25(1)先一折为二,再沿 2,4 折成 1/4。然后将 1,2 的边沿折至 4,2;2,3 的边沿折至 2,4,分别在 2,5 和 2,6 处产生新的折纹,图 10-25(1)。继续将 1,2 折向 2,6;2,3 折向 2,5,分别得到 2,7 和 2,8 的折纹,图 10-25 (2)。同样以 2,3 对 2,6;1,2 对 2,5 分别折出 2,9 和 2,10 的折纹,图 10-25 (3)。最后在 8 个等分的每一个小格中间以相反方向,图 10-25(4),折成 16 等分。结果得到折扇一样的排列。再在 1,2 和 2,3 处各向内折一小折面,展开后即得到折叠滤纸或称扇形滤纸,图 10-25(5)。在折纹集中的圆心处,折时切勿重压,否则滤纸的中央在过滤时容易破裂。在使用前,应将折好的滤纸翻转并整理好后再放入漏斗中,这样可避免被手指弄脏的一面接触滤过的滤液。

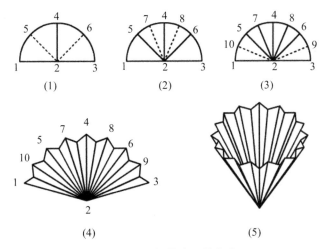

图 10-25 折叠滤纸的方法

2.若不全溶,可每次加 3～5 mL 热水,加热搅动至全部溶解。但要注意,每次加水加热搅动后并不使未溶物减少,说明不溶物可能是不溶于水的杂质,就不必再加水。另外,在溶解过程中会出现油珠状物,此油珠不是杂质,而是由于温度超过 83℃,未溶于水的但已熔化的乙酰苯胺。应继续加热或加水直至油状物溶解为止。为了防止过滤时有晶体在漏斗中析出,溶剂用量可比沸腾时饱和溶液所需的用量适当多一些。

3.活性炭绝对不可加到正在沸腾的溶液中,否则会暴沸!加入量为试样量的 1‰～5‰。

4.也可用短颈漏斗,滤前要预热。用热水漏斗时要注意,漏斗夹套中水约为其容积的 2/3。用水重结晶,过滤时可直接加热夹套,但是如果用易燃溶剂进行重结晶,过滤时切不可用火加热,而要不断地往夹套中加入预先准备的热水。

5.稍冷后,可以用冷水冷却以使其尽快结晶完全。但是,如果需要获得较大颗粒的晶体,可在滤完后将滤液中析出的晶体重新加热溶解,在室温下,让其慢慢冷却。

6.乙酰苯胺在水中的溶解度见表 10-3。

表 10-3 乙酰苯胺的溶解度

温度(℃)	20	25	50	80	100
溶解度(g/100 mL)	0.46	0.56	0.84	3.45	5.5

(四)思考题

1.活性炭为什么要在固体物质全溶后加入?为什么不能在溶液沸腾时加入?

2.在热过滤时,溶剂挥发对重结晶有何影响?如何减少溶剂挥发?

3.抽气过滤收集晶体时,为什么要先打开安全瓶放空旋塞再关闭水泵?

4.用有机溶剂重结晶时,在哪些操作上容易着火?应如何防止?

5.重结晶时,为什么溶剂不能太多,也不能太少?如何正确控制溶剂量?

6.重结晶提纯固体有机物时,有哪些步骤?简单说明每一步的目的。

实验二　熔点测定及温度计校正

(一)实验目的

1. 了解熔点测定的意义,掌握测定熔点的方法及操作。
2. 了解温度计校正的意义,学习温度计校正的方法。

(二)实验原理

在一个大气压下,晶体化合物的固液两态成平衡时的温度称为该物质的熔点。一般,纯粹的固体有机化合物都有固定的熔点,即在一定的压力下,固液之间的变化是非常灵敏的,自初熔至全熔一般不超过 0.5～1.0℃。如果含有杂质,该物质的熔点会较低,且熔程较长。因此,测定熔点可以鉴定有机化合物的纯度。

(三)仪器和试剂

提勒管,带切口的胶塞,温度计,毛细管(熔点管),橡皮圈,酒精灯,液体石蜡,苯甲酸,乙酰苯胺。

(四)实验步骤

将少量待测样品置于干净、干燥的表面皿上,用玻璃棒或不锈钢铲将其研成粉末并集成小堆。将熔点管开口端插入样品,然后,开口端向上,在硬桌面上墩几下,使样品进入熔点管。另取一根内径 8 mm,长 40 cm 的粗玻璃管,垂直于硬桌面上,将装有样品的熔点管开口端向上,由玻璃管中自由落下。重复几次,使样品装实,填装高度为 2～3 mm。

用橡皮圈将样品管固定在温度计上。注意温度计在提勒管中的位置和样品管附着在温度计上的位置。先以 5℃/min 快速加热进行粗测,测定大概熔点温度。待热浴温度下降至熔点 30 ℃后,更换新的样品管,以 5℃/min 的速度加热,当距熔点 10℃时,减慢加热速度为 1～2℃/min。仔细观察样品的熔化过程,记录萎缩、初熔(晶体开始塌落有湿润现象,出现小滴液体)、全熔(固体样品消失,成为透明液体)时的温度。

(五)注意事项

1. 样品要干燥,研细,装样要迅速,以防吸潮。
2. 装样要结实,不留空隙。
3. 可根据需要更换不同的浴液,注意不要含水。
4. 控制好升温速度。

(六)思考题

1. 重新测定熔点时,为什么要用新的熔点管重新装样品?
2. 样品含有杂质时,测定的熔点会是什么样的结果?
3. 样品研的不细或装样不实将产生什么样的结果?
4. 为什么用已知熔点的标准物质校正温度计是重要的?
5. 某学生用提勒管测定一未知样品的熔点,报告中记录温度为 121℃,这个数据可信吗?

说明原因。

6.三个样品瓶分别装有 A、B、C 三种白色结晶的有机化合物,每一种都在149～150℃熔化。其中将 A 和 B 以 50∶50 的比例混合后,测熔点为 130～139℃。请问一种 50∶50 的 B 和 C 的混合物在什么样的温度范围内熔化呢? A、B、C 会是同一物质吗?

实验三　乙醇的蒸馏及沸点测定

(一)实验目的

1.通过稀酒精的浓缩过程,掌握蒸馏的原理、装置及操作方法。

2.了解常压下测定液体沸点的操作技术。

3.学会微量法测定沸点的方法。

(二)实验原理

沸点的测定通常就在物质的蒸馏提纯过程中附带进行(常量法)。而测定纯粹液态有机物的沸点通常用微量法。

乙醇(C_2H_5OH)为无色透明液体,沸点 78.3℃,可和水任意混溶。稀酒精蒸馏时,由于乙醇挥发性较大,蒸气中乙醇含量增高,因而可借助蒸馏法提高酒精浓度。

(三)仪器和试剂

电加热套,100℃或150℃温度计,普通蒸馏装置,锥形瓶 2 个,长颈玻璃漏斗,量筒(100 mL,10 mL),沸石,乙醇(95%)。

(四)实验内容

1.安装蒸馏装置

常压蒸馏最常用的装置由蒸馏瓶、温度计、冷凝管、接引管和接收瓶等组成。

安装仪器前,首先选择规格合适的仪器。安装的顺序是先从热源(煤气灯、酒精灯或电炉)处开始,按"由下而上,由左到右(或由右到左)"的顺序,依次安放铁架台、石棉网、水浴锅和蒸馏瓶等。蒸馏瓶用铁夹垂直夹好。安装冷凝管时,应先调整好位置使其与蒸馏瓶支管同轴,然后松开冷凝管铁夹,使冷凝管沿此轴转动和蒸馏瓶相连,这样才不致折断蒸馏瓶支管。铁夹不应夹得太紧或太松,以夹住后稍用力尚能转动为宜。铁夹内要垫有橡皮等软物质,以免夹破仪器。整个装置要求准确端正,无论从正面或侧面观察,全套装置中各仪器的轴线都要在同一平面内。所有的铁夹和铁架台都应尽可能整齐地放在仪器的背后。

2.蒸　馏

①加料:仪器装好后,取下温度计,通过玻璃漏斗或直接沿着面对支管口的瓶壁倒入 25 mL 95%乙醇于蒸馏瓶中(注意不能使液体从支管流出)。加入几粒沸石,塞好温度计,检查仪器的各部分连接是否紧密和妥善。

②加热:接通冷凝水,用水浴加热。注意观察蒸馏瓶里的现象和温度上升的情况。加热一段时间后,液体沸腾,蒸气逐渐上升。上升到温度计水银球时,温度计水银柱急剧上升。

此时,应控制火焰,使蒸气不要立即冲入蒸馏瓶的支管中,而是冷凝回流。待温度稳定后,再稍加大火焰,进行蒸馏。调节加热速度,控制馏出液滴以每秒钟 1~2 滴为宜。整个蒸馏过程中,水银球上应始终保持有液滴。

③沸点观察及馏出液收集:蒸馏前准备两个锥形瓶作为接收器,温度稳定前的馏分,常为沸点较低的液体。待温度趋稳定后,蒸出的物质就是较纯的物质。此时更换另一洁净干燥的接收器,记下此时温度计的读数。待收集约 20 mL 乙醇(若是纯物质则蒸至最后一滴)时,停止蒸馏,记下此时温度计的读数。前后两次读数即为乙醇的沸点范围。

④仪器拆除:蒸馏完毕,先停止加热,稍冷后停止通水,拆除仪器。仪器拆除的顺序和装配时相反,先拆除接收器,然后依次拆下接引管、冷凝管和蒸馏瓶等。

(五)注意事项

1.纯粹的液体有机化合物在一定的压力下具有一定的沸点,且沸程极小(1~2℃)。但是,具有固定沸点的液体不一定是纯粹的化合物。因为,某些有机化合物常常和其他组分形成二元或三元等共沸混合物,它们也有一定的沸点。因此,沸点测定不能作为液体有机化合物纯度的唯一标准。

2.沸石必须在加热前加入。如加热前忘记加入,补加时必须先停止加热,待被蒸馏物冷至沸点以下方可加入。若在液体达到沸点时投入沸石,会引起剧烈的暴沸,部分液体可能冲出瓶外引起烫伤或火灾。如果沸腾中途停止过,在重新加热前应加入新的沸石。

3.蒸馏时的速度不能太快,否则易在蒸馏瓶的颈部造成过热现象或冷凝不完全,使由温度计读得的沸点偏高;同时,蒸馏也不能进行得太慢,否则由于温度计的水银球不能被蒸出液蒸气充分浸润而使温度计上所读得的沸点偏低或不规则。沸点换算如图 10-26 所示。

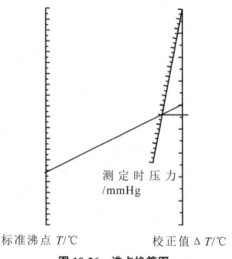

图 10-26　沸点换算图

实验四　水蒸气蒸馏

(一)实验目的

1.了解水蒸气蒸馏的原理和应用范围。

2.掌握水蒸气蒸馏的仪器装配和操作方法。

（二）实验原理

酚羟基是一种邻、对位定位基,苯酚进行硝化反应后,得到邻硝基和对硝基苯酚的混合物。由于邻硝基苯酚能够形成分子内氢键,挥发性大,可随水蒸气蒸出,而对硝基苯酚只形成分子间氢键,挥发性较小,不能够随水蒸气蒸出,留在烧瓶中。因此,采用水蒸气蒸馏的方法可以分离邻硝基苯酚和对硝基苯酚。

（三）仪器和试剂

水蒸气发生器、250 mL 三口烧瓶和冷凝器。邻硝基苯酚和对硝基苯酚混合物。

（四）实验内容

在 250 mL 三口烧瓶中,加入邻硝基苯酚和对硝基苯酚混合物 4 g,蒸馏水 30 mL。按照图 10-15 水蒸气蒸馏装置安装仪器,用锥形瓶或圆底烧瓶接收蒸出液。将 T 形管的弹簧夹打开,加热水蒸气发生器,直至沸腾后将弹簧夹夹紧,使水蒸气均匀进入三口烧瓶。接收约 80 mL 馏出液,冷却后过滤得邻硝基苯酚。将三口瓶中的液体转移至 250 mL 烧杯中,在冰水浴冷却下,滴加 5 mL 浓盐酸,析出沉淀,充分冷却后过滤,得对硝基苯酚。在红外灯照射下干燥,称重,计算收率。

（五）注意事项

1.水蒸气发生器中加入水的量最多占其容积的 3/4。

2.水蒸气发生器的安全管,要靠近底部而不要接触底部。

3.水蒸气蒸馏时,玻璃仪器非常烫,操作时小心,防止烫伤。

4.水蒸气蒸馏结束时,打开 T 形管弹簧夹,停止加热,取出水蒸气导管,防止倒吸。

（六）思考题

1.为什么水蒸气蒸馏温度永远低于 100℃?

2.用水蒸气蒸馏有哪些优点?

3.应用水蒸气蒸馏的物质必须具有哪些性质?

4.进行水蒸气蒸馏时,蒸气导入管的末端为什么要插入到接近于容器底部?

实验五　减压蒸馏

（一）实验目的

1.了解减压蒸馏的原理和应用范围。

2.认识减压蒸馏的主要仪器设备。

3.掌握减压蒸馏仪器的安装和操作方法。

（二）实验原理

当液体的蒸汽压等于外压时,此时的温度为该液体的沸点。常压蒸馏较方便,可是在许多被蒸馏化合物的沸点温度时,就会发生分解、氧化或重排等副反应。有时,因杂质的存在,高温时还会催化这些副反应。而如果在低于大气压力下进行蒸馏,则可缓解这些问题,因为压力降低,沸点温度降低。

（三）仪器和试剂

100 mL 圆底烧瓶,克氏蒸馏头,直型冷凝器,真空接液管,2 个 50 mL 圆底烧瓶,毛细管,细铜丝,真空泵,橡皮管,苯胺。

（四）实验内容

按照图 10-17 安装减压蒸馏装置,安装时在接口处涂润滑油,封住所有接点,以防漏气。仪器安装好后,先检查是否漏气,确认不漏气后,开动真空泵,拧紧橡皮管上的螺旋夹,缓慢关闭安全瓶上的活塞,压力达到恒定时,记录压力。如果真空度符合要求,缓慢打开活塞,使内外压平衡,关闭真空泵,解除真空。通过玻璃漏斗在圆底烧瓶中加入苯胺 25 mL,确认毛细管接近烧瓶底部,开启真空泵,关闭安全瓶上的活塞,观察毛细管中冒出的气泡,调节螺旋夹,应有连续小气泡通过液体。当压力恒定后,开始加热盛有被蒸馏液体的圆底烧瓶。记录蒸馏时的温度、压力。控制蒸馏速度保持在 1 滴/s 左右。当有新的馏分蒸出时,转动多尾接液管,更换接收瓶。蒸馏结束后,先移去热源,使蒸馏瓶冷却,再缓慢打开螺旋夹,让系统内外压力基本平衡,然后关闭真空泵,解除真空后取下接收瓶。实验结束后,及时拆卸所有仪器,清洗干净,以免磨口接头粘连。

接受的产品称重,计算收率。

（五）注意事项

1. 在减压蒸馏操作中决不能选用平底仪器,如锥形瓶等,不能用有裂痕或薄壁玻璃仪器,以防破碎。

2. 实验时,配戴防护眼镜。

3. 冷凝管和真空接液管中残留的液体也要取干净,减少损失。

4. 抽真空用的橡胶管壁要厚,以免减压时变瘪,影响实验。

（六）思考题

1. 实验室常用的真空泵有几种?各有什么特点?

2. 用水泵减压时应采取什么预防措施?

3. 旋转蒸发仪的原理与减压蒸馏有何异同?

实验六　甲醇-水混合物的分馏

（一）实验目的

1. 了解分馏的原理和意义,学习分馏柱的种类和选用方法。

2. 学习实验室常用分馏的操作方法。

(二)实验内容

在 25 mL 圆底烧瓶中,加入 8 mL 甲醇和 8 mL 水的混合物,加入几粒沸石,按图 10-17 装好分馏装置。用水浴慢慢加热,蒸馏瓶内液体开始沸腾后,蒸气慢慢进入分馏柱中,此时要仔细控制加热强度,使温度慢慢上升,以保持分馏柱中有一个均匀的温度梯度。当冷凝管中有蒸馏液流出时,迅速记录温度计所示的温度。控制加热强度,使馏出液慢慢地均匀地以每分钟 0.5～0.65 mL(约 10～15 滴)的速度流出。当柱顶温度维持在 65℃时,约收集 3 mL 馏出液(A)。随着温度上升,分别收集 65～70℃(B);70～80℃(C);80～90℃(D);90～95℃(E)的馏分。90～95℃的馏分很少,需要隔石棉网直接进行加热。将不同馏分分别量出体积,以馏出液体积为横坐标,温度为纵坐标,绘制分馏曲线,见图 10-27。本实验约需 3 h。

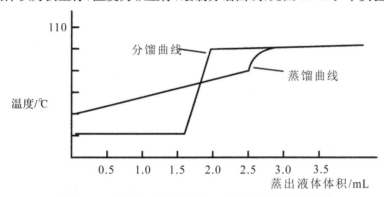

图 10-27 甲醇—水混合物(1∶1)的蒸馏和分馏曲线

(三)注意事项

分馏柱的种类较多,常用的有刺形分馏柱和填充式分馏柱。填充式分馏柱是在柱内填入各种惰性材料,以增加表面积。填料包括玻璃珠、玻璃管和陶瓷环等,其效率较高,适合于分离一些沸点差距较小的化合物。刺形分馏柱结构简单,且较填充式黏附的液体少,但与同样长度的填充式分馏柱相比,分馏效率低,适合于分离少量且沸点差距较大的化合物。

(四)思考题

1. 若加热太快,馏出液每秒钟的滴数超过要求量,用分馏法分离两种液体的能力会显著下降,为什么?

2. 为了取得较好的分离效果,为什么分馏柱必须保持回流液?

3. 在分离两种沸点相近的液体时,为什么装有填料的分馏柱比不装填料的效率高?

4. 什么是共沸混合物? 为什么不能用分馏法分离共沸混合物?

5. 在分馏时通常用水浴或油浴加热,它比直接用火加热有什么优点?

6. 根据甲醇—水混合物的蒸馏和分馏曲线,哪一种方法分离混合物各组分的效率较高?

实验七 立体化学模型实验

(一)实验目的

通过立体化学实验,巩固立体化学的基本概念。

（二）实验内容

1. 搭出下列各化合物的分子模型：CH_2BrCl，$CH_3CHClBr$，反-2-丁烯，顺-2-丁烯，指出分子中存在的对称因素（对称平面，对称中心），哪种有旋光性？

2. 搭出乳酸（2-羟基丙酸）的两个光学异构体，分别用伞形结构（楔形结构）和 Fischer 投影式表示，并标出手性碳原子的 R，S 构型。

3. 搭出酒石酸的三种光学异构体，写出 Fischer 投影式，并画出相应的纽曼投影式，指出它们之间的关系（对映体，非对映体）标出手性碳原子的 R，S 构型。

4. 用分子模型模拟顺-2-丁烯（或反-2-丁烯）与溴进行反式加成的反应历程。用锯架式表示反应过程及产物，用纽曼投影式的稳定构象和费歇尔投影式表示相应的产物。

5. 搭出并画出氯代环己烷的两种椅式构象，指出哪个稳定，如何转化？

6. 搭出 1,2-二甲基环己烷的顺反异构体的椅式构象，画出优势构象标出手性碳原子的 R，S 构型。指出哪种有旋光异构体。

7. 搭 R（或 S）-2-氯丁烷在光照下 C_3 上的氢原子进一步发生氯代反应时，其中间体自由基的两种交叉型稳定构象，并用纽曼投影式表示。分析发生氯代反应时，产物的不对称合成情况（Fischer 投影式表示）。

第八节　有机合成反应与综合性实验

实验一　苯甲酸的制备

（一）实验目的

1. 掌握芳烃侧链氧化制备苯甲酸的原理和方法。
2. 熟练使用搅拌回流反应装置，掌握固体的分离和纯化（重结晶）、熔点测定。

（二）实验原理

氧化反应是制备羧酸的常用方法。制备脂肪族羧酸，可用伯醇或醛为原料，用高锰酸钾氧化。伯醇用酸性重铬酸钠氧化时，常常还得到相应的酯为副产物。仲醇、酮或烯烃强烈氧化也能得到羧酸，同时发生碳链断裂。例如，由环己醇或环己酮氧化，可以制备己二酸。

芳香酸通常用芳烃氧化制备。芳烃的苯环比较稳定，难于氧化，而芳环的侧链不论长短，只要 α—碳上有氢，在强烈氧化时都变成羧基。

制备羧酸都采用比较强烈的反应条件，氧化反应一般都是放热反应，所以控制反应在一定的温度下进行是很重要的，如果反应失控，不但要破坏产物，使产率降低，有时还会发生爆炸。

$$\text{⟨C₆H₅⟩—CH}_3 + 2KMnO_4 \longrightarrow \text{⟨C₆H₅⟩—COOK} + 2MnO_2 + KOH + H_2O$$

$$\text{⟨C₆H₅⟩—COOK} + HCl \longrightarrow \text{⟨C₆H₅⟩—COOH} + KCl$$

(三)仪器和试剂

1.仪器:搅拌回流反应装置,减压过滤装置,重结晶装置,熔点测定装置。

2.试剂:甲苯 2.7 mL(2.3 g,0.025 mol/L),高锰酸钾 8.5 g(0.054 mol/L),浓盐酸。

(四)实验步骤

在装有机械搅拌和回流冷凝管的 250 mL 三口烧瓶中加入 2.7 mL 甲苯、100 mL 水、8.5 g 高锰酸钾和 2 mL 1%NaOH,在电加热套搅拌加热至回流。搅拌回流至甲苯层几乎消失,回流液不再出现油珠(大约 4～5 h),停止反应。

趁热将反应混合物减压过滤,用少量热水洗涤滤渣二氧化锰,合并滤液和洗涤液于烧杯或锥形瓶中,加入 Na_2SO_3 还原至无色,放在冰水浴中冷却,搅拌下用浓盐酸酸化,直到苯甲酸全部析出为止。

将析出的苯甲酸减压过滤,用少量冷水洗涤滤饼,挤压以除去水,将滤饼置于已称重的培养皿中烘干或晾干,称重,计算产率,测定熔点。苯甲酸重约 1.7 g。

若要得到纯净的产物,可用水进行重结晶。纯净的苯甲酸熔点:122℃。

(五)附注与注意事项

1.在氧化反应中,影响苯甲酸产量的因素有哪些?

2.为什么加亚硫酸氢钠除去滤液的紫颜色?

3.滤液若呈紫色,说明有未反应完的高锰酸钾,可加少量的亚硫酸氢钠除去紫色,重新减压过滤。

4.苯甲酸在 100 g 水中的溶解度为:4℃,0.18 g;18℃,0.27 g;75℃,2.2 g。

实验二　乙酰苯胺的制备

(一)实验目的

1.掌握芳香胺的酰化反应原理。

2.掌握分馏反应装置和操作;掌握固体的分离和纯化;熟练掌握熔点测定方法。

(二)实验原理

胺易遭受氧化反应,当遇有氧化性的试剂时,或为了防止发生其他副反应,首先应将氨基加以保护。保护的方法很多,乙酰化是常用的方法。由于芳香胺分子中氨基的活化能力强,往往在芳环上发生多取代,例如,苯胺的溴代反应,生成 2,4,6-三溴苯胺,若想进行一取代反应,常用氨基的乙酰化降低氨基的活性,待反应完成后再脱去保护基。氨基的乙酰化反应,常用的乙酰化试剂有乙酸、乙酰氯和乙酸酐等。本实验采用乙酸为酰化剂。

（三）仪器和试剂

分馏反应装置，减压过滤装置，重结晶装置，熔点测定装置。

苯胺 5 mL(5.1 g, 0.055 mol/L)，冰醋酸 7.4 mL(7.8 g, 0.13 mol/L)，活性炭。

（四）实验步骤

在 25 mL 锥形瓶上安装分馏柱，柱顶插有 150℃的温度计，馏出口用 10 mL 小量筒接收馏出液。

在锥形瓶中加入新鲜蒸馏过的苯胺 5 mL，冰醋酸 7.4 mL 和几粒沸石，使用电热套加热至沸腾，控制加热电压，保持柱顶温度在 105℃左右。不断有液体蒸出，经过 40～60 min，反应生成的水（含有少量醋酸）可完全蒸出，计算理论出水量。当温度计读数发生上下波动时（有时反应瓶内出现白烟），停止加热。

在不断搅拌下趁热将反应混合液慢慢倒入盛有 100 mL 水的烧杯中，继续搅拌并冷却烧杯，使乙酰苯胺呈颗粒状析出。减压过滤除去苯胺，用玻璃塞把固体压碎，用少量冷水洗涤残留的酸。

粗乙酰苯胺用水重结晶。安装回流装置进行重结晶，大约用 150 mL 水，加热回流一段时间后，如果仍有未溶解的油珠，继续补加水回流直到油珠完全溶解后，适量多加一些，稍冷后加入活性炭脱色，回流 5 min，趁热减压过滤。滤液冷却，有白色片状结晶析出，减压过滤收集结晶，用玻璃塞压挤滤饼水分、抽干。取出结晶置于已称重的培养皿中干燥，产量约 5 g，测定熔点，计算产率。

纯乙酰苯胺为白色片状晶体，熔点 114℃。

（五）附注与注意事项

1. 长期放置的苯胺因部分氧化而色深，不重新蒸馏会影响乙酰苯胺的质量。

2. 此油珠是熔融状态的含水的乙酰苯胺（83℃时含水 13%），如果溶液温度在 83℃以下，未溶解的乙酰苯胺以固态存在。

3. 乙酰苯胺在不同的温度下 100 g 水中的溶解度为：25℃，0.563 g；80℃，3.5g；100℃，5.2 g。本实验重结晶时水的用量，最好使溶液在 80℃左右为饱和状态。

4. 若在沸腾的溶液中加入活性炭，会引起爆沸，致使溶液冲出。

（六）思考题

1. 还有其他什么方法制备乙酰苯胺？写出反应式。

2. 在重结晶操作中，必须注意哪几点才能使重结晶产率高、质量好？

3. 计算一下 2 g 乙酰苯胺在 80℃时制成饱和溶液需加多少毫升水，此时若过量 20% 水，水的体积是多少？

实验三 环己氯的制备

(一)实验目的

1.掌握环己氯的制备方法。

2.熟练使用回流反应装置;掌握分馏操作;掌握尾气吸收装置的使用;熟练使用分液漏斗。

(二)实验原理

这是一个脂肪族亲核取代反应,在使用盐酸进行氯化时,反应速度较慢,为此本实验中应用过量盐酸。环己醇在浓盐酸作用下,也可以发生分子内脱水反应,生成环己烯等副产物,因而产品中混有低沸点物质。

(三)仪器和试剂

回流反应装置、分馏装置、气体吸收装置及分液漏斗等。

环己醇,浓盐酸(比重 1.19),食盐水,5%碳酸氢钠的氯化钠饱和溶液,氯化钠饱和溶液,无水氯化钙,氢氧化钠。

(四)实验步骤

将环己醇 20 mL,浓盐酸 64 mL,放在 250 mL 圆底烧瓶中,装上球形回流冷凝器,电热套加热至回流,控制温度微微回流。反应中放出大量氯化氢气体,应采用气体吸收装置。回流 1.5 h 后,冷却至室温,倾入分液漏斗分离,弃去酸层(下)。上层用饱和氯化钠溶液 15 mL 洗一次,再用 5%(用氯化钠饱和的)碳酸氢钠溶液 15 mL 洗至微碱性(pH=8)。最后,再用饱和氯化钠水溶液洗至中性(pH=6~7)。

分取油层于三角瓶中,加无水氯化钙干燥。滤至烧瓶中,装上分馏柱分馏,收集沸点 138~143℃的馏分,收率约 70%。

(五)附注与注意事项

1.原料产物副产物的物理常数:

	环己醇	环己氯	环己烯
比重	0.962	1.000	0.801
沸点	161.5℃	142.5℃	83℃

2.反应时注意温度不要过高,以免反应过于激烈。

实验四 乙酸异戊酯的制备

(一)实验目的

1.掌握酯化反应的原理和乙酸异戊酯的制备方法。

2.巩固分液漏斗的使用和回流、液体有机物干燥、蒸馏操作。

(二)实验原理

$$CH_3COOH + HOCH_2CH_2CH(CH_3)_2 \underset{}{\overset{H_2SO_4}{\rightleftharpoons}} CH_3COOCH_2CH_2CH(CH_3)_2 + H_2O$$

乙酸异戊酯(香蕉水)是无色透明液体,有愉快的香蕉香味,沸点142.5℃,密度0.88g/mL。

异戊醇为无色液体,有不愉快的气味,沸点132.5℃,密度0.81 g/mL,微溶于水。

(三)仪器和试剂

回流装置,分液漏斗,蒸馏装置。

18 mL(0.166 mol/L)异戊醇,24 mL(0.42 mol/L)冰醋酸,5%碳酸氢钠水溶液,饱和氯化钠水溶液,无水硫酸镁,浓硫酸。

(四)实验步骤

量取异戊醇18 mL及冰醋酸24 mL,放入100 mL圆底烧瓶中,摇荡下慢慢加入4 mL浓硫酸,混合均匀后加入几粒沸石。安装回流冷凝管,电热套加热回流1 h,停止加热,移去电热套,使反应混合物冷至室温后,将此混合物小心地倒入分液漏斗中,并加入55 mL冷水,另取10 mL洗涤烧瓶,将洗液合并,倒入分液漏斗中,振荡后静置,分出下层水溶液。

有机相中含醋酸杂质,可用5%碳酸氢钠水溶液洗涤除去。小心加入30 mL 5%碳酸氢钠水溶液后振荡,静置,分出下层溶液,再用15 mL 5%碳酸氢钠水溶液洗涤一次,弃去下层水溶液,用试纸检查水溶液的酸碱性,直至水溶液呈碱性为止。然后,将20 mL饱和氯化钠水溶液加到分液漏斗中,轻轻摇荡。分出水层,将酯层倒入锥形瓶中,加入3 g无水硫酸镁干燥,过滤。蒸馏,收集140~142℃的馏分,称重。理论产量:21.6 g,实际产量:10~13 g,产率:50%~65%。

(五)附注与注意事项

1.慢慢加入,充分振荡,否则颜色较深(酒红色),影响产率。

2.此时会有二氧化碳气体冒出,注意放气。

3.如不是碱性时可继续重复上述操作。

4.提前洗净干燥。

5.小棉花团过滤,滤完后挤压棉花团。

6.补充其他制备方法。

18 mL异戊醇,11.4 mL冰醋酸,1.8 mL浓硫酸,67 mL苯。分水器,140~150℃回流,分出3~4 mL水(2~3 h)。80 mL水洗1次,5%碳酸氢钠洗至中性,10 mL饱和食盐水洗1次,无水硫酸镁干燥,收集134~142℃馏分。

(六)思考题

1.本实验是应用什么原理和措施提高产物的产量的,还有哪些其他的方法和措施可以提高产率?

2.总结还可以用哪些方法进行酯的制备反应?

实验五　苯乙酮的制备

(一)实验目的

1.掌握苯乙酮的制备原理和方法。

2.掌握无水操作,分液漏斗和气体吸收装置的使用。

3.掌握机械搅拌的使用;巩固蒸馏、回流和萃取操作。

(二)实验原理

(三)仪器和试剂

机械搅拌装置,回流装置,气体吸收装置,蒸馏,萃取操作。

苯 25 mL(22 g,0.282 mol/L),无水三氯化铝 16 g(0.12 mol/L),乙酐 4.7 mL(5.1 g,0.05 mol/L),浓盐酸,5%氢氧化钠溶液。

实验所需时间 8 h。

(四)实验步骤

本实验所用的药品必须是无水的,所用的仪器必须是干燥的。

在 150 mL 三口烧瓶的中间瓶口安装带有密封的搅拌器,一侧口装滴液漏斗,另一侧口装回流冷凝管,回流冷凝管上口连接带有氯化钙干燥管的气体吸收装置。

在烧瓶中迅速放入无水三氯化铝 16 g 和苯 20 mL。在滴液漏斗中放入 4.7 mL 新蒸馏过的乙酐和 5 mL 苯的混合液,在搅拌下慢慢滴加乙酐的苯溶液。反应很快就开始,放出氯化氢气体,三氯化铝逐渐溶解,反应物的温度也自行升高。应控制滴加速度,使苯缓缓地回流。加料时间约需 10 min。加完乙酐后关闭滴液漏斗旋塞,使用电热套加热,控制加热电压,保持缓缓回流 1 h。

反应物冷却后,在通风橱内将反应物慢慢地倒入 50 g 碎冰中,同时不断搅拌。然后,加入 50 mL 浓盐酸使析出的氢氧化铝沉淀溶解。如果仍有固体存在,再适当增加盐酸,用分液漏斗分出苯层。水层用 30 mL 苯分两次萃取。合并苯溶液用 15 mL 5%氢氧化钠溶液洗涤,再用水洗涤,分出苯层。

将苯溶液置于 100 mL 蒸馏瓶中,安装蒸馏装置,接液管带有长橡皮管通入水槽或引至室外。直至苯蒸不出为止(苯溶液中所含的少量水分随苯共沸蒸出)。当温度升至 140℃左右时,停止加热。稍冷后换空气冷凝管和接收器,继续蒸馏,收集 195～202℃间的馏分。

产量:3.5～4 g。

纯苯乙酮是无色油状液体,沸点 202℃。

(五)附注与注意事项

1.本实验最好是无噻吩的苯。要除去苯中所含噻吩,可用浓硫酸多次洗涤(每次用相当于苯体积15%的浓硫酸),直到不含噻吩为止,然后依次用水、10%氢氧化钠溶液和水洗涤,用无水氯化钙干燥后蒸馏。

检验苯中噻吩的方法:取1 mL样品,加2 mL 0.1%靛红在浓硫酸中的溶液,振荡数分钟,若有噻吩,酸层将呈现浅蓝绿色。

2.无水三氯化铝暴露在空气中,极易吸收水而分解失效。应当用新升华过的或包装严密的试剂。称取时动作要迅速。块状的无水三氯化铝在称取前需在研钵中迅速地研细。

加无水三氯化铝时可自制一简易的加料器:取一段长6 cm,直径约5 mm(可插入烧瓶的侧口)的玻璃管,两端配上橡皮塞。称量时装入药品,塞紧玻璃管两端。加料时,打开一塞,将玻璃管迅速插入瓶口,轻轻敲拍玻璃管使药品进入烧瓶,而不致沾在瓶口,如果有残留在管中的固体不下,可打开另一塞子,用玻璃棒将固体捅下去。

3.仪器或药品不干燥,将严重影响实验结果或使反应难于进行。

4.本实验也可用人工振荡代替机械搅拌。用100 mL圆底烧瓶,上装一个二口连接管,其正口装滴液漏斗,侧口装回流冷凝管,冷凝管上口连接氯化钙干燥管和气体吸收装置。为了便于振荡反应物质,烧瓶、冷凝管和滴液漏斗应装在同一铁架台上。采用人工振荡时,回流时间应增长。

5.回流时间增长,产率还可以提高。

6.最好进行减压蒸馏,收集86~90℃/1.6 kPa(12 mmHg)的馏分。压力与沸点的关系如表10-4。

表10-4　减压蒸馏中压力与沸点的关系

压力/kPa	26.7	20	8.0	6.7	5.3	4.0	3.3	1.6
压力/mmHg	200	150	60	50	40	30	25	12
沸点/℃	155	146	120	115.5	110	102	98	88

(六)思考题

1.为什么要用过量的苯和无水三氯化铝?

2.如果仪器不干燥或药品中含有水分,这对实验的进行有什么影响?

3.为什么要逐渐地滴加乙酐?

4.为什么要用含盐酸的冰水来分解反应混合物?

5.还可以用什么原料代替乙酐来制苯乙酮?

实验六　肉桂酸的制备

(一)实验目的

1.掌握通过perkin反应制备肉桂酸的原理和方法。

2.掌握水蒸气蒸馏的原理、装置及操作;巩固回流反应装置、重结晶、测熔点操作。

（二）实验原理

$$\text{C}_6\text{H}_5\text{—CHO} + (\text{CH}_3\text{CO})_2\text{O} \xrightarrow{\text{CH}_3\text{COOK}} \text{C}_6\text{H}_5\text{—CH=CH—COOH} + \text{CH}_3\text{COOH}$$

（三）仪器和试剂

1.仪器:回流装置,水蒸气蒸馏装置,减压过滤装置,重结晶装置。

2.试剂:苯甲醛 6 mL(6.4 g,0.06 mol/L),无水醋酸钾 6 g(0.06 mol/L),乙酐 11 mL(12 g,0.12 mol/L),饱和碳酸钠溶液,浓盐酸及活性炭等。

（四）实验步骤

在干燥的 500 mL 三口圆底烧瓶中,放入 6 g 新熔融并研细的无水醋酸钾粉末、6 mL 新蒸馏的苯甲醛和 11 mL 乙酐,振荡使三者混合。烧瓶侧口装一个空气冷凝管,正口装一支 240℃温度计,其水银球插入反应混合物液面下,但不要碰到瓶底。在酒精灯上加热回流 1 h,反应液的温度应保持在 150~170℃。

向反应混合物中倒入 90 mL 热水。一边充分摇动烧瓶,一边慢慢地加入饱和碳酸钠溶液,直到反应混合物呈弱碱性。然后进行水蒸气蒸馏,直到馏出液中无油珠为止(倒入指定的回收瓶中)。

剩余液体中加入少许活性炭,加热煮沸 10 min,趁热过滤。将滤液小心地用浓盐酸酸化,使呈明显酸性,再用冰水浴冷却。待肉桂酸完全析出后,减压过滤。晶体用少量水洗涤。挤压去水分,在 100℃以下干燥。产物可以水中或 30%乙醇中进行重结晶。产量:4~5 g。肉桂酸有顺反异构体,通常以反式形式存在,为无色晶体,熔点 135~136℃。

（五）附注与注意事项

1.此实验也可用等物质的量的无水醋酸钠或无水碳酸钠代替,其他步骤完全相同。

2.久置的苯甲醛含苯甲酸,故需蒸馏除去。久置的乙酐含乙酸,也需要除去。

3.此处不能用氢氧化钠代替。

4.也可用其他溶剂进行重结晶,其在不同温度时的溶解度见表 10-5。

表 10-5　不同温度、不同溶剂时肉桂酸的溶解度

温度/℃	水 g/(100g)	无水乙醇 g/(100g)	糠醛 g/(100g)
0			0.6
25	0.06	22.03	4.1
40			10.9

5.微量制备方法

在 5 mL 干燥的梨形瓶中,放入 0.15 g 新熔融并研细的无水碳酸钾粉末 0.15 mL 新蒸馏的苯甲醛和 0.3 mL 新蒸馏的乙酐,振摇混合均匀。在梨形瓶上接上一个二口连接管,通过直口插入一根 300℃的温度计,水银球进入液体但不接触瓶底,侧口接空气冷凝器,砂浴上

加热回流 $20\sim30$ min,反应温度保持在 $150\sim170℃$。

反应液趁热倒入盛有 1.5 mL 水的 10 mL 圆底烧瓶中,用热水洗涤梨形瓶二次,每次 0.5 mL,洗涤液也倒入圆底烧瓶中,向烧瓶中滴加饱和碳酸钠溶液,使反应混合物呈弱碱性,补加 2 mL 水,装上微型蒸馏头和回流冷凝器管(简化水蒸气蒸馏装置),砂浴上蒸馏,直到温度计读数为 $100℃$ 时停止蒸馏,把蒸出的苯甲醛倒入回收瓶中。

剩余的液体可加入少许活性炭再煮沸几分钟,趁热在有玻璃钉的漏斗上抽滤,滤液用浓盐酸酸化成明显酸性,冷却,再抽滤,用少许水洗涤晶体,在 $100℃$ 以下干燥。产量约 90 mg。

(六)思考题

1.具有何种结构的醛能进行柏琴反应?

2.为什么不能用氢氧化钠代替碳酸钠溶液来中和水溶液?

3.用水蒸气蒸馏除去什么?能不能不用水蒸气蒸馏?

第九节 苯佐卡因的合成

最早局麻药物是从古柯植物中提取出来的古柯生物碱,其具有毒性大,易上瘾,水溶液不稳定,易水解失效等缺点,而且从古柯植物中提取制备成本高。因此,人们一直在努力寻找代用品。根据古柯碱(也称可卡因)的结构和药理,人们合成了数以万计的有效代用品,对氨基苯甲酸乙酯(苯佐卡因,benzocaine)和普鲁卡因只是其中两种:

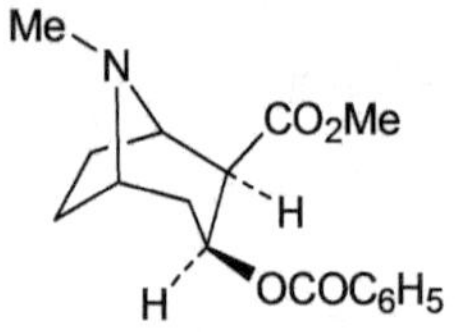

古柯碱 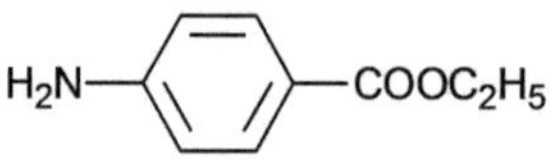　　　　　　苯佐卡因 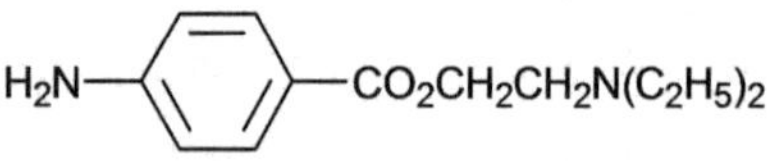　　　　　　普鲁卡因

通过对众多的具有麻醉作用的合成化合物的活性实验,证实其结构一般是分子的一端含有必不可少的苯甲酰基,分子的另一端是二级或三级胺,中间插入不同数目的烷氧(氮、硫等)基。可用下式表示:

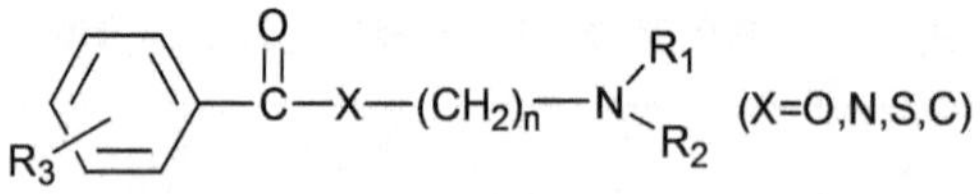

一、实验目的

1.学生根据药物结构设计由不同起始原料合成苯佐卡因的路线,并分析路线的优缺点及实验室可行性。

2.从设计的路线中挑选一条可行性路线,写出该路线的实验方案,包括实验原理和具体实施方法。

3.交指导老师评审修改后,学生进行实验操作,写出各步操作的实验现象和实验收率。

二、可参考的实验设计

苯佐卡因的主要合成路线：

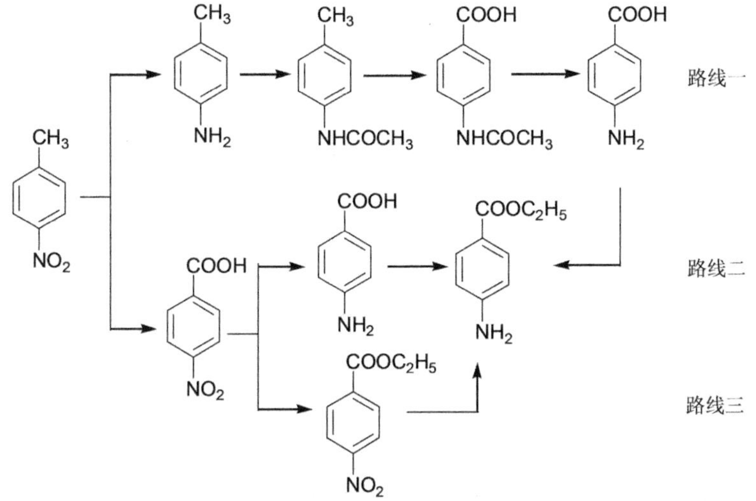

苯佐卡因在工业上一般是由甲苯硝化得对硝基甲苯,然后氧化得对硝基苯甲酸,再与乙醇酯化得到对硝基苯甲酸乙酯,最后再将硝基还原成氨基而得到对氨基苯甲酸乙酯,即苯佐卡因。

以对氨基甲苯为原料的合成路线为例说明合成操作步骤。

(一)对甲基乙酰苯胺(4-methylacetanilide)

1. 反应原理

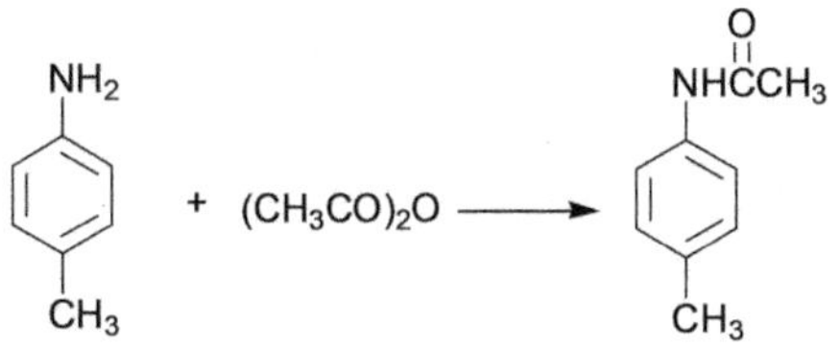

2. 仪器和试剂

回流装置,减压过滤装置。

对甲苯胺 4.00 g(37.4 mmol/L),乙酸酐 4.8 mL。

3. 实验步骤

在装有回流冷凝管的 50 mL 圆底烧瓶中,加入 4.0 g 对甲苯胺和 4.8 mL 乙酸酐,反应立即发生并放热,使固体完全溶解。加热回流 10 min,趁热将反应混合物倒入 100 mL 的冷水中,边加边搅动,立即析出黄色固体。过滤,用少量冷水洗涤结晶 3 次,得粗品约 5.2 g,产率 93%,熔点 147～149℃。

IR(KBr):v/cm^{-1}=3300(NH),1665(C=O),1610,1555,1515,1325,825;HNMR(CDCl$_3$/DMSO):δ=9.3[s(br),1H,NH],7.44,7.02(d,J=8.5 Hz;2H,Ar-H),2.27,2.10(s,3H,CH$_3$)。

4. 注意事项

所用乙酸酐为新蒸馏的,沸点 37～39℃/2.00 kPa(15 mmHg)。

(二)对乙酰氨基苯甲酸(p—acetylaminobenzonic acid)

1. 反应原理

2. 仪器和试剂

减压过滤装置。

对甲基乙酰苯胺(自制)5.2 g(34 mmol/L),高锰酸钾 16.0 g,乙酸钠 4.0 g,盐酸,氢氧化钠。

3. 实验步骤

将对甲基乙酰苯胺置于 500 mL 烧杯中,加入 120 mL 水、4.0 g 乙酸钠和 16.0 g 高锰酸钾,不断搅拌下,小火加热约 30 min,反应液呈深褐色并有大量沉淀物。在减压下趁热过滤,并用少量热水洗涤沉淀。合并滤液,冷至室温,用 20% 的稀硫酸酸化,使 pH=1～2,此时,析出大量白色固体,过滤,收集产物,纯产品的熔点为 250～252℃。

4. 注意事项

如滤液呈紫红色,可能有过量高锰酸钾存在,可加入少量亚硫酸氢钠使红色褪去,使滤液呈近于无色的清澈液体。

(三)对氨基苯甲酸(p-aminobenzonic acid)

1. 反应原理

2. 仪器和试剂

回流装置,尾气吸收装置,减压过滤装置。

对乙酰氨基苯甲酸(自制),盐酸,氢氧化钠,冰醋酸。

3. 实验步骤

将实验二所得对乙酰氨基苯甲酸置于 100 mL 圆底烧瓶中(安装尾气吸收装置)。再加入 1:1 的盐酸-水溶液 60 mL,在石棉网上加热回流 30 min;冷却后,转移至 500 mL 的烧杯中,加入 40 mL 水,用 20% 的氢氧化钠中和此溶液至石蕊试纸刚刚变蓝。根据溶液体积,按每 30 mL 加入 1 mL 冰醋酸之比酸化,在冰水浴中冷却,待析出结晶,过滤收集产品,干燥,得到浅黄色针状结晶 3 g。纯品的熔点为 186～187℃。

4. 注意事项

石蕊试纸变蓝时 pH＝6.4,中和时应注意溶液 pH 的变化,并尽可能使溶液量不能过大,否则产物不易结晶出来。

(四)对氨基苯甲酸乙酯(苯佐卡因)(Ethyl p-aminobenzoate)

1. 反应原理

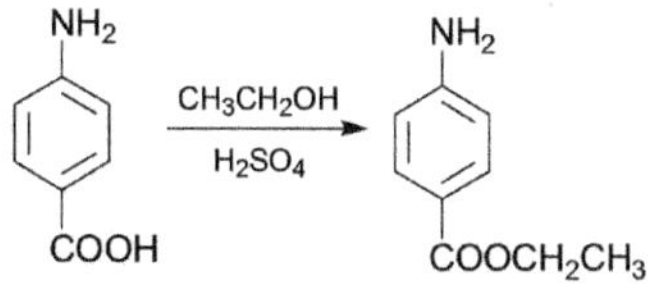

2. 仪器和试剂

回流装置,提取分离,干燥,蒸馏。

对氨基苯甲酸 2.70 g(自制),无水乙醇 10 mL,10％碳酸钠水溶液,浓硫酸。

3. 实验步骤

在 50 mL 的圆底烧瓶中,加入 2.70 g 对氨基苯甲酸、10 mL 无水乙醇、1 mL 浓硫酸,装上回流冷凝管,再水浴上加热回流 2 h。冷却反应混合物,用 10％的碳酸钠水溶液中和反应液。然后每次用 15 mL 的乙醚提取水层 3 次。合并醚的提取液,用无水硫酸钠干燥。在热水浴上蒸出乙醚,剩余白色固体为粗品。

用乙醇-水混合溶剂将粗品重结晶,干燥,称重,计算产率。纯品的熔点为 92℃。

第十一章　物理化学实验

实验一　液体饱和蒸气压的测定

一、实验目的

1. 熟练掌握液体饱和蒸气压与温度的关系；作图法及其在处理物化实验数据中的意义。
2. 基本掌握真空系统的操作规程。
3. 了解认识汽化热测定的基本原理和测定方法。

二、实验原理

纯液体的饱和蒸气压与温度的关系，可用克劳修斯—克拉珀龙方程表示：

$$\frac{d\ln p}{dT} = \frac{\Delta H_汽}{RT^2} \qquad (11-1)$$

式中，p 为纯液体在温度 T 时的饱和蒸气压，T 为绝对温度，$H_汽$ 为液体的摩尔汽化热 (J/mol)；R 为气体常数即 8.314 J/mol·K。在温度变化较小时，$H_汽$ 可视为常数，积分上式可得：

$$\ln p = -\frac{\Delta H_汽}{RT} + B \text{ 或 } \lg p = -\frac{\Delta H_汽}{2.303RT} + B' \qquad (11-2)$$

若将 $\ln p$ 对 $\frac{1}{T}$ 作图（或线性回归）应得一直线，直线斜率：$-\frac{\Delta H_汽}{R}$，由此可求汽化热：$\Delta H_汽 = -R \times$ 斜率。

本实验测定饱和蒸气压的方法为静态法。

静态法：测液体饱和蒸汽压的方法是调节外压以平衡液体的蒸气压。其中用到三球等位计，如图 11-1 所示。利用等位计进行测定，主要以调节 U 形管两壁液面等高来进行测定。c 中为待测液体，a 和 b 由 U 形管相连通，b 和 c 之间为待测液体蒸气压。一定温度下，当 b、c 管的上部充满待测液体的蒸气，当 a、b 球处 U 形管的液体在同一水平面时，则 b 球处 U 形管液面上的蒸气压与 a 球处 U 形管液面上的压力相等。其中，外压一大气压＝真空压力计显示的读数。外压指 a 球处 U 形管液面上的压力。

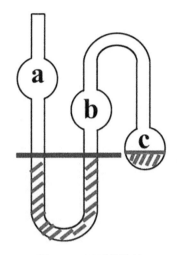

图 11-1　三球等位计

三、仪器和试剂

恒温装置1套;真空泵及附件1套;等位计1只;数字式压力计1台;缓冲储气罐1个;大气压力计;蒸馏水。

四、实验步骤

1.仪器安装

恒温装置、三球等位计、冷肼、缓冲储气罐和冷凝管等使用原理、注意事项与作用。其中,三球等位计中的液体可按如下的方法装入:从a球的管口加入液体,然后三球等位计按图 11-2 连接。

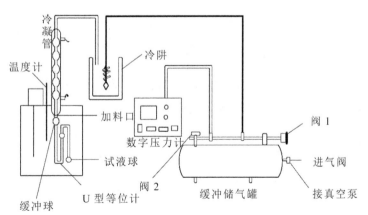

图 11-2　饱和蒸汽压系统装置示意图

2.检查系统密闭性

首先,将真空压力计校零,即开启平衡阀1,使系统和大气相通,然后点击零键,校准仪器。随后进行系统漏气检查,具体如下:关闭平衡阀1,打开平衡阀2,关闭进气阀,真空泵接进气阀,开启进气阀,当真空压力计读数达到−90 kPa左右时,关闭进气阀,停止抽气。观察数字式压力计数字的变化,若数字式压力计读数下降小于 0.01 kPa/s,则表明系统不漏气。若系统漏气,分段检查,堵漏,直至整个系统密闭为止。

3.等位计中试液的装入

等位计全部浸入水槽中,缓慢打开缓冲罐通大气的阀门 1,将 a 球和 U 形管液体压入 c 球。液体要充满 c 球体积的 2/3 和 U 型管等位计的大部分。

4.排除球管上方空气

接通冷凝水,打开恒温槽开关,设定玻璃恒温槽水浴温度为 40℃,同时打开恒温槽开关和搅拌器。当温度达到设定温度后,先开启真空泵,再打开进气阀,抽气 5~10 min(在抽气过程中,若发生爆沸,应注意缓慢调节阀 1,控制气泡一个一个的逸出,不能成串成串地冲出)。抽气完成后,关闭阀 1、进气阀和真空泵。

5.水饱和蒸气压的测定

缓慢调节阀 1(注意:调节阀 1 一定要缓慢,防止等位计 U 形管里的水倒灌入 c 球,带入空气),调节等位计 U 形管两臂液面等高,然后关闭阀 1,迅速读出真空压力计读数,并记下温度。然后,升高水浴温度,同法依次测定 45℃、50℃、55℃ 和 60℃ 水的饱和蒸气压。

6.实验完毕后,关闭所有电源,关闭冷凝水,将系统和大气相通,只需把三球等位计取下即可,不要拆除三球等位计之外的实验装置。

五、数据处理

表 11-1 液体在不同温度下饱和蒸气压的测定数据

$t/℃$	温度 (T/K)	温度 $1/T(1/K)$	压力计读数 p	系统压力 $p_{系统}=p_{大气}+p$	$\ln p_{系统}$

然后计算不同温度下的纯水的饱和蒸气压数据,根据克劳修斯-克拉贝龙方程,绘制 $\ln p \sim 1/T$ 图形,由直线斜率计算水的摩尔汽化热。

六、思考题

1.能否在加热条件下检查系统的密闭性? 为什么?

2.为什么要抽除 b、c 球液体上方的空气?

3.缓冲瓶的作用是什么? 若不加缓冲瓶,会出现什么现象?

实验二　凝固点降低法测摩尔质量

一、实验目的

1. 学会稀溶液依数性质。
2. 熟练使用凝固点测定仪。
3. 掌握凝固点降低法测定萘的摩尔质量的方法。

二、实验原理

稀溶液的凝固点降低(对析出物为纯固相溶剂的体系)与溶液成分的关系式为

$$\Delta T_f = \frac{R(T_f^*)^2}{\Delta H_m} \cdot \frac{n_2}{n_1 + n_2} \tag{11-3}$$

式中 ΔT_f 为凝固点降低值；T_f 为以绝对温度表示的纯溶剂的凝固点；ΔH_m 为摩尔凝固热；n_1 为溶剂的物质的量，n_2 为溶质的物质的量。

当溶液很稀时，$n_2 < n_1$，则

$$\Delta T_f = \frac{R(T_f^*)^2}{\Delta H_m} \cdot \frac{n_2}{n_1} = \frac{R(T_f^*)^2}{\Delta H_m} \cdot M_1 m_2 = K_f m_2 \tag{11-4}$$

式中，M_1 为溶剂的摩尔质量，m_2 为溶质的质量摩尔浓度，K_f 称为溶剂的凝固点降低常数。

如果已知溶剂的凝固点降低常数 K_f，并测得该溶液的凝固点降低值 ΔT_f，溶剂和溶质的质量 W_1、W_2，就可以通过下式计算溶质的摩尔质量 M_2。

$$M_2 = K_f \cdot \frac{W_2}{\Delta T_f \cdot W_1} \times 10^3 \tag{11-5}$$

凝固点测定方法是将已知浓度的溶液逐渐冷却成过冷溶液，然后促使溶液结晶；当晶体生成时，放出的凝固热使体系温度回升，当放热与散热达成平衡时，温度不再改变，固液两相达成平衡的温度，即为溶液的凝固点。本实验测定纯溶剂和溶液的凝固点之差。

纯溶剂在凝固前温度随时间均匀下降，当达到凝固点时，固体析出，放出热量，补偿了对环境的热散失，因而温度保持恒定，直到全部凝固后，温度再均匀下降，其冷却曲线见图 11-3 (a)。实际上纯液体凝固时，由于开始结晶出的微小晶粒的饱和蒸气压大于同温度下的液体饱和蒸气压，所以往往产生过冷现象，即液体的温度要降到凝固点以下才析出固体，随后温度再上升到凝固点，见图 11-3 冷却曲线(b)。

溶液的冷却情况与此不同，当溶液冷却到凝固点，开始析出固态纯溶剂。随着溶剂的析出，溶液浓度相应增大，所以溶液的凝固点随着溶剂的析出而不断下降，在冷却曲线上得不到温度不变的水平线段。当有过冷情况发生时，溶液的凝固点应从冷却曲线上待温度回升后外推而得，见图 11-3 冷却曲线(c)。

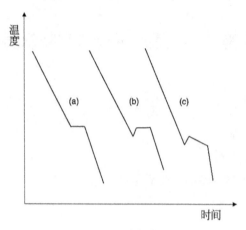

图 11-3　冷却曲线

三、仪器和试剂

FPD-4A 型凝固点降低实验装置 1 台；移液管（20 mL）1 支；环己烷（A. R.）；萘（A. R.）等。

四、实验步骤

1. 各旋钮均归零状态下，开机预热 10～15 min。

2. 25 mL 小烧杯和 20 mL 移液管洗净干燥。

3. 仪器温差置零

用干燥的移液管移取 20 mL 环己烷于测定烧杯中，装好装置。打开磁力搅拌器，将冷热开关置于制冷位置，调节功率旋钮（大约 4 V）使冷阱温度逐渐降低。调节冷却功率使冷阱温度接近 3℃，当有晶体析出时（液体浑浊，大约 10 min），按置零键设置温差零点。注意：此时的温差为体系温度与置零时温度的差值。

4. 测定纯溶剂的温差

将测定烧杯取出，用手温热，使管中固体完全熔化，再将测定烧杯放入装置中，缓慢搅拌，增大功率，此时冷阱温度迅速降温至 3.5℃ 左右并保持恒定，当温差显示 2℃ 时，开始记录温差的变化，每隔 30 s 记录一次温差值，直至两次温差相差 0.2℃ 内，再连续记录 3 个数据后结束（注意观察有温度回升现象，此时应该有晶体析出），停止冷却。重复上述操作，记录环己烷温度—时间曲线，实验重复 2 次，误差范围在 0.2℃ 之内。

5. 测定溶液的凝固点

取出测定烧杯，使烧杯中的环己烷熔化，加入事先准确称量的 0.1 g 的萘，待完全溶解后，用上述步骤 4 测定溶液的温度—时间曲线。重复 2 次误差范围在 0.2℃ 之内。

6. 实验完毕，关闭电源，环己烷溶液回收，清洗仪器，整理实验台。

五、数据处理

1. 用 Excel 软件绘制纯环己烷、萘-环己烷溶液 T-t 曲线。在曲线上确定环己烷的凝固点 T_f^* 和萘-环己烷溶液的凝固点 T_f。

2. 用 $d(\text{kg/m}^3) = 0.7971 \times 10^3 - 0.8879t$ 计算室温时环己烷密度，然后算出所取环己烷的质量 $W_1(\text{g})$。

3. 用凝固点下降公式计算萘的摩尔质量。

4. 判断萘在环己烷中的存在形式。

已知环己烷的凝固点 $T_f^* = 279.7\text{K}$；$K_f = 20.1\ \text{K} \cdot \text{kg/mol}$。

六、思考题

1. 为什么产生过冷现象？如何控制过冷程度？

2. 根据什么原则考虑加入溶质的量？太多太少影响如何？

3. 环己烷挥发和萘含有杂质分别对实验结果有何影响？

实验三　双组分简单共熔体系相图的绘制

一、实验目的

1. 熟练使用 8A 型金属相图实验装置。

2. 掌握应用步冷曲线的方法绘制 Cd-Bi 二组分体系的相图。

二、实验原理

二组分相图的应用非常广泛，其中较常用的方法是热分析法。在一定压力下把体系从高温逐渐冷却，作温度对时间变化曲线，即步冷曲线。体系若有相变，必然伴随有热效应，即在其步冷曲线中会出现转折点。从步冷曲线有无转折点就可以知道有无相变。测定一系列组成不同样品的步冷曲线，从步冷曲线上找出各相应体系发生相变的温度，就可绘制出被测体系的相图，如图 11-4 所示。

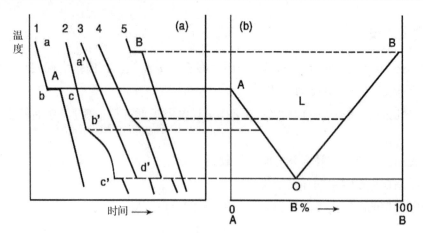

图 11-4 步冷曲线绘制金属相图

(a)步冷曲线;(b)双组分金属相图

纯物质的步冷曲线如线 1、线 5 所示,从高温冷却,开始降温很快,ab 线的斜率决定于体系的散热程度。冷到 A 的熔点时,固体 A 开始析出,体系出现两相平衡(溶液和固体 A),此时温度维持不变,步冷曲线出现 bc 的水平段,直到其中液相全部消失,固体温度下降。

混合物步冷曲线(如线 2、线 4)与纯物质的步冷曲线(如线 1、线 5)不同。如线 2 起始温度下降很快(如 a′b′段),冷却到 b′点的温度时,开始有固体析出,这时体系呈两相,因为液相的成分不断改变,所以其平衡温度也不断改变。由于凝固热的不断放出,其温度下降较慢,曲线的斜率较小(b′c′段)。到了低共熔点温度后,体系出现三相,温度不再改变,步冷曲线又出现水平段 c′d′,直到液相完全凝固后,固体温度又迅速下降。

曲线 3 表示其组成恰为最低共熔混合物的步冷曲线,其图形与纯物质相似,但它的水平段是三相平衡。

用步冷曲线绘制相图是以横轴表示混合物的成分,在对应的纵轴标出开始出现相变(即步冷曲线上的转折点)的温度,把这些点连接起来即得相图。

图 11-4(b)是一种形成简单低共熔混合物的二组分体系相图。图中 L 为液相区,水平线段表示 A,B 和液相共存的三相共存线;水平线段以下表示纯 A 和纯 B 共存的二相区,O 为低共熔点。

三、仪器和试剂

8A 型金属相图实验加热装置 1 台;金属相图测量装置 1 台;镉-铋样品管 6 支。

四、实验步骤

1.识记样品管,1—6 号样品含量见数据记录表。

2.依次打开测量装置、加热装置和计算机的电源。打开计算机,运行金属相图程序。

3.按下加热装置面板中的"加热"按键,样品开始加热,系统自动进行,冷却降温。

4.当所有样品的平台都已出现后,按下测量装置中的"停止"按键,停止加热,点击"操作"菜单中的"结束",停止记录温度,弹出"数据是否保存"窗口,保存数据。

5.单独显示每个样品的冷却曲线,记录相应的拐点和平台温度。已知纯镉和纯铋的熔点分别为 321.2℃ 和 271.3℃。

6.利用样品组成和相应的温度绘制金属相图,得到共熔物的组成和温度。

7.依次关闭测量装置的开关、计算机程序和计算机。

8.填写实验仪器记录表。

五、数据处理

1.利用所得步冷曲线,绘制镉-铋二组分体系的相图,并指出相图中各区域的相平衡,并把相应的拐点和平台温度记录在表 11-2 中。

表 11-2　拐点和平台温度表

	1	2	3	4	5	6
Cd%	0	20	40	60	80	100
拐点						
平台						

2.从相图中求出低共熔点的温度及低共熔混合物的成分。

六、思考题

1.对于不同成分混合物的步冷曲线,其水平段有什么不同?

2.用加热曲线是否可作相图?

3.作相图还有哪些方法?

实验四　二元体系的沸点-组成相图

一、实验目的

1.熟悉采用回流冷凝法测定不同浓度环己烷-乙醇系统的沸点和气液两相平衡组成。

2.掌握绘制沸点-组成相图的方法。

3.了解阿贝折光仪的使用方法。

二、实验原理

在恒定压力下表示溶液沸点与组成的图称为沸点-组成相图。完全互溶双液系的沸点-组成相图可分为三类(图 11-5)。

1.理想的双液系或对拉乌尔定律产生偏差不大的双液系。这类溶液沸点介于两纯液体沸点之间(图 11-5a)。

2. 各组分对拉乌尔定律发生较大正偏差,其溶液在沸点-组成相图上出现最低沸点(图11-5b)。

3. 各组分对拉乌尔定律发生较大负偏差,其溶液在沸点-组成图上出现最高沸点(图11-5c)。

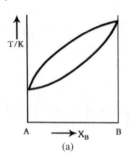 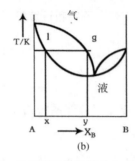 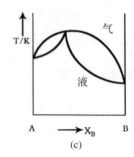

图 11-5 二元液相体系的沸点-组成相图

上述2、3两类溶液在最高或最低沸点时的气液两相组成相同,这时的温度叫恒沸点,其相应的溶液称为恒沸混合物。

为了测定二元液系的沸点-组成相图,需在气液相达平衡后,同时测定气相组成、液相组成和溶液沸点。例如在图11-5b中与某沸点对应的气相组成是气相线上g点对应的y,液相组成是液相线上l点对应的x。实验测定全部浓度范围内不同组成溶液的气、液相平衡组成和沸点后,就可绘出沸点-组成相图。

测定沸点和平衡组成的装置称为沸点测定仪(见图11-6)。主要部件是一个带有回流冷凝管的长颈圆底烧瓶,冷凝管底部有一个半球小室,用以收集冷凝下来的气相样品,液相样品则通过烧瓶上的支管抽取。本实验用电热丝直接放入溶液中加热,以减少溶液沸腾时的过热现象。测定时,温度计的水银球要一半在水面下,一半在气相中,以便准确测出平衡温度。气、液平衡时的沸点可直接由温度计读出(或精密数字温度计读出),气相和液相的组成可通过测定其折光率对照标准曲线求出。

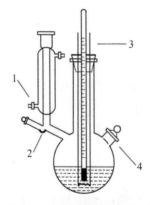

图 11-6 实验装置—沸点仪

1.冷凝水;2.小凹槽;3.加热丝;4.支管

三、仪器和试剂

沸点测定仪 1 台；阿贝折光仪 1 台；直流稳压电源 1 台；超级恒温槽 1 台；精密数字温度计(或温度计:50~100℃,1/10,1 支)1 台；移液管(20 mL 2 支,5 mL 和 2 mL 各 1 支)；洗耳球 1 个；长、短取样管各 1 支；环己烷(A. R)；无水乙醇(A. R)。

环己烷摩尔分数为 0、0.2、0.4、0.6、0.8 和 1.0 的标准溶液(表 11-3)。

四、实验步骤

1. 标准溶液的折光率以及标准曲线的绘制

利用阿贝折光仪测定环己烷、乙醇及标准溶液的折光率。

表 11-3 环己烷-乙醇标准溶液折光率

环己烷的摩尔分数	0	0.2	0.4	0.6	0.8	1.0
折光率						

阿贝折光仪使用方法：

(1)按下"POWER"打开电源。

(2)打开折射棱镜部,检查上、下棱镜表面,并用丙酮小心清洁,用吸耳球吹干其表面。

(3)将液体测样用干净滴管吸 1~2 滴样品放在下面棱镜工作表面上,然后将上面的进光棱镜盖上。

(4)旋转聚光照明部件的转臂和聚光镜筒,使上面的进光棱镜的进光表面得到均匀照明。

(5)通过目镜观察视场,同时旋转调节手轮,使明暗分界线落在交叉线视场中,如图 11-7 所示。如从目镜中看到,视场是暗的,可将调节手轮逆时针旋转。看到视场是明亮的,则将调节手轮顺时针旋转。明亮区域在视场顶部。在明亮视场情况下可旋转目镜,调节视度看清晰交叉线。

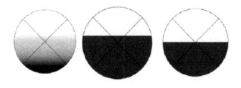

图 11-7 阿贝折光仪

(6)旋转目镜方缺口里的色散校正手轮,同时调节聚光镜位置,使视场中明暗两部分具有良好的反差和明暗分界线具有最小的色散。

(7)旋转调节手轮,使明暗分界线准确对准交叉线的交点。按"READ"读数显示键,显示被测样品的折射率。

(8)样品测量结束后,必须用丙酮进行小心清洁并吹干。

2. 安装沸点测定仪

将干燥的沸点仪按图 11-6 安装好。

3.乙醇沸点的测定

在干的蒸馏瓶中放入 20 mL 的乙醇,盖好瓶塞,使电热丝浸入液体中,温度计水银球一半浸在溶液中。冷凝器中通入冷水,接通电源,调整电流约 1.3~1.7 A(勿使电流过大,避免发生事故和液体过度暴沸),使液体缓慢加热至沸腾。记下沸腾温度即为乙醇的沸点。

4.溶液沸点及气、液组成的测定

依次加入不同量的环己烷于蒸馏瓶中,缓慢加热至液体沸腾,为加速达到气液平衡,将小凹槽的冷凝液用弯头滴管倾回溶液,反复 3 次后,继续保持回流 1 min,记下溶液的沸点,立即停止加热(调电流为零)。用长取样管由小凹槽中取出气相冷凝液,用短取样管从磨口处取出少量液相混合物,分别快速测其折光率。注意,磨口在取样及加入溶液后立即盖好,防止蒸发损失。测定折光率时亦应迅速,以防液体挥发。测定折光率后,将棱镜打开晾干(或用洗耳球吹干),以备下次用。

5.第一组溶液测量完毕后,将蒸馏瓶内溶液从磨口倒出,趁热用打气球或电吹风将其吹干,重新加入 20 mL 环己烷,测其沸点。然后,按记录规定加乙醇,照步骤进行实验。

五、数据处理

1.标准溶液的折光率。

2.作出环己烷-乙醇标准溶液的折光率与组成的关系曲线(或用线性回归法求出直线方程和相关系数)。

3.用标准关系曲线确定各气、液相组成,填于表 11-4 中。

4.作环己烷-乙醇体系的沸点-组成相图,并由图确定其恒沸点及恒沸组成。

表 11-4　不同组成环己烷-乙醇混合溶液沸点及气、液相组成

混合溶液之体积		沸点/℃	气相冷凝液分析		液相分析	
每次加乙醇/mL	每次加环己烷/mL		折光率	环己烷摩尔/%	折光率	环己烷摩尔/%
20	0					
—	1					
—	1					
—	2					
—	3					
—	5					
—	5					
0	20					
0.2	—					

混合溶液之体积		沸点/℃	气相冷凝液分析		液相分析	
每次加乙醇/mL	每次加环己烷/mL		折光率	环己烷摩尔/%	折光率	环己烷摩尔/%
0.5	—					
1	—					
1	—					
2	—					

六、思考题

1.蒸馏器中收集气相冷凝液的小玻璃槽大小,对实验结果有无影响?

2.为什么最初在冷凝器小玻璃槽中的液体不能代表气相的组成?

3.待测溶液的浓度是否需要精确计量?为什么?

实验五 电解质溶液的电导测定及其应用

一、实验目的

1.掌握电导率仪的使用方法。

2.熟悉电导的概念及电导测定的应用及方法。

3.了解电导滴定原理及操作。

二、实验原理

本实验用电导率仪测定样品的电导率。

弱电解质如醋酸,在一定浓度范围内,在溶液存在电离平衡

$$HAc \longrightarrow H^+ + Ac^-$$

$t=0$: c 0 0

平衡时:$c(1-\alpha)$ $c\alpha$ $c\alpha$

电离常数 K^θ 为

$$K^\theta = \frac{\frac{[H^+]}{c^\theta} \cdot \frac{[Ac^-]}{c^\theta}}{\frac{[HAc]}{c^\theta}} = \frac{\frac{c}{c^\theta}\alpha^2}{1-\alpha} \tag{11-6}$$

式中,α 为电离度,c 为 HAc 的起始浓度。

根据电离学说,弱电解质在某一浓度下的电离度等于该浓度时的摩尔电导 Λ_m 与其无限稀释时摩尔电导 Λ_m^∞ 之比,即

$$\alpha = \frac{\Lambda_m}{\Lambda_m^{\infty}} \tag{11-7}$$

将式(11-7)代入式(11-6)得:

$$K^{\theta} = \frac{\Lambda_m^2 \dfrac{c}{c^{\theta}}}{\Lambda_m^{\infty}(\Lambda_m^{\infty} - \Lambda_m)} \tag{11-8}$$

浓度为 c 时的摩尔电导 Λ_m 可通过实验测得,无限稀释时的摩尔电导 Λ_m^{∞} 可查表得到。这样可算出电离度 α 和电离平衡常数 K^{θ}。

电导滴定是利用滴定终点前后溶液电导变化的转折确定终点的方法。以 NaOH 滴定 HAc 溶液为例来说明。

(1)在未滴定前,溶液是弱电解质 HAc,此时溶液具有一定的电导值为 A 点所示。

(2)加入 NaOH 溶液后,在等当点 B 之前,OH^- 和 HAc 或 H^+ 结合成解离度极小的 H_2O,而 Na^+ 和 HAc 中 Ac^- 形成强电解质 NaAc,结果随着 NaOH 溶液的加入电导值上升,这就是图 11-8 中的 AB 段。

(3)到达等当点 B 后再加入 NaOH 溶液,由于 NaOH 是过量的,OH^- 不再被 H^+ 结合成 H_2O,且因 OH^- 的导电能力特别强,所以随着 NaOH 溶液的加入电导值迅速上升,这就是图 11-8 中的线段 BC,而整个滴定曲线 ABC 的转折点 B 即为等当点。

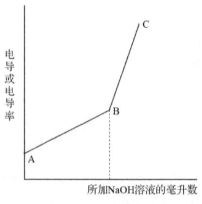

图 11-8　电导滴定曲线

三、仪器和试剂

DDS-307 型电导率仪;恒温槽 1 套;0.01 mol/L KCl 标准溶液;准确配制 0.1、0.5 和 0.025 mol/L 醋酸溶液;0.1 mol/L 标准 NaOH 溶液。

四、实验步骤

1.将电导池管洗涤干净后,置于气流烘干器上烘干。

2.用 0.01KCl 标准溶液标定电导池常数。

(1)DDS-307 型电导率仪的使用方法:打开电源开关,接通电源,预热 30 min。温度设置,即在测量状态下,按"温度▲"或"温度▼"调节显示值,使温度显示为被测溶液的温度,按"确认"键,完成当前温度的设定。

(2)电极常数的标定(标准溶液 0.01 mol/L KCl 溶液)

①将电导电极接入仪器,设置温度为 25℃。

②按"电极常数▲"或"电极常数▼",电极常数选择"1"并按"确认"键;按"常数调节▲""常数调节▼",使常数数值为 1.000。

③分别用蒸馏水和标准溶液清洗电导电极,将电导电极浸入标准溶液中。

④控制溶液温度恒定为 25±0.1℃。

⑤把电极浸入标准溶液中,读取电导率值 $K_测$。

⑥按下式计算电极常数 J:J = $K/K_测$。

K 为标准溶液电导率,25℃、0.01 mol/L KCl 溶液 1408 μS/cm。

⑦按"常数调节▲""常数调节▼"使常数数值显示所用电极"电极常数值",按"确认"键。

3.测量

调节恒温槽温度在 25±0.1℃,将电导池和选好的电极用蒸馏水洗涤,再用少量被测的醋酸溶液洗涤 3 次,然后加入被测的醋酸溶液,使溶液超过电极 1~2 cm,再将电导池置于 25℃的恒温槽中,恒温 5~10 min,用 DDS-307 型电导率仪测量其电导率。用上述方法测定另两种浓度醋酸溶液的电导率,测量顺序由稀到浓。

4.取 1 个干净的 150 mL 烧杯,用移液管加入 25 mL 未知浓度的醋酸溶液,再加入 25 mL 蒸馏水稀释之,测其电导率。每次加入 0.1 mol/LNaOH 标准溶液 2 mL,测其电导率,过等当点后再做 5、6 个实验点即告结束(NaOH 溶液滴入的总体积为 24 mL 左右),列表记录数据。

五、数据处理

1.由实验步骤 1 测得的电导率代入式(11-4),计算 HAc 浓度 c 时的摩尔电导率,然后再依次计算出电离度和电离平衡常数,把计算结果列表 11-5 中。

表 11-5　电导率测定数据与处理结果

HAc 浓度(mol/L)	κ(S/m)	Λ_m(S·m²/mol)	电离度(α_c)	电离常数(K_a)

2.根据实验数据记录,将 HAc 溶液的电导率对加入 NaOH 溶液的毫升数作图求得等当点,并计算 HAc 溶液的浓度。

六、思考题

1.为什么要测定电导池常数? 如果两电极不平行,则电导池常数不易测准,这话对吗?

2.为什么测定溶液的电导时,要采用交流电桥?电桥平衡的条件是什么?

3.配制 KCl 标准溶液为什么一定要用电导水或新鲜蒸馏水?

4 已知电导水的比电导为 10^{-8} S/m,请估算在测量 0.0125 mol/L HAc 溶液的摩尔电导时,由于电导水不纯而引进的误差。

实验六　溶液中的吸附作用和表面张力的测定

一、实验目的

1.了解表面张力的性质,表面能的意义以及表面张力和吸附量的关系。

2.掌握最大气泡法测定液体表面张力的原理和方法。

3.运用 Gibbs 公式计算溶液的表面吸附量,绘制吸附曲线并计算吸附分子的吸附截面积。

二、实验原理

对于溶液而言,由于溶质的加入,体系可以调节溶质在表面层的浓度来降低表面自由能。

若溶质能降低溶剂的表面张力,则表面层中溶质的浓度应比溶液内部来得大。反之,溶质使溶剂的表面张力升高时,它在表面层中的浓度比在内部的浓度来得低,这种表面浓度与溶液内部浓度不同的现象叫"吸附"。显然,在指定温度和压力下,吸附与溶液的表面张力及溶液的浓度有关。

1.Gibbs 用热力学的方法推导出它们间的关系式:

$$\Gamma = -\frac{\frac{c}{c^{\theta}}}{RT}\left(\frac{\partial \sigma}{\partial \frac{c}{c^{\theta}}}\right)_{T} \tag{11-9}$$

式中:Γ 为表面超量(mol/m²);σ 为溶液的表面张力(J/m²),T 为热力学温度,c 为溶液浓度(mol/m³);R 为气体常数。

当 $\left(\frac{\partial \sigma}{\partial c}\right)_{T} < 0$ 时,$\Gamma > 0$ 称为正吸附;反之,当 $\left(\frac{\partial \sigma}{\partial c}\right)_{T} > 0$ 时,$\Gamma < 0$ 称为负吸附。若加入溶质使液体表面张力下降,此类物质称表面活性物质。而加入溶质使液体表面张力升高,此类物质称非表面活性物质。因此,从 Gibbs 关系式可看出,只要测出不同浓度溶液的表面张力,以 σ～c 作图,在图的曲线上作不同浓度的切线,把切线的斜率代入 Gibbs 吸附公式,即可求出不同浓度时气-液界面上的吸附量 Γ。

2.在一定的温度下,吸附量与溶液浓度之间的关系由 Langmuir 等温式表示:

$$\Gamma = \Gamma_{\infty}\frac{Kc}{1+Kc} \tag{11-10}$$

式中 Γ_{∞} 为饱和吸附量,K 为经验常数,与溶质的表面活性大小有关。将(11-10)式化成直线方程则:

$$\frac{c}{\Gamma} = \frac{c}{\Gamma_\infty} + \frac{1}{K\Gamma_\infty} \tag{11-11}$$

若以 $\frac{c}{\Gamma}$ 对 c 作图可得一直线,由直线斜率即可求出 Γ_∞。

假若在饱和吸附的情况下,在气-液界面上铺满一单分子层,则可应用下式求得被测物质分子的横截面积 S_0。

$$S_0 = \frac{1}{\Gamma_\infty N_0} \tag{11-12}$$

式中 N_0 为阿伏加德罗常数。

3.最大气泡法测定表面张力的装置及原理如图 11-9 所示。

当表面张力仪中的毛细管端面与待测液体液面相切时,液面沿毛细管上升,打开滴液漏斗的活塞,使水缓慢下滴达到缓缓增大系统压力的目的,这样毛细管内液面上受到一个比试管中液面上大的压力,当此压力差在毛细管端面上产生的作用力稍大于毛细管口液体的表面张力时,气泡就从毛细管口逸出,此压力差与气泡内的附加压力始终维持平衡,这一最大压力差可由数字式微压差测量仪上读出。

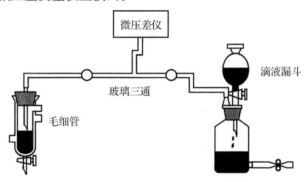

图 11-9 最大泡压法测定表面张力示意图

气泡内的附加压力

$$p_{附} = \frac{2\sigma}{r} \tag{11-13}$$

式中:r 为气泡的曲率半径;σ 为溶液的表面张力。

随着气泡的增大,液面的曲率半径逐渐减小,p_r 逐渐增大。当半球形气泡形成时,r 等于毛细管半径 R,当气泡继续增大,r 又逐渐增大,直到气泡失去平衡而从管口逸出。过程如图 11-10 所示。

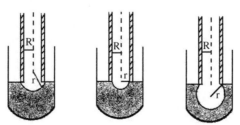

图 11-10 毛细管内液面变化和曲面压力变化关系图

当 $r = R$ 时，$p_{附}$ 达到最大值。此时，$\Delta p_{最大} = p_{附}$，则

$$p_{附} = \Delta p_{最大} = \frac{2\sigma}{r} \tag{11-14}$$

若用同一根毛细管，分别测定样品和纯水两种液体的 $p_{样品}$ 和 $p_{水}$，则有下列关系：

$$\Delta p_{样品} = \frac{2\sigma_{样品}}{R}, \Delta p_{水} = \frac{2\sigma_{水}}{R}$$

则

$$\sigma_{样品} = \frac{\sigma_{水}}{\Delta p_{水}} \times \Delta p_{样品} = K\Delta P_{样品} \tag{11-15}$$

K：仪器常数

实验温度下水的表面张力 $\sigma_{水}$ 可由 Harkins 经验公式（10～60℃适用）

$$\sigma_{水} = 75.796 - 0.145t - 0.00024t^2 \tag{11-16}$$

t：摄氏温度（℃），σ：表面张力（mN/m）

三、仪器和试剂

恒温装置 1 套；烧杯（25 mL）1 个；表面张力测量装置一套；容量瓶（50 mL，100 mL）数只；数字式微压差测量仪 1 台；0.70 mol/L、0.60 mol/L、0.50 mol/L 和 0.40 mol/L 正丁醇溶液储备液。

四、实验步骤

1. 洗净仪器并按图 11-9 装置。对需干燥的仪器作干燥处理，分别配制 0.02 mol/L、0.05 mol/L、0.10 mol/L、0.15 mol/L、0.20 mol/L、0.25 mol/L、0.30 mol/L 和 0.35 mol/L 正丁醇溶液各 50 mL。

2. 调节恒温槽恒温为 25℃。

3. 仪器常数测定，先以水作为待测液测定其仪器常数。取一定量的蒸馏水注入事先洗净的测量管中，插入毛细管，调节蒸馏水的量，使毛细管的端点刚好与水面相切，微压差测量仪归零后，与体系相连。打开滴液漏斗，控制滴液速度，使压差计的示值每帕变化都能显示（1 min 出 8～10 个气泡）。记录气泡逃逸时的最大压力差，连续读取 3 次，误差不得超过 ±2 Pa，取平均值。注意系统不要漏气，液体不能进入连接软管。

通过 Harkins 经验公式计算实验温度时水的表面张力，利用公式 $K = \sigma_{水}/\Delta p_{水}$，求出仪器常数 K。

4. 待测样品表面张力的测定按照仪器常数测定的方法，按由稀到浓的顺序，测定不同浓度的正丁醇溶液的最大压力差 ΔP，代入公式（11-15）计算其表面张力。

五、数据处理

1. 按表 11-6 记录实验数据。由实验结果计算各份溶液的表面张力 σ，并作 σ—c 曲线。

表 11-6 不同浓度时最大压差

$c(\text{mol}/\text{m}^3)$	$\Delta P_{\max}(\text{Pa})$	$\sigma \times 10^3(\text{N}/\text{m})$	$\Gamma \times 10^6(\text{mol}/\text{m}^2)$
0			
20			
50			
100			
150			
200			
250			
300			
350			

注:每个实验点重复测量 3 次,误差不得超过 ±2 Pa

2. 由附录表中查出实验温度时水的表面张力,算出毛细管常数 K。

3. 由实验结果计算各份溶液的表面张力 σ,并作 $\sigma—c$ 曲线。

表 11-7 不同浓度时最大压差

$c(\text{mol}/\text{m}^3)$	$\Delta P_{\max}(\text{Pa})$	$\sigma \times 10^3(\text{N}/\text{m})$
0		
20		
50		
100		
150		
200		
250		
300		
350		

4. 用 Excel 软件或 Origin 软件进行数据拟合。采用软件在计算机上对 $\sigma—c$ 数据作多项式,通过对拟合的多项式求导得到曲线上各相应浓度下切线的斜率即 $\left(\dfrac{\partial \sigma}{\partial c}\right)_T$ 值,由此进一步计算在各相应浓度下的 Γ。

表 11-8 不同浓度时吸附量及 $\dfrac{c}{\Gamma}$

$c(\text{mol}/\text{m}^3)$	20	50	100	150	200	250	300	350
$\Gamma \times 10^6(\text{mol}/\text{m}^2)$								
$\dfrac{c}{\Gamma} \times 10^{-6}(\text{m}^{-1})$								

5. 用 $\dfrac{c}{\Gamma}$ 对 c 作图,应得一条直线,作线性拟合,由直线斜率求出 Γ_∞。

6. 根据公式(11—10)计算正丁醇分子的横截面积 S_0。

六、思考题

1. 用最大气泡法测定表面张力时为什么要读最大压力差?

2. 为什么毛细管口只能刚好插入液面?

3. 毛细管洁净与否对所测数据有何影响?如果先测溶液,后测纯水,对结果影响如何?

实验七　固体在溶液中的吸附

一、实验目的

1. 学会固体在溶液中的吸附作用基本理论。

2. 掌握活性炭吸附醋酸经验方程表达式的求解方法。

二、实验原理

吸附是各种气体、蒸气以及溶液中的溶质被吸在固体物质表面上的现象。起吸附作用的物质称为吸附剂,被吸附的物质称为吸附质。

吸附剂对吸附质吸附能力的大小通常用吸附量来衡量,物质的吸附量通常以每克吸附剂吸附溶质的物质的量来表示。在温度恒定的条件下,吸附量与溶液中溶质的平衡浓度有关,Freundlich 根据许多实验事实把吸附量与平衡浓度的关系曲线表示成含有两个常数的指数方程,即:

$$\Gamma = \frac{x}{m} = kc^n \tag{11—17}$$

x—被吸附溶质的物质的量,mol;

m—吸附剂的质量,g;

c—溶液的平衡浓度,mol/L;

k、n—两个经验常数,由温度、溶剂、吸附质及吸附剂的性质决定。

将(11—17)式取对数:

$$\lg\Gamma = n\lg c + \lg k \tag{11—18}$$

以 $\lg\Gamma$ 对 $\lg c$ 作图得一直线,由直线的斜率和截距可求得 n 和 k。

公式(11—17)是一经验式,该式只适用于浓度不太大也不太小的溶液。从公式(11—17)看 k 为 $c=1$ mol/L 时的吸附量,这时公式(11—17)可能已不适用。

兰格缪尔基于吸附理论的考虑,假定吸附是单分子层吸附,即吸附剂一旦被吸附质占据后,就不能再吸附;在吸附和脱附达到动态平衡时,推导出等温吸附方程式:

$$\Gamma = \frac{x}{m} = \Gamma_\infty \frac{Kc}{1+Kc} \tag{11-19}$$

式中：c 为溶液的平衡浓度，mol/L；Γ_∞ 为饱和吸附量，即每克吸附剂上被吸附质铺满单分子层时的吸附量，mol/g；Γ 为溶液浓度为 c 时的吸附量；K 为一常数，与吸附和脱附平衡常数有关。(11-19)式可写为另一种形式：

$$\frac{1}{\Gamma} = \frac{1}{\Gamma_\infty} + \frac{1}{\Gamma_\infty K} \cdot \frac{1}{c} \tag{11-20}$$

以 $1/\Gamma$ 对 $1/c$ 作图，由直线的斜率和截距，可求出 Γ_∞ 和 K。

三、仪器和试剂

恒温振荡器 1 台；碘量瓶(100 mL)6 个；移液管(25 mL)3 支；酸式滴定管(25 mL)1 支；酸式滴定管(50 mL)1 支；吸量管(10 mL)3 支；0.4 mol/L 醋酸标准溶液、0.1 mol/L NaOH 标准溶液、酚酞指示剂、活性炭(20~40 筛目，比表面 300~400 m²/g)等。

四、实验步骤

1. 准备好 6 个干燥的编好号的碘量瓶，按记录表 11-10 中规定的浓度配制 50 mL 的醋酸溶液，注意随时盖好瓶塞，以防醋酸挥发。

2. 将 120℃下烘干的活性炭装在称量瓶中，准确称取活性炭各约 1 g(准确到 0.000 1 g)，放于配好溶液的碘量瓶中。

3. 将上述各碘量瓶放于振荡机上振荡 40 min。

4. 用带有塞上棉球的橡胶管的移液管从碘量瓶中吸取上部清液(或过滤后吸取)，按记录表所规定的体积取样，用 0.1 mol/L 的 NaOH 标准溶液滴定。

5. 活性炭对于醋酸的吸附是可逆的，使用过的活性炭，可用蒸馏水浸泡数次，烘干后回收利用。

表 11-9　数据记录表

编号	1	2	3	4	5	6
水(mL)	25	30	35	42	46	48
0.4 mol/LHAc(mL)	25	20	15	8	4	2
醋酸初浓度 c_0(mol/L)						
活性炭量 m(g)						
取样量(mL)	10	10	10	25	25	25
滴定耗碱量(mL)						
醋酸平衡浓度 c(mol/L)						
吸附量 $\frac{x}{m}$(mol/g)						

编号	1	2	3	4	5	6
$\lg \dfrac{x}{m}$						
$\lg c$						
$1/c\,(\mathrm{L/mol})$						
$1/\Gamma\,(\mathrm{g/mol})$						

五、数据处理

1. 由平衡浓度 c 及初始浓度 c_0 按下式计算吸附量：

$$\Gamma = \frac{x}{m} = \frac{(c_0 - c)V}{m}$$

其中：V—溶液总体积，m—活性炭量(g)。

2. 以 $\dfrac{x}{m}$ 对 c 作图，得活性炭吸附醋酸的吸附等温线。

3. 以 $\lg \dfrac{x}{m}$ 对 $\lg c$ 作图，由直线的斜率和截距求出常数 k 和 n，从而求得 Freundlich 经验方程的具体表达式。

4. 作 $1/\Gamma$ 对 $1/c$ 图，由直线的斜率和截距求出 K 和 Γ_∞。

六、思考题

1. 吸附作用与哪些因素有关？固体吸附剂吸附气体与从溶液中吸附溶质有何不同？
2. 标定各瓶的滤液浓度时，锥形瓶是否需要干燥？
3. 弗仑因德立希(Freundlich)吸附等温式与兰格缪尔(Langmuir)吸附等温式有何区别？

实验八　黏度法测定右旋糖酐的平均分子量

一、实验目的

1. 熟练使用乌倍罗特黏度计测定液体的黏度。
2. 掌握黏度法测定高分子化合物的平均摩尔质量的原理与方法。

二、实验原理

在大分子化合物中，分子量大多是不均一的，所以大分子化合物分子量是统计的平均分子量。黏度法设备简单，测定技术容易掌握，实验结果亦有相当高的准确度。因此，用溶液黏度法测大分子化合物分子量，是目前应用得较广泛的方法。但黏度法不是测分子量的绝对方法,因为此法中所用的特性黏度与分子量的经验方程是要用其他方法来确定的。大分子化合物溶液的黏度 η,一般都比纯溶剂的黏度 η_0 大得多,黏度增加的分数叫作增比黏度 η_{sp}。

$$\eta_{sp} = \frac{\eta - \eta_0}{\eta_0} = \eta_r - 1$$

式中 $\eta_r = \dfrac{\eta}{\eta_0}$ 是相对黏度。

增比黏度随溶液中大分子化合物浓度的增加而增大,常采用单位浓度时溶液的增比黏度作为大分子化合物分子量的量度,叫比浓黏度,其 $\dfrac{\eta_{sp}}{c}$ 值随着溶液的浓度 c 而改变,当 c 趋近于 0 时,比浓黏度趋近一固定的极限值 $[\eta]$,$[\eta]$ 叫作特性黏度,即:

$$\lim_{c \to 0} \frac{\eta_{sp}}{c} = [\eta]$$

$[\eta]$ 值可利用 $\dfrac{\eta_{sp}}{c}$ 对 c 作图由外推法来求得。因为根据实验,$\dfrac{\eta_{sp}}{c}$ 和 $[\eta]$ 的关系可用经验公式表示如下:

$$\frac{\eta_{sp}}{c} = [\eta] + K' [\eta]^2 c$$

故做 $\dfrac{\eta_{sp}}{c}$ 对 c 的图,在 $\dfrac{\eta_{sp}}{c}$ 轴上的截距,即为 $[\eta]$。

当 c 趋近于 0 时,$\dfrac{\ln\eta_r}{c}$ 的极限值也是 $[\eta]$,这是因为:

$$\frac{\ln\eta_r}{c} = \frac{\ln(1 + \eta_{sp})}{c} = \frac{\eta_{sp}}{c}\left(1 - \frac{1}{2}\eta_{sp} + \frac{1}{3}\eta_{sp}\right)$$

当浓度不大时,忽略掉高次项,则得:

$$\lim_{c \to 0} \frac{\ln\eta_r}{c} = \lim_{C \to 0} \frac{\eta_{sp}}{c} = [\eta]$$

故可以将经验公式表示如下:

$$\frac{\ln\eta_r}{c} = [\eta] - \beta [\eta]^2 c$$

这样以 $\dfrac{\eta_{sp}}{c}$ 及 $\dfrac{\ln\eta_r}{c}$ 对 c 作图得两根直线,这两根直线在纵坐标轴上相交于同一点,可求出 $[\eta]$ 数值,如图 11-11 所示。

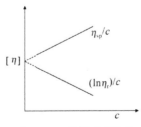

图 11-11　外推法求 $[\eta]$

[η]的单位是浓度单位的倒数,均随溶液浓度的表示法不同而异,文献中常用 100 mL 溶液内所含大分子化合物的克数作浓度的单位。

[η]和大分子化合物的分子量的关系可用下面的经验方程式表示:

$$[\eta] = KM^\alpha$$

式中分子量是平均分子量,用黏度法求得的分子量简称黏均分子量,而 K 和 α 是经验方程的两个参数,对于一定的大分子化合物分子在一定的溶剂和温度下,K 和 α 是个常数,其中指数 α 是溶液中高分子形态的函数。

测定黏度的方法主要有:毛细管法、转筒法和落球法等,在测定高分子溶液的特性黏度 [η]时,以毛细管法最方便,根据泊肃叶公式,液体的黏度可以用 t 秒内液体流过毛细管的体积 V 来衡量。设毛细管的半径为 r,毛细管两端的压力差为 P,则黏度 η 可以表示如下:

$$\eta = \frac{\pi r^4 P}{8lV} t$$

黏度 η 的绝对值不易测定,一般用已知黏度的液体测毛细管常数,未知液体的黏度就可以根据在相同条件下,流过等体积所需的时间求出来。因为用同一支毛细管,r、l、V 等一定,设液体在毛细管中的流动单纯受重力的影响,P = dgh,式中 d 为液体的密度,h 为毛细管两端的高度差,g 为重力加速度,则对未知黏度的液体可得下式:

$$\eta_r = \frac{\eta}{\eta_0} = \frac{d \cdot t}{d_0 \cdot t_0}$$

式中:η_0、d_0 和 t_0 为已知黏度的液体(如纯水,纯苯等)的黏度、密度和流经毛细管的时间,η、d 和 t 为待测液体的黏度、密度和流经的时间,若溶液很稀时,可看作 $d \approx d_0$,这样

$$\eta_r = \frac{\eta}{\eta_0} = \frac{t}{t_0}$$

由上可见,由黏度法测大分子化合物分子量,最基础的测定是 t、t_0 和 c,而实验的成败和准确度亦取决于测量液体所流经的时间、配制溶液浓度的准确度和恒温槽的恒温程度、安置黏度计的垂直位置的程度以及外界的震动等因素所决定。

三、仪器和试剂

恒温槽,1 套;乌倍罗特黏度计,1 支;洗耳球,1 个;秒表,1 块;移液管(10 mL),2 支;右旋糖酐。

四、实验步骤

1. 黏度计的选择及清洗

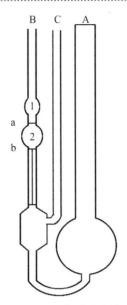

图 11-12 乌氏黏度计

测定不同浓度溶液的黏度,最简便适用的方法是在黏度计里逐渐稀释,乌倍罗特黏度计很适用。它的构造如图 11-12 所示。先用洗液将黏度计洗净,再用自来水、蒸馏水分别冲洗几次,尤其要注意反复冲洗毛细管部分,洗好后烘干备用。

2.配制 3‰ 的右旋糖酐溶液

准确称取 3 g 右旋糖酐样品,倒入干净的小烧杯,加入适量蒸馏水,煮沸溶解后冷却至室温,将溶液移至 100 mL 容量瓶中,定容。

3.安装黏度计

将黏度计垂直固定于恒温槽中,调节温度至 25℃ 然后在 B、C 两管的头上,套上两段软橡皮管。橡皮管应事先用稀碱液煮沸,以除去管内油蜡,橡皮管内不应有脏物,以免杂质微粒掉入管内。

4.测定溶液流过的时间 t

用移液管准确吸取 3‰ 右旋糖酐 15 mL,由 A 管注入干燥的黏度计中。侧管 C 用夹子夹紧使之不漏气,然后将黏度计置于恒温槽中,严格保持黏度计处于垂直位置,并使恒温槽之水面浸没球 1。在恒温过程中用洗耳球将溶液反复吸至 1 球几次,使混合均匀,待恒温 7～8 min 后,利用洗耳球由 B 处将溶液经毛细管吸入球 2 和球 1 中,然后除去洗耳球与大气相通并打开侧管 C 之夹子,让溶液依靠重力自由流下。当液面达到刻度线 a 时,立刻按停表开始计时,当液面下降到刻度线 b 时再按停表,记录液体流经毛细管的时间。重复三次,取其平均值,此即为溶液的流出时间 t_1。然后再依次加入 5、5、5 和 15 mL 水,使溶液的浓度稀释为 2.25‰、1.8‰、1.5‰ 和 1‰,并分别测定流出时间 t_2、t_3、t_4 和 t_5(每个数据重复 3 次,取平均值)。

5.测定溶剂流过毛细管的时间 t_0

将黏度计中的溶液倒掉,用蒸馏水反复洗刷黏度计内壁,为洗掉毛细管中的残液,可用洗耳球将蒸馏水反复抽吸至 1 球几次,让水依靠重力自由落下,或用洗耳球向 B 管鼓气,将水吹下,待黏度计洗净后,装入大约 15 mL 的蒸馏水(体积不要求准确),恒温 7~8 min 后,用上述测定方法测定流过的时间 3 次,每次相差不超过 0.2 s,求出其平均值为 t_0。

五、数据处理

1. 将实验数据记录于表 11-10 中。

表 11-10 数据记录表

		流出时间				η_r	η_{sp}	$\dfrac{\eta_{sp}}{c}$	$\ln\eta_r$	$\dfrac{\ln\eta_r}{c}$
		测量值			平均值					
		1	2	3						
溶剂										
溶液	$c=3.0\%$									
	$c=2.25\%$									
	$c=1.8\%$									
	$c=1.5\%$									
	$c=1.0\%$									

2. 作 $\dfrac{\eta_{sp}}{c}$ 对 c 图和 $\dfrac{\ln\eta_r}{c}$ 对 c 图,并外推至 $c=0$,求出 $[\eta]$ 值。

3. 由 $[\eta]=KM^{\alpha}$ 式及在所用溶剂和温度条件下的 K 和 α 值,求出右旋糖酐的分子量 M。

五、思考题

1. 乌氏黏度计中支管 C 有什么作用?除去支管 C 是否仍可测定黏度?在测定时为什么要把黏度计放垂直?

2. 乌氏黏度计的毛细管太粗或太细有什么缺点?

3. 特性黏度 $[\eta]$ 就是溶液无限稀释时的比浓黏度,它和纯溶剂的黏度 η_0 是否一样?为什么要用 $[\eta]$ 来求大分子化合物分子量?

4. 如果实验所得 $\dfrac{\eta_{sp}}{c}$ 对 c 及 $\dfrac{\ln\eta_r}{c}$ 对 c 作图缺乏良好的线性关系,其原因有哪些?

实验九 分配系数和化学平衡常数的测定

一、实验目的

1. 了解分配系数和化学平衡常数的应用。

2. 学会测定分配系数和化学平衡常数的方法。

3.掌握化学平衡的意义。

二、实验原理

1.分配系数的测定

碘既能溶于四氯化碳也能溶于水,碘在四氯化碳和水的混合溶液中,经充分振荡后,在一定温度和压力下,在四氯化碳和水中的分配达到平衡。

$$I_2(水层) \Longrightarrow I_2(四氯化碳层)$$

用 $Na_2S_2O_3$ 标准溶液可以滴定出水层和四氯化碳中碘的浓度,从而可求出分配系数 K。

$$K = \frac{C_{I_2}(CCl_4 层)}{C_{I_2}(H_2O 层)}$$

2.化学平衡常数的测定

在一定温度和压力下,I_2 和 KI 在水溶液中可建立如下平衡:

$$I_2 + KI \Longrightarrow KI_3$$

为了测定平衡常数,需测定出平衡时 KI_3、I_2 及 KI 的浓度,但在上述平衡达到时,若用 $Na_2S_2O_3$ 标准溶液滴定溶液中 I_2 的浓度,则由于随着 I_2 的消耗,平衡不断左移,使 KI_3 分解,最终只能测得溶液中 I_2 和 KI_3 的总量。为此,向上述溶液中加入四氯化碳,然后充分振荡,使上述化学平衡和 I_2 在四氯化碳和水中的分配平衡同时建立(因 KI 和 KI_3 不溶于四氯化碳)。平衡后静置分层,分析四氯化碳层中 I_2 的浓度(设为 a'),则由分配系数可以求出此时水层中 I_2 的浓度($\alpha = \frac{\alpha'}{K}$),而后取水层溶液进行分析,可由 $Na_2S_2O_3$ 标准溶液滴定求出水层中 I_2 和 KI_3 的总浓度 b,则水层中 KI_3 的浓度为 $(b-a)$,设水层中 KI 的初始浓度为 c,平衡时 $[KI] = c - (b-a)$,至此可求得上述反应的平衡常数。

$$K_c = \frac{[KI_3]}{[KI][I_2]} = \frac{[b-a]}{a[c-(b-a)]}$$

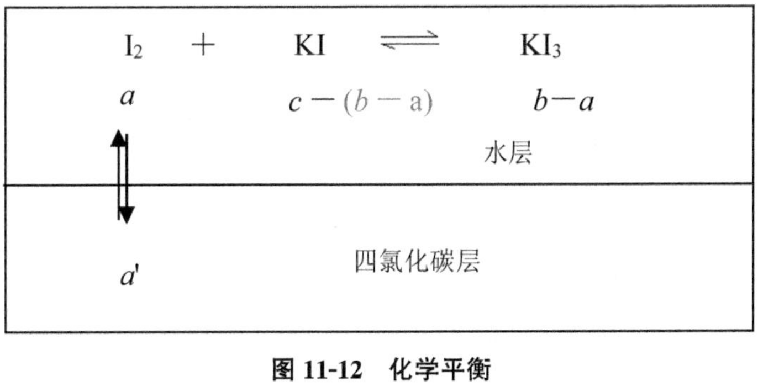

图 11-12　化学平衡

三、仪器和试剂

恒温装置,1 套;移液管 50 mL,3 支;磨口锥形瓶,250 mL,3 个;移液管 20 mL,3 支;锥形瓶,250 mL,4 个;移液管 10 mL,2 支;酸式滴定管,50 mL,1 支;量筒 20 mL,1 个;量筒,100 mL,1 个;量筒,10 mL,1 个,0.01 mol/L $Na_2S_2O_3$ 标准溶液,0.1 mol/L KI 标准溶液,I_2 的四氯化碳饱和溶液,1%淀粉溶液,四氯化碳。

四、实验步骤

1.按表 11-11 列数据,配溶液于干燥的 250 mL 碘量瓶中。

2.将上述锥形瓶置于 25℃ 的恒温箱中,恒温振荡 45 min,按表中所列数据取样进行分析。

3.分析水层样时,可先用 $Na_2S_2O_3$ 滴至淡黄色,再加 2 mL 淀粉溶液作指示剂,而后滴至蓝色消失。

4.分析四氯化碳层样时,先取 10 mL 水、2 mL 淀粉溶液于锥形瓶中,然后取四氯化碳层样品进行分析,滴定时要充分振荡,以使四氯化碳层中的 I_2 全部转入到水层(为增快 I_2 进入水层,可加入少量 KI),细心滴至水层蓝色消失,四氯化碳层不再显红色即为终点。

实验完后,所用四氯化碳回收。

5.实验记录

表 11-11 化学平衡常数测定数据及数据处理

实验温度:_____   KI 浓度:_____ $Na_2S_2O_3$ 浓度:_____

实验编号		分配系数的测定	化学平衡常数的测定	
		1	2	3
混合液的组成(mL)	H_2O	200	50	0
	I_2 的 CCl_4 饱和溶液	25	20	25
	KI	0	50	100
	CCl_4	0	5	0
分析取样量(mL)	CCl_4 层	5	5	5
	H_2O 层	50	10	10
滴定耗 $Na_2S_2O_3$(mL)	CCl_4 层	1. 2. 3. 平均		
	H_2O 层	1. 2. 3. 平均		
分配系数和平衡常数		$K=$	$K_{c1}=$ $K_{c2}=$ 平均 $K_C=$	

五、数据处理

1. 计算 I_2 在四氯化碳层和水层的分配系数。
2. 计算反应 $KI + I_2 = KI_3^-$ 的平衡常数。

六、思考题

1. 测定分配系数和平衡常数为什么要在恒温条件下进行?
2. 配置溶液时,哪种试剂需要准确测定体积,哪种试剂可以用量筒量取,为什么?

实验十　配合物组成和稳定常数的测定

一、实验目的

1. 学会使用分光光度法测定配合物的组成和稳定常数。
2. 了解分光光度计的原理和使用方法。

二、实验原理

溶液中金属离子 M 和配位体 L 形成 ML_n 配合物,其反应式为:

$$M + n\,L \rightarrow ML_n$$

平衡时:

$$K = \frac{c_{ML_n}}{c_M c_L{}^n} \tag{11-21}$$

式中:K 为配合物稳定常数,c_M,c_L 和 c_{ML_n} 分别为金属离子平衡浓度,配体平衡浓度和配合物平衡浓度。

在维持金属离子和配位体浓度之和 $c_M + c_L$ 不变的条件下,改变 c_M 及 c_L,则当 $\frac{c_L}{c_M} = n$ 时,配合物浓度达到最大,即

$$\frac{d\,[ML_n]}{d\,[M]} = 0 \tag{11-22}$$

在最大吸收波长下,配合物 ML_n 有强烈吸收,而金属离子 M 及配位体 L 几乎不吸收,用分光光度法测定配合物组成及配合物稳定常数。

在维持 $c_M + c_L$ 不变条件下,配制一系列不同的 $\frac{c_L}{c_M}$ 组成的溶液。找出配合物 ML_n 有最大吸收而金属离子 M 及配位体 L 几乎不吸收的波长数值,然后固定在该波长下,测定一系列的 $\frac{c_L}{c_M}$ 组成溶液的吸光度 A,作吸光度 A 对 $\frac{c_M}{c_L + c_M}$ 的曲线,则曲线必定存在着极大点,而

极大点所对应的溶液组成就是配合物组成。当配合物组成已经确定之后就可以根据下述方法确定配合物稳定常数,如图 11-13 所示。

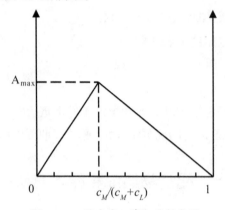

图 11-13　吸光度—摩尔分数曲线

但是,由于金属离子 M 及配位体 L 实际存在着一定程度的吸收,因此所观察到的吸光度并不是完全由配合物 ML_n 的吸收引起的,必须加以校正。其校正方法如下:

在吸光度 A 对 $\dfrac{c_M}{c_L+c_M}$ 的曲线图上,分别过 $c_M=0$ 及 $c_L=0$ 的两点向吸光度极大值对应的横坐标点作两条直线,则直线上所表示的不同组成的吸光度数值可认为是由于 M 及 L 的吸收所引起的。因此,校正后的吸光度 A' 应等于曲线上的吸光度数值减去相应组成下直线上的吸光度数值,见图 11-14。即 $A'=A-A_0$,最后作校正后的吸光度 A' 对 $\dfrac{c_M}{c_L+c_M}$ 的曲线(图 11-15)。

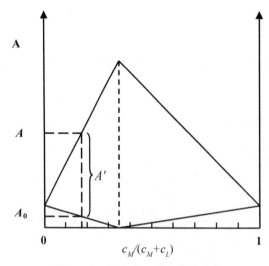

图 11-14　吸光度—摩尔分数曲线

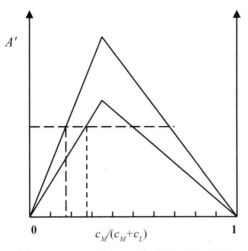

图 11-15 两组吸光度 A' 一摩尔分数曲线

设 m 为 $D_{极大}$ 时 M 的浓度比：

$$\frac{c_M}{c_M + c_L} = m \qquad\qquad (11-23)$$

则配合物的配位数为：

$$n = \frac{c_L}{c_M} = \frac{1-m}{m} \qquad\qquad (11-24)$$

若溶液中只有配合物 ML_n 具有颜色，则溶液的 D 与 ML_n 的含量成正比。从 D—X 图上曲线的极大位置即可直接求出 n，但当配制成的溶液中除配合物外，尚有金属离子 M 及配位体 L 与配合物在同一波长 $\lambda_{最大}$ 下也存在一定程度的吸收时，所观察到的吸光度 A 并不完全由配合物 ML_n 的吸收所引起，必须加以校正。所以，选择适当的波长范围，仅使配合物 ML_n 有吸收，M 和 L 都不吸收或极少吸收。

配合物平衡常数的测定：

设配合物在稀溶液中有如下解离平衡存在：

$$\text{M} + n\,\text{L} \longrightarrow \text{ML}_n$$

最初浓度 　　　　a　　　b

平衡浓度 　　　a−x　　b−nx　　x

$$K = \frac{c_{ML_n}}{c_M c_L{}^n}$$

$$K = \frac{x}{(a-x)(b-nx)^n} \qquad\qquad (11-25)$$

在曲线上取两个吸光度相同的点，求出两对 M 和 L 的值，即 a1、b1、a2 和 b2，代入 (11−25)式求 x，然后将 x 代入 (11−25)式求 K。

三、仪器和试剂

T6 紫外可见分光光度计；PHS-3C 型酸度计；0.005 mol/L 硫酸铁铵溶液；0.005 mol/L

"试钛灵"(1,2 二羟基苯－3,5 二磺酸钠)溶液;pH 为 5.5 缓冲溶液(每升溶液含有 100 g 醋酸铵及 15 mL 冰醋酸)。

四、实验步骤

1.配制缓冲液

称取 100 g 醋酸铵溶于一定体积的蒸馏水中,加入 15 mL 冰醋酸后,定容到 1 000 mL。

2.配制待测液

用 0.005 mol/L 硫酸铁铵溶液和 0.005 mol/L"试钛灵"溶液,按表 11-12 制备 11 个待测溶液样品,然后依次将各样品加水稀释至 100 mL。

表 11-12 待测液样品

溶液编号	1	2	3	4	5	6	7	8	9	10	11
Fe^{3+} 溶液(mL)	0	1	2	3	4	5	6	7	8	9	10
"试钛灵"溶液(mL)	10	9	8	7	6	5	4	3	2	1	0
缓冲溶液(mL)	25	25	25	25	25	25	25	25	25	25	25

3.把 0.005 mol/L 硫酸铁铵溶液和 0.005 mol/L"试钛灵"溶液分别稀释至 0.002 5 mol/L,然后再按表 11-12 制备第二组待测溶液样品。

4.测定上述溶液的 pH。

5.测定配合物 ML_n 的最大吸收波长 $\lambda_{最大}$。

用 6 号溶液测定其吸收曲线,即测定不同波长下的吸光度 A,找出最大吸光度所对应的波长 $\lambda_{最大}$。

6.测定第一组和第二组溶液在 $\lambda_{最大}$ 下的吸光度。

五、数据处理

1.$\lambda_{最大}$ 测定。

λ(nm)									
A									

2.作溶液的吸光度 A 对组成 $\dfrac{c_M}{c_L+c_M}$ 的图,校正吸光度,并求配合物 ML_n 组成 n。

编号	1	2	3	4	5	6	7	8	9	10	11
m	1.0	0.9	0.8	0.7	0.6	0.5	0.4	0.3	0.2	0.1	0
A											

3.利用公式求出配合物稳定常数 K。

六、思考题

1.本实验在测定配合物吸光度时为什么一定要选择适当的波长?如何选择?

2.如果实验中发现在选好的波长 λ 时,除配合物 ML_n 外,仍有金属离子 M 及配位体 L 并有一定的吸收,则应该如何校正?

3.为什么要使用缓冲溶液维持 pH 基本不变?

实验十一　蔗糖水解速率常数的测定

一、实验目的

1.学会旋光仪的基本原理。

2.熟练使用自动旋光仪。

3.掌握测定蔗糖水解的速率常数和半衰期的方法。

二、实验原理

蔗糖水解的反应方程式为:

$$C_{12}H_{22}O_{11}(蔗糖)+H_2O \xrightarrow{H^+} C_6H_{12}O_6(果糖)+C_6H_{12}O_6(葡萄糖)$$

此反应的反应速率与蔗糖的浓度、水的浓度以及催化剂 H^+ 的浓度有关。在催化剂 H^+ 浓度固定的条件下,这个反应本是二级反应,尽管有部分水分子参加反应,但由于水是大量的,在反应过程中水的浓度变化极小,可近似看作常数。因此,蔗糖水解的反应速率只与蔗糖浓度成正比,为准一级反应。准一级反应满足一级反应的特征。

一级反应的微分速率为:

$$-\frac{dc}{dt}=kc \qquad (11-26)$$

式中:k 是反应速率常数,c 是反应物的浓度,t 是时间。求定积分可得:

$$\ln\frac{c_0}{c}=kt \qquad (11-27)$$

或

$$\ln c = -kt + \ln c_0 \qquad (11-28)$$

当反应物浓度为起始浓度一半时,即 $c = c_0/2$ 时所需的时间称为半衰期 $t_{1/2}$,由(11-27)式得:

$$t_{1/2}=\frac{1}{k}\ln\frac{c_0}{c_0-\frac{1}{2}\cdot c_0}=\frac{\ln 2}{k}=\frac{0.693}{k} \qquad (11-29)$$

上式说明一级反应的半衰期只决定于反应速率常数 k,而与起始浓度无关。这是一级反应的一个特点。

在蔗糖水解反应中,反应物及产物均具有旋光性,且旋光能力不同,故可用系统反应过程中旋光度的变化来量度反应的进程。量度旋光度所用的仪器称为旋光仪。旋光度的大小与溶液中所含旋光物质的旋光能力、溶液的浓度、溶剂性质、样品管长度、光源以及温度等均

有关系。在其他条件均固定时,旋光度与旋光物质浓度有直线关系,即:

$$\alpha = Kc \tag{11-30}$$

式中的比例常数 K 与物质之旋光能力、溶剂性质、溶液浓度及温度等均有关。

为了比较各种物质的旋光能力,引入了比旋光度的概念。比旋光度可表示为:

$$[\alpha]_D^t = \frac{\alpha}{lc} \tag{11-31}$$

式中,$[\alpha]_D^t$ 中的 t 表示实验温度,D 表示钠灯光源 D 线的波长(即 589 nm),l 为旋光管长,即光在液柱中所经过的距离(以 dm 为单位),c 为溶质的浓度,指每毫升溶液所含溶质的质量(g)。

蔗糖是右旋性的物质,比旋光度 $[\alpha]_D^t=66.6°$,生成物中葡萄糖也是右旋性物质,$[\alpha]_D^t=52.5°$,果糖是左旋性物质,$[\alpha]_D^t=-91.9°$。由于果糖的左旋性比葡萄糖的右旋大,所以,反应进行时,右旋数值逐渐变小,反应终了时,系统将变成左旋。

蔗糖水解过程中反应时间、浓度和旋光度的关系如下:

$$C_{12}H_{22}O_{11}(蔗糖) + H_2O \xrightarrow{H^+} C_6H_{12}O_6(果糖) + C_6H_{12}O_6(葡萄糖)$$

$t=0$	c_0	0 0
$t=t$	c	c_0-c c_0-c
$t=\infty$	0	c_0 c_0

据(11-30)式:

$t=0$ 时的旋光度 $\alpha_0=K_1c_0$(蔗糖尚未转化) (11-32)

$t=t$ 时溶液的旋光度 $\alpha_t = K_1c+K_2(c_0-c)+K_3(c_0-c)=K_1c+K(c_0-c)$ (11-33)

$t=\infty$ 时的旋光度 $\alpha_\infty = K_2c_0+K_3c_0=Kc_0$(蔗糖完全转化) (11-34)

式中 K_1、K_2、K_3 为比例常数,$K=K_2+K_3$。

由(11-32)(11-33)(11-34)式得:

$$c_0 = \frac{a_0-a_\infty}{K_1-K}=K'(a_0-a_\infty)$$

$$c = \frac{a_t-a_\infty}{K_1-K}=K'(a_t-a_\infty)$$

将此关系式代入(11-27)式即得:

$$\ln\frac{\alpha_0-\alpha_\infty}{\alpha_t-\alpha_\infty}=kt \tag{11-35}$$

$$或 \lg(\alpha_t-\alpha_\infty)=\frac{-k}{2.303}t+\lg(\alpha_0-\alpha_\infty) \tag{11-36}$$

若以 $\lg(\alpha_{t-\infty})$ 对 t 作图,从其斜率即可求得反应速率常数 k。

三、仪器和试剂

WZZ-2S 自动旋光仪 1 台;水浴装置 1 套(共用);停表 1 个;台秤 1 个(共用);50 mL 量

筒1个;50 mL移液管1支;250 mL碘量瓶1个;100 mL烧杯1个;3.00 mol/L HCl;蔗糖。

四、实验步骤

1. 仔细阅读"旋光仪的原理及使用"部分,了解旋光仪的构造、原理,并掌握其使用方法。打开主机电源,预热5~10 min,按"光源"按键,打开光源,旋光管清洗后装满蒸馏水,擦干外部液体,放入样品室,按"测量"键,数值稳定后,按"清零"按键。将旋光管用待测液润洗后,按照固定位置和方向放置,在测定时间前半分钟,按"测量"按键1次,仪器开始测量,到测定时间时,再按"测量"按键1次,停止测量,读取旋光值,打开上盖散热,到下一次测量时间,重复操作。

2. 在100 mL小烧杯中用粗天平称取蔗糖约10 g,用量筒量取50 mL蒸馏水并加入小烧杯中,转入250 mL碘量瓶中,如有浑浊需过滤。

3. 用50 mL移液管吸取已恒温的3.00 mol/L盐酸溶液加到蔗糖溶液内,当盐酸溶液由移液管流出一半时,打开停表作为起始反应时间。

4. 混合均匀,尽快用此溶液荡洗旋光管2次,然后将反应液装入旋光管。若管内有气泡可将其赶至旋光管中部的开口处,旋光管外部一定擦干,以免管外黏附的反应液腐蚀旋光仪。旋光管两端的玻璃窗片用擦镜纸擦干净,之后立即放入旋光仪中测定旋光度。注意旋光管的放置方向要与零点校正时的方向一致。

5. 由于刚开始反应时蔗糖水解较快,因此,第一个数据测定要在反应开始1~2 min内进行,前15 min每1 min记录1次数据,以后由于蔗糖浓度降低,水解速率变慢,测量时间可适当延长,如每隔3 min读1次数据,直到旋光值变为负值为止。从反应开始大约连续测定1 h。

6. 为了得到反应终了时的旋光度,可将锥形瓶中的剩余溶液在步骤4后提前置于50~60℃的水浴中温热40 min,以加速水解反应,然后冷却至实验温度,测其旋光度。在10 min内测3个数据,若在测量误差范围内($<0.1°$),则取平均值,此值可认为是α_∞。加热温度不宜过高,以免产生副反应,颜色变黄。加热过程亦应避免溶液蒸发影响浓度,影响α_∞的测定。

五、数据处理

1. 将实验数据记录于下表11-13中。

表11-13　数据记录表

实验温度:＿＿＿＿＿＿＿　　盐酸浓度:＿＿＿＿＿＿＿　　α_∞:

反应时间(min)	α_t	$\alpha_t - \alpha_\infty$	$\lg(\alpha_t - \alpha_\infty)$	k/min

2.以 $\lg(\alpha_t - \alpha_\infty)$ 对 t 作图,由直线斜率求反应速率常数 k。

3.由 k 值计算这一反应的半衰期。

六、思考题

1.为什么配制蔗糖溶液可用普通天平称量?

2.在混合蔗糖和盐酸溶液时,总是将盐酸溶液加到蔗糖溶液中,可否将蔗糖溶液加入盐酸溶液中? 为什么?

实验十二　乙酸乙酯皂化反应速率常数及活化能的测定

一、实验目的

1.了解电导法测定乙酸乙酯皂化反应速率常数和半衰期。

2.掌握二级反应的特点。

3.学会用作图法求取二级反应的速率常数,掌握反应活化能的测定方法。

二、实验原理

1.乙酸乙酯皂化反应

$$CH_3COOC_2H_5 + NaOH \longrightarrow CH_3COONa + C_2H_5OH$$

是一个典型的二级反应,其速率方程为:

$$\frac{dx}{dt} = k(a-x)(b-x) \tag{11-37}$$

其中,a、b 分别为两反应物的初始浓度,x 为经过 t 时间减少了的 $CH_3COOC_2H_5$ 和 OH^- 的浓度,(也即 t 时刻 CH_3COO^- 和 C_2H_5OH 的浓度),k 为反应的速率常数。

如果反应物的初始浓度相等,均为 a,则上式可简化为:

$$\frac{dx}{dt} = k(a-x)^2 \tag{11-38}$$

积分上式可得:

$$k = \frac{1}{a \cdot t} \frac{x}{a-x} \tag{11-39}$$

为求 k 值,需测定反应进行过程中任意时刻 t 时的浓度,测定这一浓度的方法有很多,本实验是通过测定溶液的电导来进行的。

2.用电导法测定 x 值

(1)溶液中 OH^- 离子的电导率比 Ac^- 离子的电导率大得很多(即反应物与生成物的电导率差别大)。因此,随着反应的进行,OH^- 离子的浓度不断减少,溶液的电导率也就随着下降。

（2）在稀溶液中，每种强电解质的电导率（与其浓度成正比，而且溶液的总电导率等于组成溶液的电解质的电导率之和。

依据上述两点，对乙酸乙酯皂化反应来说，反应物与生成物只有 NaOH 和 NaAc 是强电解质。如果是在稀溶液下反应，则：

当 $t=0$ 时 $\kappa_0 = A_1 a$ (11-40)

当 $t=\infty$ 时 $\kappa_\infty = A_2 a$ (11-41)

当 $t=t$ 时 $\kappa_t = A_1(a-x) + A_2 x$ (11-42)

式中的 A_1,A_2 是与温度、溶剂、电解质 NaOH 及 NaAc 的性质有关的比例常数，κ_0,κ_∞ 分别为反应开始和终了时溶液的总电导率（注意这时只有一种电解质）。κ_t 为时间 t 时溶液的总电导率，由这三式可得到：

$$x = \frac{\kappa_0 - \kappa_t}{\kappa_t - \kappa_\infty} a \qquad (11-43)$$

将（11-43）式代入（11-39）式即得：

$$kat = \frac{\kappa_0 - \kappa_t}{\kappa_t - \kappa_\infty} \qquad (11-44)$$

可见若以 $\frac{(\kappa_0 - \kappa_t)}{(\kappa_t - \kappa_\infty)}$ 对 t 作图应得一条直线，由直线的斜率可求得反应的速率常数。

测定不同温度下的反应速率常数 k，代入阿仑尼乌斯公式求出反应活化能，即

$$\ln\frac{k_2}{k_1} = \frac{E_a}{R} \times \frac{T_2 - T_1}{T_1 T_2} \qquad (11-45)$$

三、仪器和试剂

恒温槽；DDS-307 型电导率仪；电导池管；移液管（25 mL）；秒表；0.02 mol/L NaOH 溶液；0.02 mol/L $CH_3COOC_2H_5$；0.01 mol/L NaOH 溶液；0.01 mol/L CH_3COONa 溶液。

四、实验步骤

1. 调节超级恒温槽的温度为 30±0.2℃。

2. 调节好电导率仪。

3. κ_0 的测量。取适量 0.01 mol/L NaOH 溶液注入一电导池中，将电导电极插入溶液中，（使其液面浸没铂黑电极），置于恒温槽中恒温 10 min，测其电导率，此值即为 κ_0。

4. κ_∞ 的测量。取适量的 0.01 mol/L CH_3COONa 依上法测其电导率，此值即为 κ_∞。

5. κ_t 的测量。取 25 mL 0.02 mol/L NaOH 溶液和 0.02 mol/L $CH_3COOC_2H_5$ 溶液分别于两个干燥电导池管中，放于恒温槽中恒温 10 min，而后擦干电导池管外的水，迅速混合两管中的溶液，同时打开秒表，将两管相互倾倒 3 次以保证溶液混合均匀，在溶液中置入电极后，将电极管放入恒温槽内（注意动作要快，争取在 1 min 内完成），而后按记录表规定的时间记录电导率的数值。在 5、10、15、20、25、30、40 和 50 min 分别测其电导率 κ_t。

6.活化能的测定调节恒温槽温度 40±0.2℃，重复上述 3、4 和 5 步骤，测定 40℃反应的 κ_0、κ_∞ 和 κ_t 。

五、数据处理

1.根据测定数据，计算 $\dfrac{(\kappa_0-\kappa_t)}{(\kappa_t-\kappa_\infty)}$ ，填入表 11-14，并对 t 作图，由直线的斜率求出反应的速率常数 k 。

表 11-14 数据记录表

实验温度：k_∞：k_0：

t(min)	1	5	10	15	20	25	30	35	40	45
κ_t										
$\dfrac{(\kappa_0-\kappa_t)}{(\kappa_t-\kappa_\infty)}$										

2.求此反应在 30℃和 40℃的半衰期 $t_{1/2}$ 。
3.计算此反应的活化能。

六、思考题

1.测溶液的电导率是哪些离子的贡献？反应进程中溶液的电导率如何变化？
2.为什么 0.01 mol/L 的 CH_3COONa 和 NaOH 溶液的电导率就是 κ_∞，κ_0？
3.温度对反应速度常数有何影响？

实验十三　原电池电动势的测定及其应用

一、实验目的

1.熟练使用数字式电子电位差计测量可逆电池电动势。
2.掌握电极的制备和处理方法。
3.掌握对消法的原理及电位差计的测量原理和使用方法。

二、实验原理

电位差计是根据补偿法（或称对消法）测量原理设计的一种平衡式电压测量仪器。其工作原理是在待测电池上并联一个大小相等，方向相反的外加电势，这样待测电池中就没有电流通过，外加电势差的大小就等于待测电池的电动势。如图 11-16 所示，电位差计有工作、标准、测量三条回路。

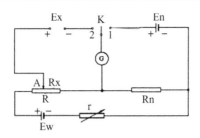

图 11-16 电位差计工作原理图

(1)校准工作电流 I_W。

开关 K 打向 1,预先调好标准回路中的标准电阻 R_n,调节工作回路的电阻 r 至检流计无电流通过,工作电流 I_W 就已被确定。

$$I_W = \frac{E_n}{R_n}$$

(2)测量未知电池电动势 E_X。

开关 K 打向 2,调节测量回路的电阻 R_X 至检流计无电流通过,此时 $I R_X$ 与被测电池电动势对消。

$$E_X = I_W R_X \qquad\qquad E_X = E_n \frac{R_X}{R_n}$$

原电池是由两个电极(半电池)组成,电池的电动势 E 是两个电极电势的差值。

设右方电极的电极电势为 φ_+,左方为 φ_-。我们规定 $E_{电池} = \varphi_+ - \varphi_-$。由于电极电位的绝对值不能测量,在电化学中,通常把标准氢电极的电极电位规定为零,将待测电极与标准氢电极组成电池,把待测电极写在右方,标准氢电极写在左方,如:

$$Pt \,|\, H_2(g, 101\ 325\ Pa), H^+(a_{H^+} = 1) \,\|\, M^{n+}(a_\pm) \,|\, M$$

这样测得的电池电动势数值即为该电极的电极电位。由于使用氢电极较麻烦,故常用其他可逆电极作为参考电极来代替氢电极,常用的参考电极有饱和甘汞电极和 Ag−AgCl 电极等。

1.求铜电极的标准电极电势

采用饱和甘汞电极组成如下电池:

$$Hg \,|\, Hg_2Cl_2 \,|\, KCl(饱和溶液) \,\|\, Cu^{2+}(a_\pm) \,|\, Cu$$

其电动势 E 为

$$E = \varphi_+ - \varphi_- = \varphi^\theta_{Cu^{2+}/Cu} + \frac{RT}{nF}\ln a_{Cu^{2+}} - \varphi_{甘汞} \tag{11—46}$$

式中液接电势为零,φ^θ 为金属电极的标准电极势。因此,通过实验测定 E 值,再根据 $\varphi_{甘汞}$ 和溶液中金属离子的活度即可求得该金属的标准电极势 φ^θ。

2.测定电池反应的 $\Delta_r G_m$、$\Delta_r S_m$ 和 $\Delta_r H_m$

分别测定上述电池在各个温度下的电动势,作 E-T 图,从曲线斜率可求得温度系数,利用公式 $\left(\dfrac{\partial E}{\partial T}\right)_p$,即可求出该电池反应的 $\Delta_r G_m$、$\Delta_r S_m$ 和 $\Delta_r H_m$。

$$(\Delta_r G_m)_{T,P} = -nEF$$

$$\Delta_r S_m = nF\left(\frac{\partial E}{\partial T}\right)_P$$

$$\Delta_r H_m = -nEF + nFT\left(\frac{\partial E}{\partial T}\right)_P$$

3.测定浓差电池的电动势

设计电池如下：

$$Cu \mid CuSO_4(a_1) \parallel Cu^{2+}(a_2) \mid Cu$$

其电动势 E 为：

$$E = \frac{RT}{2F}\ln\frac{\alpha_2(Cu^{2+})}{\alpha_1(Cu^{2+})}$$

三、仪器和试剂

EM-3D 型数字式电子电位差计；半电池管；盐桥；饱和甘汞电极；Cu 电极（2 个）；500 mL 烧杯 1 个；5 mL 烧杯 1 个；CuSO_4（0.1 mol/L 和 0.01 mol/L）；稀硫酸（3 mol/L）。

四、实验步骤

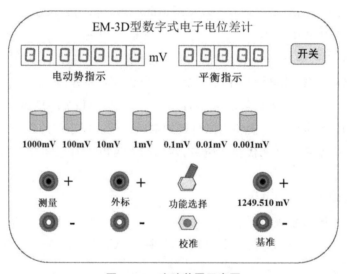

图 11-17　实验装置示意图

1.铜电极的制作先以稀硫酸（约 3mol/L）浸洗，用蒸馏水冲洗。砂纸打磨光亮后再用蒸馏水冲洗，最后用滤纸擦干。

2.测定电动势

以饱和 KCl 溶液为盐桥，分别测定下列电池电动势：

(1)待测原电池。

a.饱和甘汞电极 $\parallel$ CuSO_4（0.01 mol/L）$\mid$ Cu

b.饱和甘汞电极 $\parallel$ CuSO_4（0.1 mol/L）$\mid$ Cu

c. Cu | CuSO$_4$(0. 01 mol/L) ‖ CuSO$_4$(0. 1 mol/L)

(2)测定过程。

①基本步骤。

仪器校准:转换电键转到外标,调节电动势指示为 0,外标连线短接,按"校准"按钮,平衡指示为"0000"。

基准对消:转换电键转到外标,外标连接基准,调节电动势指示为基准数值,按"校准"按钮,平衡指示为"0000"。

测定未知:转换电键转到测量,测量连接电池,调节电动势,使平衡指示为"0000",此时的电动势显示即为此测量电池的电动势值。重复测定 3 次。

更换电池,重复前面的步骤进行测量。

②改变温度。

调节恒温槽的温度在 25~50℃之间,每隔 5~10℃测定一次电动势(如 30℃,35℃,40℃,45℃),方法同上,每改变一次温度,须等待热平衡后才能测定(平衡 10 min)。

五、数据处理

1. 已知饱和甘汞电极的电极电势与温度的关系为 $E=0.2410-7.6\times10^{-4}(t-25)$,计算实验温度下的 $E_{甘汞}$。

2. 根据电池的结构和所测得的电池电动势数据,并以饱和甘汞电极的电极电位 $\varphi_{甘汞}$、离子平均活度系数 $\gamma_{\pm}$ 及浓度数据计算铜的标准电极电位 φ^{θ}。$\gamma_{\pm}$ 的数据如表 11-15 所示。

表 11-15 离子平均活度系数 $\gamma_{\pm}$(25℃)

	0. 1 mol/L	0. 01 mol/L
CuSO$_4$	0. 16	0. 40

3. 绘制电动势与热力学温度的图形,求出温度系数 $\left(\dfrac{\partial E}{\partial T}\right)_p$,利用公式计算相应的热力学参数。

六、思考题

1. 如果待测电极极性接反会出现什么现象?线路未接通又会出现什么现象?

2. 标准电池和工作电池各有何作用?

3. 为什么要采用对消法测定电池电动势?

实验十四 表面活性剂临界胶束浓度的测定

一、实验目的

1. 培养学生综合性多角度分析问题解决问题的能力。

2. 训练学生独立思考、综合运用知识设计实验的能力。

3. 了解表面活性剂的特性及胶束形成原理及其在药学中的应用及特性。

二、实验原理

表面活性剂在药学领域的应用随处可见。从药剂学、生物药剂学、天然药物化学、合成药物化学到药物分析，都涉及表面活性剂，如用作药物载体、乳化剂、增溶剂、润湿剂、药物的吸收促进剂，以及直接用作治疗药剂和杀菌消毒剂等。

表面活性剂分子形成胶束所需的最低浓度称为临界胶束浓度（CMC）。临界胶束浓度是表面活性剂的一个重要性质的参数，它与表面活性剂的性质和功能直接相关。

在临界胶束浓度时，表面活性剂溶液的许多物理化学性质发生突变。如表面张力、电导率、去污力、增溶作用及渗透压等。因此，可以根据这些物理量随表面活性剂浓度的变化曲线求得 CMC 值。

测定 CMC 的方法较多，包括表面张力法、电导率法、比色法（染料吸附法）、增溶法以及光散射法等。在这些方法中，表面张力法和电导率法比较简单准确。表面张力法中不仅可以得到表面吸附等温线，也可以求出 CMC 值。该法灵敏度高，不仅适用于活性较高的表面活性剂也适用于活性较差的有机物。而且，该法不受到无机盐的影响，可以测定非离子型表面活性剂。电导率法是一种经典的测定 CMC 的方法，简单可靠。但是该方法只能测定离子型表面活性剂，并且过量无机盐的存在会降低其敏感性。因此，测定时需要用电导水配制溶液。

本设计实验要求学生自己查阅相关文献，基于上述两种实验方法，结合实验室的实际情况，自主设计实验方案，独立完成实验操作和数据处理，测定药学中常用的表面活性剂的临界胶束浓度。

三、实验提示

1. 待测定的表面活性剂：十二烷基硫酸钠（SDS）、tween 20（或 TX-100）、十六烷基三甲基溴化铵（CTAB）。

2. 查阅相关文献，了解表面活性剂分子结构的特点，CMC 值范围、合适的 CMC 测定方法和所使用的仪器的使用说明以及影响 CMC 的值影响因素。文献查阅时使用的关键词（供参考）：表面活性剂、临界胶束浓度。

3. 根据实验的条件找到合适的测定方法，对药用表面活性剂进行临界胶束浓度的测定和分析。

四、实验室提供的条件

DDS-307 型电导率仪；最大泡压法表面张力仪。

五、实验要求与组织

1. 实验按小组进行，3～5 人/组，组长负责协调各组员分工。

2. 利用各种检索工具查阅相关文献并做出较为详细的摘录。

3. 参考相关文献，通过自己的综合思考，拟订详细的实验方案，并独立实施。

4. 对实验结果进行详细的归纳总结。

六、实验报告

实验报告应包括实验设计的基本原理、实验方法和实验步骤、原始数据记录、实验数据的处理方法和结果、依据实验方案和结果自行设计的讨论题目（应包括对实验原理的分析、实验的影响因素、实验中出现的问题和可能的原因、实验方案改进的设想、实验结论等）和参考文献。

实验十五　药物有效期的测定

一、实验目的

1. 培养学生思考设计实验能力、团队协作能力。

2. 了解药物含量测定方法，灵活设计化学动力学实验。

3. 掌握温度对化学反应速率的影响。

二、实验背景

药品的稳定性是指原料药及制剂保持其物理、化学、生物学和微生物学性质的能力。稳定性研究贯穿药品研究与开发的全过程。我国《化学药物稳定性研究技术指导原则》中详细规定了样品的考察项目、考察内容以及考察方法，不仅为药品的生产、包装、贮存、运输条件和有效期的确定提供了科学依据，也保障了药品使用的安全有效性。在药品稳定性研究中，原药含量是考察项目之一，一般以原药量降低 10％（特殊规定除外）的时间定为药物贮存有效期。在实际工作中，通常需要快速有效的方法预测药物制剂的稳定性，从而为进一步研究工作提供基础。

本设计实验要求学生自己查阅相关文献，结合实验室的实际情况，选择合适的实验方法，自主设计实验方案，独立完成实验操作和数据处理，对某一药物的贮存有效期进行预测。

三、实验提示

1. 供选药物：阿司匹林、硫酸链霉素以及四环素。

2. 查阅相关文献，了解药物性质和特点，了解和借鉴他人研究阿司匹林、硫酸链霉素、四环素化学稳定性以及有效期的方法。

3.找到合适的分析方法,为动力学研究提供基础。

4.通过加温加速实验,预测药物稳定性。通过快速实验得到的数据计算正常条件下药物的贮存有效期。

5.设计实验方案时,应充分考虑实验室的现有条件。

四、实验室提供的条件

1.仪器:T6型紫外一可见分光光度计,超级恒温水浴,各种常用玻璃仪器。

2.药品:阿司匹林、硫酸链霉素、四环素,其他常用试剂。

五、实验要求与组织

1.实验按小组进行,3~5人/组,组长负责协调各组员分工。

2.利用各种检索工具查阅相关文献并做出较为详细的摘录。

3.参考相关文献,通过团队的综合思考,拟订详细的实验方案,并按计划实施。

4.对实验结果进行详细的归纳总结。

六、实验报告

实验报告应包括实验设计的基本原理、实验方法和实验步骤、原始数据记录、实验数据的处理方法和结果、依据实验方案和结果自行设计的讨论题目(应包括对实验原理的分析、实验的影响因素、实验中出现的问题和可能的原因、实验方案改进的设想、实验结论等)和参考文献。

参考文献

[1]王丽芳,康艳珍.《物理化学实验》[M].北京:化学工业出版社,2007.

[2]刘展鹏,易兵.物理化学实验[M].湘潭:湘潭大学出版社,2009.

[3]张树彪,那立艳,华瑞年.双语物理化学[M].北京:化学工业出版社,2009.

[4]罗澄源等.物理化学实验.(第三版)[M].北京:高等教育出版社,1991.

[5]崔黎丽.物理化学实验指导(双语)(第三版)[M].北京:人民卫生出版社,2016.

[6]刘寿长等.物理化学实验与技术[M].郑州:郑州大学出版社,2004.

[7]潘湛昌.物理化学实验[M].北京:化学工业出版社,2008.

[8]北京大学物理化学教研室编.物理化学实验[M].北京:北京大学出版社,2002.

[9]尹亚平等.物理化学实验(第一版)[M].北京:科学出版社,2006.

[10]傅献彩等.物理化学(第五版)[M].北京:高等教育出版社,2006.

[11]夏海涛.物理化学实验(第二版)[M].江苏:南京大学出版社,2014.

[12]孙文东,陆嘉星.物理化学实验(第三版)[M].北京:高等教育出版社,2014.

第十二章　分析化学实验

实验一　分析天平性能检查

一、目的要求

1. 了解分析天平的结构,熟悉砝码组合。
2. 学会正确使用天平。
3. 了解天平性能如何检查,并从检查结果来判断天平是否合格。

二、基本原理

天平作为精密的衡量仪器,必须具有适当的灵敏度、准确性、稳定性和不变性等性能。

(1)天平的灵敏度:天平的灵敏度一般是指天平盘上增加 1mg 的砝码时引起的指针在读数标牌上偏移的格数,灵敏度(E)的单位为分度/mg,在实际工作中,常用灵敏度的倒数来表示天平的灵敏程度,即

$$S = \frac{1}{E}(\text{mg/ 分度})$$

S 称为天平的分度值,也称感量,单位为 mg/分度。因此,分度值是使天平的平衡位置产生一个分度变化时所需要的重量值(毫克数)。可见,分度值越小的天平,其灵敏度越高。

①天平灵敏度的测定:零点的测定,接通电源,慢慢开动天平,在不载重情况下,检查投影屏上标尺的位置,若零点与投影屏上的标线不重合,可拨动旋钮下面的扳手,挪动一下投影屏的位置,使其重合,若相差较大,则可借平衡螺丝调整使其重合,即为电光天平的零点。

②灵敏度的测定:电光天平是由光幕直接读出毫克以下的重量,所以必须在使用前检查其灵敏度。操作方法为:先调节零点,在天平的左盘上放一个校准用的 10mg 片码,启动天平,标尺应移至 100±2 分度范围内,则分度值为 10mg/100 分度=0.1mg/分度。

(2)天平的准确性:天平的准确性系指天平的等臂性。天平检定规程里,规定在使用中对普通标牌的天平可允许有 6 个最小分度的变化,对电光天平允许由不等臂性引起的误差不超过 9 个最小分度。

(3)天平的不变性:天平的不变性亦称示值变动性,是指天平在同一个质量差的作用下,各次平衡位置相重合不变的性能。示值变动性以毫克表示,一般允许范围是 0.1～0.2 mg。

示值变动性的测定:连续数次(一般是 3～5 次)测定天平的零点 L0 与载重时的停点 L,按下式计算天平的示值变动性:

空盘天平示值变动性＝(L0 最大值－L0 最小值)×空盘分度值

载重天平示值变动性＝(L 最大值－L 最小值)×载重分度值

三、操作步骤

1.外观检查

检查砝码是否齐全,各砝码位置是否无误,骑码是否在骑码钩上。如为电光天平则应检查:环码的数目、是否正挂在环码钩上以及读数器是否均指零。

观察天平是否处于休止状态(即天平梁被架起,不再摆动),天平的吊耳位置是否正常。

观察天平是否处于水平位置,如不水平,可调节天平箱前下方两个天平足,使水平仪的水泡位于正中,或悬锤的尖端对准底座上的锤尖。

天平盘上如有灰尘,应用软毛刷轻刷干净。

2.分度值的测定

电光天平:在调节好天平的零点之后,转动读数盘使之指示 10 mg 重量,观察光幕读数,读数在 100±1 格范围内(即 10.0 mg±0.1 mg)均属合格,即符合 0.1 mg/小格。

$$分度值＝\frac{10mg}{两次停点之差}$$

在天平有 20 g 载重情况下,再测一次分度值,其结果应在 100±1 格范围内,即属合格。

3.示值变动性的测定

测定天平的零点 L0,在天平的左右两盘上均加 10g(或 20 g)砝码测定天平的停点 L,如此连续数次(4～8 次)测定天平零点和停点,计算示值变动性。

空天平盘的示值变动性＝(L0 最大值—L0 最小值)×空盘分度值。

载重天平的示值变动性＝(L 最大值—L 最小值)×载重分度值。

四、注意事项

1.分析天平是精密的仪器,小心使用。实验前,认真预习有关内容。实验时,严格遵守使用天平的操作规则。

2.实验结束后,认真检查天平的电源、升降枢纽和砝码是否复原,检查无误后,按规定进行登记。

五、思考题

1.天平的分度值大小由哪些因素决定?

2.分度值和示值变动性两者有何关系?

3.如何表示分析天平的灵敏度?为什么分度值过大或过小都不好?

4.为什么天平梁没有托住以前,绝对不允许把任何东西放入盘或从盘上取下?

实验二 称量练习

一、目的要求

1.学会正确使用天平。

2.掌握直接称量和减重称量的方法。

二、实验步骤

(一)仪器和试样

分析天平,小烧杯(25 或 50 mL)2 只,称量瓶 1 只,洗砂或不易吸潮的结晶状试样。

(二)操作步骤

检查天平各部件是否处于正常状态,天平是否水平,清洁天平托盘。

1.直接称量

取一洁净小烧杯置天平盘上,精密称定,记录小烧杯的重量。

2.减重法称量

(1)取一定量的洗砂(1~2g)或试剂粉末样品于称量瓶中,在天平上精密称定,记录称量瓶加样品的重量。

(2)将称量瓶中的样品 0.5g,小心的倒入小烧杯中(不可有一点样品落在其他地方)再在天平上称量此称量瓶中的重量。

(3)计算样品重量
$$\frac{称量瓶＋样品重－称量瓶及剩余样品重}{样品重}$$

(4)为了验证烧杯增加重量是否和称量瓶减少的重量相等,可把空小烧杯和盛了样品的小烧杯分别放在天平上称一下重量。
$$\frac{小烧杯＋样品重－空小烧杯重}{样品重}$$

三、注意事项

(1)被称物必须干燥,不得将称量的药物直接放在天平盘上。

(2)过冷和过热的物品都不能放在天平上称量(会使水气凝聚在物品上,引起天平箱内空气对流,影响准确称量)。凡是经过干燥或烧灼的物品,必须放在干燥器内在天平室中冷却至室温后方可称量。

(3)称量能吸收或放出水分和其他挥发性物品时,必须放在严密盖好的称量瓶中,以尽快速度进行称量。

（4）天平的最大载重量在每架天平上均有标注,切勿超过。

（5）天平的各部件尽可能不要用手接触,如必须接触时(旋转调节螺丝等),必须将手指擦干净,最好是戴手套或手指套。

（6）取放物品时,利用天平两侧的门;读数时,一定要关上天平门。天平上方的门是为了装卸、修理和清扫天平内部时用的,称量时不要开动。

四、思考题

1. 什么是天平的零点?

2. 在减重法称量中,零点为什么可以不参加计算?

3. 减量法称样是怎样进行的? 宜在何种情况下采用?

4. 在称量的记录和计算中,如何正确运用有效数字?

5. 称量瓶减少的重量是否正好等于小烧杯增加的重量? 如有差别,是如何产生的?

实验三　葡萄糖干燥失重测定

一、目的要求

1. 通过实验进一步巩固分析天平的称量法。

2. 掌握干燥失重测定方法。

3. 明确恒重的意义。

二、基本原理

应用挥发重量法,将样品加热,使其中水分及挥发性物质除去后,根据样品所减失的重量以计算干燥失重。

三、仪器和试剂

扁称量瓶,分析天平,干燥器,葡萄糖试样。

四、操作步骤

1. 空称量瓶的干燥恒重

将洗净的扁称量瓶置恒温干燥箱中,打开瓶盖,放于称量瓶旁,于105℃进行干燥,取出称瓶,加盖,置于干燥器中冷却(约30 min)至室温,精密称定重量。按上法再干燥,冷却,称量直至恒重为止。

2. 试样干燥失重的测定

取混合均匀的试样1克(如试样结晶较大,应先迅速捣碎使成2 mm以下的颗粒),平铺在已恒重的扁称量瓶中,厚度不可超过 5 mm,加盖,精密称定重量。置于干燥箱中,开瓶盖,逐渐升温,并于 105℃干燥,直至恒重。减失的重量即为试样的干燥失重。根据减失的重量即可计算试样的干燥失重。

计算方法:

试样的干燥失重＝试样与称瓶重－干燥后试样与称瓶重

葡萄糖干燥失重(％)＝干燥失重/试样重×100％

五、注意事项

1.试样在干燥器中冷却时间每次应相同。

2.称量应迅速,以免干燥的试样或器皿在空气中露置久后吸潮而不易达恒重。

3.葡萄糖受热温度较高时可能融化于吸湿水及结晶水中,因此测定本品干燥失重时,宜先于较低温度(60℃左右)干燥一段时间,使大部分水分挥发后再在 105℃下干燥至恒重。

4.洗净的扁称量瓶与瓶盖,应一一对应,防止混淆,应在称量瓶及盖的磨口的毛面上,用铅笔编号,不但防止自己混淆,也可防止和其他同学的扁称量瓶混淆。

六、思考题

1.什么叫干燥失重? 加热干燥适宜于哪些药物的测定?

2.什么叫恒重? 影响恒重的因素有哪些? 恒重时,几次称量数据哪一次为实重?

3.空称量瓶为何要先干燥至恒重?

实验四　常用容量仪器操作练习

一、目的要求

1.练习滴定管、移液管、容量瓶的洗涤方法和正确使用方法。

2.初步掌握滴定操作技术。

3.初步掌握溶液的定量量取。

二、方法提要

通常用来准确测量液体体积的仪器有滴定管(包括酸管和碱管)、移液管和容量瓶。必须掌握它们的正确使用方法及其注意事项,否则要准确分析一个药品的含量是不可能的。

首先要将这些仪器洗到内壁不挂水珠。洗涤的方法是先用常水洗涤,将水控出后,用洗液浸泡,回收洗液,然后用自来水洗,再用蒸馏水洗。滴定管和移液管在使用前还要用欲盛的溶液冲洗 3 遍。

本实验要求从仪器洗涤做起,然后通过用滴定管和移液管分别取 25.00 mL 的酸液,用碱液滴定,要求练习到消耗碱液的体积彼此相差不超过 0.05 mL 为止(指对同样取法时)。同时,算出酸的浓度与教师所给数值相差不得超过 0.5%。使用仪器过程中,对注意事项都应明确,不得马虎。

三、实验试剂

0.1 mol/L NaOH,0.1 mol/L HCl,酚酞指示剂。

$K_2Cr_2O_7$ 洗涤液的配制:用干燥量筒,取 100 mL 浓硫酸(工业品)于干燥的烧杯中,然后徐徐加入固体 $K_2Cr_2O_7$ 3~5 克,边加边搅,若不溶可稍稍加热促其溶解。倒入干燥的小口瓶中(每人 100 mL)。

四、实验步骤

1. 滴定管的准备

(1)酸管的准备:先检查一下领来的酸管活塞是否已用橡皮管套住,若没有,应先剪一小段圆橡皮管将活塞细端套住。

用常水洗净滴定管,并将水尽量倾出去。

练习滴定管涂油操作。将活塞及塞座内水及赃物用干抹布擦净,在活塞上涂上一薄层凡士林。将涂好油的活塞平行地塞进塞座内,按一定方向旋转活塞。用橡皮圈将活塞细端套住,用少量水试试是否漏水或有油堵塞滴定管,若有,应重新练习涂油。

检查滴定管内壁是否有挂水珠现象。

将酸式滴定管内的水尽量放干后,关闭活塞,将洗液倒入滴定管,浸泡 5 min 后,将洗液尽量倒回原瓶。然后用自来水冲洗,再用蒸馏水洗 3 遍,每次用 5~10 mL。

用欲盛的 HCl 标准溶液将滴定管洗涤 3 次(每次用 5~10 mL),盛满 0.1 mol/L HCl 液,打开活塞使溶液充满滴定管尖,关紧活塞,待用。

(2)碱管的准备:先用常水将碱管洗净,将碱管下面的带玻璃珠的皮管连同玻璃尖嘴一起取下,将碱管夹在滴定管夹子上,下面放一洁净的烧杯,使碱管下端插入烧杯内,倾注洗液使通过碱管,将流入烧杯中的洗液倒回原瓶。用常水洗净,将皮管和玻璃尖嘴装上。用少量蒸馏水洗 3 遍。用欲盛的 0.1 mol/L NaOH 标准溶液洗 3 遍,并盛满碱液。

将滴定管倾斜并将皮管弯向上,慢慢捏靠近玻璃珠上部的皮管,使溶液流出并充满滴定管尖。

2. 移液管的准备

(1)用洗液洗涤。

(2)用常水洗净,再用蒸馏水洗 3 遍,最后尽量将水放干,可借助洗耳球将水吹出,或用滤纸片将水吸去。

(3)用洗净干燥的磨口三角瓶领取 150 mL 欲测定浓度的盐酸,吸取少量 HCl 液洗涤移液管 2~3 次。

3. 滴定

(1)用移液管准确移取 HCl 液 25 mL 于洁净的 250 mL 三角瓶中,加入酚酞 1～2 滴。

(2)调节碱管内液面使恰好在 0.00 处。

(3)用 0.1 mol/L NaOH 标准溶液滴定三角瓶内的 HCl 溶液,记下当酚酞变红时所用 NaOH 的体积。反复做到两次结果相差不超过 0.05 mL 为止。根据下式计算 HCl 的物质的量浓度。

$$C_{NaOH} \cdot V_{NaOH} = C_{HCl} \cdot V_{HCl}$$

(4)用酸式滴定管量取 HCl 液 25.00 mL 于洁净的 250 mL 三角瓶中,加入酚酞 1～2 滴。再用碱液滴定,反复做到两次结果相差不超过 0.05 mL 为止。计算 HCl 的物质的量浓度。

4. 容量瓶用洗涤液洗净后留待下次使用。

五、思考题

1. 比较用滴定管取溶液与用移液管有何不同?

2. 用移液管与用滴定管分别都取相同体积的 HCl 溶液,是否消耗相同体积的碱液? 这是为什么?

实验五　HCl 标准溶液(0.1 mol/L)的配制与标定

一、目的要求

1. 学会标准溶液的配制方法。

2. 掌握用碳酸钠作基准物质标定盐酸溶液的原理及方法。

3. 正确判断甲基红－溴甲酚绿混合指示剂的滴定终点。

二、方法提要

1. 市售盐酸为无色透明的氯化氢溶液,HCl 含量 36%～38%(g/g),比重约 1.18,因此配制 HCl 标准溶液(0.1mol/L)需用间接法配制。

2. 标定酸用的基准物质很多,我们采用无水碳酸钠为基准物质,用甲基红－溴甲酚绿混合指示剂指示终点,终点颜色是由绿色转变为暗红色。

3. 用 Na_2CO_3 标定的滴定反应为:

$$2HCl + NaCO_3 \longrightarrow 2NaCl + H_2CO_3$$

$$H_2CO_3 \longrightarrow H_2O + CO_2 \uparrow$$

三、操作步骤

1. HCl 标准溶液(0.1 mol/L)的配制

用小量筒量取盐酸 9 mL,倒入一洁净具有标签的试剂瓶中,加蒸馏水稀释至 1 000 mL,振摇混匀。

2. HCl 溶液(0.1 mol/L)的标定

精密称取在 270～300℃ 干燥至恒重的基准无水碳酸钠 1.5～2.0 g 于 50 mL 小烧杯中,加蒸馏水 20 mL 使其溶解,小心转入 250 mL 的容量瓶中,反复用少量蒸馏水洗涤烧杯,洗涤液并入容量瓶中,加水至刻度并混合均匀。

用移液管吸取此溶液 25.00 mL 于 250 mL 锥形瓶中,加蒸馏水 25 mL,然后加入甲基红-溴甲酚绿混合指示剂 10 滴,用 HCl 标准溶液(0.1 mol/L)慢慢滴定到溶液由绿色变成暗紫色,煮沸 2 min,溶液的红色又褪去,冷却至室温,继续滴定至溶液由绿色转变为暗紫色,即达终点。至少重复操作 3 次,3 次滴定消耗 HCl 溶液的毫升数相差不得超过 0.05 mL。按下式计算 HCl 溶液物质的量浓度:

$$C_{HCl}=\frac{W_{Na_2CO_3}\times\frac{25}{250}}{V_{HCl}\times 0.05300}$$

四、思考题

1. 实验中所用锥形瓶是否需要烘干?加入蒸馏水的量是否需要准确?

2. 用碳酸钠标定盐酸溶液,滴定至近终点时,为什么需要将溶液煮沸?煮沸后为什么又要冷却后再滴至终点?

3. 用碳酸钠为基准物质标定盐酸溶液的物质的量浓度,一般应消耗 HCl 溶液(0.1 mol/L)约 22 mL,问应称取碳酸钠若干克?

实验六 硼砂的含量测定

一、目的要求

1. 掌握用酸碱滴定法法测定硼砂含量的原理和操作。

2. 掌握甲基红指示剂的滴定终点。

二、方法提要

硼砂($Na_2B_4O_7 \cdot 10H_2O = 381.37$)为四硼酸钠,与 HCl 作用后生成的硼酸是一弱酸($Ka = 7.3 \times 10^{-10}$),所以可用 HCl 标准溶液直接滴定。其反应如下:

$$Na_2B_4O_7 + 2HCl + 5H_2O \longrightarrow 4H_3BO_3 + 2NaCl$$

滴定至化学计量点时为 H_3BO_3 的水溶液,此时溶液的 pH 可根据生成的硼酸的浓度及其电离常数来计算。化学计量点时 pH=5.1,这时可选用甲基红(范围 4.4～6.2)作为指示剂。

三、试剂

硼砂($Na_2B_4O_7 \cdot 10H_2O$)，HCl 标准溶液(0.1 mol/L)，甲基红指示剂。

四、操作步骤

精密称取样品约0.5克，加蒸馏水 30 mL 溶解，如有不溶可稍加热，加甲基红指示剂2～3 滴，用 0.1 mol/L HCl 标准溶液滴定至终点。$Na_2B_4O_7 \cdot 10H_2O$ 的百分含量计算如下：

$$Na_2B_4O_7 \% = \frac{(CV)_{HCl} \times \dfrac{Na_2B_4O_7 \cdot 10H_2O}{2000}}{W_{样品}} \times 100\%$$

五、注意事项

1.本实验的滴定终点为微橙红色，由黄色到橙红色，颜色的观察对初学者较困难，应注意比较和观察。

2.本实验终点敏锐，终点一定要半滴半滴地加，以免过量。

六、思考题

1.可以用中和法直接滴定的强碱弱酸盐及强酸弱碱盐的条件是什么？

2.本实验操作需要称量样品"约0.5 g"的含义为何？它与实验的精密度与准确度有何关系？

实验七 NaOH 标准溶液(0.1 mol/L)的配制与标定

一、目的要求

1.学会配制标准溶液和用基准物质来标定标准溶液浓度或以已知浓度的 HCl 标准溶液进行比较的方法。

2.掌握滴定操作和滴定终点的判断。

3.学会用减重法称量固体物质。

二、方法提要

NaOH 容易吸收空气中的 CO_2，使配得的溶液中含有少量 Na_2CO_3

$$2NaOH + CO_2 \longrightarrow Na_2CO_3 + H_2O$$

经过标定的含有碳酸盐的标准碱溶液，用它测定酸含量时若使用与标定时相同的指示剂，则含碳酸盐对测定结果并无影响，若标定与测定不是用相同的指示剂，则将发生一定的误差。因此,应配制不含碳酸盐的标准碱溶液。

配制不含 Na_2CO_3 的标准 NaOH 溶液的方法很多,最常见的是用 NaOH 的饱和水溶液(120∶100)配制。Na_2CO_3 在饱和 NaOH 水溶液中不溶解,待 Na_2CO_3 沉淀后,量取一定量上层澄清溶液,再稀释至所需浓度,即可得到不含 Na_2CO_3 的 NaOH 溶液。

饱和 NaOH 溶液含量约为 52%(g/g),比重约 1.56。配制 1 000 mL NaOH 溶液(0.1 mol/L)应取饱和 NaOH 溶液 5.6 mL。用来配制 NaOH 溶液的水,应加热煮沸放冷,除去其中的 CO_2。

标定碱溶液用的基准物质很多,如草酸($H_2C_2O_4 \cdot 2H_2O$),苯甲酸(C_6H_4COOH),氨基磺酸(NH_2SO_3H),邻苯二甲酸氢钾($HOOCC_6H_4COOK$)等。目前,常用的是邻苯二甲酸氢钾,其滴定反应如下:

$$NaOH + HOOCC_6H_4COOK \longrightarrow NaOOCC_6H_4COOK + H_2O$$

化学计量点时由于弱酸盐的水解,溶液呈微碱性,应采用酚酞为指示剂。

三、操作步骤

1.配制

(1)NaOH 的饱和水溶液的配制:

取氢氧化钠约 120 g,加蒸馏水 100 mL,振摇使溶液成饱和溶液。冷却后,置塑料瓶中,静置数日,澄清后,作储备液。

(2)NaOH 标准溶液(0.1 mol/L)的配制:

量取 NaOH 的饱和水溶液 5.6 mL,加新煮沸过的冷蒸馏水至 1 000 mL,摇匀。或直接称取 NaOH4.4 g,加新煮沸过的冷蒸馏水至 1 000 mL,摇匀。

2.NaOH 标准溶液(0.1 mol/L)的标定:

精密称取在 105~110℃ 干燥至恒重的基准邻苯二甲酸氢钾 0.45 g。加新煮沸过的冷蒸馏水 50 mL,小心振摇,使其溶解,加酚酞指示液 2 滴,用 NaOH 溶液(0.1 mol/L)滴定至溶液呈浅红色。记录所消耗 NaOH 标准溶液的体积。

根据邻苯二甲酸氢钾的重量和所消耗 NaOH 溶液的毫升数,按下式计算 NaOH 标准溶液的物质的量浓度。

$$C_{NaOH} = \frac{W_邻}{V_{NaOH} \times \frac{204.22}{1\,000}}$$

3.NaOH 标准溶液(0.1 mol/L)的比较

用 25 mL 移液管,准确量取 HCl 标准溶液(0.1 mol/L)25 mL,加酚酞指示液 2 滴,用 NaOH 溶(0.1 mol/L)滴定至溶液呈浅粉红色即为终点。重复测量 3 次,结果应精密。按下式计算:

$$C_{NaOH} = \frac{(CV)_{HCl}}{V_{NaOH}}$$

四、思考题

1. 配制标准碱溶液时,用台秤称取固体 NaOH 是否会影响溶液浓度的准确度? 能否用纸称取固体 NaOH? 为什么?

2. 用邻苯二甲酸氢钾为基准物质标定 NaOH 溶液的物质的量浓度。一般应消耗 NaOH 溶液约 22 mL,问应称取邻苯二甲酸氢钾若干克?

3. NaOH 滴定 HCl 以酚酞为指示剂终点为粉红色,15 s 不褪即为终点。为什么?

实验八 阿司匹林的含量测定

一、目的要求

掌握用酸碱滴定法测定阿司匹林含量的测定方法和原理。

二、方法提要

阿司匹林(乙酰水杨酸)是一类芳香酸化合物,其结构见图 12-1,其分子结构中含有羧基,可用 NaOH 标准溶液直接滴定。

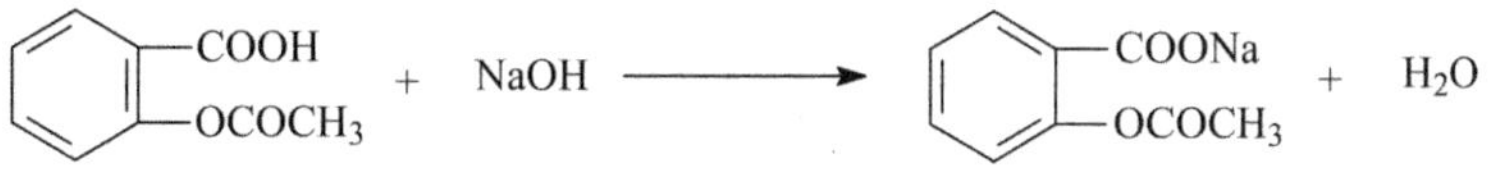

图 12-1 结构图

三、仪器与试剂

碱式滴定管,烧杯(100 mL),锥形瓶(50 mL),量筒(100 mL、10 mL)。

试剂:阿司匹林(原料药);酚酞指示液(0.1%),NaOH 标准溶液(0.1 mol/L),中性乙醇(取 95%乙醇 60 mL,加酚酞 9 滴,用 0.1 mol/L NaOH 标准溶液滴至淡红色)。

四、操作步骤

取阿司匹林约 0.4 克,精密称定。加中性乙醇 20mL 溶解后,用氢氧化钠滴定液(0.1 mol/L)滴定至显粉红色时即为终点。按下式计算阿司匹林的含量。

$$C_9H_8O_4(\%)=\frac{C_{NaOH}V_{NaOH}\times\frac{180.2}{1000}\times100\%}{W_{样品}}$$

五、注意事项

1. 为了防止阿司匹林分子结构中的酯键水解而多消耗氢氧化钠滴定液,使结果偏高,测定时应注意温度不宜太高,溶解样品时不能加热,必要时要进行冷却。同时,滴定的速度也应稍快,但要注意旋摇,以避免氢氧化钠局部过浓,使阿司匹林结构中的酯键水解。

2.中性醇溶解样品时,应旋摇使大部分样品溶解即可,然后快速滴定。

3.中性醇加一份,做一份。

六、思考题

1.本实验滴定的阿司匹林,为何选用酚酞指示剂?其加量是如何确定的?

2.为何本实验使用中性乙醇作为溶剂?其主要目的是什么?

3.为何本实验要快速滴定?为何本试验终点褪色很快?

实验九 0.1 mol/L AgNO₃ 及 0.1 mol/L NH₄SCN 标准溶液的配制与标定

一、目的要求

1.掌握吸附指示剂法(Fajans 法),学会用基准物 NaCl 标定 $AgNO_3$ 溶液浓度的方法。正确判断荧光黄指示剂的滴定终点。

2.学会用"比较"法标定标准溶液浓度的方法。正确判断铁铵矾指示剂的滴定终点。

二、基本原理

1. $AgNO_3$ 标准溶液的标定,采用吸附指示剂法。为了让 AgCl 保持较强的吸附能力,应使沉淀保持胶体状态,为此,可将溶液适当稀释,并加入糊精溶液作保护胶体,这样,终点颜色变化明显。$CaCO_3$ 与荧光黄指示剂作用,以增大荧光黄阴离子的有效浓度,使终点颜色变化敏锐。

2.用基准物 NaCl 标定 $AgNO_3$ 溶液,以荧光黄为指示剂,终点时浑浊液由黄绿色转变为微红色,其变化过程如下:

终点前　　Cl^- 过剩　　　　　　$(AgCl)Cl^- \vdots M^+$

终点时　　Ag^+ 过剩　　　　　　$(AgCl)Ag^+ \vdots X^-$

$(AgCl)Ag^+$ 吸附 FI^-　　　　$(AgCl)Ag^+ \vdots FI^-$

　　　　　　(黄绿色)　　　　　　(微红色)

3. NH_4SCN 标准溶液的标定采用比较法。为防止指示剂 Fe^{3+} 的水解应在酸性(HNO_3)溶液中进行滴定,其反应如下:

终点前　　$Ag^+ + SCN^- \rightarrow AgSCN \downarrow$

终点后　　$Fe^{3+} + SCN^- \rightarrow Fe(SCN)^{2+}$

三、操作步骤

1.标准溶液的配制

(1)0.1 mol/L AgNO$_3$ 溶液的配制：

取 AgNO$_3$ 8.7 g 置 250 mL 烧杯中，加 10 mL 蒸馏水使溶解，然后移入棕色磨口瓶中，加蒸馏水稀释至 500 mL，充分摇匀，密塞。

(2)0.1 mol/L NH$_4$SCN 溶液的配制：

取 NH$_4$SCN 8 g 置 250 mL 烧杯中，加 100 mL 蒸馏水使溶解。然后移入磨口瓶中，加蒸馏水稀释至 1 000 mL，摇匀。

2. 标准溶液的标定

(1)0.1 mol/L AgNO$_3$ 溶液的标定：

取在 270℃ 干燥至恒重的基准 NaCl 约加 0.13 g，精密称定，置于 250 mL 锥形瓶中，加蒸馏水 50 mL，使溶解，再加糊精(1→50)5 mL，加 0.1g CaCO$_3$，加荧光黄指示剂 8 滴，用 0.1 mol/L AgNO$_3$ 溶液滴定至浑浊液由黄绿色转变为微红色，记录 V$_{AgNO_3}$。

(2)0.1 mol/L NH$_4$SCN 溶液的标定(比较法)：

精密量取 0.1 mol/L AgNO$_3$ 溶液 25 mL 置 250 mL 锥形瓶中，加蒸馏水 20 mL，6 mol/L HNO$_3$ 5 mL 与铁铵矾指示剂 2 mL，用 0.1 mol/L NH$_4$SCN 溶液滴定至溶液呈淡棕色，剧烈振摇后仍不褪色即为终点，记录 V$_{NH_4SCN}$。

浓度的计算：

$$V_{AgNO_3} = \frac{W_{NaCl}}{V_{AgNO_3} \times \frac{NaCl}{1000}}$$

$$C_{NH_4SCN} = \frac{C_{AgNO_3} \times V_{AgNO_3}}{V_{NH_4SCN}}$$

四、注意事项

1. 配制 AgNO$_3$ 标准溶液的水应无 Cl$^-$，否则配成的 AgNO$_3$ 溶液出现白色浑浊，不能应用。

2. 加入 HNO$_3$ 是为了阻止铁铵矾中 Fe^{3+} 的水解，所用的 HNO$_3$ 不应含有氮的低价氧化物，因为它能与 SCN$^-$ 或 Fe^{3+} 反应生成红色物质，如 NOSCN，Fe(NO)$^{3+}$ 影响终点的观察。用新煮沸放冷的 HNO$_3$ 即可。

3. 标定 0.1 mol/L NH$_4$SCN 溶液时必须强烈的振摇，因为所析出的 AgSCN 沉淀吸附相当量的 Ag$^+$，如振摇不充分，则终点出现过早，引起误差。

4. 带有吸附指示剂的卤化银胶体对光线极敏感，遇光易分解析出金属银，因此，应避光或在暗处滴定。

五、思考题

1. 用荧光黄为指示剂标定 AgNO$_3$ 溶液时，为什么要加入糊精溶液？

2. 按指示终点的方法不同，AgNO$_3$ 溶液标定有几种方法？并说明每种方法各在什么条件下进行?

3.在铁铵矾指示剂法(Volhard)滴定中,为什么用铁铵矾作指示剂? 能否用 $Fe(NO_3)_3$ 和 $FeCl_3$ 作指示剂?

4.铁铵矾指示剂应如何配制?

实验十　氯化铵片的含量测定

一、目的要求

1.掌握银量法测定氯化铵片含量的方法原理和操作。

2.掌握荧光黄指示剂确定滴定终点的原理。

二、基本原理

取本品 10 片,称重,求出平均片重,研成细粉,精密称取细粉适量(氯化铵片的标示量为 0.3 g/片,称取的细粉相当于氯化铵 0.12 g),加蒸馏水 50 mL,使溶解,再加糊精(1→50)5 mL,加 0.1 g $CaCO_3$,加荧光黄指示剂 8 滴,用 0.1 mol/L $AgNO_3$ 溶液滴定至浑浊液由黄绿色转变为微红色,记录 V_{AgNO_3}。

原理:

终点前　　Cl⁻过剩　　　　　(AgCl)Cl⁻ ┊ M⁺

终点时　　Ag⁺过剩　　　　　(AgCl)Ag⁺ ┊ X⁻

(AgCl)Ag⁺吸附 Fl⁻　　　　(AgCl)Ag⁺ ┊ Fl⁻

　　　　(黄绿色)　　　　　　(微红色)

三、试剂

氯化铵片,0.1 mol/L $AgNO_3$ 标准溶液,$CaCO_3$,荧光黄指示剂,糊精。

四、操作步骤

取氯化铵片 10 片,称重,求出平均片重,研成细粉,精密称取细粉适量(氯化铵片的标示量为 0.3 g/片,称取的细粉相当于氯化铵 0.12 g)于 250 mL 三角瓶中,加蒸馏水 50 mL,使溶解,再加糊精(1→50)5 mL,加 0.1 g $CaCO_3$,加荧光黄指示剂 8 滴,用 0.1 mol/L $AgNO_3$ 溶液滴定至浑浊液由黄绿色转变为微红色,记录 V_{AgNO_3}。平行测定 3 次。

$$NH_4Cl\% = \frac{(CV)_{AgNO_3} \times \frac{NH_4Cl}{1000}}{\frac{W}{平均片重} \times 标示量} \times 100\%$$

五、思考题

1. 为什么加入糊精？
2. 终点时观察沉淀的颜色还是观察溶液的颜色？

实验十一　高氯酸标准溶液（0.1 mol/L）的配制与标定

一、实验目的

1. 掌握高氯酸标准溶液的配制方法及操作。
2. 掌握非水溶液酸碱滴定法的原理及操作。

二、实验原理

1. 在冰醋酸中高氯酸的酸性最强，并且高氯酸盐易溶于有机溶剂，因此，在非水酸碱滴定法中常用高氯酸作标准溶液。

2. 以邻苯二甲酸氢钾为基准物质，因其在冰醋酸中显碱性，可被高氯酸滴定。以结晶紫为指示剂，根据所消耗高氯酸的体积和邻苯二甲酸氢钾的质量计算高氯酸溶液的物质的量浓度。滴定反应为

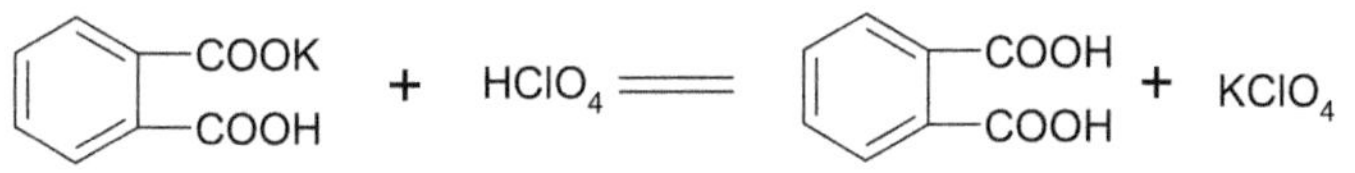

三、仪器和试剂

1. 仪器

量筒（10 mL、100 mL、1000 mL）、烧杯、分析天平、锥形瓶（50 mL）、酸式滴定管（10 mL）。

2. 试剂

高氯酸（A. R.）、冰醋酸（A. R）、醋酐、邻苯二甲酸氢钾（基准物）和结晶紫指示剂。

四、实验步骤

1. 高氯酸溶液的配制

取无水冰醋酸 750 mL，加入高氯酸（70%～72%）8.5 mL，摇匀，在室温下缓缓滴加醋酐 23 mL，边加边摇，加完后再振摇均匀，放冷，加适量的无水冰醋酸使成 1 000 mL，摇匀，放置 24 h。若所测样品易乙酰化，则须用水分滴定法测定本液的含水量，再用水和酸酐反复调节至本液的含水量为 0.01%～0.2%。

2. 高氯酸溶液的标定

取在 $105 \sim 110\ ^{\circ}\mathrm{C}$ 干燥至恒重的邻苯二甲酸氢钾约 $0.16\ \mathrm{g}$，精密称定，加无水冰醋酸 20 mL 使溶解，加结晶紫指示剂 1 滴，用本液缓缓滴定至蓝色，并将滴定结果用空白试验校正。根据下式计算高氯酸溶液的物质的量浓度

$$c_{\mathrm{HClO_4}} = \frac{m}{(V - V_0) \times \dfrac{\mathrm{M}_{\mathrm{KHC_3H_4O_4}}}{1\,000}} \quad (\mathrm{M}_{\mathrm{KHC_3H_4O_4}} = 204.2)$$

式中：V 为消耗高氯酸溶液的总体积；V_0 为空白校正试验消耗高氯酸溶液的体积；m 为邻苯二甲酸氢钾的质量。

五、注意事项

1. 使用的仪器应预先洗净烘干。

2. 应选用相应大小的容器贮存标准溶液，若容器太大盛液太少，浓度易变。

3. 高氯酸（$70\% \sim 72\%$）不应与醋酐直接混合，以免发生剧烈反应，致使溶液显黄色；因此，在配制本滴定液时，应先用无水冰醋酸将高氯酸稀释，再缓缓滴点醋酐，滴速不宜过快，并边加边摇，使之混合均匀。

4. 对易乙酰化的样品应控制加入醋酐的量。

5. 本滴定液以无水冰醋酸为溶剂，其膨胀系数为 $0.001\ 1$。室内温度的变动将严重影响滴定液的浓度。因此，在标定与滴定供试品的过程中，均应保持室内温度的恒定，记录室温，必要时应采用以下校正公式予以校正。为避免受室温差异的影响，宜将标定滴定液与滴定样品的工作同时进行。

$$c_1 = \frac{c_0}{1 + 0.0011(t_1 - t_0)}$$

式中：t_0 为标定时的温度；t_1 为测定时的温度；c_0 为标定时的浓度；c_1 为测定时的浓度。

6. 高氯酸和冰醋酸能腐蚀皮肤，刺激黏膜，应注意防护。

7. 本滴定液应贮存于具塞棕色玻璃瓶中，或用黑布包囊，避光密闭保存；如溶液显黄色，即表示部分高氯酸分解，不可再使用。

六、思考题

1. 标定时称取 $0.16\ \mathrm{g}$ 邻苯二甲酸氢钾，估计应消耗 $0.1\ \mathrm{mol/L}$ 高氯酸标准溶液多少毫升？使用何种滴定管为宜？

2. 为什么标定需作空白试验？如何进行空白试验？如果不做空白试验对测定结果有何影响？

3. 解释为什么邻苯二甲酸氢钾既可标定碱（NaOH）液又可标定酸（$\mathrm{HClO_4}$）液？

实验十二 硫酸阿托品的含量测定

一、实验目的

1. 掌握生物碱的硫酸盐测定原理及方法。
2. 了解有机碱氢卤酸盐的测定原理。

二、实验提要

生物碱是植物中的含氮弱碱性化合物,其往往具有较强的药理活性,但其水溶性较差,为了增加其水溶性,人们往往将其制成盐类,成盐的酸往往是一些酸性较强的矿酸,这类药物通常可采用非水滴定进行测定,如硫酸阿托品、硫酸吗啡等:

$(C_{17}H_{23}NO_3)_2 \cdot H_2SO_4 \cdot H_2O$ 694.84

$$2B \cdot H_2SO_4 + HClO_4 \longrightarrow B \cdot HClO_4 + B \cdot HSO_4$$

在冰醋酸中,高氯酸酸性远强于硫酸,因此可产生明显的突跃。可用结晶紫指示剂指示终点。

但若为氢卤酸盐,则因氢卤酸在冰醋酸中的酸性较强,仅次于高氯酸,则不能产生明显突跃,因而不能以高氯酸直接滴定,若加入过量的醋酸汞,则汞离子与卤离子生成难电离的卤化汞,即可消除氢卤酸的干扰。

但汞盐是剧毒化学品,又是严重环境污染物,因尽量避免。对于碱性较强的可以采用加入醋酐增大突跃,并用电位滴定方法确定终点,但若有机碱的碱性太弱,则仍需采用加入醋酸汞来消除氢卤酸盐的干扰。

三、操作步骤

取本品约 0.5 g,精密称定,加冰醋酸与醋酐各 10 mL 溶解,结晶紫指示液 1~2 滴,用 0.1 mol/L 高氯酸液滴定至溶液显纯蓝绿色,并将滴定的结果用空白试验校正。

$$\% = \frac{c_{HClO_4} \times V_{HClO_4} \times \dfrac{M_{2B \cdot H_2SO_4}}{1000}}{w} = \frac{c_{HClO_4} \times V_{HClO_4} \times \dfrac{676.84}{1000}}{w}$$

四、思考题

1. 加醋酸酐的目的是什么？
2. 样品若含结晶水，应如何处理？

实验十三　0.05 mol/L EDTA 标准溶液的配制与标定

一、实验目的

1. 掌握 EDTA 标准溶液的配制和标定方法。
2. 掌握络合滴定法的原理，了解络合滴定法的特点。
3. 熟悉铬黑 T 指示剂的使用及终点的判断。

二、实验原理

乙二胺四乙酸(简称 EDTA，常用 H_4Y 表示)在水中溶解度小，通常使用其二钠盐配制标准溶液。$EDTA-2Na \cdot 2H_2O$ 为白色结晶粉末，易溶于水，无臭，无味，无毒，其分子量为 372.26。由于 $EDTA-2Na \cdot 2H_2O$ 不易得纯品，因此不能直接配制准确浓度的标准溶液，需采用间接法配制，再用基准物质进行标定。若用 ZnO 为基准物质标定其浓度，滴定条件为：pH=10，以铬黑 T 为指示剂，终点由紫色变为纯蓝色。其反应式为：

滴定前：$Zn^{2+}+In^{3-}$(纯蓝色)$=[ZnIn]^-$(酒红色)

滴定过程中的反应为：$Zn^{2+}+Y^{4-}=[ZnY]^{2-}$

终点时：$[ZnIn]^-$(酒红色)$+Y^{4-}=[ZnY]^{2-}+In^{3-}$(纯蓝色)

三、仪器和试剂

1. 仪器

天平、量筒(10 mL、100 mL、1000 mL)、硬质玻璃瓶、锥形瓶(250 mL)和酸式滴定管(50 mL)。

2. 试剂

铬黑 T 指示剂。

常用两种配制方法：

(1)取铬黑 T 0.1 g 与磨细的干燥 NaCl 10 g 研匀配成固体混合物，保存在干燥器中，用时挑取少许即可。

(2)取铬黑 T 0.2 g 溶于 15 mL 三乙醇胺中，待完全溶解后，加入 5 mL 无水乙醇，即得。此溶液可用数月不变质。

$EDTA-2Na \cdot 2H_2O$、ZnO、稀盐酸、甲基红的乙醇溶液、氨试液、$NH_3 \cdot H_2O-NH_4Cl$

缓冲液。

四、实验步骤

1.0.05 mol/L EDTA 溶液的配制

取 EDTA－2Na・2H_2O 约 19 g,加蒸馏水 1 L 使溶解,摇匀,贮存在硬质玻璃瓶中。

2.0.05mol/L EDTA 溶液的标定

取在 800 ℃灼烧至恒重的基准 ZnO 约 0.12 g,精密称定,加稀盐酸 3 mL 使溶解,加蒸馏水 25 mL,甲基红的乙醇溶液(0.025→100)1 滴,滴加氨试液至溶液呈微黄色。再加蒸馏水 25 mL,NH_3・H_2O－NH_4Cl 缓冲液 10 mL,铬黑 T 指示剂适量,用 EDTA 溶液滴定至溶液由紫红色变为纯蓝色,即为终点。根据下式计算 EDTA 溶液的浓度:

$$c_{EDTA} = \frac{W_{ZnO}}{V_{EDTA} \times \dfrac{M_{ZnO}}{1\,000}}$$

式中:V 为消耗 EDTA 的体积;W 为 ZnO 的取样量。

五、注意事项

1. EDTA－2Na・2H_2O 在水中溶解较慢,可放置过夜或加热使溶解。

2. 贮存 EDTA 溶液最好选用聚乙烯瓶或硬质玻璃瓶。如用硬质玻璃瓶,最好选择长期贮存 EDTA 溶液的瓶子,以防 EDTA 与玻璃中的金属离子作用。

3. 络合反应速度较慢,滴定时滴加速度不能太快,特别是临近终点时,要边滴边摇。

六、思考题

1. 为什么实验中选用 EDTA 二钠盐作为滴定剂而不是 EDTA 酸?

2. 配制 EDTA 溶液所用蒸馏水中若含有 Ca^{2+}、Mg^{2+}对溶液浓度有无影响?

3. 标定 EDTA 溶液所用的基准物质有哪些?

4. 为什么滴定时要加 NH_3・H_2O－NH_4Cl 缓冲液?

5. 为什么接近终点时要缓慢滴定,并充分摇匀?

6. 络合滴定法与酸碱滴定法相比,有哪些不同? 操作中应注意哪些问题?

实验十四　硫酸镁的含量测定

一、实验目的

1. 熟悉用 EDTA 滴定镁盐的一般办法。

2. 了解使用固体铬黑 T 指示剂指示终点的方法。

二、实验原理

药典中镁盐的测定多采用 EDTA 直接滴定法,在 pH＝10 时,以铬黑 T 为指示剂。测定方法是:先在 Mg^{2+} 溶液中加入少量铬黑 T 指示剂,此时铬黑 T 与少量 Mg^{2+} 络合生成酒红色络合物,使溶液成酒红色,其反应如下:

$$Mg^{2+} + HIn^{2-} \rightleftharpoons MgIn^- + H^-$$
$$\text{蓝色} \qquad \text{酒红色}$$

滴定开始时 EDTA 先与游离的 Mg^{2+} 络合,此时溶液仍为酒红色,接近化学计量点时,溶液中的游离 Mg^{2+} 几乎全部被 EDTA 络合,新加入的 EDTA 夺取 $MgIn^-$ 络合物中的 Mg^{2+},而使铬黑 T 游离出来。此时溶液由酒红色变成蓝色,即为终点。终点时的反应如下:

$$MgIn^- + H_2Y^{2-} \rightleftharpoons MgY^{2-} + HIn^{2-} + H^+$$
$$\text{(酒红色)} \qquad\qquad \text{(蓝色)}$$

整个滴定过程如下所示:

$$Mg^{2+} \xrightarrow{HIn^{2-}} \begin{array}{c} Mg^{2+} \\ MgIn^- \end{array} \xrightarrow{H_2Y^{2-}} \begin{array}{c} MgY^{2-} \\ MgIn^- \end{array} \xrightarrow{H_2Y^{2-}} \begin{array}{c} MgY^{2-} \\ MgIY^{2-} \end{array} HIn^{2-}$$

$$\text{酒红色} \qquad \text{酒红色} \qquad\quad \text{终点} \qquad\qquad \text{蓝色}$$

三、仪器和试剂

1. 仪器
天平、量筒(10 mL)、锥形瓶(250 mL)和酸式滴定管(50 mL)。

2. 试剂
硫酸镁($MgSO_4 \cdot 7H_2O = 246.5$)、0.05 mol/L EDTA 标准溶液、$NH_3 \cdot H_2O - NH_4Cl$ 缓冲溶液、铬黑 T 指示剂。

四、实验步骤

取本品约 0.25 g,精密称定,加蒸馏水 30 mL 使溶解,加 $NH_3 \cdot H_2O - NH_4Cl$ 缓冲溶液 10 mL,加铬黑 T 指示剂少许,用 0.05 mol/L EDTA 标准溶液滴定至溶液由酒红色转变为纯蓝色,即为终点。根据下式计算硫酸镁的含量:

$$MgSO_4 \cdot 7H_2O(\%) = \frac{(cV)_{EDTA} \times \dfrac{M_{MgSO_4 \cdot 7H_2O}}{1\,000}}{W}$$

式中:c 为 EDTA 溶液的浓度;V 为消耗 EDTA 溶液的体积;W 为硫酸镁的取样量。

五、注意事项

1. 滴定速度不能太快,特别是临近终点时,要边滴边摇。

2. 在络合滴定中加入金属指示剂的量是否合适对终点观察十分重要,应在实践中仔细体会。

六、思考题

1. 常用铬黑 T 指示剂为什么配成固体为好?

2. EDTA 滴定法为什么要调节滴定液的 pH?

实验十五 $Na_2S_2O_3$ 标准溶液的配制与标定

一、实验目的

1. 掌握硫代硫酸钠标准溶液的配制和保存条件。

2. 了解标定硫代硫酸钠标准溶液浓度的原理和方法。

3. 学习碘量瓶的使用方法,正确判断淀粉指示液指示终点。

二、实验原理

硫代硫酸钠($Na_2S_2O_3 \cdot 5H_2O$)一般含有少量杂质,如 S、Na_2SO_3、Na_2SO_4、Na_2CO_3 及 NaCl 等,同时还容易风化和潮解,因此不能直接配制准确浓度的溶液。通常将 $Na_2S_2O_3$ 配成近似浓度的溶液,然后再以 $K_2Cr_2O_7$ 作基准物标定其浓度。$K_2Cr_2O_7$ 先与过量的 KI 反应,析出的 I_2,再用 $Na_2S_2O_3$ 溶液滴定,以淀粉为指示剂。反应式为

$$Cr_2O_7^{2-} + 6I^- + 14H^+ \Longrightarrow 2Cr^{3+} + 3I_2 + 7H_2O$$

$$I_2 + 2S_2O_3^{2-} \Longrightarrow S_4O_6^{2-} + 2I^-$$

三、仪器和试剂

1. 仪器

天平、量筒(10 mL、100 mL、500 mL)、碘量瓶(250 mL)和滴定管(50 mL)。

2. 试剂

$Na_2S_2O_3 \cdot 5H_2O$(A. R.)、KI(A. R.)、HCl(1:2)、$K_2Cr_2O_7$(基准试剂)、0.5%淀粉指示剂:取可溶性淀粉 0.5 g,加水 5 mL,搅匀,缓缓滴入 100 mL 沸水中,边加边搅拌,继续煮沸 2 min,放冷,倾取上清液,即得。用时新鲜配制,不能放置过久。

四、实验步骤

1. $Na_2S_2O_3$ 溶液的配制

在 450 mL 新煮沸并冷却的蒸馏水中加入 0.1 g Na_2CO_3,溶解后加入 12.5 g $Na_2S_2O_3 \cdot 5H_2O$,充分混合溶解后倒入棕色瓶中放置两周再标定。

2. $Na_2S_2O_3$ 溶液的标定

取在 120℃ 干燥至恒重的基准 $K_2Cr_2O_7$ 约 0.12 g,精密称定,置碘量瓶中,加蒸馏水 25 mL 使溶解,加入 KI 2 g,溶解后加蒸馏水 25 mL,HCl 溶液 5 mL,摇匀、密塞、封水,在暗处放置 10 min,用 50 mL 蒸馏水稀释溶液,用 $Na_2S_2O_3$ 溶液滴定至近终点时,加淀粉指示剂 2 mL,继续滴定至蓝色消失而显亮绿色终点。根据下式计算 $Na_2S_2O_3$ 溶液的浓度:

$$c\,Na_2S_2O_3 = \frac{m \times 1\,000}{V \times M_{K_2Cr_2O_7} \times \frac{1}{6}} \qquad (M_{K_2Cr_2O_7} = 294.18\,g/mol)$$

式中:m 为 $K_2Cr_2O_7$ 的质量;V 为消耗 $Na_2S_2O_3$ 溶液的体积。

五、注意事项

1. 配制 $Na_2S_2O_3$ 标准溶液要用新煮沸放冷的蒸馏水,这样既可驱除水中残留的 CO_2 和 O_2,又能杀死微生物。此外,还要加入一些 Na_2CO_3 作为稳定剂,使溶液的 pH 保持在 9~10。

2. 酸度对滴定有影响,要求在滴定过程中 HCl 的酸度控制在 0.2~0.4 mol/L 之间,因此滴定前应用水稀释。

3. KI 必须过量,其作用有:

(1)降低 E_{I_2/I^-} 的电极电位,使电位差加大,加速反应并定量完成。

(2)使生成的 I_2 溶解。

(3)防止 I_2 的挥发,但浓度不能超过 2%~4%,因为 I^- 浓度太高,淀粉指示剂的颜色转变不灵敏。

六、思考题

1. $Na_2S_2O_3$ 为什么不能直接配制成标准溶液?

2. $Na_2S_2O_3$ 溶液久置后,为什么浓度易发生变化?配制时应采取何措施?

3. 用 $K_2Cr_2O_7$ 作基准物质标定 $Na_2S_2O_3$ 的浓度时应注意什么?

4. 配制淀粉指示剂时应注意哪些问题?

实验十六　硫酸铜的含量测定

一、实验目的

1. 掌握间接碘量法测定铜的原理和方法。

2. 进一步巩固碘量法的操作。

二、实验原理

在弱酸性溶液中,Cu^{2+} 与过量的 KI 作用,生成 CuI 沉淀,同时析出定量的 I_2,析出的 I_2

以淀粉为指示剂,用 $Na_2S_2O_3$ 标准溶液滴定,反应如下:

$$2Cu^{2+} + 4I^- = 2CuI \downarrow + I_2$$

$$I_2 + 2S_2O_3^{2-} = S_4O_6^{2-} + 2I^-$$

三、仪器和试剂

1. 仪器

天平、量筒(10 mL、100 mL)、碘量瓶(250 mL)和滴定管(50 mL)。

2. 试剂

$Na_2S_2O_3$ 标准溶液、KI(A. R.)、$CuSO_4 \cdot 5H_2O$、醋酸(A. R. ,36%~37%,g/g)、淀粉指示液(0.5%)和10%硫氰化钾。

四、实验步骤

取 $CuSO_4 \cdot 5H_2O$ 试样约 0.5 g,精密称定,置碘量瓶中,加入蒸馏水 50 mL 使溶解,加醋酸 4 mL,碘化钾 2 g,立即密塞,摇匀。用 $Na_2S_2O_3$ 标准溶液滴定,滴定至淡黄色时,加入淀粉指示液 2 mL,继续滴定至淡蓝色时,加入10%硫氰化钾溶液 5 mL,摇匀,此时溶液蓝色变深,再用 $Na_2S_2O_3$ 标准溶液继续滴定至蓝色消失。根据下式计算硫酸铜的含量:

$$CuSO_4 \cdot 5H_2O\% = \frac{(cV)_{Na_2S_3O_3} \cdot M_{CuSO_4 \cdot 5H_2O}}{W \times 1000} \times 100\% \quad (M_{CuSO_4 \cdot 5H_2O} = 249.71g/mol)$$

式中:c 为 $Na_2S_2O_3$ 溶液的浓度;V 为消耗 $Na_2S_2O_3$ 溶液的体积;W 为硫酸铜的取样量。

五、注意事项

1. 为防止铜盐水解,反应必须在酸性溶液中进行(一般控制 pH 3.0~4.0)。酸度过低,Cu^{2+} 氧化 I^- 不完全,结果偏低,而且反应速度慢,终点推迟;酸度过高,I^- 被空气中的氧氧化成 I_2,使测定结果偏高。

2. 反应应加入过量的 KI,一方面保证反应进行完全,另一方面,使 I_2 形成 I_3^- 以增加 I_2 的溶解度。

3. 由于 CuI 沉淀强烈吸附 I_2 使测定结果偏低,因此需在近终点时加入 KSCN,使 CuI 沉淀转变为溶解度更小的 CuSCN 沉淀,释放出被吸附的 I_2,从而使反应完全,终点易观察。

六、思考题

1. 用碘量法测定铜含量时加入 KSCN 的目的何在?

2. 测定反应为什么一定要在弱酸性溶液中进行?能否在强酸性(或碱性)溶液中进行?

实验十七　用 pH 计测定溶液的 pH

一、实验目的

1. 掌握用 pH 计测定溶液的 pH 的方法及原理。
2. 通过实验学会 pH 计仪器的使用。

二、实验原理

直接电位法测定溶液 pH，常以 pH 玻璃电极作为指示电极，饱和甘汞电极作为参比电极，浸入待测液中组成原电池：

Ag｜AgCl(s)，内充液｜玻璃膜｜试液 ┊┊ KCl(饱和)，$Hg_2Cl_{2(s)}$｜Hg(＋)

$$E＝\varphi_甘－\varphi_玻$$

$$E＝\varphi_甘－\left(K－\frac{2.303RT}{F}pH\right)$$

pH 玻璃电极如图 12-2 所示。

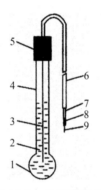

图 12-2　pH 玻璃电极

1. 玻璃膜球　2. 内参比溶液　3. Ag－AgCl 电极　4. 玻璃管　5. 电极帽
6. 外套管　7. 网状金属屏　8. 塑料高绝缘　9. 电极导线

pHS－25 型酸度计使用复合电极。由玻璃电极和银－氯化银参比电极组成。玻璃电极为负极，银－氯化银电极为正极。复合 pH 电极如图 12-3 所示。

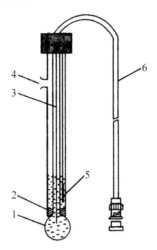

图 12-3　复合 pH 电极

1.玻璃电极　2.瓷塞　3.内参比电极　4.充液口　5.参比电极体系　6.导线

电池电动势为

一) 玻璃电极│待测溶液│银－氯化银(＋

$$emf = E_+ - E_-$$

$$= E_{Ag-AgCl} - \left(E_{玻} - \frac{2.303RT}{F}pH \right)$$

$$= (E_{Ag-AgCl} - E_{玻}) + \frac{2.303RT}{F}pH$$

$$= E^{\circ\prime} + 0.059pH$$

上式说明,测得电池的电动势与溶液 pH 呈线性关系,斜率为 $2.303\,RT/F$,其值随温度而改变,因此,pH 计上都设有温度调节钮来调节温度,使适合上述要求。

上式中 $E^{\circ\prime}$ 和 $E^{\circ\prime\prime}$ 值是由内外参比电极及难于计算的不对称电位和液接电位所决定的常数,其值不定,不易求得,在实际工作中,都采用两次测定法,即先用标准缓冲溶液来校正酸度计(也叫"定位"),然后再测定待测溶液的 pH。校正时应选用与被测溶液 pH 接近的标准缓冲溶液。有些玻璃电极或酸度计的性能可能有缺陷,因此,有时要用两种标准缓冲溶液来校正酸度计。

采用两次测定法,得实用公式为:

$$pH_X = pH_S + \frac{E_X - E_S}{0.059} \quad (25℃)$$

三、仪器和试剂

1.仪器

pHS-25 型酸度计;E-201 型复合电极;烧杯(50 mL)。

2.试剂

邻苯二甲酸氢钾、四草酸氢钾、混合磷酸盐、硼砂和饱和氢氧化钙（基准试剂）。

四、操作步骤

pHS-25 型酸度计的使用方法（仪器使用说明）：从仪器外形看，面板上各部件的位置及名称如图 12-4 所示。

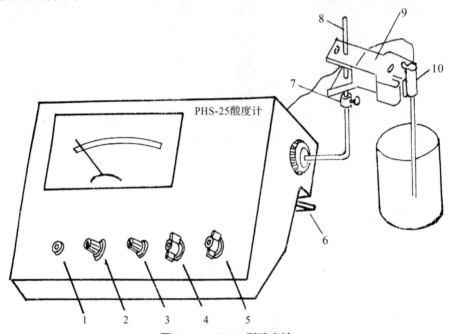

图 12-4　pHS-25 型酸度计

1.电源指示灯　2.温度补偿器　3.定位调节器　4.功能选择器　5.量程选择器
6.仪器支架　7.电极杆固定器　8.电极杆　9.电极夹　10.复合玻璃电极

首先，按图所示的方式装上电极杆及电极夹，并按需要的位置紧固。然后装上电极，支好仪器背部的支架。在开电源开关前，把"范围"开关置于中间的位置。短路插插入电极插座。

（一）电计的检查

通过下列操作方法，可初步判断仪器是否正常。

1.将"选择"开关置于"+mV"或"−mV"。短路插插入电极插座。

2."范围"开关置于中间位置，开仪器电源开关，此时，电源指示灯应亮。表针位置在未开机时的位置。

3.将"范围"开关置"7—0"档，指示电表的示值应为 0mV（±10mV）位置。

4.将"选择"置"pH"档，调节"定位"，电表示值应能调至小于 6pH。

5.将"范围"开关置"7—14"档，调节"定位"，电表示值应能调至大于 8pH。当仪器经过以上方法检验，都能符合要求后，则可以认为仪器的工作基本正常。

（二）仪器的 pH 标定

干放的复合电极在使用前必须浸泡 8 h 以上（在 3 mol/L 氯化钾溶液中浸泡）。将短路插拔去插入复合电极。

仪器在使用之前,即测未知溶液 pH 之前,先要标定,但这并不是说每次使用前都要标定,一般说,每天标定一次可达到要求。

(三)仪器的标定步骤

1. 用蒸馏水清洗电极,电极用滤纸擦干后,即可把电极放入已知 pH 的缓冲溶液中,调节"温度"调节器,使所指定的温度同溶液的温度。

2. 置"选择"开关于所测 pH 标准缓冲溶液的范围这一档(如对 pH=4.00,或 pH=6.86 的溶液则置"0~7"档)。

3. 调节"定位"旋钮,使电表指示该缓冲溶液的准确 pH。标定所选用的 pH 标准缓冲溶液同被测样品的 pH 最好能尽量接近,这样能减小测量误差。

经上述步骤标定后的仪器,"定位"旋钮不应再有任何变动。在一般情况下,24 h 之内,无论电源是连续的开或是间隔的开,仪器不需要再标定,但遇下列情况之一,则仪器最好事先标定。

(1)溶液温度与标定时的标准缓冲溶液温度有较大变化时。

(2)放置较久的干电极。

(3)换用了新的电极。

(4)"定位"旋钮有变动,或可能有变动时。

(5)测量过 pH 较大(大于 pH12)或较小(小于 pH2)的溶液。

(6)测量过含有氟化物且 pH 小于 7 的溶液之后,或较浓的有机溶剂之后。

(四)pH 测量

经过 pH 标定的仪器,即可以用来测样品的 pH,其步骤如下:

(1)把电极插入未知溶液之内,稍稍摇动烧杯,使电极响应时间缩短。

(2)根据溶液的温度调节"温度"电位器。

(3)置"选择"开关于"pH"。

(4)置"范围"开关于被测溶液的可能 pH 范围。此时仪器所指示的 pH 即未知溶液的 pH。

(五)实验

1. 六种常用的标准缓冲溶液的配制

(1)草酸三氢钾[$KH_3(C_2O_4)_2 \cdot 2H_2O$]标准缓冲溶液(0.05 mol/L):称取在 $54\pm3℃$ 干燥 4~5 h 的草酸三氢钾 12.61 g 溶于蒸馏水中,并稀释至 1L。

(2)25℃ 饱和酒石酸氢钾溶液:在磨口玻璃瓶中装入蒸馏水和过量的酒石酸氢钾 $KHC_4H_4O_9$ 粉末(约 20 g/L),温度控制在 $25\pm5℃$,剧烈摇动 20~30 min,溶液澄清后,用倾泻法取其清液备用(如果用于 0.02 级的 pH 计,饱和温度应控制在 $25\pm3℃$)。

(3)邻苯二甲酸氢钾($KHC_8H_8O_4$)标准缓冲溶液(0.05 mol/L):称取在 $115\pm5℃$ 干燥 2~3 h 的邻苯二甲酸氢钾 10.12 g,溶于蒸馏水中,并稀释至 1 L。

(4)混合磷酸盐标准缓冲溶液:[磷酸二氢钾(0.025mol/L)和磷酸氢二钠 0.025 mol/L 的混合液]分别称取在 $115\pm5℃$ 干燥 2～3 h 的磷酸氢二钠(Na_2HPO_4)3.533 g 和磷酸二氢钾[KH_2PO_4]3.387 g,溶于预先煮沸过 15～30 min 冷却蒸馏水中,并稀释至1L。

(5)硼砂标准缓冲溶液(0.01 mol/L):精密称取硼砂[$Na_2B_4O_7 \cdot 10H_2O$]3.80 g(注意:不能烘烤),溶于预先煮沸过 15～30 min 的冷却蒸馏水中,并稀释至1L。装在聚乙烯塑料瓶中密闭保存。

(6)25℃饱和(约 0.02 mol/L)氢氧化钙溶液:在瓶中装入蒸馏水和过量的氢氧化钙粉末(约 10 g/L)。温度控制在 $25\pm5℃$,振摇 20～30 min,迅速抽滤清液、置聚乙烯瓶中密闭保存。

标准缓冲液一般可保存使用 2～3 个月。但保存期间若发现混浊、发霉及沉淀等现象时,便不能继续使用。

以上标准缓冲液的标准 pH(0～45℃)如表 12-1 所示。

2.pH 计的校准、检验与溶液 pH 的测定

校准:用一种标准缓冲液(例如邻苯二甲酸氢钾或其他标准缓冲液)按 pH 计的使用方法校准 pH 计。

检验:用校准好了的 pH 计测量另一种与校准时所用缓冲液的 pH 相差 3 个单位左右的标准缓冲液(例如混合磷酸盐或其他标准缓冲液),测得值与表中所列值之间相差不应大于 0.1pH 单位。

测定:校准好了的 pH 计测定待测溶液的 pH。

表 12-1　标准缓冲溶液表

标准溶液温度	草酸三氢钾标准缓冲溶液	25℃饱和酒石酸氢钾溶液	邻苯二氢钾标准缓冲液	混合磷酸盐标准缓冲液	硼砂标准缓冲液	25℃饱和氢氧化钙溶液
0	1.67	—	4.01	6.98	9.46	13.42
5	1.67	—	4.00	6.95	9.39	13.21
10	1.67	—	4.00	6.92	9.33	13.01
15	1.67	—	4.00	6.90	9.28	12.82
20	1.68	—	4.00	6.88	9.23	12.64
25	1.68	3.56	4.00	6.86	9.18	12.46
30	1.68	3.55	4.01	6.85	9.14	12.29
35	1.69	3.55	4.02	6.84	9.10	12.13
40	1.69	3.55	4.03	6.84	9.07	11.98
45	1.70	3.55	4.04	6.83	9.04	11.83

说明:对 pH 计来说,检验时应该符合上述要求,用这样的 pH 计来测定溶液的 pH 时,若校准用的标准液与被测液的 pH 相差不大于 3 个单位,则测得 pH 的误差不会超过±

0.1pH,其准确度可以满足一般工作的要求。但有时由于 pH 计的性能不够好,或是电极性能上有缺陷(如薄膜老化或污染),在检验时不能符合上述要求。电极的缺陷可以借更换新的电极发现并克服之。若是 pH 计的缺陷,则为了测准待测的溶液的 pH,可采用两种措施。其一用与待测溶液的 pH 尽量接近的标准缓冲溶液校准 pH 计。其二是用计算的方法加以校正。

举例如下:某 pH 计,当以 pH=4.00 的标准缓冲液校准,测定 pH=6.88 的标准缓冲液,得 pH 为 6.83。今用此 pH 计测定待测溶液的 pH,(pH=4.00 的标准缓冲液校准),得 pH 读数为 5.84,计算该溶液的 pH:

$$(6.88-4.00):(6.83-4.00)=(x-4.00):(5.84-4.00)$$
$$x=2.88\times1.842.83+4.00=5.87$$

待测溶液的 pH 为 5.87。

五、注意事项

(一)pHS-25 型 pH 计使用注意事项

1. 在使用或储存时,仪器必须尽可能地防止与酸雾或其他吸潮性气体接触。一般情况下,仪器即使不用时也不要把电极插头从插座中拔出。

2. 复合电极的敏感部分是下端的玻璃泡,一般在不使用时,可把它浸在 3mol/L KCl 溶液中。新的电极或干放时间较长的电极应在使用前放在蒸馏水中浸泡 24 h,以便活化电极敏感部分。

3. 复合电极的参比电极的陶瓷芯忌与油脂等物质接触,以防止堵塞。

4. 复合电极在使用前,必须赶尽球泡头部和电极中间的气泡。

5. 测量时,电极的引入线需保持静止,否则会引起测量的不稳定。

6. 电源插座旁边保险丝座内装有保险丝,如仪器指示灯不亮的话,而电源供应又正常,则可检查保险丝是否已断。

(二)使用 pH 玻璃电极测量溶液 pH 时注意事项

1. 普通 pH 玻璃电极适用的 pH 范围是 1~9,对 pH>9 的溶液的测定应使用高碱玻璃电极。

2. 所选标准缓冲溶液的 pH 应尽量与待测溶液的 pH 接近,一般不应相差 3 个 pH 单位,以消除残余液接电位造成的测定误差。

3. 玻璃电极需在蒸馏水中浸泡 24 h 以上,方可使用。不用时宜浸在蒸馏水中保存。

4. 标准缓冲溶液的配制、保存、使用应严格按规定进行。

5. 可用于有色、混浊液、胶体溶液的 pH 测定,但不宜用 F 含量高的溶液测定。

6. 标准缓冲溶液与待测液的温度必须相同。

7. 本实验采用复合电极,参比电极为银—氯化银电极。

六、实验内容

1. 用邻苯二甲酸氢钾定位 pH＝4.00(20℃)，测定草酸三氢钾 pH 及混合磷酸盐的 pH。

2. 用混合磷酸盐定位 pH＝6.88.(20℃)，测定硼砂 pH 邻苯二甲酸氢钾的 pH。

3. 用计算方法加以校正，如：

某 pH 计，当以 pH＝4.00(20℃)的标准缓冲溶液校准，测定 pH＝6.88 的标准缓冲溶液，得 pH＝6.83。今用此 pH 计测定待测溶液的 pH[pH＝4.00(20℃)的标准缓冲溶液校准]，得 pH＝5.84，计算溶液的 pH。

$$(6.88-4.00):(6.83-4.00)=(x-4.00):(5.84-4.00)$$

$$x=\frac{2.88\times1.84}{2.83}+4.00=5.87$$

待测溶液的 pH 为 5.87。

七、思考题

1. 解释 pHS-25 型 pH 计的"温度"钮及"定位"钮的作用。

2. 为什么要用与待测溶液 pH 接近的标准缓冲液来校准仪器？

3. 常用的标准缓冲溶液有哪些？使用时应注意些什么？

4. 一个缓冲溶液是一个共轭酸和碱的混合物，那么，邻苯二甲酸氢钾、硼砂为什么也可看作为一个缓冲溶液？

5. 复合电极在使用前，为什么必须赶尽球泡头部和电极中间的气泡？

实验十八　磷酸的电位滴定

一、实验目的

1. 掌握电位滴定的方法及确定终点的方法。

2. 学会用电位滴定法测定弱酸的 pKa。

二、实验原理

1. 电位滴定法的仪器装置和操作都较容量滴定烦琐，但对某些一般容量滴定不能进行的测定，如被测溶液混浊或本身有颜色等，可用电位滴定法测定。另外，电位滴定法还可用来寻找合适指示剂或校正指示剂的终点颜色变化(如非水滴定法中结晶紫指示剂有一系列颜色变化，终点颜色的确定就要使用电位滴定法)，因而本法对容量滴定的研究具有实际意义。

2. 电位滴定法可用来测定某些电离平衡常数如弱酸的 pKa，或弱碱的 pKb。

3. 磷酸为多元酸，其 pKa$_1$，pKa$_2$ 可用电位滴定法求得。当用 NaOH 标准溶液滴定至剩

余 H_3PO_4 的浓度与生成 NaH_2PO_4 的浓度相等,即半中和点时溶液中氢离子浓度,就是电离平衡常数 Ka。磷酸的电离平衡常数分别为:$Ka_1=6.9\times10^{-3}$、$Ka_2=6.2\times10^{-8}$、$Ka_3=4.8\times10^{-18}$、$pKa_1=2.16$、$pKa_2=7.21$、$pKa_3=12.32$;

$$H_3PO_4+H_2O\Longleftrightarrow H_3O^++H_2PO_4^-$$
$$H_2PO_4^-+H_2O\Longleftrightarrow H_3O^++HPO_4^{2-}$$
$$HPO_4^{2-}+H_2O\Longleftrightarrow H_3O^++PO_4^{3-}$$

当磷酸的第一个氢被滴定一半时 $[H_2PO_4^-]=H_3PO_4$,即 $[H_3O^+]=Ka_1$($pH=pKa_1$)。同理,当磷酸的第二个氢被滴定一半时,$[HPO_4^{2-}]=[H_2PO_4^-]$,即 $[H_3O^+]=Ka_2$($pH=pKa_2$)。

三、仪器和试剂

1.仪器

pHS-25 型酸度计,复合电极,电磁搅拌器,搅拌子,移液管(10 mL),烧杯(100 mL)。

2.试剂

邻苯二甲酸氢钾标准缓冲液(0.05 mol/L),标准溶液(0.1 mol/L),磷酸样品溶液(0.1 mol/L)。

四、操作步骤

(一)实验操作

1.用 0.05 mol/L 邻苯二甲酸氢钾(pH=4.00,25℃)标准溶液校准 pH 计。

2.用 10.0 mL 移液管吸取磷酸样品溶液 10.0 mL,置于 100 mL 烧杯中,加蒸馏水 20 mL,插入复合电极。用 NaOH(0.1 mol/L)标准液滴定,8.00 mL 前每加 2.00 mL 记录 pH,在接近化学计量点时(即加入 NaOH 溶液引起溶液的 pH 变化逐渐变大),每次加入 NaOH 液体积逐渐减小,在化学计量点前后每加入一滴(如 0.05 mL)NaOH 溶液记录一个 pH,以每次加入体积相等为好,便于处理数据。继续滴定至过了第二个化学计量点为止。

(二)数据处理

电位滴定法确定终点的方法,主要有图解法和二阶微商内插法。

1.图解法

(1)$E-V$ 曲线法。以加入滴定剂的体积 V 为横坐标,以与其对应的电位计读数 E(电动势)为纵坐标,得到一条 S 型的 $E-V$ 曲线。曲线的转折点(拐点)所对应的体积 Ve 即为滴定终点的体积。

(2)$\Delta E/\Delta V-V$ 曲线法。又称一阶微商法,$\Delta E/\Delta V$ 表示滴定剂单位体积变化引起电动势的变化值,以 $\Delta E/\Delta V$ 为纵坐标,以相邻两次加入滴定剂体积的算术平均值 $\bar{V}$ 为横坐标作图,得到一条峰状的 $\Delta E/\Delta V-V$ 曲线。峰状曲线的最高点所对应的体积 Vc 即为滴定终点体积。根据函数微分性质可知,此点的横坐标恰好与 $E-V$ 曲线的拐点横坐标重合。

(3)$\Delta^2 E/\Delta V^2 - V$ 曲线法。又称二阶微商法，$\Delta^2 E/\Delta V^2$ 表示滴定剂单位体积改变引起的 $\Delta E/\Delta V$ 的变化值，即 $\Delta(\Delta E/\Delta V)/\Delta V$。以 $\Delta^2 E/\Delta V^2$ 纵坐标，以 V 为横坐标作图，得到一条具有两个极值的 $\Delta^2 E/\Delta V^2 - V$ 曲线。按函数微分性质，$E-V$ 曲线拐点的二阶导数为零，所以 $\Delta^2 E/\Delta V^2 = 0$ 时，所对应的体积 Ve 为滴定终点体积。

2.二阶微商内插法

该法是通过数学计算确定终点的方法。由上述讨论的 $\Delta^2 E/\Delta V^2 - V$ 曲线可知，当 $\Delta^2 E/\Delta V^2 = 0$ 所对应的体积为滴定终点，这点必然在 $\Delta^2 E/\Delta V^2$ 值发生正、负号变化所对应的滴定体积之间，因此可用内插法计算滴定终点。例如，加入 11.30 mL 滴定剂时，$\Delta^2 E/\Delta V^2 = 5600$；加入 11.35 mL 时，$\Delta^2 E/\Delta V^2 = -400$。按图 12-5 进行内插法运算：

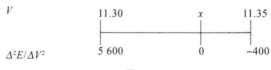

图 12-5

设：滴定终点（$\Delta^2 E/\Delta V^2 = 0$）时，加入滴定剂为 x mL

$(11.35 - 11.30) : (-400 - 5\,600) = (x - 11.30) : (0 - 5\,600)$

得 $x = 11.3417$ mL，修约后 x 为 11.35 mL。

3.求出磷酸的物质的量浓度

$$C_{磷酸} = \frac{C_{NaOH} \times V_{NaOH}}{V_{H_3PO_4}} \text{(mol/L)}$$

表 12-2　磷酸的电位滴定数据记录

V(mL)	pH	ΔpH	ΔV	$\Delta pH/\Delta V$	$\overline{V}$	$\Delta(\Delta pH/\Delta V)$	$\Delta pH^2/\Delta V^2$

4.绘制磷酸电位滴定 pH−V 曲线、一阶导数、二阶导数曲线

五、注意事项

1.先将仪器装好，用邻苯二甲酸氢钾标准缓冲液（0.05 mol/L）校准 pH 计后，勿动定位钮。

2.搅拌溶液时，要防止复合电极碰坏。

3.滴定剂加入后，要充分搅拌溶液，停止时再测定 pH，以便得到稳定的数据。

4.滴定过程中尽量少用蒸馏水冲洗，以免溶液过度稀释突跃不明显。

5.搅拌速度略慢些，以免溶液溅出。

6.由于复合电极钠差的影响，pKa₂ 偏离理论值（$pKa_2 = 7.21$）较大。

六、思考题

1.为何在化学计量点前后要加入等体积的 NaOH 标准溶液为好？

2.磷酸的第三级电离常数可以从滴定曲线上求得吗?

3.在滴定过程中能否用 E 的变化代替 pH 变化?

实验十九　磺胺嘧啶的重氮化滴定(永停滴定法)

一、实验目的

1.掌握永停滴定法的操作。

2.掌握重氮化滴定中永停滴定法的原理。

二、实验原理

磺胺嘧啶是具有芳伯氨基的药物,它在酸性溶液中可与 $NaNO_2$ 定量完成重氮化反应而生成重氮盐,反应式如下:

化学计量点后溶液中少量的 HNO_2 及其分解产物 NO 在有数十毫伏外加电压的两个铂电极上有如下的电极反应:

阴极:$HNO_2 + H^+ + e \rightleftharpoons H_2O + NO$

阳极:$NO + H_2O \rightleftharpoons HNO_2 + H^+ + e$

因此,在化学计量点时,滴定电池中由原来无电流通过而变为有恒定的电流通过。

三、仪器与试剂

1.仪器

永停滴定仪,电磁搅拌器,搅拌子,铂电极(两个),酸式滴定管,烧杯(100 mL)。

2.试剂

磺胺嘧啶(药用),盐酸(1→2),KBr(AR),$NaNO_2$ 标准液(0.1 mol/L),淀粉 KI 试纸。

四、操作步骤

精密称取磺胺嘧啶约 0.5 g,加盐酸(1→2)10 mL 使溶解,再加蒸馏水 50 mL 及溴化钾 1 g,在电磁搅拌下用 $NaNO_2$ 液(0.1 mol/L)滴定,将滴定管的尖端插入液面下约 2/3 处,至近终点时,将滴定管尖端提出液面,用少量蒸馏水洗涤尖端,洗液并入溶液中,继续缓缓滴定,直至检流计发生明显的偏转,不再回复,即达终点。在终点附近同时用细玻璃棒蘸取溶液少许,点在淀粉 KI 试纸上试之,比较两种方法确定终点的情况。记录所用 $NaNO_2$ 液 (0.1 mol/L)的体积,按下式计算磺胺嘧啶的百分含量。

$$磺胺嘧啶 \% = \frac{C_{NaNO_2} \times V_{NaNO_2} \times 0.2503}{S} \times 100\%$$

五、注意事项

1.电极处理:铂电极在使用前浸泡于含 $FeCl_3$ 溶液(0.5 mol/L)数滴的浓 HNO_3 液中 30 min,临用时用水冲洗干净。

2.实验前先进行测量,严格控制好外加电压(80~90 mV)。

3.酸度:一般在 1~2 mol/L 为好。

4.温度不宜过高(30℃以下),滴定管插入液面 2/3 处使滴定速度略快,则重氮化反应完全。

5.加 KBr 目的是为了加速反应,起催化作用使终点敏锐。

6.实验完毕,电极浸泡于含 $FeCl_3$ 溶液(0.5 mol/L)数滴的浓 HNO_3 液中,电源开关处于"关"的位置。

7.注意线路接通,两个铂电极不分正负接电位计盒的正负;检流计接电位计盒的 G 线柱上,分正负,正接正,负接负,不得接错。

8.检流计打到×1 档上,滴定前调整检流计指针到 0,近终点时,指针发生偏转,左右偏转,到终点时,指针不再回零。

9.外指示剂不能在滴定前使用,只能在近终点时使用,否则误差很大。终点附近同时用细玻璃棒蘸取溶液少许,点在淀粉 KI 试纸上试之,如马上出现蓝色,即为终点。

六、思考题

1.通过实验,比较一下淀粉 KI 外指示剂法与永停滴定法的优缺点。

2.滴定中如用过高的外加电压会出现什么现象?

3.加 KBr 的意义何在?

实验二十　吸光光度法测定 Fe(条件试验)

一、实验目的

1.熟悉分光光度法如何选择测定条件及测量条件选择的依据。

2.掌握 T6 型分光光度计基本操作。

二、实验原理

1.入射光波长的选择。一般情况下,选择被测物质最大吸收波长作为入射光的波长。当有干扰物质存在时,遵循"吸收最大,干扰最小"原则。

2.分光光度法测定 Fe 的条件试验,要求考察吸收曲线、标准曲线、显色剂的用量、有色物质的稳定性、溶液的酸度及显色剂的组成等条件。

3. 本实验主要考察显色剂的用量、溶液的酸度和有色物质的稳定性。

(1)显色剂用量。固定被测物质的浓度和其他条件,依次改变显色剂的用量,测定吸收度值(A),然后,绘制吸收度 A—显色剂浓度(CR)曲线。选择 A—CR 平坦部分。

(2)溶液的酸度。固定被测物质的浓度和显色剂的用量及其他条件,改变溶液的酸度(pH),测定不同酸度条件下的吸收度值(A),然后,绘制吸收度(A)—溶液的酸度(pH)曲线。选择 A—pH 平坦部分。

三、操作步骤

1. T6 型仪器使用方法介绍

2. 条件的建立

显色剂浓度的影响:取 7 只 25 mL 容量瓶,各加入 1 mL(1×10^{-3} mol/L)标准铁溶液和 0.5 mL 10%盐酸羟氨溶液,摇匀,分别加入 0.05,0.15,0.25,0.40,0.50 及 2.0 mL 0.15% 的邻二氮菲溶液,然后加入 2.5 mL NaAc 溶液(1 mol/L),用水稀至刻度,摇匀。在光度计上,用 1 cm 比色皿,以吸收曲线所选定的波长,以试剂溶液为空白,测定显色剂各浓度的吸收度。以邻二氮菲体积为横坐标,以吸收度为纵坐标绘制吸收度—试剂用量曲线。根据曲线形状可确定测定过程中试剂的最佳用量。如表 12-3 所示。

表 12-3　显色剂浓度的影响

瓶　号	0(空白)	1	2	3	4	5	6
标准 Fe	1 mL						
10%盐酸羟氨	0.5 mL						
邻二氮菲	00.00	00.05	00.15	00.25	00.40	00.50	22.0
醋酸钠	2.5 mL						
A							

3. 有色溶液的稳定性

在 50 mL 容量瓶中,加入 2 mL(1×10^{-3} mol/L)标准铁溶液,1 mL 10%盐酸羟氨溶液,加入 2 mL 0.15%邻二氮菲溶液,5 mL NaAc 溶液(1 mol/L),用水稀释至刻度,摇匀。立刻在选定波长下,用 1 cm 比色皿,以试剂溶液为空白,测定吸收度。然后放置 5 min,10 min,30 min,1 h,2 h,3 h 测定相应的吸收度。以时间为横坐标,吸收度为纵坐标绘出吸收度—时间曲线,从曲线上观察络合物的稳定性。如表 12-4 所示。

表 12-4　有色溶液的稳定性的影响

瓶　号	
标准 Fe	2 mL
10%盐酸羟氨	1 mL
邻二氮菲	2 mL

瓶 号						
醋酸钠	5 mL					
	用蒸馏水稀释到 50.00 mL,分别在不同时间测定					
放置时间	5 min	10 min	30 min	1 h	2 h	3 h
A						

4. 溶液 pH 的影响

取 8 只 50 mL 容量瓶,每个加入 2 mL(1×10^{-3} mol/L)标准铁溶液,1 mL 10%盐酸羟氨溶液,摇匀,放置 2 min,再加入 2 mL 0.15%邻二氮菲溶液,摇匀,用吸量管分别加入 0.0 mol/L,0.2 mol/L,0.5 mol/L,1.0 mol/L,1.5 mol/L,2.0 mol/L,2.5 mol/L,3.0mL NaOH 溶液(1 mol/L),以水稀释至刻度,摇匀。用 pH 计或精密 pH 试纸测定各溶液的 pH,然后,在所选定波长下,用 1 cm 比色皿,测定相应的吸收度。以 pH 为横坐标,吸收度为纵坐标,绘出吸收度—pH 曲线,找出测定铁的适宜 pH 范围,测定波长在 510nm。如表 12-5 所示。

表 12-5 溶液 pH 的影响

瓶 号	1	2	3	4	5	6	7	8
标准 Fe	2 mL							
10%盐酸羟氨	1 mL							
邻二氮菲	2 mL							
氢氧化钠(1mol/L)	00.0	0.2	0.5	1.0	1.5	2.0	2.5	3.0
	用蒸馏水稀释到 50.00 mL,分别测定							
A								

四、注意事项

1. 比色皿的配对性。
2. 瓶要编号,以免弄错。
3. 注意平行性,试样和工作曲线测定的实验条件应一致。

五、思考题

1. 本实验哪些试剂需准确配制和准确加入? 哪些试剂不需准确配制,但要准确加入?
2. 分光光度法测定时为何要进行条件实验?
3. 试根据所做的条件试验进行讨论,并选择适宜的测定条件。

实验二十一　吸光光度法测定芦丁含量

一、实验目的

1. 了解测定芦丁的原理和方法。
2. 掌握 T6 型分光光度计进行含量测定的原理。

二、实验原理

1. 分光光度法测定芦丁含量应用显色反应,要求考察显色反应的条件,如溶剂的种类、试剂用量及酸碱度等条件。
2. 本实验采用工作曲线法对芦丁进行含量测定。

三、操作步骤

1. T6 型仪器使用方法介绍
2. 芦丁的测定

(1)标准溶液的制备:取 120℃ 真空干燥至恒重的芦丁标准品,精密称取 20 mg 置 100 mL 容量瓶中,加 60% 乙醇适量,水浴上微热溶解,冷后用 60% 乙醇稀释至刻度,摇匀。精密吸取 25 mL,置 50 mL 量瓶中,加蒸馏水至刻度,摇匀,即得每毫升含无水芦丁 0.1 mg。

(2)样品溶液的制备:精密称取芦丁粉末约 20 mg,置 100 mL 量瓶中,加 60% 乙醇适量,水浴微热使溶,冷却后加 60% 乙醇至刻度,摇匀,精密吸取 25 mL 于 50 mL 量瓶中,用蒸馏水稀释至刻度,摇匀。精密吸取 3 mL 于 10 mL 容量瓶中,照标准曲线的制备项下的方法,自"加 30% 乙醇使成 5.0 mL"起依法测定吸收度。从标准曲线中读出供试品中无水芦丁的含量。

(3)标准曲线的制备:精密吸取标准溶液 0.0 mL,1.0 mL,2.0 mL,3.0 mL,4.0 mL,及 5.0 mL 分别置于 10 mL 容量瓶中,各加 30% 乙醇使成 5.0 mL,各精密加入亚硝酸钠溶液 (1→20)0.3 mL,摇匀。放置 6 min,加硝酸铝溶液(1∶10)0.3 mL 摇匀,再放置 5 min 加氢氧化钠溶液 4 mL,各用蒸馏水稀释至刻度,摇匀,放置 15 min。以第一瓶作空白,在 510 nm 波长下测定各瓶溶液的吸收度,以浓度为横坐标,吸收度为纵坐标,绘制标准曲线,测定波长在 510 nm。如表 12-6 所示。

表 12-6　芦丁的测定

瓶　号	0(空白)	1	2	3	4	5	6(样品)
芦丁标准	0.00	1.00	2.00	3.00	4.00	5.00	3.00
30%乙醇	5.00	4.00	3.00	2.00	1.00	0.00	2.00
亚硝酸钠	0.3 mL 放置 6 min						

瓶 号	0(空白)	1	2	3	4	5	6(样品)
硝酸铝	0.3 mL 放置 6 min						
NaOH	4.00 mL,用蒸馏水稀释到 10.00 mL,放置 15 min 后测定						

$$样品中无芦丁的含量 \% = \frac{标准曲线上读出的无水芦丁量(mg)}{样品重(mg) \times \dfrac{25}{100} \times \dfrac{3}{50}}$$

四、注意事项

1. 比色皿使用前要进行配对实验,保证透光性一致。
2. 加试剂前,尽量将量瓶控干,以免造成体积过量。
3. 事先将量瓶编号,以免弄错。
4. 不要污染溶液。

五、思考题

1. 相同厚度的各比色皿透光性不一致时,为什么要经过多次洗涤后,各比色皿透光率差异无改变的情况下才使用校正值?

2. 工作曲线法和标准对比法分别适用何种情况? 从本实验的结果看,能否使用标准对比法?

实验二十二　安钠咖注射液中咖啡因和苯甲酸钠的含量测定(双波长法)

一、实验目的

1. 熟悉采用双波长分光光度法测定二元混合物中待测组分含量的原理和方法。
2. 掌握双波长波长的选择原则。

二、实验原理

1. 双波长波长的选择

双波长选择的原则:①待测组分在这两个波长处的吸收度差值 ΔA 应足够大;②干扰组分在这两个波长下吸收度应相等。

如:测定咖啡因,苯甲酸钠位干扰组分。用咖啡因标准溶液在 272 nm 附近寻找咖啡因的最大吸收波长 λ,然后测定此波长下咖啡因标准溶液、苯甲酸钠标准溶液及安钠咖注射液样品溶液的吸收度 $A^{咖1}$、$A^{苯1}$、$A^{安1}$。

在 252 nm 附近寻找苯甲酸钠的等吸收波长 λ_2($A^{1苯} = A^{苯2}$),然后测定此波长下咖啡因标准溶液及安钠咖注射液样品溶液的吸收度 $A^{咖2}$ 和 $A^{安2}$。

2.双波长法测定苯甲酸钠和咖啡因的原理

苯甲酸钠和咖啡因的吸收曲线如图 12-6 所示。

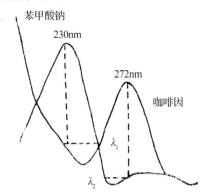

图 12-6　苯甲酸钠和咖啡因的吸收曲线

由图 12-6 可见,若测定苯甲酸钠,则

$\Delta A = A^{苯+咖}_{230nm} - A^{苯+咖}_{257nm}$

$\Delta A = A^{苯}_{230nm} + A^{咖}_{230nm} - A^{苯}_{257nm} - A^{咖}_{257nm}$

$= A^{苯}_{230nm} - A^{苯}_{257nm}$ ($\because A^{咖}_{230nm} = A^{咖}_{257nm}$)

$= \Delta\varepsilon \cdot lC_{苯}$

从而可测得苯甲酸钠的浓度。

同理,若测定咖啡因,选择 $\lambda_1 = 272nm, \lambda_2 = 253nm$,可消去苯甲酸钠的干扰。

$\Delta A = \Delta\varepsilon \cdot lC_{咖}$

从而测得咖啡因的浓度。

3.《中国药典》规定

安钠咖注射液的规格应为每毫升注射液中含无水咖啡因 0.12 g,苯甲酸钠 0.13 g,要求两组分均应为标示量的 93.0%～107%。本实验采用双波长分光光度法在同一溶液中直接测定二组分的含量,方法简便、快速、易于掌握。

三、仪器和试剂

1.仪器

752 型或 UV－9100 型可见紫外分光光度计,容量瓶(100 mL,250 mL),吸量管(5 mL,1 mL)。

2.试剂

咖啡因　　　对照品

苯甲酸钠　　对照品

安钠咖注射液

HCl 溶液　　0.1mol/L

四、操作步骤

1. 溶液的配制

(1)标准储备液的配制。

精密称取咖啡因和苯甲酸钠各 0.0500 g,分别用蒸馏水溶解,定量转移至 100 mL 量瓶中,用蒸馏水稀释至刻度,摇匀,即得浓度为 0.5000 mg/mL 的标准咖啡因储备液和标准苯甲酸钠储备液,置于冰箱中保存备用。

(2)标准溶液的配制。

分别精密移取标准咖啡因储备液和标准苯甲酸钠储备液各 1.0 mL、2.0 mL、3.0 mL 至 100 mL 量瓶中,用 HCl 溶液(0.1 mol/L)稀释至刻度,即得标准咖啡因和标准苯甲酸钠溶液,浓度分别为 5、10、15 μg/mL。

(3)标准混合溶液的配制。

分别精密吸取标准咖啡因储备液和标准苯甲酸钠储备液各 2.0 mL 至同一 100 mL 量瓶中,用 HCl 溶液(0.1 mol/L)稀释至刻度,即得标准混合溶液,其中咖啡因和苯甲酸钠的浓度均为 10 μg/mL。

(4)样品溶液的配制。

精密吸取注射液 1.0 mL 至 250 mL 量瓶中,用蒸馏水稀释至刻度,从中精密吸取 2.0 mL 至 100 mL 量瓶中,用 HCl 溶液(0.1 mol/L)稀释至刻度。

2. 用 752 型分光光度计测定

(1)波长组合的选择。

以 HCl 溶液(0.1 mol/L)为参比,用 10.0 μg/mL 的咖啡因溶液测定 230 nm 处的 A 值,然后改变波长逐点测定 257 nm±1～2 nm 附近各点的 A 值,选择与 230 mm 处 A 值相同(或相近)的波长作为等吸收波长 λ_1。以 HCl 溶液(0.1 mol/L)为参比,用 10.0 μg/mL 的苯甲酸钠溶液测定 272 nm 处的 A_1 值,然后改变波长逐点测定 253 nm±1～2 nm 附近各点 A_2 值,选择与 272 nm 处 A 相同(或相近)的波长作为等吸收波长 λ_2。

(2)测定。

以 HCl 溶液(0.1 mol/L)为参比,分别测定标准溶液,标准混合溶液和样品溶液在各相应波长处的吸收值,以完成实验数据点。

五、数据处理

按表 12-7 进行测定,然后进行数据处理:

表 12-7 数据测定

样品 含量		230nm	λ_1 ( )	ΔA_1 $(A_{230}-A\lambda_1)$	272nm	λ_2 ( )	ΔA_2 $(A_{272}-A\lambda_2)$
苯甲酸 钠标准 溶液	5	1	2	—	—	—	—
	10	3	4	—	—	—	—
	15	5	6	—	—	—	—
咖啡因 标准 溶液	5	—	—		7	8	—
	10	—	—		9	10	—
	15			—	11	12	—
标准混合溶液		13	14		15	16	—
安钠咖注射液		17	18	—	19	20	—

数据处理：

1. 标准曲线绘制：根据最小二乘法回归，苯甲酸钠回归曲线为：

$$\Delta A_1 = \underline{\qquad} C(\mu g/mL) + \underline{\qquad}, \quad \gamma = \underline{\qquad} \quad (1)$$

咖啡因回归曲线为：

$$\Delta A_2 = \underline{\qquad} C(\mu g/mL) + \underline{\qquad}, \quad \gamma = \underline{\qquad} \quad (2)$$

根据(1)由 ΔA_1 求得样品溶液中苯甲酸钠浓度为：$C\Delta A_1$ 安 $= \underline{\qquad}$

根据(2)由 ΔA_2 求得样品溶液中咖啡因浓度为：$C\Delta A_2$ 安 $= \underline{\qquad}$

苯甲酸钠的标示量 $\% = C_{\Delta A_1 安} \times \dfrac{100 \times 250 \times 10^{-6}}{2 \times 0.130} \times 100\%$

咖啡因的标示量 $\% = C_{\Delta A_2 安_1} \times \dfrac{100 \times 250 \times 10^{-6}}{2 \times 0.120} \times 100\%$

2. 按比较法计算(从工作曲线知 ΔA 与 C 成正比)

$$苯甲酸钠的标示量\% = \frac{\Delta A_1 \, 安}{\Delta A_1 \, 标混} \times \frac{125}{130} \times 100\%$$

$$咖啡因的标示量\% = \frac{\Delta A_2 \, 安}{\Delta A_2 \, 标混} \times \frac{125}{120} \times 100\%$$

六、注意事项

1. 强调测定苯甲酸钠时，用咖啡因溶液来寻找等吸收波长，反之亦然。

2. 不要将溶液弄错。

七、思考题

1. 双波长法选择吸收波长的原则是什么？

2. 如何根据吸收曲线选择 λ_1 和 λ_2？

实验二十三　双波长紫外分光光度法测定复方新诺明片中磺胺甲噁唑和甲氧苄啶的含量

一、实验目的

1. 通过实验进一步掌握 Beer 定律的基本原理。掌握双波长分光光度法的基本原理。
2. 进一步掌握多波长法测定多组分含量方法的基本原理及使用法则。
3. 理解复方制剂不经分离直接测定多组分含量的方法。
4. 熟悉使用单波长分光光度计进行双波长法测定的方法。

二、实验原理

本品为磺胺甲噁唑(SMZ)与甲氧苄啶(TMP)[5∶1]的复方制剂,为常用的抗菌药物。两者配伍合用的机制是磺胺甲噁唑抑制二氢叶酸合成酶,阻止二氢叶酸的合成;而甲氧苄啶又抑制二氢叶酸还原酶,使二氢叶酸不能还原为四氢叶酸,阻碍核糖核酸的合成,抑制细菌的生长。两者配合使用可使抑菌作用增加数倍至数十倍。

采用双波长紫外分光光度法,不需分离可直接测定 SMZ 和 TMP 的含量。

(1)双波长分光光度法消除干扰吸收的基本原理:

在干扰组分的吸收光谱上吸收系数相同的两个波长处,若被测组分的吸收系数有显著差异,则可用于消除干扰吸收,即直接测定混合物在此波长处的吸收度之差值,该差值与待测物浓度成正比,而与干扰物浓度无关。

(2)双波长测定复方新诺明片中磺胺甲噁唑(SMZ)含量的基本原理:

复方新诺明片是含磺胺甲噁唑(SMZ)和甲氧苄啶(TMP)的复方片剂。在 0.1 mol/L 氢氧化钠液中,SMZ 在 257 nm 波长处有一最大吸收峰,TMP 在 257 nm 和 304 nm 波长处为等吸收点,而 SMZ 在这两波长处的吸收差异大,所以测得样品在 257 nm 和 304 nm 波长处的吸收度差值 ΔA 与 SMZ 浓度成正比,与 TMP 浓度无关。

(3)甲氧苄啶(TMP)含量测定原理:

以 TMP 的 λ_{max}287 nm 为测定波长,用二元线性回归方程计算的方法消除 SMZ 的干扰,测得 TMP 的含量。

紫外吸收图谱如图 12-7 所示。

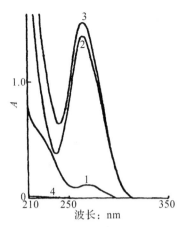

图 12-7　紫外吸收图谱

1. TMP(2.0μg/mL)　　2. SMZ(10.0μg/mL)　　3. SMZ+TMP　　4.辅料

三、仪器和试剂(药品)

1.仪器

紫外分光光度计。

2.试药

复方新诺明片,磺胺甲噁唑对照品,甲氧苄啶对照品,95％乙醇(分析纯),0.1％氢氧化钠溶液。

四、实验步骤

(一)工作曲线及回归方程的制作

1.标准贮备液的配制

分别精密称取精制的磺胺甲噁唑和甲氧苄啶各 0.1 g,置 100 mL 容量瓶中,各加入 50 mL 95％乙醇,振摇溶解后,以 0.1 mol/L 氢氧化钠液稀释至刻度。吸取 25 mL 置 250 mL 容量瓶中以 0.1 mol/L 氢氧化钠液稀释至刻度,得两标准贮备液(100 μg/mL)。

2. SMZ 的标准曲线及回归方程绘制

取 SMZ 的标准贮备液(100 μg/mL)0、3、6、9、12、15 mL 置 100 mL 容量瓶中,以 0.1 mol/L 氢氧化钠液稀释至刻度。以 0.1 mol/L NaOH 液为空白,257 nm 为测定波长,304 nm 为参比波长,测得这两个波长处的吸收度之差值(ΔA)。以 ΔA 为纵坐标,以浓度 C 为横坐标,作标准曲线,并用最小二乘法回归得回归方程。

3.测定 SMZ、TMP 在 287nm 波长处的吸收系数

将 SMZ、TMP 的贮备液适当稀释,以 0.1 mol/L NaOH 液为空白,测定二液在 287 nm 波长处的吸收度,并计算吸收系数。

(二)复方新诺明片中 SMZ 和 TMP 的含量测定

取本品 20 片,精密称定,研细,精密称取粉末适量(相当于 0.071~0.106 g SMZ),置于

250 mL 容量瓶中,加入 95％乙醇 50 mL,振摇 10 min,溶解,以 0.1 mol/L 氢氧化钠液稀释至刻度。用干燥滤纸过滤,弃去初滤液,取 10 mL 续滤液于 100 mL 容量瓶中,以 0.1 mol/L 氢氧化钠液稀释至刻度,得Ⅰ液。精密吸取Ⅰ液 25 mL 置入另 100 mL 容量瓶中,以 0.1 mol/L 氢氧化钠液稀释至刻度得溶液Ⅱ液。测定Ⅰ液在 287 nm 处的吸收度,测定Ⅱ液在 257 nm 和 304 nm 波长处的吸收差值,按工作曲线或回归方程吸收系数计算二组分的含量。

五、思考题

试分析用双波长法测定含量时,误差的主要来源是什么? 如何进行减免?

实验二十四　样品红外光谱的测定

一、实验目的

1. 熟悉固体样品的制备和红外光谱的测绘方法及仪器使用规程。
2. 了解萨德勒(Sadtler)红外标准光谱的查阅方法。

二、实验原理

参见相关《分析化学》相关章节。

可选固体样品或液体样品绘制红外光谱,然后进行光谱解析,并查阅红外标准光谱定性。

要求样品纯度＞98％,且不含水。

三、仪器和试剂(药品)

仪器:外分光光度计。

试剂:肉桂酸(分析纯)、KBr(光谱纯)。

四、实验步骤

固体样品红外光谱的测定常用压片法:称取干燥样品 1～2 mg 与 200 mg 光谱纯 KBr(事先干燥过 200 目筛)粉末,在玛瑙研钵中研磨混匀,倒入片剂模子(φ13mm)中,铺匀,装好模具于油压机上并联接真空系统,先抽气 5 min 以除去混在粉末中的湿气及空气,再边抽气边加压至 8 吨,维持 5 min。撤去真空,取下模具,冲出 KBr,即得一透明的片子,将其放在样品框上备用。

五、注意事项

1. 样品研磨应在红外灯下进行,以防样品受潮。

2.压片法制样要均匀,否则制得片子有麻点使透光率降低。

六、思考题

1.压片法制备固体样品应注意什么问题?

2.同一物质的液体或固体红外光谱是否有区别?

实验二十五　分子荧光法定量测定维生素 B_2 的含量

一、实验目的

1.掌握标准曲线法定量分析维生素 B_2 的基本原理。

2.学习使用荧光光度计,进一步了解荧光光度计的结构及工作原理。

二、实验原理

荧光分析法是发光分析方法的一种,其对某些化合物分析灵敏度较吸收法以及其他一些方法要高,适用于微量分析,但同时对测试条件要求也较严,浓度—发光强度线性范围也较窄,因此,采用荧光分析方法适用于一些单剂规格小,又不适合取用较大的量的品种的含量均匀度、溶出度和含量测定。

维生素 B_2(又叫核黄素,VB_2)是橘黄色无臭的针状结晶,其结构式为:

由于分子中有 3 个芳香环,具有平面刚性结构,因此,它能够发射荧光。维生素 B_2 易溶于水而不溶于乙醚等有机溶剂,在中性或酸性溶液中稳定,光照易分解,对热稳定。

维生素 B_2 溶液在 $430\sim440$ nm 蓝光的照射下,其荧光强度与维生素 B_2 溶液浓度呈线性关系,因此可以用荧光光谱法测维生素 B_2 的含量。维生素 B_2 在碱性溶液中经光线照射会发生分解而转化为另一物质——光黄素。光黄素也是一个能发荧光的物质,其荧光比维生素 B_2 的荧光强得多,故测维生素 B_2 的荧光时溶液要控制在酸性范围内,且在避光条件下进行。

在稀溶液中,荧光强度 F 在物质的浓度 c 有以下关系:

$$F = 2.3\varphi I_0 \varepsilon l c$$

当实验条件一定时,荧光强度与荧光物质的浓度呈线性关系:

$$F = Kc$$

这是荧光光谱法定量分析的依据,一般来说,若溶液中荧光溶质对激发光吸收大于0.05,即使溶液中荧光溶质增加,荧光强度增加也很少。但若溶液浓度过低,将造成荧光自熄灭及由于溶液吸收激发光而使光照射强度下降,因此供试品与对照品的读数比应合适。

三、仪器和试剂(药品)

1. 仪器

荧光分光光度计;石英皿:1 cm;容量瓶:50 mL。

2. 试剂

维生素 B_2 标准溶液(10.0 μg/mL):准确称取 10.0 mg 维生素 B_2 置于 100 mL 烧杯中,加1‰乙酸溶液使其溶解,定量转移入 1 000 mL 容量瓶中,并用1‰乙酸溶液稀释至刻度,摇匀,将溶液保存在冷暗处。

1‰乙酸溶液。

四、实验步骤

1. 系列标准溶液的制备

取维生素 B_2 标准溶液(10.0 μg/mL)0.50 mL、1.00 mL、1.50 mL、2.00 mL、2.50 mL分别置于 50 mL 的容量瓶中,各加入蒸馏水稀释至刻度,摇匀。待测。

2. 待测样品溶液的制备

取维生素 B_2 样品液 2.0 mL 于 25 mL 容量瓶,加水稀至刻度,摇匀,待测。

3. 激发光谱和荧光发射光谱的绘制

分别设置 λem=522.0 nm 为发射波长,在 200~500 nm 范围内扫描,记录荧光发射强度和激发波长的关系曲线,便得到激发光谱。从激发光谱图上可找出其最大激发波长为λex=371.0 nm。

设置 λex 为 371.0 nm,在 400~600 nm 范围内扫描,记录发射强度与发射波长间的函数关系,便得到荧光发射光谱。从荧光发射光谱上可找出其最大荧光发射波长 λem 和荧光强度,比较不同激发波长下获得的最大荧光发射波长 λem 和荧光强度。

4. 标准溶液及样品的荧光测定

将激发波长固定在 371.0 nm,荧光发射波长为 522.0 nm,测量上述系列标准维生素 B_2 溶液的荧光发射强度。以溶液的荧光发射强度为纵坐标,标准溶液浓度为横坐标,制作标准曲线。

在同样条件下测定未知溶液的荧光强度,并由标准曲线确定未知试样中维生素 B_2 浓度,计算药片中维生素 B_2 的含量。

五、数据处理

1. 激发光谱和荧光发射光谱绘制过程中,记录如下实验数据:

激发波长 λex/(nm)	
最大荧光发射波长 λex/(nm)	
荧光强度	

2. 将标准溶液及待测溶液的浓度和荧光强度记录如下,绘制标准曲线,代入样品数据计算:

维生素溶液浓度(μg/mL)	0.1	0.2	0.3	0.4	0.5	待测溶液
荧光强度						

实验二十六 虎杖饮片中大黄素和大黄素甲醚的薄层色谱分离

一、实验目的

1. 掌握薄层色谱法的基本原理及基本操作方法。
2. 了解中药药材有效成分的薄层色谱定性方法。
3. 掌握紫外分析仪的使用方法。

二、实验原理

虎杖药材成分复杂,其有效成分之一为大黄素和大黄素甲醚等蒽醌类成分,利用薄层色谱的高效分离能力,采用标准对照的方法,可对药材中的虎杖苷和白藜芦醇进行定性分析。

三、仪器和试剂(药品)

层析缸,薄层板(硅胶,20 cm×10 cm),具塞离心管(10 mL),超声波清洗器,离心机,紫外分析仪(254 nm,365 nm),微量点样器(10 μL),虎杖样品(粉碎,过60目筛),大黄素对照品溶液(浓度:0.5 mg/mL),大黄素甲醚对照品溶液(浓度:0.2 mg/mL),50%乙醇,展开剂:正己烷—乙酸乙酯—甲酸(30:10:1)。

四、实验步骤

1. 薄层板的准备(市售)
2. 虎杖供试品的制备

将虎杖样品在45℃恒温干燥。称取0.5 g样品细粉,置10 mL具塞离心管中,加入95%乙醇4 mL,超声30 min,离心(3 000 r/min)15 min,取上清液既得供试品。

3. 点样、展开和定位

取薄层板1块,在距薄层板底边约1.5 cm处用铅笔轻划一起始线,用微量点样器分别点上虎杖供试品溶液、大黄素和大黄素甲醚对照品溶液各约10 μL,(注意点样斑点直径不得超过 3 mm),晾干。将点样后的薄层板置于盛有展开剂的层析缸中饱和 15 min,再将点有样品的一端浸入展开剂中 0.3～0.5 cm,展开。待展开剂移行 15～18 cm 后,取出薄层板,划出溶剂前沿,等展开剂挥散后,在紫外分析仪下(365 nm)观察,标出色斑位置,测量 Rf 值。

五、注意事项

1. 饱和时间要足够。

2. 点样斑点应尽可能小,可采用少量多次的方法点样。

3. 层析缸应放置稳当且水平。

4. 展开剂回收。

实验二十七　气相色谱法测定无水乙醇中的微量水

一、实验目的

1. 了解气相色谱仪的一般使用方法。

2. 掌握气相色谱法测定液体样品中的微量水的测定方法。

3. 掌握内标法的原理。

4. 掌握热导检测器的工作原理。

二、实验原理

1. 热导检测器是气相色谱仪上最广泛使用的一种通用型检测器,它结构简单,稳定性好,灵敏度适宜,线性范围宽,对许多物质均有响应,而且不破坏样品,多用于常量分析。

当载气中含有测定组分时进入热导池检测器时,由于测定组分与载气热导率的不同,破坏了原有热平衡状态,使热导池热丝(铼钨丝)温度发生变化并通过惠斯登电桥测量出来,所得电信号的大小与组分在载气中的浓度成正比,经放大后,记录下来即可得到色谱图。

2. 内标法:内标法是选择样品中不含有的且已知重量的适宜物质作内标物,将其加入待测样品溶液中,以待测组分和内标物的峰高比或峰面积比作为定量参数,求算样品含量的方法。

三、仪器和试剂(药品)

1. 气相色谱仪及色谱工作站,热导池检测器,高纯氢气。

2. GDX 203 气相色谱柱,2 m。

3. 无水甲醇(内标物)。

4. 待检无水乙醇。

四、实验步骤

1. 供试品溶液配制

准确量取 100 mL 待检的无水乙醇,用减重法加入约 0.25 g 无水甲醇,精密称定,摇匀。进样 6～10 μL。

2. 色谱条件

色谱柱:GDX 203,2 m 玻璃柱;载气:H_2,流速:40～50 mL;柱温 120℃,汽化室温度 150℃,检测器温度:140℃。

3. 测定

(1)打开载气(高纯氢气)阀门,调节减压器指示约为 0.3 MP,然后用两个稳流阀进行并联双路的调节,用皂沫流量计调节流量为 40～50 mL/min。

(2)打开仪器电源,按色谱条件设定柱箱温度、热导池温度、汽化室温度及过热保护温度(200℃)。

(3)调节数码电阻,设置桥温为 180℃,通入载气 5 min 后,打开热导电源开始升温。

(4)待温度(检测器、柱箱及气化室)都已达到要求后(需要 20～30 min),调节电位器零点。取样品溶液 1μL,注入色谱仪,同时启动色谱工作站,记录色谱图。当色谱峰全部出柱后,停止记录,启动积分工具,记录峰高。

$$H_2O\% = \frac{h_{H_2O} \times 0.224 \times m_{甲醇}}{h_{甲醇} \times 0.340 \times 100} \times 100\%$$

五、注意事项

1. 开机前一定要检查好气路密封是否良好,防止氢气泄漏,同时应注意室内通风。
2. 使用热导检测器时,不通载气不准加桥流!以防止热导检测池内铼钨丝烧断。
3. 首先关氢气,再关空气。
4. 关电源及加热开关。
5. 关闭电源 10～30 min 后再关载气。

实验二十八　百草油中薄荷脑、水杨酸甲酯、肉桂醛和丁香酚的含量 GC 分析

一、实验目的

1. 通过实验进一步掌握毛细管色谱法分离的基本原理,进一步了解仪器的工作原理。
2. 通过实验进一步掌握内标法测定药物多组分含量的测定方法和实验过程。

二、实验原理

百草油中含有薄荷脑、水杨酸甲酯、丁香酚及肉桂醛等成分,其化学结构如下:

薄荷脑　　　水杨酸甲酯　　　丁香酚　　　　　　肉桂醛

它们均为挥发性成分,而薄荷脑化学结构中没有可检测的发色团,无法用 HPLC−UV 测定,但可采用 GC−FID 进行测定,由于样品中除含有薄荷脑、水杨酸甲酯、丁香酚及肉桂醛等成分外,还含有较多的其他成分,且成分复杂,因此,宜用毛细管色谱法进行测定,以苯甲醇作为内标物。

三、仪器和试剂

1.仪器:气相色谱仪−氢焰检测器;色谱工作站、PEG−20M 毛细管柱(30 mm× 0.5 mm×0.5 μm)。挥发油微量提取器;0.45 μm 微孔滤膜滤器。

2.试剂与药品:氮气、氢气和空气为色谱纯;薄荷脑、水杨酸甲酯、丁香酚、肉桂醛对照品;内标物苯甲醇,乙酸乙酯等。百草油样品。

3.色谱条件

色谱柱:PEG−20M 毛细管柱(30 m×0.53 mm×0.50 m);载气 N_2:4 mL/min;程序升温:起始温度 100 ℃,4 ℃/min 升到 112 ℃,再以 10 ℃/min 到 182 ℃,保持 10 min;进样口温度:215 ℃;FID 检测器,温度为 225 ℃;进样量:0.5 μL。

四、操作步骤

(一)标准溶液的配制

分别精密称取薄荷脑、水杨酸甲酯、肉桂醛和丁香酚对照品约 40mg、80 mg 和 8 mg,置 10 mL 量瓶中,加乙酸乙酯溶解,稀释至刻度,摇匀得对照品储备液。

精密称取苯甲醇约 40 mg,置 10 mL 量瓶中,加乙酸乙酯溶解并稀释至刻度,摇匀,作为内标溶液。

精密量取对照品储备液和内标溶液各 1 mL,于 10 mL 量瓶中,用乙酸乙酯稀释至刻度,摇匀作标准溶液。

(二)样品溶液的制备

精密量取样品 0.5 mL,加水 200 mL、乙酸乙酯 5 mL,用挥发油提取器提取 2 h,收集挥发油乙酸乙酯液,并用少量乙酸乙酯冲洗冷凝管及挥发油提取器,合并乙酸乙酯液至 50 mL

的量瓶中,加乙酸乙酯至刻度,过 0.45 μm 微孔滤膜,取续滤液 5 mL 置 10 mL 量瓶中,加 1 mL 内标溶液,用乙酸乙酯稀释至刻度,摇匀作供试品溶液。

(三)测定

分别精密吸取对照品溶液、样品供试液 0.5μL 注入色谱仪,依次进样分析,记录色谱图,以峰面积—内标—点法待测成分含量。

计算:由标准对照溶液得, $f_i = \dfrac{A_s m_i}{A_i m_s}$

由样品溶液得, $C_i\% = \dfrac{A_i}{A_s} \times f_i \times \dfrac{\frac{m_s}{10} \times \frac{1}{10}}{\frac{0.5}{50} \times \frac{5}{10}} \times 100\%$

五、注意事项

1.由于本实验的汽化室温度较高,进样时,应尽量缩短时间,尽可能采用"热针法",以保证进样量准确。

2.毛细管柱的柱容量较小,进样量不能太大,一般均需采用分流进样,对于大口径的毛细管(0.53 mm)也可采用直接进样。

3.本实验采用程序升温,每完成一次分析后,一定要待仪器回到程序的初始状态,并重新平衡后,再进行下一次分析。

六、思考题

1.什么是程序升温?为什么要采用程序升温?
2.毛细管气相色谱柱与填充柱有何区别?

实验二十九　注射用阿莫西林钠克拉维酸钾的 RP－HPLC 法测定

一、实验目的

1.理解反相液相色谱的分离原理以及 HPLC 法在现代分析测试中的应用。
2.通过实验,掌握外标法测定样品含量的一般方法和操作过程。
3.了解 RP－HPLC 在多组分分析中的应用。

二、实验原理

1.注射用阿莫西林钠克拉维酸钾为复方注射用粉针剂,每支 1.2 g,含阿莫西林钠 1 g,克拉维酸钾 0.2 g。

2.阿莫西林钠与氨苄西林相比,结构上增加了一个酚羟基,使其口服生物利用度更高,为 70%~80%,更适于临床口服药。克拉维酸钾为 β-内酰胺酶抑制药,其结构中不存在共轭基因,只有末端吸收,因此,选择 220 nm 为检测波长。

阿莫西林   克拉维酸钾

3. 因克拉维酸对 β—内酰胺酶具有良好的抑制作用和理想的药代动力学特点,与 β—内酰胺抗生素配合使用,能产生协同作用。克拉维酸钾可使头孢霉素增效 2~8 倍,使阿莫西林增效 130 倍。

4. 外标法:用待测组分的标准品作对照品,以对照品的量对比求算样品含量的方法称为外标法。

外标法可分为外标工作曲线法、外标一点及外标两点法。

外标法使用的条件主要为:待测组分出峰,无干扰,保留时间适宜等,但最重要的是进样量必须准确,否则定量误差大。在 HPLC 中,由于系统压力较大,因此须采用六通阀定量进样,又由于进样体积相对较大,进样误差相对较小,所以外标法是 HPLC 常用定量分析方法之一。本实验使用外标一点法,即用一种浓度的对照品溶液对比求算样品含量的方法。

$$C_{样品} = C_{对照} \times A_{样品} / A_{对照}$$

三、仪器和试剂(药品)

(1)高效液相色谱仪;可变波长紫外检测器;色谱工作站;色谱柱:C_{18} 柱 150 mm×4.6 mm 5μm。

(2)甲醇(色谱纯)、水(重蒸蒸馏水)、磷酸二氢钠(分析纯)。

(3)阿莫西林对照品、克拉维酸钾对照品。

(4)注射用阿莫西林钠克拉维酸钾(每支 1.2 g,含阿莫西林钠 1 g,克拉维酸钾 0.2 g)。

四、实验步骤

1. 样品溶液的制备

取样品约 48 mg,精密称量,置 100 mL 容量瓶中,加水适量,使溶解,加水稀释至刻度,摇匀,用 0.45 滤膜过滤。取续滤液备用,冰箱保存。

2. 对照品溶液的制备

精密称取阿莫西林钠对照品约 10.0 mg,克拉维酸钾对照品约 2.0 mg 于 25 mL 容量瓶中,加水溶解并稀至刻度,摇匀。用 0.45 μm 滤膜过滤,取续滤液备用。

3. 色谱条件与系统适用性实验

(1)色谱条件:色谱柱 C_{18} 150 mm×4.6 mm 5μm;C_{18} 保护柱。流动相:磷酸缓冲溶

液—甲醇(90∶10),流速为每分钟 1.0 mL,检测波长为 220 nm,在此条件下,阿莫西林峰与克拉维酸的分离度应大于 3.5,理论板数按克拉维酸钾计算应不低于 1 500。

(2)①磷酸缓冲溶液的配制:称取磷酸二氢钠 7.8 g,加水 900 mL 溶解,用磷酸或 1.0 mol/L 氢氧化钠溶液调节 pH4.4±0.1,用水稀至 1 000 mL,摇匀,备用,冰箱保存;②流动相配制:取上述缓冲溶液 900 mL,加甲醇 100 mL 摇匀,用 0.45 μm 滤膜过滤,备用,若放置时间超过 24 h,用前于超声水浴中超声处理脱气,以保输液泵单向阀工作正常。

(3)操作。

①检查仪器运转是否正常及管路连接是否正确,更换溶剂瓶中溶剂为纯水。

②开启仪器输液泵,调节流速 1.0 mL/ min,观察压力指示,同时检查色谱柱连接是否漏液,若有漏液适当拧紧连接螺丝至不漏液。

③10 min 后更换溶剂为所配流动相,待柱压稳定后,开启紫外检测器电源,调整检测波长至 220 nm,调整检测器零点至"0.000"。

④待仪器稳定 10～20 min 后,对照品溶液通过六通阀进样 20 μL,同时启动色谱工作站,记录色谱图。

⑤当工作站所有色谱峰都已回到基线时停止记录,同时启动积分程序,放大图谱检查积分标识位置是否合适,若不合适,可通过改变积分参数或手动积分使其重新积分,记录峰面积或峰高,通过色谱工作站计算阿莫西林钠和克拉维酸钾二色谱峰的分离度及理论塔板数(也可放大图谱打印)。检查是否满足系统适应性试验要求,若不能满足则应调整有关实验参数,重新实验。

⑥当满足系统适应性试验要求后,即可注射样品溶液,操作同④,记录色谱峰面积(平行三次取平均)。

⑦计算:

$$阿莫西林钠 \% = \frac{(A_{样品} / A_{对照}) \times m_{对照} \times 100}{m_{称样量} \times 25} \times 100\%$$

$$克拉维酸钾 \% = \frac{(A_{样品} / A_{对照}) \times m_{对照} \times 100}{m_{称样量} \times 25} \times 100\%$$

五、思考题

1. 在本实验中为何使用磷酸缓冲溶液作为流动相组成之一? 如何选择它的 pH?

2. HPLC 进行定量分析时对色谱峰有何要求?

实验三十　混合草酸盐溶液的含量测定

一、实验目的

掌握容量分析的基本过程与方法的建立,了解容量分析解决实际分析问题的方法与步骤。

二、试剂

0.05 mol/L 的草酸及草酸钠混合溶液;浓 H_2SO_4;0.02 mol/L 的 $KMnO_4$ 标准溶液,0.1 mol/L 的 NaOH 标准溶液;25 mL、50 mL 吸液管。

三、操作步骤

1. 混合溶液中草酸的含量测定

精密量取样品溶液 25.00 mL,加水 10 mL,加酚酞指示剂 2 滴,用 0.1 mol/L 的 NaOH 标准溶液滴定至微粉红色,30 s 不褪色。平行测定 3 次。

$$H_2C_2O_4 (g/mL) = \frac{C_{NaOH} \times V_{NaOH} \times M_{H_2C_2O_4}}{Vs \times 1\,000} \times \frac{1}{2} \times 100\% \quad (M_{H_2C_2O_4} = 90.07 \text{g/mol})$$

Vs 为所取试样体积。

2. 混合溶液中草酸钠的含量测定

精密量取样品溶液 50 mL,置 100 mL 的量瓶中,加水稀至刻度,摇匀。精密量取 25 mL 于三角瓶中,加 H_2SO_4 溶液 5 mL,蒸馏水 10 mL,加热至 75～85℃,用 $KMnO_4$ 标准溶液滴定至微红色终点,滴定过程中保持温度不低于 65℃,平行测定 3 次。

$$Na_2C_2O_4 (g/L) = \frac{\left(2C_{KMnO_4} \times V_{KMnO_4} - \frac{1}{5}C_{NaOH} \times V_{NaOH}\right) \times \frac{5}{2} \times \frac{M_{Na_2C_2O}}{1\,000}}{25}$$

$$(M_{Na_2C_2O} = 134.07 \text{g/mol})$$

3. 注意事项

滴定开始反应慢,故在滴定时可先快速加入部分 $KMnO_4$,待褪色后,再慢慢滴定。

四、思考题

1. 为什么用 H_2SO_4 溶液调酸性? 用 HCl 或 HNO_3 可以吗?

2. 用 $KMnO_4$ 配制标准溶液时,应注意些什么问题? 为什么?

3. 用 $KMnO_4$ 溶液滴定时速度如何控制?

实验三十一　原料药氯苯那敏的吸收系数测定

一、实验目的

1. 掌握测定药物吸收系数的方法和原理。

2. 掌握紫外分光光度法测定吸收系数的操作方法。

二、实验原理

1.测定波长的选择。药品若有紫外吸收,则需配制一个溶液,使其浓度于最大吸收波长处的吸收度在 0.4～0.7 之间,测定完整的吸收光谱,找出干扰小又能准确测定的最大吸收波长为测定波长。

2.然后配制准确浓度的溶液在选定的吸收峰波长处测定吸收度,按 $E_{1cm}^{1\%} = \dfrac{A}{c \cdot l}$ 计算其吸收系数。

3.测定吸收系数的药品,必须重结晶数次或用其他方法提纯,使熔点敏锐,熔距短,在纸上或薄层色谱板上色谱分离时,无杂斑。

样品应事先干燥至恒重(或测定干燥失重,在计算中扣除)。称重时要求称量误差不超过 0.2%,例如称取 10 mg 应称准至 0.02 mg。测定时应同时称取 3 份样品,准确配制成吸收度在 0.6～0.8 的溶液,分别测定吸收度,换算成吸收系数,两份间差应不超过 1%,再将溶液稀释一倍,使吸收度在 0.3～0.4 之间,同上测定、换算,两份间差值亦应在 1% 以内。药品的吸收系数经过两台以上不同型号的紫外分光光度计上测定,所得结果再经数理统计方法处理,相对偏差在 1% 以内,最后确定吸收系数的值。

4.仪器的校正。所用分光光度计、天平、容量瓶及移液管都必须按照鉴定标准经过校正,合乎规定标准的才能用于测定药品的吸收系数。

三、仪器和试剂

1.仪器

两种以上型号的紫外分光光度计,容量瓶(100 mL)4 只,50 mL 16 只;移液管 10 mL、5 mL 各 2 支。

2.试剂

氯苯那敏对照品:131～135℃干燥至恒重;H_2SO_4 溶液(0.05 mol/L)。

四、操作步骤

用作称量的天平与配制溶液的容量瓶、移液管等仪器都需要预先经过校正,所用溶剂须先测定其空白透光率,应符合规定。

(一)溶液的配制

精密称取干燥至恒重的氯苯那敏对照品 0.015 g,同时称取两份。分别用 H_2SO_4 溶液(0.05 mol/L)溶解,定量转移至 100 mL 量瓶中,用 H_2SO_4 溶液(0.05 mol/L)稀释至刻度,得标准溶液。将标准溶液分为两组标准液(Ⅰ)及(Ⅱ),每组各取三只 50 mL 容量瓶,用移液管分别加入 5.00 mL 和 10.00 mL 氯苯那敏标准溶液,另一只量瓶作空白,分别用 H_2SO_4 溶液(0.05 mol/L)稀释至刻度,摇匀。

(二)吸收系数的测定

1. 吸收池的配对

所用 1 cm 吸收池须先用浓 HNO_3 浸洗,蒸馏水冲洗,乙醇浸泡,晾干待用。将所用吸收池全部盛空白溶液,测试各池的透光率,取透光率最大的一只作空白溶液(100%T),测定其余各池的吸收度,编号记录,用作校正,校对和测试中都应注意吸收池放置的方向和位置不变。

2. 测定溶液吸收度

用已经检验校正的紫外分光光度计进行测定,以选定的吸收池盛空白溶液,用已测校正值的编号池盛样品溶液,在选定吸收峰波长处按常规方法测定吸收度,然后再逐次减小狭缝宽度测定,直至减小狭缝宽度时吸收值不再增加为止,固定此狭缝宽度并记录。

用上述选定的波长和狭缝宽度,分别测定二份样品浓、稀溶液共四个测试溶液的吸收度,减去空白校正值为实测吸收度值。按下式计算吸收系数:

$$E_{1cm265nm}^{1\%} = \frac{A}{\dfrac{样重(g)}{100} \times \dfrac{5}{50} \times 100}(稀)$$

$$E_{1cm265nm}^{1\%} = \frac{A}{\dfrac{样重(g)}{100} \times \dfrac{10}{50} \times 100}(浓)$$

五、注意事项

1. 样品若非干燥至恒重的样品,应扣除干燥失重,即:样重 = 称重值×(1－干燥失重%)。

2. 用作称量的天平与配制溶液的容量瓶、移液管等仪器都需要预先经过校正,所用溶剂须先测定其空白透光率,应符合规定。

3. 注意吸收池的配对性和方向性。

六、思考题

1. 吸收系数是物质的物理常数之一,这是一个理论值还是一个经验值?吸收系数值在什么条件下才能成为一个普通常数?要使用吸收系数作测定依据,需要哪些实验条件?

2. 确定一个药品的吸收系数为什么要有这样多的要求?它的测定和使用将涉及哪些主要因素。

3. 吸收系数与摩尔吸收系数的意义和作用有何区别?怎样换算?将你测得的吸收系数换算成摩尔吸收系数。为什么摩尔吸收系数的表示方法常取 2～3 位有效数字或用其对数值表示?

实验三十二　偶氮苯顺反异构体的薄层色谱分析

一、实验目的

1. 掌握色谱硬板的操作方法。
2. 了解薄层色谱较强的分离性能。

二、实验原理

偶氮苯是一黄色有机染料,化学式为:

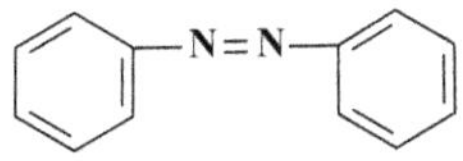

偶氮苯存在如下两种立体异构体:

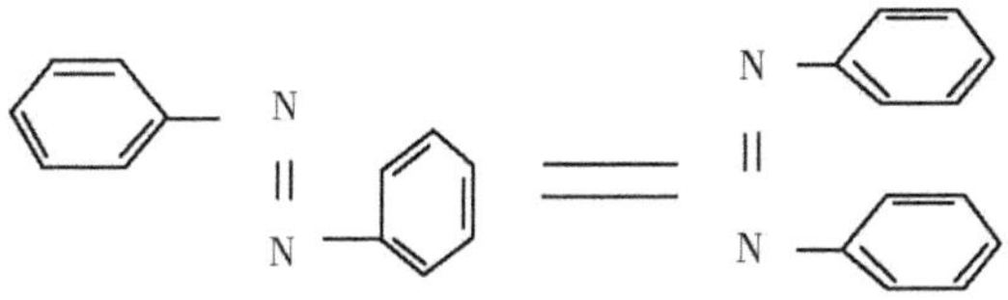

(反式)　　　　　　　　　(顺式)

这两种异构体的性质很接近,用沉淀、萃取等方法不易分开,如用层析法就能较容易地加以分离。

由于偶氮苯本身具有浅黄色,因此在展开过程中可以明显地观察到两种异构体的移动情况。

三、仪器和试剂(药品)

层析缸;薄璃板;吸附剂:中性氧化铝;黏合剂:羧甲基纤维素钠(CMC−Na);展开剂:乙醚:石油醚(15:85);试样:偶氮苯(以四氯化碳为溶液,浓度 60 mg/50 mL)。

四、实验步骤

点样与展开:

取羧甲基纤维素硅胶板一块,在距板一端约 1.5 cm 处,用铅笔轻轻划一直线作为起始线,在起始线上以铅笔作好标记(如×),用内径均 1 mm 的平口毛细管点上样品溶液,直径应不超过 3 mm。待溶剂挥发后,将板置于盛有展开剂的层析缸中展开。待展开剂前沿离起始线 10~15 cm 时,取出薄层板,立即划出前沿,挥去展剂,观察斑点的位置,测量 R_f 值。

五、注意事项

1. 活化后的薄层板应贮放于干燥器中,以免吸收湿气而降低活性。

2. 点样量不宜太多,否则会拖尾分离不好。

3. 展开剂不要加得过多,起始线切勿浸入展开剂中。

4. 所有仪器要求干燥,不得含有水分。

六、思考题

1. R_f 值与 R_{st}(相对比移值)有何不同?

2. 薄层板的主要显色方法有哪些?

实验三十三 三黄片中游离蒽醌的 HPLC 测定

一、实验目的

1. 通过实验进一步理解反相液相色谱的分离原理。

2. 进一步掌握外标法测定样品含量的一般方法和操作过程。

3. 了解 RP－HPLC 在中药多组分分离分析中的应用。

二、实验原理

1. 三黄片为复方中药制剂,主要成分为大黄、盐酸小檗碱和黄芩浸膏。主要含有大黄酸、大黄素、大黄酚、大黄素甲醚、芦荟大黄素等蒽醌类成分。主要用于三焦热盛所致的目赤肿痛、口鼻生疮、咽喉肿痛、牙龈肿痛、心烦口渴和尿黄便秘等症。

2. 从三黄片中提取总蒽醌(包括结合和游离),经水解后得到总游离蒽醌(主要含大黄素、大黄酸、芦荟大黄素、大黄酚和大黄素甲醚等),经 HPLC 分离后可分别定量测定。

3. 定量方法采用外标法。

三、仪器和试剂(药品)

1. 仪器:高效液相色谱仪、紫外检测器及色谱工作站等。

2. 试药:甲醇(色谱纯)、95％乙醇、盐酸及氯仿等均为分析纯;对照品:大黄酸、大黄素、大黄酚、大黄素甲醚及芦荟大黄素等;三黄片样品。

3. 色谱条件:C_{18} 色谱柱(250 mm×4.6 mm,5.0 μm);柱温为室温;测定波长 254 nm;流速:1.0 mL/min;流动相:甲醇—四氢呋喃—1％磷酸(84∶7∶9);进样量:20 μL。

四、实验步骤

1. 对照品溶液的配制

精密称定大黄酸、大黄素、大黄酚、芦荟大黄素及大黄素甲醚对照品适量,分别置适量体积的量瓶中,用少量氯仿溶解后用甲醇稀释至刻度,摇匀,得含大黄酸 50 μg/mL、大黄素 37

μg/mL、芦荟大黄素 52 μg/mL、大黄酚 110 μg/mL、大黄素甲醚 100 μg/mL 储备液。临用时,吸取各储备液 1.00 mL 置于 10 mL 量瓶中,既得混合对照品甲醇溶液。

2.样品溶液的制备

取本品 20 片,精密称定,计算平均片重。除去包衣,研细。精密称取适量(约相当于 1 片重),置锥形瓶中,精密加 95％乙醇 25 mL 密塞,称重。超声 30 min,放冷。用 95％乙醇补足减失的重量,过滤。精密量取续滤液 10 mL,置烧瓶中水浴蒸干。加入 30％乙醇-盐酸(10:1)溶液 15 mL,置水浴上加热回流 1 h,放冷,用氯仿强力振摇提取 4 次,每次 15 mL,合并氯仿液置水浴上蒸干,残渣用甲醇溶解,移至 25 mL 容量瓶中,稀释至刻度,摇匀,用 0.45 μm 微孔滤膜过滤,取续滤液既得供试品溶液。

3.分析过程

分别取混合对照品甲醇溶液、样品溶液 20 μL 注入色谱仪,记录对照品溶液与样品溶液色谱图,以各峰峰面积计算各组分的含量。

4.计算

$$c_{组分}(mg/) = \frac{(A_{组分}/A_{对照})}{\dfrac{m_{称样量}}{m_{平均片重}} \times \dfrac{10}{25 \times 25}} \times 100\%$$

实验三十四　依达拉奉原料药的定量分析

一、实验目的

1.学会利用所学容量分析的方法和原理解决实际的定量分析问题。
2.学会根据化学结构,判断应采用的容量分析方法。

二、实验背景及待测物结构

依达拉奉是常用的脑保护药物,其具有的 5-吡唑酮杂环结构具有酮式和烯醇两种互变形式。

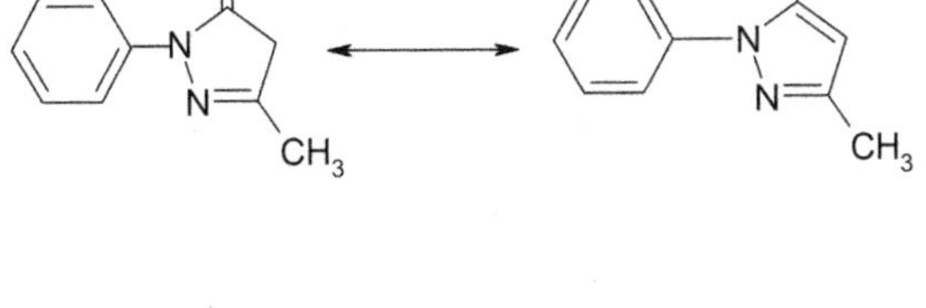

参考解决方案

(1)非水滴定法:

依达拉奉的 5-吡唑酮杂环结构中的氮原子显弱碱性,有研究者根据它的弱碱性采用非水电位滴定来测定依达拉奉的原料药含量,但由于其碱性太弱,用醋酸作溶剂,滴定突跃不明显,醋酐作溶剂滴定突跃较明显,但醋酐的腐蚀性较强且不能使用普通复合电极进行测定。

　　精密称定依达拉奉原料药 0.32 g,加醋酐 25 mL,振摇使溶解,在磁力搅拌器上搅拌 5 min,插入玻璃复合电极,用高氯酸滴定液(0.1 mol/L)进行滴定,记录消耗高氯酸标准溶液的体积 V 和稳定后的电位值 E,利用二阶微商法计算终点体积 Ve 值,并将滴定结果用空白试验进行校正。

　　也可根据实际情况采用结晶紫指示剂,以蓝绿色为终点。

　　(2)酸碱滴定法:

　　依达拉奉的 5—吡唑酮杂环结构以烯醇形式存在,具有一定的酸性,本实验根据它的酸性,采用中性乙醇做溶剂,用 0.1 mol/L 氢氧化钠标准溶液直接进行酸碱滴定。用中性乙醇做溶剂,解决了依达拉奉在溶剂中的溶解度问题,由于使用了中性乙醇,可消除乙醇中可能存在的其他酸性物质对电位滴定的影响,使滴定终点更敏锐,结果更准确,从而减小了测定误差。

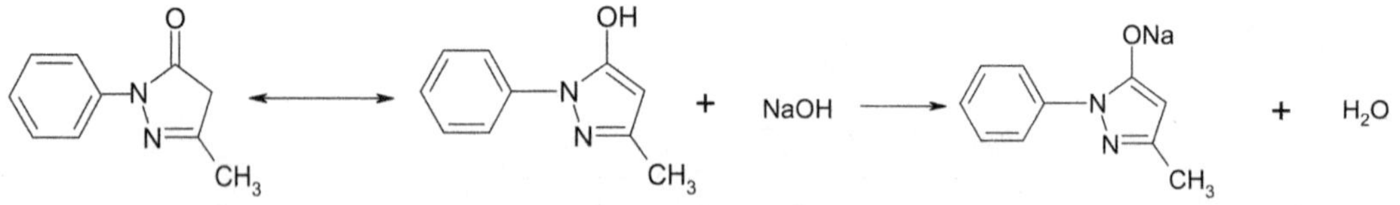

　　精密称定依达拉奉原料药 0.32 g,置 150 mL 小烧杯中,加中性乙醇(对酚酞指示剂显中性)60 mL,微热使其溶解,放冷,在磁力搅拌器上搅拌 5 min,插入复合电极,用氢氧化钠标准溶液进行滴定,记录消耗氢氧化钠标准溶液的体积 V 和稳定后的电位值,利用二阶微商法计算终点体积 V 值,测定 3 次,并将滴定结果用空白试验进行校正。

　　也可采用酚酞为指示剂,但浓度要低(滴定中和中性乙醇时仅需加入 1～2 滴)。

$$依达拉奉(\%) = \frac{C_{滴定剂} \times V_{滴定剂} \times \frac{M_{依达拉奉}}{1000}}{W_S} \times 100\% \quad (M_{依达拉奉} = 174.20\,g/mol)$$

实验三十五　尼莫地平原料药含量测定

一、实验目的

1. 学会利用所学分析方法和原理解决实际的定量分析问题。
2. 学会根据化学结构,判断应采用的仪器分析方法。

二、实验背景及待测物结构

　　尼莫地平(Nimodipine)为双氢吡啶类钙离子拮抗剂,是常用的抗高血压药物,最大吸收波长 237 nm。

尼群地平　　　　　　　　　　　尼莫地平

参考解决方案

1.该实验可应用气相色谱法,采用电子捕获检测器或氮磷检测器,可以测定其含量,灵敏度高。

2.但在高温下药物的氧化作用不易控制,易造成定量测定的可靠性和重现性下降。RP-HPLC 法测定其含量有较高的可靠性。方法简单、准确,不但可分析原料药及制剂的含量,同时在一定程度上可以检测到某些杂质(有关物质),而且还可用于研究药物的体内代谢。与气相色谱法相比,其需用的试样量较大,灵敏度不及电子捕获检测器或氮磷检测器。

内标法。选择适宜的物质作内标物,以待测组分和内标物的峰高比或峰面积比作为定量参数求算样品含量的方法。内标法可以分为工作曲线法、内标一点法(内标对比法)、内标二点法、校正因子法及内加法等。使用内标法可以抵消仪器稳定性差,进样量不够准确等原因带来的定量分析误差。如果在样品预处理前加入内标物,则可以抵消(或考察)方法全过程的误差。本实验采用内标对比法。

内标对比法只配制一个浓度的对照品溶液,然后样品与对照品的溶液中分别加入相同量的内标物,分别进样,按下式计算样品的浓度。

$$尼莫地平\ \% = \frac{(A_i/A_s)_{样品}}{(A_i/A_s)_{对照}} \times (c_i)_{对照}$$

$$尼莫地平\ \% = \frac{(h_i/h_s)_{样品}}{(h_i/h_s)_{对照}} \times (c_i)_{对照}$$

三、仪器和试剂(药品)

1.高效液相色谱仪;可变波长紫外检测器;色谱工作站;色谱柱:C_{18} 柱 150×4.6 mm $5\ \mu m$。

2.甲醇(色谱纯);重蒸蒸馏水。

3.尼群地平(内标)、尼莫地平对照品、尼莫地平原料药。

四、实验步骤

1.样品溶液的制备:精密称定样品约 25 mg 于 100 mL 量瓶中,加甲醇 60 mL,轻摇使之溶解后,加水稀至刻度,摇匀,暗处保存。

2.对照品溶液的制备:精密称定对照品约 25 mg 于 100 mL 量瓶中,加甲醇 60 mL,轻摇使之溶解后,加水稀至刻度,摇匀,暗处保存。

3.内标溶液的配制:精密称取尼群地平 20 mg 于 100 mL 量瓶中,加甲醇 60 mL,轻摇使之溶解后,加水稀至刻度,摇匀,暗处保存。

4.工作溶液的配制:分别精密量取样品溶液及对照品溶液 2.00 mL 于 10 mL 容量瓶中,分别精密加入内标溶液 2.00 mL,用流动相稀至刻度,摇匀。

五、色谱条件及仪器使用

(1)色谱条件:C_{18} 色谱柱 150×4.6mm 5μm C_{18} 保护柱;流动相:甲醇—水(60∶40),流速 1.0 mL/min;检测波长:237 nm。

流动相配制:取甲醇 60 mL 于溶剂瓶中,加入 40 mL 重蒸蒸馏水,用 0.45 μm 微孔滤膜过滤,若配制时间超过 12 h,用前于超声水浴中超声 15 min 脱气,以保证仪器单向阀正常工作。

(2)仪器的使用。

①检查仪器连接是否正确、溶剂瓶中的溶液液面是否低过金属过滤器,必要时应补加流动相至合适位置。

②打开仪器泵系统电源,调节流动相流速 1.0 mL/min,观察压力指示,同时,检查柱连接处是否有漏液,若有漏液适当拧紧连接螺丝。

③待柱压稳定后,打开紫外检测器电源,调整检测波长为 238 nm,调整检测器"0"点至"0.000"。

④待仪器稳定 10 min 后,分别取样品及对照品工作溶液,通过六通阀进样 20 μL,同时启动色谱工作站记录色谱图。

⑤当记录的样品色谱峰已回到基线时,停止记录。用时启动积分程序,放大图谱,检查积分标识位置是否合适,若不合适,通过改变积分参数或手动积分重新积分,记录峰面积或峰高。

⑥计算样品含量。

第十三章 药物化学实验

实验一 阿司匹林的合成

阿司匹林(Aspirin)又名乙酰水杨酸,化学名为 2-(乙酰氧基)苯甲酸,自 1899 年开始工业化生产以来,至今它仍是世界上应用最广泛的解热、镇痛和抗炎药。近年来,随着科学的发展,发现了阿司匹林的许多新的药理作用,如:经常服用小剂量肠溶阿司匹林,对心肌梗死和脑血栓有预防作用;有防治老年性中风老年痴呆、增强机体免疫力和抗衰老等作用。

一、实验目的

掌握酯化反应的原理及其操作。

二、合成路线

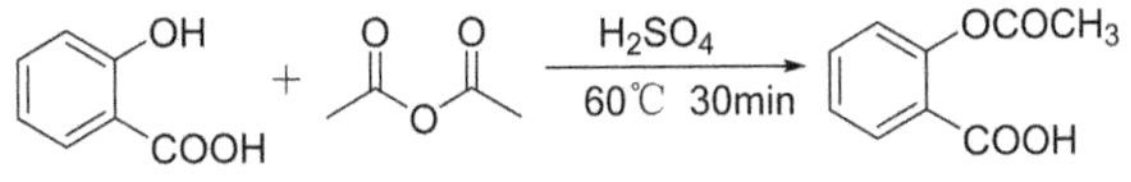

三、实验步骤

(一)酯化反应

1. 试剂与药品:本实验主要原料规格及用量见表 13-1。

表 13-1 酯化反应的主要原料规格及用量

名称	规格	分子量	投料量	物质的量	摩尔比
水杨酸	CP	138.12	20.0 g	0.145	1
醋酐	CP	102.09	28 ml	0.298	2

2. 实验操作

在装有搅拌、温度计和球形冷凝器的干燥 100 mL 三颈瓶中,依次加入水杨酸 20.0 g、醋酐 28 mL 和浓硫酸 10 滴,开动搅拌,用电热套加热,温度控制在 50~60℃,反应 0.5 h。停止搅拌,冷却,搅拌下将冷水 100 mL 加入反应液中,缓慢搅拌,直至乙酰水杨酸全部析出,抽滤,用少量水洗涤,压干即得粗品。

(二)精制

将上步所得粗品置于 500 mL 三角瓶中,加入乙醇 70 mL,在水浴 70℃加热溶解,在搅拌下倾入热水 190 mL,加少量活性炭脱色,趁热抽滤,滤液自然冷却至室温,析出白色晶体。抽滤,用少量 50％乙醇洗涤,压干,置于红外灯下干燥(干燥时温度不超过 60℃为宜),称重并测定熔点(阿司匹林的熔点:135～138℃)。

(三)结构确证

了解红外光谱解析的要点和注意事项,采用与标准红外谱图对照法进行初步结构确证。

四、注意事项

1. 本实验所使用的仪器、量具必须干燥无水。

2. 反应终点控制方法:取一滴反应液滴在滤纸上,滴加三氯化铁试液一滴,不呈现深紫色而显轻微的淡紫色,说明反应结束。

五、思考题

1. 本实验中所使用的仪器为何需干燥无水? 反应液可否接触铁器? 为什么?

2. 向反应液中加入少量浓硫酸的目的是什么? 不加是否可以?

3. 在本反应中可能发生哪些副反应? 产生哪些副产物?

4. 阿司匹林在各种溶剂中的溶解度怎样? 为什么选用乙醇－水为溶剂进行精制? 在精制过程中,为何要使滤液温度自然下降? 若下降太快会出现什么情况?

六、参考文献

[1]孙铁民.药物化学实验[M].北京:中国医药科技出版社,2008.

[2]尤启东.药物化学实验与指导[M].北京:中国医药科技出版社,2008.

[3]文瑞明,刘长辉,游沛清等.阿司匹林合成的研究进展[J].长沙大学学报,2009,23:30.

[4]冉晓燕.微波辐射快速合成阿司匹林[J].贵州教育学院学报(自然科学),2006,17:48.

实验二　可乐定的合成

可乐定(Clonidine)又称氯压定、可乐宁,化学名称为[2－(2,6－二氯苯基)亚氨基]咪唑烷盐酸盐,是应用较普遍的一种中枢性降压药,降压作用中等偏强,适用于中度高血压的治疗。剂型有片剂、注射剂和滴眼剂,用于高血压急症治疗时,可静脉注射或静脉滴注。可乐定一般对血脂无明显影响,口服用于预防偏头痛,或作为治疗吗啡类镇痛药成瘾者的戒毒药,滴眼剂用于青光眼的治疗。

一、实验目的

1. 掌握可乐定的制备原理。

2 了解药物系统合成方法。

二、合成路线

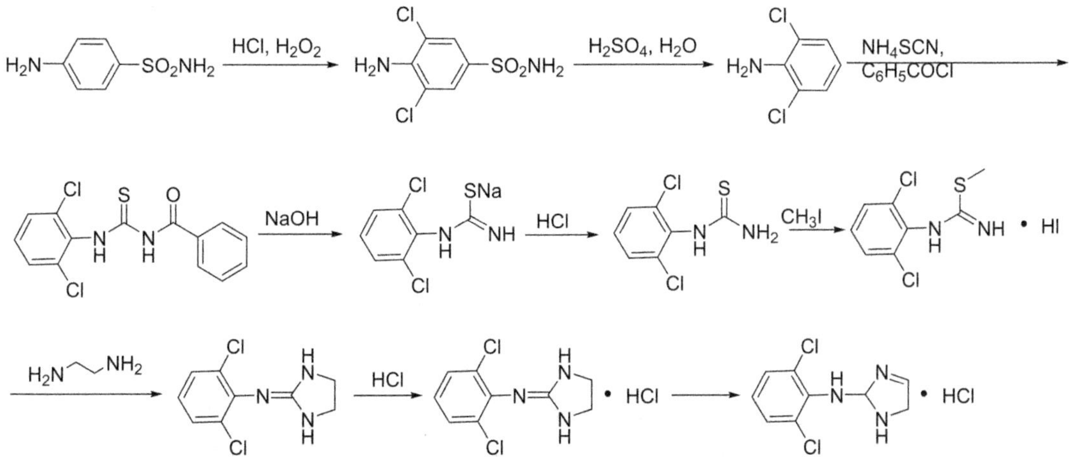

三、实验步骤

(一)3,5－二氯磺胺的制备

1. 试剂与药品

本实验主要原料规格及用量见表 13-2。

表 13-2　3,5－二氯磺胺制备的主要原料规格及用量

名称	规格	分子量	投料量	物质的量	摩尔比
磺胺	药用	172	6.3 g	0.037	1
盐酸	CP	36.5	62.5 ml	0.75	20.3
过氧化氢	CP,30%	34	8 ml	0.078	2.1

2. 实验操作

在装有电搅拌、冷凝器和温度计的 250 mL 三颈瓶中,加入磺胺 6.3 g 和水 62 mL,搅拌下加入盐酸 6.5 mL,待搅拌澄清后,加入剩余的盐酸 56 mL,加热至 45℃,反应液澄清。搅拌下分次缓慢加入 30%过氧化氢 8 mL,反应放热温度升高,约 5 min 后析出固体,反应液渐变为肉色、橙色,加热至 60℃,反应 15 min。冷却至 25℃,抽滤,得浅橙色沉淀,干燥,称重并测定熔点(3,5－二氯磺胺的熔点:200～205℃)。

3. 注意事项

反应温度不宜过高。

(二)2,6－二氯苯胺的制备

1. 试剂与药品

本实验主要原料规格及用量见表 13-3。

表 13-3　2,6－二氯苯胺制备的主要原料规格及用量

名称	规格	分子量	投料量	物质的量	摩尔比
3,5－二氯磺胺	自制	241	4.8 g	0.02	1
硫酸	CP,72%	98	26.5 ml	0.34	17

2.实验操作

在 250 mL 圆底烧瓶中,加入 72%硫酸 26.5 mL 和 3,5－二氯磺胺 4.8 g,升温至 180℃左右,保持微微沸腾 2 h,反应液呈黑色,稍冷转入盛有水 100 mL 的 500 mL 圆底烧瓶中进行水蒸气蒸馏,收集瓶用水冷却,抽滤,室温干燥得白色固体,称重并测定熔点(2,6－二氯苯胺的熔点:39～40℃)。

3.注意事项

①注意反应加热至 180℃左右时,要保持微微沸腾。

②水蒸气蒸馏时控制好冷凝管中冷却水流大小,既要使馏出物冷却充分,又不使其固化阻塞冷凝管。

(三)2,6－二氯苯硫脲的制备

1.试剂与药品

本实验主要原料规格及用量见表 13-4。

表 13-4　2,6－二氯苯硫脲制备的主要原料规格及用量

名称	规格	分子量	投料量	物质的量	摩尔比
2,6－二氯苯胺	自制	162.02	5.5 g	0.034	1
苯甲酰氯	CP	140.57	4.9 g	0.035	1
硫代氰酸胺	CP	76.12	3.0 g	0.039	1.1

2.实验操作

在 250 mL 三角瓶中,加入干燥丙酮 40 mL 和 2,6－二氯苯胺 5.5 g,振摇溶解后倒入滴液漏斗备用。在装有电搅拌、温度计、回流冷凝器和滴液漏斗的 250 mL 三颈瓶中,加入干燥丙酮 60 mL 和硫代氰酸胺 3.0 g,搅拌至澄清后,由滴液漏斗缓缓滴加苯甲酰氯 4.9 g。加毕,搅拌下缓缓加入 2,6－二氯苯胺的丙酮溶液,之后回流反应 1 h,蒸馏回收一半量丙酮,搅拌下,将残留液倾入 450 mL 水中,搅拌至淡黄色沉淀物析出,稍静置后,抽滤。将滤饼加至 57 mL 10%氢氧化钠水溶液中,加热回流水解 6 h,抽滤,得淡黄色滤液,冷却下缓缓滴加盐酸,调 pH=5～6,析出大量白色沉淀,可酌情加适量水稀释,抽滤,用少量水洗,干燥。

将滤饼加入至适量氢氧化铵水溶液(15%～20%),使苯甲酸成盐溶解,抽滤,水洗,干燥,得白色或微黄色结晶固体,测定熔点。若熔点偏低,可用乙醇重结晶(2,6－二氯苯硫脲的熔点:158～159℃)。

3.注意事项

加入氢氧化铵水溶液后应充分搅拌均匀,以使苯甲酸全部成盐。

（四）可乐定的制备

1. 试剂与药品

本实验主要原料规格及用量见表 13-5。

表 13-5　可乐定制备的主要原料规格及用量

名称	规格	分子量	投料量	物质的量	摩尔比
2,6－二氯苯基硫脲	自制	221.11	8.0 g	0.036	1
碘甲烷	CP	141.94	4.0 g	0.028	1

2. 实验操作

在 100 mL 圆底烧瓶中，加入 2,6－二氯苯基硫脲 8.0 g、碘甲烷 4.0 g 和甲醇 38 mL，加热回流 2.5 h，冷却，减压蒸去甲醇得 2,6－二氯苯基－S－甲基硫脲氢碘酸盐固体，约 5.5 g，熔点 70℃。

将上述氢碘酸盐与过量 50% 的乙二胺混合，安装气体吸收装置（吸收反应中释放出的甲硫醇和氨气），反应物溶解后开动搅拌，在 140℃ 油浴中加热 1～1.5 h。将反应混合物溶于 75～80℃ 热醋酸中，得澄清溶液，保温搅拌下，用 5 mol/L 氢氧化钠水溶液碱化，析出沉淀，抽滤，水洗，干燥，得游离碱约 5.0 g，熔点 130℃。

将游离碱研细，溶于 30 倍量的乙醚中，过滤，除去不溶物，通入氯化氢气体，至醚液显酸性，过滤，用少量乙醚洗，抽滤，干燥，即得白色（或微黄色）结晶粉末。熔点 305℃，成盐收率约 95%。

3. 注意事项

①减压蒸除甲醇时，不宜蒸得太干，否则结块不易取出。

②环合时，当原料熔化后应注意搅拌，注意安装气体吸收器，使甲硫醇充分被吸收，同时，防止水倒吸入反应瓶中。

③醋酸要逐步加入。

④游离碱要充分研细，否则不易在醚中溶解。

⑤氯化氢产生速度不宜过快。

四、参考文献

[1]武引文,聂辉,颜廷仁,等. 可乐定合成工艺改进[J]. 中国医药工业杂志,1994,25:438.

[2]王书勤. 世界有机药物专利制备方法大全Ⅰ[M]. 北京:科学技术文献出版社,1996.

实验三　氯贝丁酯的合成

氯贝丁酯(Clofibrate)又名安妥明、冠心平,化学名称为 2－(4－氯苯氧基)－2－甲基丙酸乙酯。本品为无色或淡黄色油状液体,有特异臭味,能与乙醇、氯仿及石油醚等有机溶剂互溶,几乎不溶于水。本品是过氧化酶体增殖因子激活受体 α(PPAR－α)的激动剂,能够影响胆固醇和甘油三酯代谢,具有显著的降血脂作用,不良反应少,是较好的调血脂药物。

一、实验目的

1. 掌握氯贝丁酯的合成方法及其原理。
2. 了解相转移催化反应的原理及相转移催化剂的种类。

二、合成路线

三、实验步骤

(一)试剂与药品

本实验主要原料规格及用量见表 13-6。

表 13-6 对氯苯氧异丁酸的制备主要原料规格及用量

名称	规格	分子量	投料量	物质的量	摩尔比
对氯苯酚	CP	128.56	6.8 g	0.053	1
TEBA	自制	227.78	0.2 g	0.001	0.02
氯仿	CP	119.39	6.5 ml	0.082	1.5
氢氧化钠	CP,50%	40	25 ml	0.48	9
丙酮	CP	58.08	60 ml	0.82	15.5

(二)对氯苯氧异丁酸的制备

将对氯苯酚 6.8 g、丙酮 60 mL、50%(质量分数)氢氧化钠水溶液 25 mL 和三乙基苄基氯化铵(TEBA)0.2 g 加入至 250 mL 三颈瓶中。搅拌下滴加氯仿 6.5 mL,控制温度 30～40℃,加毕,待反应平稳后,加热回流 30 min。采用蒸馏装置回收丙酮,待温度升到 78℃,加水 40 mL 稀释,于 60℃用 18%盐酸调 pH ＝2,搅拌析出结晶,抽滤,用水洗 3 次,每次 8～10 mL,之后用甲苯 5 mL 洗一次,抽干,得对氯苯氧异丁酸。于 60℃干燥,称重并测定熔点(对氯苯氧异丁酸的熔点:117～119℃)。

(三)氯贝丁酯的制备

将对氯苯氧异丁酸 5.2 g (0.024 mol)、乙醇 32 mL 和浓硫酸 1.0 g 加入至 100 mL 圆底烧瓶中,回流 4 h,蒸出乙醇,将残留物加水稀释,用氯仿提取,碳酸钠水溶液洗涤,无水硫酸钠干燥,过滤,蒸出氯仿,减压蒸馏收集 148～150℃ /20 mmHg 的馏分,得氯贝丁酯。

（四）相转移催化剂三乙基苄基氯化铵（TEBA）的制备

1. 试剂与药品

本实验主要原料规格及用量见表 13-7。

表 13-7　TEBA 制备主要原料规格及用量

名称	规格	分子量	投料量	物质的量	摩尔比
三乙胺	CP	101.19	9 ml	0.065	1
氯化苄	CP	126.59	7.5 ml	0.065	1
丙　酮	CP	58	25 ml	—	—

2. 实验操作

在 100 mL 圆底烧瓶中,依次加入三乙胺 9 mL、丙酮 25 mL 和氯化苄 7.5 mL,加热回流 5 h,冷却至室温,抽滤,得白色固体,真空干燥。收率几乎定量。

3. 注意事项

无水操作,仪器要干燥。

四、参考文献

[1] 陈毅平. 相转移催化合成对氯苯氧异丁酸[J]. 中国医药工业杂志,2000,31:281.

[2] 谢岚,苏潮品. 对氯苯氧异丁酸合成工艺的改进[J]. 广东药学,1998,3:18.

[3] 许军,彭红,罗义生. 相转移催化合成对氯苯氧异丁酸条件的探讨[J]. 中国现代应用药学,1994,11:15CA. 1961(55):2468.

实验四　磺胺醋酰钠的合成

磺胺醋酰钠（Sodium sulfacetamide）又名乙酰磺胺钠,化学名为 $N-$（4-氨基苯基）磺酰基-乙酰胺钠。本品为短效磺胺类药物,因与对氨基苯甲酸竞争细菌的二氢叶酸合成酶,使细菌叶酸代谢受阻,具有广谱抑菌作用,临床用于治疗细菌性睑缘炎、结膜炎、角膜炎、泪囊炎及沙眼等眼部感染。

一、实验目的

1. 掌握通过控制 pH、温度等反应条件合成和纯化产物的方法。

2. 掌握磺胺类药物的理化性质。

二、合成路线

$$H_2N-\!\!\!\bigcirc\!\!\!-SO_2NH_2 + (CH_3CO)_2O \xrightarrow[pH\ 12-13]{NaOH} H_2N-\!\!\!\bigcirc\!\!\!-SO_2NCOCH_3$$
$$\underset{Na}{}$$

$$\xrightarrow[pH\ 4-5]{HCl} H_2N-\!\!\!\bigcirc\!\!\!-SO_2NHCOCH_3 \xrightarrow[pH\ 12-13]{NaOH} H_2N-\!\!\!\bigcirc\!\!\!-SO_2NCOCH_3$$
$$\underset{Na}{}$$

三、实验步骤

(一)磺胺醋酰的制备

1.试剂与药品

本实验主要原料规格及用量见表 13-8。

表 13-8　磺胺醋酰制备的主要原料规格及用量

名称	规格	分子量	投料量	物质的量	摩尔比
磺胺	CP	172.22	34.4 g	0.20	1
醋酐	CP	102.09	27.2 ml	0.58	1.45
氢氧化钠	CP,77%	40	25 ml	—	—
	CP, 22.5%	40	44 ml	—	—

2.实验操作

在装有搅拌、温度计和回流冷凝器的 250 mL 三颈瓶中,加入磺胺 34.4 g 及 22.5%的氢氧化钠水溶液 44 mL,开动电搅拌,电热套加热至 50℃ 左右,待原料溶解后,加入醋酐 7.2 mL 和 77%的氢氧化钠液 5 mL,随后,每隔 5 min 将剩余量醋酐(20 mL)和氢氧化钠液 (20 mL)分次交替加入,每次各 4 mL,加料期间反应维持在 40～50℃,加毕,继续保温搅拌反应 30 min。反应后,将反应液倾入 250 mL 烧杯中,加水 40 mL 稀释,用盐酸调 pH=7,于冷水浴中放置 1～2 h,冷却析出固体,抽滤,弃去滤饼,滤液用盐酸调 pH=4～5,抽滤。用 3 倍量 10%的盐酸溶解滤饼,充分搅拌 30 min,溶解完全,抽滤,滤液加少量活性炭脱色,再用 40%的氢氧化钠溶液调 pH=5,析出磺胺醋酰,抽滤,红外灯下干燥得产品,称重并测定熔点 (磺胺醋酰的熔点:179～184℃)。

(二)磺胺醋酰钠的制备

将 M g 干燥的磺胺醋酰投入到 250 mL 的三颈瓶中,搅拌下加入含 3% NaOH 的无水乙醇溶液 V=6.5×M mL,室温搅拌 30 min,冷却析晶,抽滤,压干(注意抹平滤饼裂隙),干燥,得磺胺醋酰钠。

磺胺醋酰钠制备的主要原料规格及用量见表 13-9。

表 13-9 磺胺醋酰钠制备的主要原料规格及用量

名称	规格	分子量	投料量	物质的量	摩尔比
磺胺醋酰	自制	214.24	M g		1
氢氧化钠	3% 无水乙醇溶液	40	$6.5×M$ mL		1.04
磺胺醋酰钠	自制	236.23			

四、参考实验方法

(一)磺胺醋酰的制备

在装有搅拌、温度计和回流冷凝器的 250 mL 三颈瓶中,投入磺胺 26.0 g 及 22.5% 的氢氧化钠 33 mL,开动电搅拌于水浴上加热至 50~55℃,待物料溶解后加醋酐 7.5 mL 和 5 滴吡啶,5 min 后加 77% 的氢氧化钠液 4.5 mL,随后,每隔 5 min 将剩余量醋酐(10 mL)和氢氧化钠液(10 mL)分次交替加入,每次各 2 mL,加料期间反应维持在 50~55℃,加料毕,继续保温搅拌 30 min。然后,将反应液倾入 250 mL 烧杯中,加 30 mL 水稀释,用浓盐酸调 pH=7,于水浴中放置 1~2 h,抽滤弃去固体。滤液用浓盐酸调 pH=4~5,抽滤。用 3 倍量的 10% 盐酸溶解滤饼,放置 30 min,使溶解完全,抽滤,滤液加少量活性炭脱色,再用 40% 的氢氧化钠溶液调 pH=5,析出磺胺醋酰,抽滤,红外灯下干燥得精品 22.5 g,收率 69%。熔点 179~184℃。如产品熔点不合格,可用热水(1:12)精制。

(二)磺胺醋酰钠的制备

将磺胺醋酰 10.7 g 投入到 100 mL 的烧杯中,取 5% 氢氧化钠的乙醇溶液 40 mL 倒入烧杯中,室温搅拌至固体溶解,在水浴中蒸去乙醇,析出结晶干燥得磺胺醋酰钠 11.6 g,收率 98.3%。

(三)相转移催化法制备磺胺醋酰

在装有搅拌、温度计和回流冷凝器的 100 mL 三颈瓶中,加入磺胺 3.5 g 及 31% 的氢氧化钠水溶液 3.2 mL,搅拌下,于水浴上加热至 50℃左右,待物料溶解后加入 TEBA 0.2 g,逐滴加入醋酐 0.72 mL 和 77% 的氢氧化钠液 0.5 mL,随后,每隔 5 min 将剩余量醋酐(2 mL)和氢氧化钠液(2 mL)分次交替加入,每次各 0.4 mL,加料期间反应液维持在 40~50℃,加料毕,继续保温搅拌反应 30 min。反应后,将反应液倾入 100 mL 烧杯中,加水 4 mL 稀释,用浓盐酸调 pH=7,于水浴中放置 1~2 h,冷却析出固体,抽滤弃去固体。滤液用浓盐酸调 pH=4~5,抽滤。用 3 倍量的 10% 盐酸溶解滤饼,放置 30 min,使溶解完全,滤去不溶物,滤液加少量活性炭脱色,再用 40% 的氢氧化钠溶液调 pH=5,析出磺胺醋酰,抽滤干燥,得产品 2.7 g,收率 63.5%,熔点 179~184℃。

五、思考题

1.磺胺类药物有哪些性质?

2. 酰化液处理过程中，pH＝7 时析出的固体是什么？pH＝5 时析出的固体是什么？在 10％的盐酸中不溶物是什么？为什么？

3. 反应过程中碱性过强，其结果是磺胺较多，磺胺醋酰次之，磺胺双醋酰较少；碱性过弱，其结果是磺胺双醋酰较多，磺胺醋酰次之，磺胺较少，为什么？

六、参考文献

[1] 孙铁民. 药物化学实验[M]. 北京：中国医药科技出版社，2008.

[2] 尤启东. 药物化学实验与指导[M]. 北京：中国医药科技出版社，2008.

[3] 王淑月，张二巧，袁志法. 磺胺醋酰合成技术研究[J]. 河北科技大学学报，2005，26：124.

[4] 何黎琴，完茂林. 磺胺醋酰合成路线改进[J]. 安徽化工，2003，122：16.

[5] Smith C L, Powell K R. Review of the sulfonamides and trimethoprim[J]. Pediatrics in review/American Academy of Pediatrics，2000，21：368.

[6] Bhat M A, Imran M, Khan S A, et al. Biological activities of sulfonamides[J]. Indian Journal of Pharmaceutical Sciences，2005，67：151.

实验五　硝苯地平的合成

硝苯地平(Nifedipine)又名硝苯吡啶、心痛定，化学名为 2,6－二甲基－4－（2－硝基苯基）－1,4－二氢－3,5－吡啶二甲酸二甲酯。硝苯地平于 1969 年由德国拜耳公司研制成功，是第一个二氢吡啶类的钙通道阻滞剂，可抑制心肌和血管平滑肌细胞 Ca^{2+} 内流，能松弛血管平滑肌，使外周血管阻力降低，血压下降，心肌耗氧量降低，同时能扩张冠状动脉，缓解冠脉痉挛，并能增加冠脉流量，增加心肌供氧量。用于治疗心绞痛、高血压等疾病，因具有作用强和不良反应小的特点，多年来一直是临床上治疗高血压的一线用药。

一、实验目的

1. 掌握硝苯地平的合成方法。
2. 了解 Hantzsch 反应原理。

二、合成路线及反应机理

反应机理：

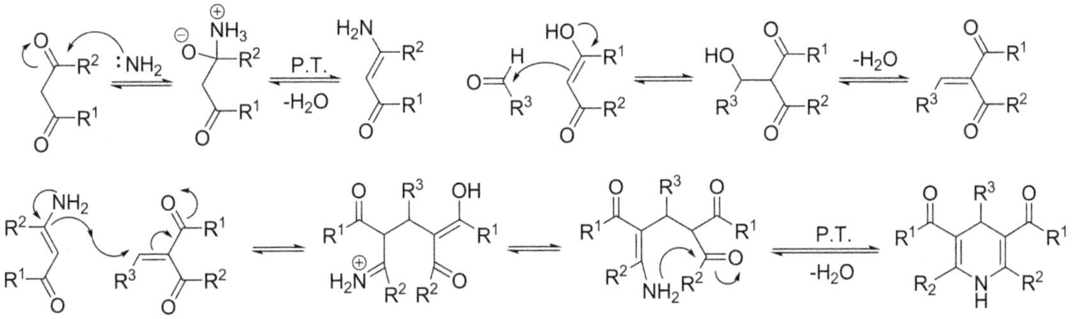

三、实验步骤

1.试剂与药品

本实验主要原料规格及用量见表 13-10。

表 13-10　硝苯地平制备的主要原料规格及用量

名称	规格	分子量	投料量	物质的量	摩尔比
邻硝基苯甲醛	CP	151.12	5.0 g	0.033	1
乙酰乙酸乙酯	CP	130.15	9 mL	0.071	2.2
氨饱和甲醇溶液	自制	—	30 mL	—	—

2.实验操作

依次将邻硝基苯甲醛 5.0 g、乙酰乙酸乙酯 9 mL 和氨饱和甲醇溶液 30 mL 加入 100 mL 圆底烧瓶中，油浴加热回流 5 h，然后蒸出甲醇，至结晶析出，抽滤，用 95%乙醇 20 mL 洗涤，干燥，得黄色结晶性粉末，称重，计算收率。粗品以 95%乙醇(5 mL/g)重结晶，干燥，称重，计算收率并测熔点。

3.鉴别(2010 版药典)

(1)取本品约 25 mg，加丙酮 1 mL 溶解，加 20%氢氧化钠溶液 3～5 滴，振摇，溶液显橙红色。

(2)取本品适量，加三氯甲烷 2 mL 使溶解，加无水乙醇制成每 1 mL 约含 15 g 的溶液，照紫外—可见光分光光度法测定，在 237 nm 的波长处有最大吸收，在 320～355 nm 的波长处有较大的宽幅吸收。

(3)本品的红外光吸收图谱应与对照的图谱一致。

四、参考文献

[1]孙铁民. 药物化学实验[M] 北京：中国医药科技出版社，2008.

[2] László K，Barbara C. Strategic Applications of Named Reactions in Organic Synthesis[J]. Elsevier Academic Press，2005，194.

实验六　桂皮酰哌啶的合成

桂皮酰哌啶(1－Cinnamol piperidide)为新型抗癫痫药—抗癫灵的衍生物,药理实验证实,它在小于半数中毒量(TD$_{50}$)的剂量(140 mg/kg)下能100％对抗最大电流休克惊厥,抗惊厥作用超过抗癫灵,并具有广谱抗惊厥的作用。本品为白色针状结晶,熔点122℃,溶于热乙醇、热水及苯。

一、实验目的

1. 了解新型抗癫痫药—桂皮酰哌啶的性质、用途及构效关系。
2. 掌握反应原理及各种试剂的理化性质。

二、合成路线

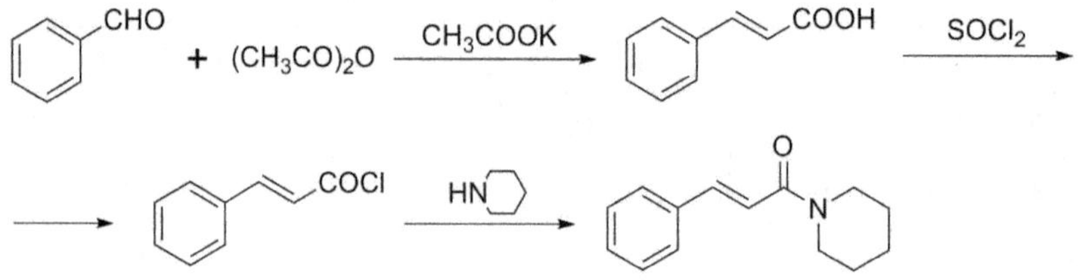

三、实验步骤

(一)桂皮酸的制备

(1)配料比(重量比):

苯甲醛∶醋酐∶醋酸钾＝1∶1.43∶0.6。

在装有电搅拌、空气冷凝器(顶端附有氯化钙干燥管)的500 mL三颈瓶中,加入苯甲醛20.0 g、醋酐28 mL和新熔过的无水醋酸钾12.0 g,电热套加热回流,维持内温150℃反应1.5 h,然后升温至内温160～170℃再反应3 h,反应结束倒入125 mL热水,用碳酸钠固体调pH＝8,进行水蒸气蒸馏,除尽未反应的苯甲醛。加入活性炭煮沸5 min,热滤,用盐酸调pH＝2,冷却,抽滤,干燥,得粗品,用稀乙醇(V$_{水}$∶V$_{95\%乙醇}$＝3∶1)重结晶,得桂皮酸纯品(桂皮酸的熔点:131.5～132 ℃)。

(2)注意事项:

①无水操作是本反应的关键,无水醋酸钾必须新熔,将含水醋酸钾在蒸发皿中加热,先在自身的结晶水中熔化以后水分蒸发,再结成固体,加热使固体熔化并不断搅拌片刻,趁热倒在乳钵中,研碎置干燥器中备用。

②苯甲醛、醋酐必须重蒸。

(二)桂皮酰哌啶的制备

(1)配料比(重量比):

桂皮酸：氯化亚砜：无水苯：N,N－二甲基甲酰胺：六氢吡啶＝1：0.89：19.04：0.16：1.15。

在装有电搅拌和回流冷凝器(顶端附有氯化钙干燥管的气体吸收装置)的 500 mL 三颈瓶中,加入干燥桂皮酸 7.4 g,3/8 量的苯和氯化亚砜,最后加入二甲基甲酰胺(DMF),水浴加热回流,至无氯化氢气发生停止加热,改换成蒸馏装置,在水浴加热回收苯,得桂皮酰氯的结晶或糖浆状物(熔点 36℃)。

将桂皮酰氯用剩余量的苯温热溶解,分次加入六氢吡啶,充分振摇,密闭室温放置 12 h,抽滤将哌啶酸盐沉淀除去,滤液用水洗两次,10%盐酸洗至酸性,用饱和碳酸钠溶液洗至微碱性,再用水洗一次到中性,用无水硫酸钠干燥,过滤,在减压下蒸除苯,趁热把产物倒入乳钵,固化,干燥,得桂皮酰哌啶粗品。用 95%乙醇重结晶,即得纯品(桂皮酰哌啶的熔点:122℃)。

(2)注意事项:

①氯化亚砜容易吸水变质,用前需重蒸,取沸点为 75～75.5℃馏分。

②六氢吡啶若为工业品也需重蒸。

③两步反应都需在无水条件下反应,氯化反应加少量 DMF 可起催化作用。

四、思考题

1.用水蒸气蒸馏法分离苯甲醛的原理是什么? 在什么情况下用水蒸气蒸馏操作?

2.Perkin 反应为什么必须在无水条件下进行? 醋酸钾为什么要新鲜熔融? 能否用其他试剂代替醋酸钾? 若要想提高收率你打算采取什么措施?

3.为什么要将苯甲醛、醋酐重蒸? 它们可能含有什么杂质? 反应有何不利?

4.从羧酸制备酰氯有哪些方法? 选用氯化亚砜有什么优点?

5.工业品六氢吡啶为什么要重蒸? 若正常沸点物少应如何处理?(哌啶是由吡啶催化氢化制得)。

6.氯化后蒸出的苯中含有哪些杂质? 你如何将苯处理回收?

五、参考文献

[1]Chester J C, Clayton S S. The action of halgens on ,－unsaturated ureides[J]. Journal of American Chemical Society,1941,63:996.

[2]张群英,袁孝友,吴培云.桂皮酰哌啶的合成路线改进[J].安徽化工,2006,06.

实验七　对羟基苯乙酮的合成

茵陈(Arotemisia Scoporia)是具有清热利湿、治疗肝胆疾病的一种中药。经研究发现,它的有效成分之一为对羟基苯乙酮(p－Hydroxyacetophenone)。对羟基苯乙酮的合成是以苯酚为原料,将其乙酰化生成乙酸苯酯。酚酯中的酰基在三氯化铝存在下加热,酰基可重排到邻位或对位,得对或邻羟基苯乙酮,这种重排称为傅瑞斯(Fries)重排。邻、对位产物的比例与温度有关,低温有利于对位,高温有利于邻位。

一、实验目的

1.掌握制备对羟基苯乙酮的反应原理。

2.进一步巩固无水操作。

二、反应原理

三、实验步骤

(一)醋酸苯酯的制备

1.试剂与药品

本实验主要原料规格及用量见表13-11。

表 13-11 醋酸苯酯制备的主要原料规格及用量

名称	规格	分子量	投料量	物质的量	摩尔比
苯酚	CP	94.11	12.0 g	0.13	1
醋酐	CP	102.09	16.5 g	0.16	1.2

2.实验操作

将苯酚 12.0 g 溶解在 10% 的氢氧化钠水溶液 80 mL 中,先后加入碎冰 88.0 g 和醋酐 16.5 g,猛烈振摇反应容器约 5 min,反应液乳化,生成醋酸苯酯。将反应混合液倾入分液漏斗中,加入四氯化碳 10 mL,弃去水层,用稀碳酸钠或碳酸氢钠溶液洗涤有机层。将底层的四氯化碳溶液转至锥形瓶中,用无水硫酸镁或无水氯化钙干燥。蒸馏收集 193~197℃馏分。

(二)对羟基苯乙酮的制备

1.试剂与药品

本实验主要原料规格及用量见表13-12。

表 13-12 对羟基苯乙酮制备的主要原料规格及用量

名称	规格	分子量	投料量	物质的量	摩尔比
醋酸苯酯	自制	136.15	7.5 g	0.055	1
三氯化铝	CP	133.34	12.0 g	0.090	1.6

2.实验操作

将醋酸苯酯 7.5 g 和硝基苯 23.0 g 加入三颈瓶中,在搅拌下分次加入无水三氯化铝 12.0 g,反应放热,反应液由黄色变为棕黄色之后为棕色,加毕,控制温度在 60±2℃反应 2 h。冷却,倾入冰水中。用 6 mol/L 盐酸酸化至水溶液澄清,分出硝基苯层。用 5%～10% 的氢氧化钾水溶液中和至微酸性或中性时,移至 500 mL 三颈瓶中,进行水蒸气蒸馏,至硝基苯蒸净为止。水层先后用氯仿 10 mL、8 mL、8 mL 萃取,合并氯仿溶液,用无水硫酸钠干燥。回收氯仿后即得粗品。用水重结晶,得干燥的纯品,测定熔点(对羟基苯乙酮的熔点: 107～109℃)。

四、参考文献

[1]鲍继明,戴淑昌.对羟基苯乙酮的合成[J].合成化学,2002,10:281.

[2]卢秀桂.对羟基苯乙酮合成反应的改进[J].军事医学科学院院刊,1987,2:151.

实验八　某药物的合成

本实验目的是培养药学专业学生的综合与创新能力。在基本技能训练的基础上,强化综合技能训练和综合设计实验,既是培养学生综合运用所学知识,解决实验问题能力的过程,也是培养学生创新思维途径。将有机化学与药物化学实验融合为综合性、设计性实验,学生可以在规定范围内自选实验题目。要求从文献查阅开始,经过合成路线的设计、实验方法可行性分析,到实验内容的实施,由学生独立完成,最后写出实验报告,经指导教师批阅后,再返还给学生,以培养学生综合运用多学科知识和技术解决实际问题的能力。

一、可选择的药物

VB$_6$ 衍生物,尼群地平,普鲁卡因,贝诺酯,诺氟沙星。

二、具体要求

在药物化学实验课程开始后第 2 周,每两个同学为一组,选择一个题目,报告教研室,由教研室统一安排指导教师。然后由指导教师制订具体实施计划,安排实验时间,与技术室老师协调后进行实验(包括准备工作)。

每个同学的实验目的要明确,制订完整的实验计划(包括实验名称、实验目的、实验原理、实验步骤及实验方法等),经指导老师批准后,提前 2 周将实验所需仪器和药品(要注明药品规格、仪器规格和药品的用量)列好清单交技术室老师,做好各项准备工作后,如期进行实验。按要求写出实验报告,教研室组织总结讨论会。

第十四章　药物分析实验

实验一　葡萄糖一般杂质检查

一、实验目的

1. 通过对葡萄糖的分析,掌握药物一般杂质检查的原理和意义。
2. 熟悉一般杂质检查的操作方法。
3. 掌握药品中一般杂质检查的限量计算。

二、实验原理

1. 氯化物

药物中的微量氯化物在硝酸酸性条件下与硝酸银反应,生成氯化银胶体微粒而显白色浑浊,与一定量的标准氯化钠溶液在相同条件下产生的氯化银浑浊程度比较,判定供试品中氯化物是否符合限量规定。

2. 硫酸盐

药物中的微量的硫酸盐在稀盐酸酸性条件下与氯化钡反应,生成硫酸钡微粒显白色浑浊,与一定量标准硫酸钾溶液在相同条件下产生的硫酸钡浑浊程度比较,判定供试品中硫酸盐是否符合限量规定。

3. 铁盐

在盐酸酸性溶液中与硫氰酸盐作用生成红色可溶性的硫氰酸铁配离子,与一定量标准铁溶液用同法处理后进行比色,判定供试品中铁盐是否符合限量规定。

4. 重金属

该试验采用硫代乙酰胺法,本法适用于溶于水、稀酸和乙醇的药物,为最常用的方法,其原理为硫代乙酰胺在弱酸性条件下水解,产生硫化氢,与重金属离子生成黄色到棕黑色的硫化物混悬液,与一定量标准铅溶液经同法处理所呈颜色比较,判定供试品中重金属是否符合限量规定。

5. 砷盐检查

本试验采用古蔡氏法,该法原理为金属锌与酸作用产生新生态的氢,与药物中微量砷盐反应生成具挥发性的砷化氢,遇溴化汞试纸,产生黄色与棕色的砷斑,与一定量标准砷溶液所生成的砷斑比较,判断供试品中砷盐是否符合限量规定。

三、仪器与试药

电子天平、葡萄糖、各种试剂、纳氏比色管及检砷器等。

四、实验步骤

1. 氯化物

取本品 0.60 g,加水溶解使成 25 mL(如显碱性,可滴加硝酸使遇石蕊试纸显中性反应),再加稀硝酸 10 mL,溶液如不澄清,滤过,置 50 mL 纳氏比色管中,加水适量使成约 40 mL,摇匀,即得供试品溶液。加硝酸银试液 1.0 mL,用水稀释使成 50 mL,摇匀,在暗处放置 5 min。如发生浑浊,与标准氯化钠溶液一定量制成的对照液[取标准氯化钠溶液(10 μg Cl/mL)6.0 mL,置 50 mL 纳氏比色管中,加稀硝酸 10 mL,加水稀释使成约 40 mL。加硝酸银试液 1 mL,再加水适量使成 50 mL,摇匀,在暗处放置 5 min]比较,不得更浓(0.01%)。

2. 硫酸盐

取本品 2.0 g,加水溶解使成 40 mL(如显碱性,可滴加盐酸使遇石蕊试纸显中性反应)。溶液如不澄清,滤过置 50 mL 纳氏比色管中,加稀盐酸 2 mL,加 25%氯化钡溶液 5 mL,加水稀释使成 50 mL,摇匀,放置 10 min,如发生浑浊,与对照液[取标准硫酸钾(100 μg SO$_4$/mL)溶液 2 mL,置 50 mL 纳氏比色管中,加水稀释使成 40 mL,加稀盐酸 2 mL,加 25%氯化钡溶液 5 mL,加水稀释使成 50 mL,摇匀,放置 10 min]比较,不得更浓(0.01%)。

3. 铁盐

取本品 2.0 g,加水 20 mL 溶解后,加硝酸 3 滴,缓缓煮沸 5 min,放冷,加水稀释使成 45 mL,加 30%硫氰酸铵溶液(30→100)3 mL,摇匀,如显色,与标准铁溶液(10 μg Fe/mL)2.0 mL,用同一方法制成的对照液比较,不得更深(0.001%)。

4. 重金属

取 25 mL 纳氏比色管两支。一管加标准铅溶液(10 μg Pb/mL)2.0 mL,醋酸盐缓冲液 2 mL,加水至 25 mL;另一管取本品 4.0 g,加水 23 mL 溶解,加醋酸盐缓冲液 2 mL。两管各加硫代乙酰胺试液各 2 mL。摇匀,放置 2 min。同置白纸上,自上面透视,供试液显出的颜色不得更深。含重金属不得过百万分之五(5 ppm)。

5. 砷盐

取本品 2.0 g,置检砷瓶中,加水 5 mL 溶解后,加稀硫酸 5 mL 与溴化钾—溴试液 0.5 mL,置水浴上加热约 20 min,使保持稍过量的溴存在,必要时,再补加溴化钾—溴试液适量,并随时补充蒸发的水分,放冷。加盐酸 5 mL 与水适量使成 28 mL。加碘化钾试液 5 mL 及酸性氯化亚锡试液 5 滴,在室温放置 10 min 后,加锌粒 2 g。迅速将瓶塞塞紧(瓶塞上已安装好装有醋酸铅棉花及溴化汞试纸的检砷管),并将检砷瓶置 25~40℃水浴中,反应 45

min,取出溴化汞试纸,将生成的砷斑与标准砷溶液(1 μg As/mL)一定量制成的标准砷斑比较,颜色不得更深。含砷量不得过百万分之一(1 ppm)。

标准砷斑的制备:精密吸取标准砷溶液 2 mL,置另一检砷瓶中,加盐酸 5 mL 及水 21 mL,照上述方法,自"加碘化钾试液 5 mL……"起依法操作,即得。

五、注意事项

1. 在 pH=3.5 时,PbS 沉淀较完全。

2. 氯化亚锡与锌作用,在锌粒表面形成锌锡齐,起去极化作用,从而使氢气均匀而连续发生。

3. 如使用锌粒较大时,用量应酌情增加。

六、思考题

1. 葡萄糖杂质检查是根据什么原则制定的？目的何在？

2. 什么叫杂质限量？如何计算？

3. 比色比浊操作应遵循的原则是什么？

4. 根据样品的取用量、杂质限量及标准砷溶液的浓度,计算标准砷溶液的取用量。

实验二　滴定分析法测定药物的含量

一、实验目的

1. 掌握阿司匹林含量测定的原理和方法。

2. 掌握用碘量法测定维生素 C 注射液含量的原理方法及其操作条件。

二、实验原理

1. 阿司匹林结构中有游离羧基,可采用酸碱滴定法进行含量测定,以氢氧化钠滴定液滴定,根据消耗滴定液的体积,即可计算阿司匹林的量。

2. 维生素 C 在醋酸酸性条件下,可被碘定量氧化。根据消耗碘滴定液的体积,即可计算维生素 C 的含量。

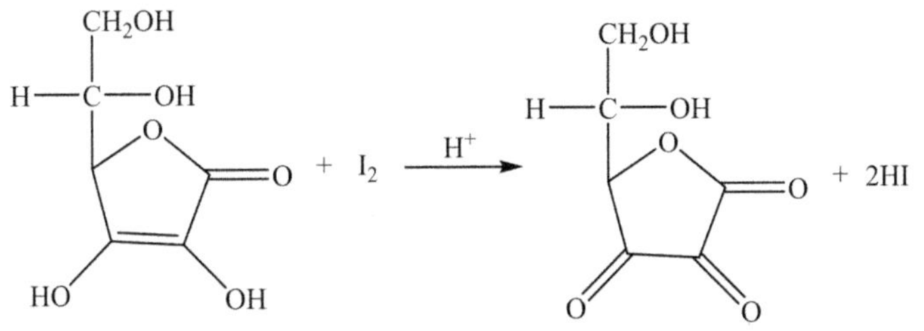

三、仪器与试药

滴定管、三角瓶、阿司匹林及维生素 C 注射液等。

四、实验步骤

1. 阿司匹林的含量测定

取本品约 0.4 g,精密称定,加中性乙醇(对酚酞指示液显中性)20 mL 溶解后,加酚酞指示液 3 滴,用氢氧化钠滴定液(0.1 mol/L)滴定。每 1 mL 的氢氧化钠滴定液(0.1 mol/L)相当于 18.02 mg 的 $C_9H_8O_4$。

2. 碘量法测定维生素 C 注射液的含量

精密量取本品适量(约相当于维生素 C 0.2 g),加水 15 mL 与丙酮 2 mL,摇匀,放置 5 min,加稀醋酸 4 mL 与淀粉指示液 1mL,用碘滴定液(0.05 mol/L)滴定,至溶液显蓝色并持续 30 s 不褪。每 1 mL 碘滴定液(0.05 mol/L)相当于 8.806 mg 的 $C_6H_8O_6$。

五、注意事项

实验"2"中加入稀醋酸 10 mL 使滴定在酸性条件下进行。因在酸性介质中维生素 C 受空气中氧的氧化速度减慢,但样品溶于稀醋酸后仍需立即进行滴定。

六、思考题

1. 哪些容量分析实验中需要做空白试验校正?
2. 本实验中应注意的问题有哪些?
3. 滴定分析法如何计算含量?

实验三　三黄片的薄层色谱法鉴别

一、实验目的

掌握薄层色谱法在中药化学成分鉴别中的应用。

二、实验原理

薄层色谱法不需要特殊的仪器,操作简便,有多种专属的检出方法及丰富的文献资料,是目前中药制剂中应用最多的鉴别方法。常用对照药材或有效成分作对照。鉴别时取供试品溶液、对照品溶液或对照药材主斑点相对应的斑点进行比较。

三、仪器与试药

三黄片处方	大黄	300g
	盐酸小檗碱	5g
	黄芩浸膏	21g(相当于黄芩苷 15g)
	制成	1 000 片

四、实验步骤

1.盐酸小檗碱和黄芩苷的鉴别

取本品 5 片,除去包衣,研细,取 0.25 g 加甲醇 5 mL,超声处理 5 min,滤过,滤液作为供试品溶液。另取盐酸小檗碱对照品,加甲醇制成每 1 mL 含 0.2 mg 的溶液;再取黄芩苷对照品,加甲醇制成每 1 mL 含 1 mg 的溶液,作为对照品溶液。照薄层色谱法试验,吸取上述三种溶液各 3～5μL,分别点于同一硅胶 GF254 薄层板上,以乙酸乙酯－丁酮－甲酸－水(10∶7∶1∶1)为展开剂,展开,取出,晾干,分别在紫外光灯(365 nm)和紫外光灯(254 nm)下检视。供试品色谱中,在与盐酸小檗碱对照品色谱相应的位置上,紫外光(365 nm)下显相同颜色的荧光斑点;在与黄芩苷对照品色谱相应的位置上,紫外光(254 nm)下显相同颜色的斑点。

2.大黄药材、大黄酚和大黄素的鉴别

取"4.1"项下的供试品溶液作为供试品溶液。另取大黄对照药材 0.2 g,加甲醇 3 mL,超声处理 5 min,取上清液作为对照药材溶液。再取大黄酚、大黄素对照品,分别加甲醇制成每 1 mL 中各含 0.5 mg 的溶液,作为对照品溶液。照薄层色谱法试验,吸取上述四种溶液各 5 μL,分别点于同一硅胶 G 薄层板上,以环己烷－乙酸乙酯－甲酸(12∶3∶0.1)为展开剂,展开,取出,晾干,置紫外光灯(365 nm)下检视。供试品色谱中,在与对照药材和对照品色谱相应的位置上,显相同颜色的荧光斑点。

五、注意事项

1.除包衣时,可先采用无水乙醇湿润,用纱布擦去或用刀片刮去包衣,只留下棕色的片芯。

2.点样斑点应尽可能小。

3.展距一般 10 cm 以上较好。

六、思考题

中药成分复杂,如何保证所建立的薄层色谱鉴别方法的专属性?

实验四 酸性染料比色法测定硫酸阿托品注射液中硫酸阿托品

一、实验目的

掌握酸性染料比色法的基本原理和操作方法。

二、实验原理

适当的 pH 介质中，碱性药物可与氢离子结合成阳离子，而一些酸性染料，可解离成阴离子。上述的阳离子与阴离子定量结合成有色络合物离子对，可以定量地被有机溶剂提取，在一定波长处测定该溶液有色离子对的吸收度，即可以计算出碱性药物的含量。

三、仪器与试药

紫外可见分光光度计及硫酸阿托品注射液。

四、实验步骤

1. 对照品溶液的制备

精密称取在 120℃干燥至恒重的硫酸阿托品对照品 25 mg，置 25 mL 量瓶中，加水溶解并稀释至刻度，摇匀。精密量取 5.0 mL，置 100 mL 量瓶中，加水稀释至刻度，即得（每 1 mL 中含硫酸阿托品 50 μg）。

2. 供试品溶液的制备

精密量取本品适量（约相当于硫酸阿托品 2.5 mg），置 50 mL 量瓶中，加水稀释至刻度，摇匀，即得。

3. 测定法

精密量取对照品溶液与供试品溶液各 2.0 mL，分别置预先精密加入三氯甲烷 10 mL 的分液漏斗中，各加溴甲酚绿溶液（取溴甲酚绿 50 mg 与邻苯二甲酸氢钾 1.021 g，加 0.2 mol/L NaOH 液 6.0 mL 使溶解。再加水稀释至 100 mL，摇匀，必要时滤过）2.0 mL，振摇提取 2 min 后，静置使分层，分取澄清的三氯甲烷液，移置 1 cm 吸收池中，以水 2.0 mL 按同法操作所得的氯仿液作为空白，在 420 nm 的波长处分别测定吸光度。计算，并将结果与 1.027 相乘，即得供试品中含有 $(C_{17}H_{23}NO_3)_2H_2SO_4 \cdot H_2O$ 的量。

本品为硫酸阿托品的灭菌水溶液，含硫酸阿托品 $[(C_{17}H_{23}NO_3)_2H_2SO_4 \cdot H_2O]$ 应为标示量的 90.0%～110.0%。

五、注意事项

1. 本实验所有溶液和试剂都应准确吸取。比色时应遵循平行的原则。

2. 振摇要充分,放置氯仿层澄明后才能分取。

3. 分液漏斗活塞处应涂甘油淀粉糊为润滑剂。

4. 甘油淀粉糊配制方法:可溶性淀粉 9g,加甘油 22g 混匀,加热至 100℃,保持 30min,不断搅拌至透明,冷却即可。

六、思考题

1. 酸性染料比色法测定生物碱类药物的基本原理是什么?

2. 影响测定的主要因素有哪些?

3. 所加试剂为何要精密量取?

实验五　紫外分光光度法测定维生素 AD 软胶囊中维生素 A

一、实验目的

掌握紫外分光光度法测定维生素 A 软胶囊中维生素 A 的基本原理、操作方法和要点。

二、实验原理

维生素 A 软胶囊是取维生素 A,加精炼食用植物油(在 0℃ 左右脱去固体脂肪)溶解并调整浓度后制成。每丸含维生素 A 应为标示量的 90.0%～120.0%。

维生素 A 分子中具有多烯共轭体系结构,在 325～328 nm 的波长范围内具有最大吸收,因此可利用分光光度法测定其在特定波长处的吸光度来计算含量,以单位表示,每单位相当于全反式维生素 A 醋酸酯 0.344 μg 或全反式维生素 A 醇 0.300 μg。由于维生素 A 软胶囊中含有稀释用油,维生素 A 原料中常混有其他杂质,包括其多种异构体、氧化降解产物、合成中间体及副产物等有关物质,而这些物质在紫外区也有吸收,以致在维生素 A 的最大吸收波长处测得的吸光度并非是维生素 A 独有的吸收,故采用本法测定,即在三个波长处测得吸光度后,在规定的条件下以校正公式进行校正,再进行计算,即可消除无关吸收的干扰,求得维生素 A 的真实含量。

三、仪器与试药

紫外分光光度计、环己烷、异丙醇、氢氧化钾、不含过氧化物的乙醚、甘油淀粉润滑剂、酚酞指示液、无水硫酸钠及维生素 A 软胶囊等。

甘油淀粉润滑剂:取甘油 22 g,加入可溶性淀粉 9 g,加热至 140 ℃,保持 30 min 并不断搅拌,放冷,即得。

不含过氧化物的乙醚:照麻醉乙醚项下的过氧化物检查,如不合于规定,可用 5% 硫代硫酸钠溶液振摇,静置,分取乙醚层,再用水振摇洗涤 1 次,重蒸,弃去首尾 5% 部分,馏出的乙醚再检查过氧化物,应符合规定。

四、实验步骤

取软胶囊 20 粒,剪开胶囊壳,用环己烷少量多次洗涤,至内容物全部洗出,合并洗液至 100 mL 量瓶,用环己烷稀释至刻度。精密量取上述溶液适量,用环己烷定量稀释制成每 1 mL 中含 9～15 IU 的溶液,照分光光度法测定其吸收峰的波长,并在表 14-1 各波长处测定吸光度,计算各吸光度与波长 328 nm 处吸光度的比值和波长 328 nm 处的 $E_{1cm}^{1\%}$ 值。

表 14-1　测定波长和吸收度比值

波长（nm）	300	316	328	340	360
吸光度比值	0.555	0.907	1.000	0.811	0.299

如果吸收峰波长在 326～329 nm 之间,且所测得各波长吸光度比值不超过表中规定的 ±0.02,可用下式计算含量:

每 1g 供试品中含维生素 A 的单位数 $= E_{1cm(328nm)}^{1\%} \times 1900$

如果吸收峰波长在 326～329 nm 之间,但所测得的各波长吸光度比值超过表中规定的 ±0.02,则按下式求出校正后的吸光度,然后再计算含量。

$$A_{328(校正)} = 3.25 \times (2A_{328} - A_{316} - A_{340})$$

如果在 328 nm 处的校正吸光度与未校正吸光度相差不超过 ±3%,则不用校正吸光度,仍以未经校正的吸光度计算含量。

如果校正吸光度与未校正吸光度相差在 -15% 至 -3% 之间,则以校正吸光度计算含量。

如果校正吸光度超过未校正吸光度的 -15% 或 +3%,或者吸收峰波长不在 326～329 nm 之间,则供试品须按下述方法测定:

精密称取供试品适量(约相当于维生素 A 总量 500 IU 以上重量不多于 2 g),置皂化瓶中,加乙醇 30 mL 与 50%(g/g)氢氧化钾溶液 3 mL,置水浴中煮沸回流 30min,冷却后,自冷凝管顶端加水 10 mL 冲洗冷凝管内部管壁,将皂化液移至分液漏斗中(分液漏斗活塞涂以甘油淀粉润滑剂)。皂化瓶用水 60～100 mL 分数次洗涤,洗液并入分液漏斗中,用不含过氧化物的乙醚振摇提取 4 次,每次振摇约 5 min,第一次 60 mL,以后各次 40 mL,合并乙醚液,用水洗涤数次,每次约 100 mL,洗涤应缓缓旋动,避免乳化,直至水层遇酚酞指示液不再显红色,乙醚液用铺有脱脂棉与无水硫酸钠的滤器滤过,滤器用乙醚洗涤,洗液与乙醚液合并,置 250 mL 量瓶中,用乙醚稀释至刻度,摇匀;精密量取适量,置蒸发皿内,微温挥去乙醚,迅速加异丙醇溶解并定量稀释制成每 1 mL 中含维生素 A 9～15 IU。照紫外分光光度法在 300 nm、310 nm、325 nm 与 334 nm4 个波长处测定吸光度,并测定吸收峰的波长。吸收峰的波长应在 323～327 nm 之间,且 300nm 波长处的吸光度与 325nm 波长处的吸光度的比值应不超过 0.73,按下式的计算校正吸收度:

$$A_{325(校正)} = 6.815A_{325} - 2.555A_{310} - 4.260A_{334}$$

每 1g 供试品中含维生素 A 的单位 $= E_{1cm(325nm,校正)}^{1\%} \times 1830$

如果校正吸光度在未校正吸光度的 97%～103% 以内,则仍以未经校正的吸光度计算含量。

如果吸收峰的波长不在 323～327nm 之间,或 300nm 波长处的吸光度与 325nm 波长处的吸光度的比值超过 0.73,表示供试品中杂质含量过高,应采用色谱法将未皂化部分纯化后再进行测定。

五、注意事项

1. 由于维生素 A 制剂中含有稀释用油和维生素 A 原料中混有的其他杂质,所测得的吸收度不是维生素 A 独有的吸收。在实验规定的条件下,非维生素 A 物质的无关吸收所引入的误差可以用校正公式校正,以便得到正确结果。

2. 校正公式采用三点法,除其中一点是在吸收峰波长处测得外其他两点分别在吸收峰两侧的波长处测定。因此,仪器波长若不够准确时,即会有较大误差,故在测定前,应校正仪器波长。

六、思考题

1. 计算式中 1900 和 1830 的物理含义是什么?如何导出的?
2. 采用紫外分光光度法测定药物含量时供试品溶液的浓度有何要求?

实验六　紫外分光光度法测定对乙酰氨基酚片的含量

一、实验目的

掌握紫外分光光度法中对照品比较法测定药物含量的基本原理及操作。

二、实验原理

$$c_X = \frac{A_X \times c_R}{A_R}$$

三、仪器与试药

T6 紫外分光光度计;对乙酰氨基酚片(0.5g/片),0.4% NaOH 溶液。

四、实验步骤

本品含对乙酰氨基酚($C_8H_9NO_2$)应为标示量的 95.0%～105.0%。

供试品溶液的制备:取本品 10 片,精密称定(求平均片重),研细,精密称取适量(约相当于对乙酰氨基酚 40 mg),置 250 mL 量瓶中,加 0.4%NaOH 溶解并稀释至刻度,摇匀,滤过。精密量取续滤液 5 mL,置 100 mL 量瓶中,加 0.4％ NaOH 溶液稀释至刻度,摇匀。

对照品溶液的制备:取对乙酰氨基酚对照品约 40 mg,精密称定,置 250 mL 量瓶中,加 0.4％ NaOH 溶解并稀释至刻度,摇匀,制成对乙酰氨基酚储备液。精密量取 0.5 mL,置 10 mL 量瓶中,加 0.4％ NaOH 溶液稀释至刻度,摇匀,即得。

测定:依分光光度法,以 0.4％ NaOH 溶液为参比,在 257 nm 波长处分别测定供试品溶液和对照品溶液的吸光度,计算,即得。

五、注意事项

1. 注意片粉的称重范围。
2. 为了使对乙酰氨基酚充分溶解,片粉可采用超声促进溶解。

六、思考题

1. 测定波长如何选择?
2. 测定溶液的浓度有何要求?
3. 选择测定溶剂时应考虑哪些问题?

实验七　HPLC 法测定头孢拉定胶囊的含量

一、实验目的

掌握高效液相色谱外标法测定药物的基本原理、操作及注意事项。

二、实验原理

高效液相色谱法具有分离、分析双重功能,头孢拉定在适当的色谱条件下可在色谱柱上得到分离。采用峰面积外标法,根据 $A_供/A_对 = C_供/C_对$ 计算其含量。

三、仪器与试药

高效液相色谱仪,C_{18} 柱;头孢拉定胶囊,色谱纯甲醇,重蒸水,冰醋酸,醋酸钠,头孢拉定,头孢氨苄对照品。

四、实验步骤

本品为头孢拉定的胶囊剂,含头孢拉定($C_{16}H_{19}N_3O_4S$)应为标示量的 90％～110.0％。

(一)色谱条件与系统适用性试验

用十八烷基硅烷键合硅胶为填充剂;水－甲醇－3.86％醋酸钠溶液－4％醋酸溶液(1 564∶400∶30∶6)为流动相;流速为 1.0 mL/min;检测波长为 254 nm。取头孢拉定对照品溶液 10 份和头孢氨苄对照品贮备液(0.4 mg/mL)1 份,混匀,取 10 μL 注入色谱仪测定,头孢拉定峰和头孢氨苄峰的分离度应符合规定。理论塔板数按头孢拉定峰计算应不低于 2500。

(二)对照品溶液的制备

取头孢拉定对照品适量(相当于头孢拉定约 3.5 mg),精密称定,置 25 mL 量瓶中,加水约 6 mL,置超声波浴中使溶解,再加流动相稀释至刻度,摇匀。

(三)测定法

取本品 10 粒或装量差异项下的内容物(计算内容物总重),混合均匀。精密称取细粉适量(约相当于头孢拉定 140 mg),置 100 mL 量瓶中,加流动相 70 mL,超声使头孢拉定溶解,再用流动相稀释至刻度,摇匀。精密量取 1 mL 至 10 mL 量瓶中,加流动相稀释并定容至刻度,用 0.45 μm 孔径的滤膜滤过。取续滤液 20 μL 注入液相色谱仪,记录色谱图。另取头孢拉定对照品溶液同法测定,按外标法以峰面积计算供试品中 $C_{16}H_{19}N_3O_4S$ 的含量。

五、注意事项

1.高效液相色谱法的流动相在不同的仪器上使用时得到的色谱图略有差异。因此,上述方法规定的流动相可能需要调整。

2.超声波提取过程中时常有发热现象,可加入少量冰块。

六、思考题

1.色谱条件与系统适用性试验中为何要确定头孢拉定峰和头孢氨苄峰的分离度?

2.什么是装量差异?

实验八　HPLC 法测定六味地黄丸(浓缩丸)中丹皮酚

一、实验目的

掌握高效液相色谱法外标法测定中药制剂中某指标成分的原理与方法。

二、实验原理

六味地黄丸是由熟地黄(120 g)、酒萸肉(60 g)、牡丹皮(45 g)、山药(60 g)、茯苓(45 g)和泽泻(45 g)六味中药组成的中药制剂,六味地黄丸(浓缩丸)的制备工艺为:牡丹皮用水蒸气蒸馏法提取挥发性成分,药渣与酒萸肉 20g、熟地黄、茯苓、泽泻加水煎煮二次,每次 2h,煎液滤过,滤液合并,浓缩成稠膏;山药与剩余酒萸肉粉碎成细粉,过筛,混匀,与上述稠膏和牡丹皮挥发性成分混匀,制丸,干燥,打光,即得。

本实验采用高效液相色谱法(HPLC)对制剂中牡丹皮(丹皮酚)进行定量测定。

三、仪器与试药

高效液相色谱仪，C_{18} 柱；六味地黄丸（浓缩丸），色谱纯甲醇，重蒸水，丹皮酚对照品。

四、实验步骤

1. 色谱条件与系统适用性试验

以十八烷基硅烷键合硅胶为填充剂；以甲醇－水（70∶30）为流动相；检测波长为 274 nm。理论板数按丹皮酚峰计算应不低于 3500。

2. 对照品溶液的制备

取丹皮酚对照品适量，精密称定，加甲醇制成每 1 mL 含 20 μg 的溶液，即得。

3. 供试品溶液的制备

取本品适量，研细，取约 0.4 g。精密称定，置具塞锥形瓶中，精密加入 50％甲醇 50 mL，密塞，称定重量，超声处理（功率 250 W，频率 33 kHz）30 min，放冷，再称定重量，用 50％甲醇补足减失的重量，摇匀，滤过，取续滤液，即得。

4. 测定法

分别精密吸取对照品溶液与供试品溶液各 10 μL，注入液相色谱仪，测定，即得。

本品每 1 g 含牡丹皮以丹皮酚（$C_9H_{10}O_3$）计，不得少于 1.8 mg。

五、注意事项

1. 50％甲醇 50 mL 需精密加入。

2. 注意超声处理后称重补重操作。

六、思考题

1. 中药及其制剂含量测定项目的选定原则是什么？

2. 中药制剂、中药材和化学药原料、化学药制剂的含量表示方法有什么差别？

实验九　HPLC 法测定血浆中二苯乙烯苷

一、实验目的

掌握高效液相色谱法测定血药浓度的基本操作，熟悉体内样品分析的一般步骤。

二、实验原理

二苯乙烯苷为何首乌药材中的主要有效成分。本实验是给予小鼠何首乌药材提取物后测定血浆中二苯乙烯苷的含量。血浆样本经沉淀蛋白净化后，即可直接测定其中二苯乙烯苷的含量。

三、仪器与试药

高效液相色谱仪,LG10－2.4A 型离心机,XW－80C 涡旋混合器;塑料离心管,微量取液器,1 mL 注射器,微孔滤膜;二苯乙烯苷对照品,色谱纯乙腈,色谱纯甲醇,分析纯甲酸、氯仿和乙醇,自制重蒸水。

四、实验步骤

1. 色谱条件

色谱柱 DIKMA(迪马公司)Diamonsil^{TM} C$_{18}$ 色谱柱(250×4.6 mm,5 μm)

流动相:乙腈－甲醇－1‰甲酸(15∶18∶67);

检测波长:320 nm;

流速:1.0 mL/min。

2. 对照品溶液的制备

取二苯乙烯苷对照品适量,精密称定,加甲醇制成每 1 mL 含 0.1 mg 的对照品储备液,再按倍数稀释法制成浓度分别为 25、20、15、10、5 μg/mL 的对照品溶液,即得。

3. 标准曲线的制备

取 5 份空白血浆 0.2 mL,分别加入上述不同浓度的对照品溶液 0.6 mL 沉淀蛋白,涡流混旋 10 s,以 12 000 r/min 离心 10 min,取上清液,滤膜过滤(0.45 μm),进样 20 μL,记录峰面积,以血浆浓度为横坐标,峰面积为纵坐标,绘制标准曲线。

4. 血浆样品的制备及测定

取含药血浆 0.2 mL,加 0.6 mL 甲醇沉淀蛋白,涡流混旋 10 s,以 3 000r/min 离心 10 min,取上清液,滤膜过滤(0.45 μm),进样 20 μL,记录峰面积,由标准曲线求得血浆中药物的浓度。

五、注意事项

1. 标准曲线制备与血浆样品的制备应平行,避光。
2. 应正确使用移液枪、离心机和涡旋混合器。

六、思考题

1. 生物样品的预处理方法有哪些?
2. 生物样品定量测定时,标准曲线是如何制备的?

实验十 阿司匹林肠溶片的鉴别、杂质检查和含量测定

一、实验目的

1. 掌握本实验中药物特殊杂质的来源和检查原理。

2. 掌握阿司匹林肠溶片含量测定的原理、操作和计算。

二、实验原理

1. 鉴别

阿司匹林加水煮沸使水解生成水杨酸后,可与三氯化铁试液反应显紫堇色。

2. 游离水杨酸检查

阿司匹林在生产过程或精制过程及贮藏期间易产生游离水杨酸,需加以控制。水杨酸可在弱酸性溶液中与高价铁盐生成紫堇色配位化合物,而阿司匹林结构中无游离酚羟基不发生该反应,根据此原理可采用对照法进行游离水杨酸限量控制。但由于供试品溶液制备过程中阿司匹林可发生水解产生新的游离水杨酸,故《中国药典》(2010 年版)改为 HPLC 法,采用 1% 冰醋酸甲醇溶液制备供试品溶液。

3. 含量测定

因阿司匹林片剂中除存在水解产物水杨酸及醋酸外,还有制剂工艺中添加的稳定剂酒石酸或枸橼酸。为消除这些酸性物质的干扰,《中国药典》(2005 年版)采用两步滴定法测定,即第一步中和制剂中的酸性水解产物和酸性稳定剂,第二步再采用水解后剩余滴定法测定。《中国药典》(2010 年版)则采用更为专属、快速的离子抑制-反相高效液相色谱法测定阿司匹林片剂的含量。

三、仪器与试药

比色管、滴定管、硫酸铁铵、氢氧化钠及硫酸等。

四、实验步骤

本品为阿司匹林肠溶包衣片,除去包衣后显白色,含阿司匹林($C_9H_8O_4$)应为标示量的 93.0%~107.0%。

1. 鉴别

取本品的细粉适量(约相当于阿司匹林 0.1 g),加水 10 mL,煮沸,放冷,加三氯化铁试液 1 滴,即显紫堇色。

2. 游离水杨酸检查

《中国药典》(2005 年版):取本品 5 片,研细,用乙醇 30 mL 分次研磨,并移入 100 mL 量

瓶中,充分振摇,用水稀释至刻度,摇匀,立即滤过,精密量取续滤液 2 mL,置 50 mL 纳氏比色管中,用水稀释至 50 mL,立即加新制的稀硫酸铁铵溶液(取 1 mol/L 盐酸溶液 1 mL,加硫酸铁铵指示液 2 mL 后再加水适量使成 100 mL)3 mL,摇匀,30 s 内如显色,与对照液(精密量取 0.01% 水杨酸溶液 4.5 mL,加乙醇 3 mL,0.05% 酒石酸溶液 1 mL,用水稀释至 50 mL,再加上述新制的稀硫酸铁铵溶液 3 mL,摇匀)比较,不得更深(1.5%)。

《中国药典》(2010 年版):取本品细粉适量(约相当于阿司匹林 0.1 g),精密称定,置 100 mL 量瓶中,加 1% 冰醋酸的甲醇溶液振摇使阿司匹林溶解,并稀释至刻度,摇匀,滤膜滤过,取续滤液为供试品溶液(临用新制);取水杨酸对照品约 15 mg,精密称定,置 50 mL 量瓶中,加 1% 冰醋酸的甲醇溶液溶解并稀释至刻度,摇匀,精密量取 5 mL,置 100 mL 量瓶中,用 1% 冰醋酸的甲醇溶液溶解并稀释至刻度,摇匀,作为对照品溶液。照高效液相色谱法《中国药典》(2010 版)附录 Ⅴ D 进行实验,用十八烷基硅烷键合硅胶为填充剂;以乙腈-四氢呋喃-冰醋酸-水(20∶5∶5∶70)为流动相;检测波长为 303 nm。理论板数按水杨酸峰计算不低于 5000,阿司匹林峰与水杨酸峰的分离度应符合要求。立即精密量取供试品溶液、对照品溶液各 10 μL,分别注入液相色谱仪,记录色谱图。供试品溶液色谱图中如有与水杨酸峰保留时间一致的色谱峰,按外标法以峰面积计算,不得过 1.5%。

3. 含量测定

(1)《中国药典》(2005 年版):两步滴定法。

取本品 10 片,研细,用中性乙醇 70 mL,分数次研磨,并移入 100 mL 量瓶中,充分振摇,再用水适量洗涤研钵数次,洗液合并于 100 mL 量瓶中,再用水稀释至刻度,摇匀,滤过,精密量取续滤液 10 mL(相当于阿司匹林 0.3 g),置锥形瓶中,加中性乙醇(对酚酞指示液显中性)20 mL,振摇,使阿司匹林溶解,加酚酞指示液 3 滴,滴加氢氧化钠滴定液(0.1 mol/L)至溶液显粉红色,再精密加氢氧化钠滴定液(0.1 mol/L)40 mL,置水浴上加热 15 min 并时时振摇,迅速放冷至室温,用硫酸滴定液(0.05 mol/L)滴定,并将滴定的结果用空白试验校正。每 1 mL 氢氧化钠滴定液(0.1 mol/L)相当于 18.02 mg 的 $C_9H_8O_{10}$。

(2)《中国药典》(2010 年版):高效液相色谱法。

色谱条件与系统适用性试验:用十八烷基硅烷键合硅胶为填充剂;以乙腈-四氢呋喃-冰醋酸-水(20∶5∶5∶70)为流动相;检测波长为 276 nm。理论板数按阿司匹林峰计算不低于 3000,阿司匹林峰与水杨酸峰的分离度应符合要求。

测定法:取本品 20 片,精密称定,充分研细,精密称取适量(约相当于阿司匹林 10 mg),置 100 mL 量瓶中,加 1% 冰醋酸甲醇溶液强烈振摇使阿司匹林溶解并稀释至刻度,滤膜滤过,精密量取续滤液 10 μL,注入液相色谱仪,记录色谱图;另取阿司匹林对照品,精密称定,加 1% 冰醋酸的甲醇溶液溶解并定量稀释制成每 1 mL 中含 0.1 mg 的溶液,同法测定。按外标法以峰面积计算,即得。

五、注意事项

1. 游离水杨酸检查时注意平行原则,同时防止阿司匹林的水解。

2.《中国药典》(2005 年版)中阿司匹林肠溶片的含量测定采用的是两步滴定法。

六、思考题

1.本试验中游离水杨酸检查时应注意哪些问题？为什么？

2.本试验的杂质限量是如何计算的？

3.用酸碱滴定法测定阿司匹林原料及其制剂的含量时,所用方法有何不同？为什么？

4.比较两版药典中阿司匹林肠溶片质量分析的变化。

实验十一　紫外分光光度法测定对乙酰氨基酚片的方法学验证

一、实验目的

1.掌握分析方法验证的效能指标内容和要求。

2.熟悉建立紫外分光光度分析方法的基本思路。

二、实验原理

由化学结构可知:对乙酰氨基酚在紫外区有吸收,因此根据比尔定律 $A = E_{1cm}^{1\%}CL$,可采用吸收系数法对其进行含量测定。

$$HO-\!\!\!\!\bigcirc\!\!\!\!-NHCOCH_3$$

三、仪器与试药

紫外分光光度计。对乙酰氨基酚片、0.4%氢氧化钠溶液。

四、实验步骤

1.供试品测定

取本品 10 片,精密称定,研细,精密称取细粉适量(约相当于对乙酰氨基酚 160 mg),置 250 mL 量瓶中,加 0.4%氢氧化钠溶液 50 mL 及水 50 mL,振摇 15 min,加水稀释至刻度,摇匀,用干燥滤纸滤过,弃去初滤液,精密量取续滤液 5 mL,置 100 mL 量瓶中,加 0.4%氢氧化钠溶液 10 mL,加水稀释至刻度,摇匀,照分光光度法,在 257 nm 的波长处测定吸光度,按 $C_8H_9NO_2$ 的吸收系数($E_{1cm}^{1\%}$)为 715 计算。

2.方法学验证

(1)线性与浓度范围:取对乙酰氨基酚对照品约 160 mg,精密称定,置 250 mL 量瓶中,加 0.4%氢氧化钠溶液 50 mL 溶解后,加水稀释至刻度,摇匀。分别精密量取 0.5 mL、1.0 mL、1.5 mL、1.8 mL 和 2.0 mL,置 100 mL 量瓶中,加入 0.4%氢氧化钠溶液 10 mL,加水稀释至刻度,摇匀,在 257 nm 的波长处测定吸光度。将吸光度 A 对浓度 C 回归,计算一元线性回归方程:$A = a + bC$,同时求得相关系数 r 和线性浓度范围。

（2）回收率实验:取本品 10 片,精密称定,研细,精密称取细粉适量(约相当于对乙酰氨基酚 80 mg),共 6 份,置 250mL 量瓶中,按 1∶1 比例,分别向其中加入对乙酰氨基酚对照品,其余照"供试品测定法"项下的方法操作,按标准曲线法或百分吸收系数法计算回收率。

（3）精密度实验:照"供试品测定"项下的方法操作,计算片剂含量相当于标示量的百分数(通常用"标示量%"表示),6 份测定结果的相对标准偏差(RSD%)即为精密度试验结果。

（4）溶液稳定性考察:取供试品溶液,在室温放置,分别于 1 h、2 h、4 h 和 6 h 测定吸光度,考察其变化。

五、注意事项

1. 溶液应在使用前新鲜配制。
2. 进行吸光度测定时,应设置空白溶剂对照。

六、思考题

1. 测定吸光度时用什么溶剂作为空白?
2. 如何确定测定波长为 257 nm?

实验十二　片剂的紫外分光光度法含量测定方法设计

一、实验目的

设计性实验旨在培养学生对药物质量控制常用方法的具体运用能力,这是对教材知识的具体实践和进一步扩展培养其分析问题、解决问题的能力。本实验要求学生掌握紫外分光光度法进行药物含量的设计思路、测定条件的选择和注意事项,熟悉紫外分光光度法在药物含量测定中的应用。

二、实验内容

学生每人一组,教师提前 1 周布置实验内容,提供成分 A 的紫外吸收光谱图(图 14-1),实验所需的试剂和仪器,如紫外分光光度计、天平、各种玻璃仪器、某药物片剂、药物对照品、盐酸溶液、磷酸溶液、甲醇及水等,要求学生设计一紫外分光光度法对照品比较法对该药物进行含量测定。

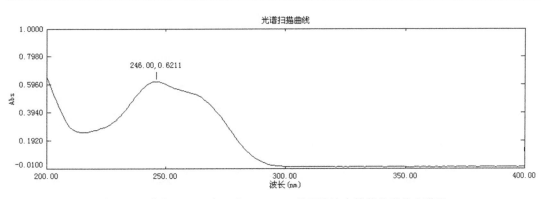

图 14-1 成分 A(15μg/ml)在 pH=2.0 盐酸溶液中的紫外吸收光谱图

学生根据前期所学药物分析理论知识和实验技能,通过查阅相关资料,设计出详细实验方案,上课时根据所设计方案进行实验,并写出实验报告,实验结束后教师组织学生对不同实验方案进行分析比较和总结,培养学生初步具备药品质量控制过程中分析和解决具体问题的能力。

(一)实验方案内容

1. 所需仪器及试剂。

2. 具体实验步骤,包括仪器的清洗、标准滴定液的标定、试剂的配制、仪器选用与调试、测定条件的选择及测定方法等。

3. 测定结果计算。

4. 实验注意事项。

5. 参考文献。

(二)实验报告内容

1. 实验原始数据。

2. 实验结果。

3. 如果实际操作步骤与设计方案不一致,可重新写明操作步骤,并加以说明。

4. 对自己的设计方案加以评价及总结,对重点问题提出讨论。

第十五章　体内药物分析实验

实验一　血浆中尼莫地平的 HPLC 法测定

一、实验目的

1. 掌握生物样品制备方法液-液萃取法的操作。
2. 熟悉高效液相色谱仪的使用。

二、实验原理

尼莫地平是一种钙离子拮抗剂,用于治疗脑血管疾病。血浆样品中的尼莫地平在碱性溶液中可被正己烷-乙醚(1∶1)定量提取,挥干溶剂后用流动相溶解,用 HPLC-UV 法测定。

三、仪器与试药

高效液相色谱仪,紫外检测器,旋涡混合器,离心机,尼群地平、尼莫地平对照品。

四、实验步骤

1. 色谱条件

色谱柱:DiamonsilC_{18} 柱(4.6 mm×250 mm,5 μm);流动相:乙腈-0.08 mol/L 乙酸铵(pH 4.5)(60∶40);检测波长 237 nm;流速 1.0 mL/min;进样量 20 μL。

2. 对照品溶液的制备

取尼莫地平对照品适量,精密称定,加甲醇制成 1 mg/mL 的储备溶液。精密量取 0.8 mL 置 10 mL 棕色量瓶中,用甲醇稀释,制得 80 μg/mL 的对照品溶液。

3. 内标溶液的制备

取尼群地平对照品适量,精密称定,加甲醇制成 1 mg/mL 的储备溶液。精密量取 0.4 mL 置 10 mL 棕色量瓶中,用甲醇稀释,制得 40 μg/mL 的内标溶液。

4. 校正标样的制备

取空白血浆 0.2 mL 置 1.5 mL 离心管中,分别加入尼莫地平对照品溶液 20 μL,尼群地平内标溶液 20 μL,1 mol/L 的 NaOH 溶液 40 μL,涡旋混合 2 min,加正己烷-乙醚(1∶1) 0.6 mL,涡旋混合 3min,以 8 000 r/min 离心 5 min。取上清液 0.4 mL,置 1.5 mL 离心管

中,置 50℃ 氮气流吹干,残渣用 0.2 mL 流动相溶解,14 000 r/min 离心 5 min,取上清液进行分析。

5. 血浆样品的预处理与测定

取待测血浆样品 0.2 mL 置 1.5 mL 离心管中,除"加入尼莫地平对照品溶液 20 μL"改为"加入甲醇 20 μL"外,其余均按"校正标样的制备"项下操作,进行分析,按内标一点对照法计算待测血浆中尼莫地平的浓度。

五、注意事项

1. 二氢吡啶类药物易见光分解,故本实验应避光操作。

2. 校正标样与生物样品的预处理应平行。

六、思考题

1. 体内药物分析与药物分析中的液-液萃取操作有什么不同?

2. 生物样品液-液萃取法预处理时溶剂和水相 pH 如何选择?

3. 为什么校正标样也要用到空白生物基质?

实验二　何首乌中二苯乙烯苷在小鼠体内血药浓度的测定

一、实验目的

1. 掌握 HPLC 法测定中药提取液中有效成分含量的方法及注意事项。

2. 掌握测定生物样品血药浓度的一般步骤。

3. 熟悉小鼠灌胃给药及取血的基本操作。

4. 了解给药剂量的计算方法。

二、实验原理

何首乌为蓼科植物何首乌 *Polygonum multiflorum* Thunb. 的干燥块根,二苯乙烯苷 [2,3,5,4'-四羟基二苯乙烯-2-O-(-D-葡萄糖苷($C_{20}H_{22}O_9$)],为何首乌中含有的药理活性成分。本实验采用水提醇沉的方法制备何首乌提取液,用 HPLC 法测定提取液中二苯乙烯苷的浓度。计算小鼠给药量,小鼠经灌胃给予何首乌提取液后,在最大血药浓度时间点,经眼球或断头取血,血浆样品经沉淀蛋白预处理后,用 HPLC 中的标准曲线法测定血浆中二苯乙烯苷的浓度。

三、仪器与试药

昆明种小鼠(30 g 左右)。高效液相色谱仪、LG10-2.4A 型离心机、XW-80C 涡旋混合器。

离心管、眼科镊子、微量取液器、注射器、小鼠灌胃针头及微孔滤膜。何首乌药材粗粉、二苯乙烯苷对照品、色谱纯乙腈、色谱纯甲醇、分析纯甲酸、氯仿、乙醇、自制重蒸水和肝素。

四、实验步骤

1. 色谱条件与系统适用性试验

用十八烷基硅烷键合硅胶为填充剂;乙腈-甲醇-1%甲酸(15:18:67)为流动相;检测波长为 320 nm;流速为 1.0 mL/min。理论板数按二苯乙烯苷峰计应不低于 2000。

2. 何首乌灌胃液的制备

取何首乌粗粉适量,水煎 2 次,每次 1 h,合并水提液,并取适量置分液漏斗中,加三氯甲烷萃取 3 次,水层减压浓缩,加 4 倍量乙醇,置冰箱内冷藏 24 h,抽滤,滤液减压浓缩至无醇味,备用。临用前加水稀释至每 1 mL 中含生药量为 100 mg,即得灌胃液。

3. 何首乌灌胃液中二苯乙烯苷浓度的测定

(1)对照品溶液的制备:取二苯乙烯苷对照品适量,精密称定,加甲醇制成每 1 mL 含 0.1 mg 的溶液,即得。

(2)供试品溶液的制备:精密量取上述何首乌灌胃液 1.0 mL,置 10 mL 量瓶中,加甲醇稀释到刻度,摇匀,上清液用微孔滤膜(0.45 μm)滤过,即得。

(3)测定法:分别精密吸取对照品溶液与供试品溶液各 20 μL,注入液相色谱仪,计算出何首乌灌胃液中二苯乙烯苷的含量。

4. 小鼠体内二苯乙烯苷浓度的测定

(1)标准曲线的制备:取上述对照品溶液,按倍数稀释法制成浓度分别为 25 μg/mL、20 μg/mL、15 μg/mL、10 μg/mL 和 5 μg/mL 的标准溶液。取 5 份空白血浆 0.2 mL,分别加入上述不同浓度的标准溶液 0.6 mL,涡旋混合 10 s,以 14 000 r/min 离心 10 min,取上清液,进样 20 μL,记录峰面积,以血浆浓度为横坐标,峰面积为纵坐标,绘制标准曲线。

(2)血浆样品的采集、预处理与测定:取小鼠,按 120 mg/kg 的剂量灌胃,于 6 min 时眼球取血,置肝素化的试管中,离心,取血浆 0.2 mL,加甲醇 0.6 mL,涡旋混合 10 s,以 14 000 r/min 离心 10 min,取上清液,进样 20 μL,记录峰面积,由标准曲线求得血浆中二苯乙烯苷的浓度。

五、注意事项

1. 灌胃液制备过程中要加三氯甲烷提取水提液,其目的是去除何首乌中含有的蒽醌类成分,否则其影响二苯乙烯苷的吸收。

2. 小鼠灌胃量不能超过 0.8 mL。

六、思考题

1. 生物样品的预处理方法有哪些?

2.生物样品测定时,标准曲线是如何制备的?

实验三　血浆中阿司匹林代谢产物水杨酸的 HPLC 法测定

一、实验目的

1.掌握血浆中药物浓度测定的内标标准曲线法的基本操作。

2.熟悉血浆样品的有机溶剂蛋白沉淀的前处理方法。

二、实验原理

阿司匹林为常用的解热镇痛药,口服吸收后在体内代谢成水杨酸,因此在研究阿司匹林的药代动力学时,多以阿司匹林代谢产物水杨酸表征。血浆样品经沉淀蛋白净化后,采用内标标准曲线法测定其中水杨酸的浓度。

三、仪器与试药

高效液相色谱仪,分析天平,离心机,涡旋混合器,离心管,移液枪,阿司匹林,水杨酸,苯甲酸钠,乙腈,磷酸。

四、实验步骤

1.色谱条件

色谱条件与系统适用性试验:用十八烷基硅烷键合硅胶为固定相;流动相为 0.2%磷酸水溶液-乙腈溶液(70∶30);流速为 1 mL/min;检测波长为 237 nm;进样量 20 μL。水杨酸与内标苯甲酸钠分离度应符合要求,理论板数按水杨酸计算不得低于 3000。

2.对照品溶液的制备

(1)取水杨酸对照品约 2.5 mg,精密称定,置 10 mL 量瓶中,加乙腈溶解后稀释成每 1 mL 约含水杨酸 0.25 mg 的标准储备液,摇匀待用。精密量取标准储备液适量,用乙腈稀释成浓度为 5、10、20、50 和 100 μg/mL 的系列标准溶液。

(2)取苯甲酸钠对照品约 1.2 mg,精密称定,置 2 mL 量瓶中,加 50%乙腈溶解后稀释成每 1 mL 约含有苯甲酸钠 0.6 mg 的内标溶液,摇匀待用。

3.标准曲线的制备

分别量取 5 份空白血浆 200 μL,置离心管中,依次加入系列标准溶液 600 μL,内标溶液 20 μL,涡旋混合 10 s,在 14 000 r/min 下离心 10 min,取上清液进样分析,以水杨酸血浆浓度为横坐标,以相应的水杨酸峰面积与内标峰面积比值为纵坐标绘制标准曲线。

4.血浆样品的预处理和测定

取待测血浆样品 200 μL,置离心管中,依次加入乙腈 600 μL,内标溶液 20 μL,涡旋混合

10 s,在 14 000 r/min 下离心 10 min,取上清液进样分析,记录水杨酸和苯甲酸的峰面积,按内标法代入标准曲线中求得血药浓度。

五、注意事项

标准曲线与待测血浆样品应平行处理。

六、思考题

1. 怎样确定内标溶液的加入量?
2. 如何采用内标法制备标准曲线?

实验四　血浆中连翘苷的 HPLC 法测定

一、实验目的

1. 掌握生物样品血药浓度测定的一般步骤和注意事项。
2. 掌握高效液相色谱仪的使用。

二、仪器与试药

高效液相色谱仪、LG10-2.4A 型离心机、XW-80C 涡旋混合器。连翘苷、槐角苷对照品、色谱纯乙腈、色谱纯甲醇和分析纯甲酸。

三、实验步骤

1. 色谱条件与系统适用性试验

用十八烷基硅烷键合硅胶为填充剂;乙腈-0.5%甲酸(27∶73)为流动相;检测波长为 277 nm;流速为 1.0 mL/min;进样量 20 µL。理论板数按连翘苷峰计应不低于 2000。

2. 溶液的制备

(1)对照品溶液的制备

取连翘苷对照品适量,精密称定,加 50%甲醇制成每 1 mL 含 0.5 mg 的溶液,即得。

(2)内标溶液的制备

取槐角苷对照品适量,精密称定,加 50%甲醇制成每 1 mL 含 0.04 mg 的溶液,即得。

3. 血浆中连翘苷的测定

(1)标准曲线的制备

取上述对照品溶液,按倍数稀释法制成浓度分别为 20 µg/mL、50 µg/mL、100 µg/mL、200 µg/mL、300 µg/mL 和 500 µg/mL 的标准溶液。取 6 份空白血浆 0.1 mL,分别加入上述不同浓度的标准溶液 20 µL,内标溶液 20 µL,涡旋混合 10 s,加入 0.2 mL 甲醇沉淀蛋白,涡旋混合 1 min,以 14000 r/min 离心 10 min,取上清液,记录峰面积,以血浆浓度为横坐标,连翘苷和内标峰面积比值为纵坐标,绘制标准曲线。

（2）待测血浆样品的预处理与测定

取待测血浆 0.1 mL,加入 50％甲醇溶液 20 μL,内标溶液 20 μL,涡旋混合 10 s,加入 0.2 mL 甲醇沉淀蛋白,涡旋混合 1 min,以 14 000 r/min 离心 10 min,取上清液,记录峰面积,由标准曲线求得血浆中连翘苷的浓度。

四、注意事项

1. 应正确使用移液枪。
2. 标准曲线与待测血浆样品应平行处理。

五、思考题

1. 体内药物分析 HPLC 定量方法为什么常用标准曲线法？
2. 如何确定确定样品中被测成分的色谱峰峰位？

实验五　血浆中芍药苷与芍药内酯苷的 HPLC－MS 法测定

一、实验目的

1. 熟悉 HPLC-MS 仪工作原理。
2. 熟悉质谱条件的优化过程。

二、仪器与试药

HPLC－MS 仪（3200Q-Trap）,分析天平,台式离心机,涡旋混合器、Diamonsil-C18 色谱柱（ Analytical 4.6 mm×150 mm,5 μm）。芍药苷（大于 98％）,栀子苷（大于 98％）,色谱纯乙腈,色谱纯甲酸,色谱纯甲醇,娃哈哈纯净水,空白血浆。

三、溶液的制备

1. 质谱进样溶液制备

分别取对照品芍药苷对照品和栀子苷对照品各 0.1 mg 溶于 2 mL 50％甲醇溶液中,分别得 50 μg/mL 的芍药苷和栀子苷溶液取 1 mL 于进样针中。

2. 色谱进样溶液配制

（1）栀子苷对照品溶液的制备。

取栀子苷对照品 1.0 mg,精密称定,置 100 mL 量瓶中,用水溶解并稀释至刻度,摇匀,即得浓度为 10 μg/mL 的对照品溶液,0.22 μm 微孔滤膜滤过,取适量于进样小瓶中。

(2)芍药苷对照品溶液的制备。

取芍药苷对照品 1.0 mg,精密称定,置 100 mL 量瓶中,用水溶解并稀释至刻度,摇匀,即得浓度为 10 μg/mL 的对照品溶液,0.22 μm 微孔滤膜滤过,取适量于进样小瓶中。

3.校正标样的制备

取空白血浆样品 0.25 mL,加入芍药苷,栀子苷对照品溶液各 0.5 mL,乙腈 0.75 mL,涡旋混合 10 s,14 000 r/min 离心 20 min,取上清液,0.22 μm 微孔滤膜滤过,取适量于进样小瓶中。

4.空白血浆样品的制备

取空白血浆样品 0.25 mL,加入水 1.0 mL,乙腈 0.75 mL,涡旋混合 10 s,14 000 r/min 离心 20 min,取上清液,0.22 μm 微孔滤膜滤过,取适量于进样小瓶中。

四、质谱条件寻找与优化

1.参数设置

Syringe Pump Method :10(L/min)

注意:优化完所有参数后,将仪器的参数设置调节到 Q1。

2.寻找母离子

(1)设定 Q1 扫描范围:可以从 50 或者 100 cps 开始扫描,到大于化合物精确分子量 50 为止。扫描时间设定为 1 或者 2 s。

(2)解簇电压(DP),可以调节到适当值,使母离子峰明显看到,同时观察母离子的信号。

3.记录母离子

选取阴影部分,explore→Gaussian Smooth→200→记录母离子质谱顶点数值。

4.优化 DP

(1)选择扫描模式为"Q1 Multiple ions"。

(2)输入找到的母离子和扫描时间。

(3)点击"edit ramp"设置 DP 优化范围(一般从 0－400/－400－0)。

5.记录最佳 DP

此时横坐标为 DP 的优化范围,纵坐标为信号的响应值,得到曲线,平滑后找到峰顶为最佳的化合物的 DP。

6.去除优化 DP 选项

在"edit ramp"下,弹出窗口,选择"none",点击 OK。

7.寻找子离子

(1)选择扫描模式"product lon(MS2)"。

(2)填入得到的母离子。

(3)在表格键入子离子的扫描范围,即 Q3 四级杆的扫描范围:通常是从 50 开始,到大于母离子约 50 为止。

(4)填入优化的最佳 DP 值,关于 CE 值,起始值为 5 ev,再慢慢调大,得到较好的子离子质谱图。平滑后读取各子离子的数值。

8. 优化 CE

(1)选择扫描模式,"MRM"模式。

(2)在指定区域,分别输入母离子、子离子和扫描时间。

(3)点击"edit ramp",选择"CE",优化范围为"5~130 ev"。

9. 记录最佳的 CE

将以上结果平滑后读取数据,查看离子对的最佳 CE。同理,确定另一对离子对的最佳 CE。

10. 最佳参数扫描

(1)在"edit ramp"中,去除"CE"选项,选择"none"。

(2)在指定位置,右击选中"CE",使显示 CE,并且输入各离子对的最佳 CE 值。

(3)采集数据 2 min,记录各离子对的响应值。

五、色谱条件的寻找与优化

将色谱柱连接至色谱仪,激活"LC-MS"模式。调整有机相与水相的比例,分别进样栀子苷对照品溶液,芍药苷对照品溶液,空白血浆样品和校正标样,观察色谱峰的形态以及出峰时间,优化色谱条件。

六、结果

1. 色谱条件

Diamonsil-C18 色谱柱(Analytical 4.6×150 mm,5 μm),流动相:乙腈(A)-0.05%甲酸水(B),梯度洗脱(0~0.5 min,10%A;0.5~1 min,10%~40%A;1~6 min,40%A);流速:0.8 mL/min,进样量:10 mL,柱温:室温。

2. 质谱条件

离子源为电喷雾离子化(ESI)源,喷雾电压 IS 为-4500 V,雾化温度为 450℃,雾化气 207 kPa,卷帘气 172 kPa,碰撞气 34 kPa,辅助气 275 kPa,检测方式为负离子多离子反应监测(MRM),用于定量分析的离子反应分别为 m/z479.1→m/z120.9(芍药苷)(DP:-37.04 V,CE:-33.77 V);m/z387.1→m/z225.1(栀子苷)(DP:-24.96 V,CE:-14.19 V)。

第十六章　中药分析实验

实验一　滴定分析法测定石决明中碳酸钙

一、实验目的

掌握滴定分析法测定石决明中碳酸钙含量的基本原理与操作方法。

二、实验原理

石决明中含有碳酸钙、胆素及壳角质和多种氨基酸,《中国药典》主要对其中的碳酸钙成分进行含量测定。碳酸钙溶于酸后,游离出钙离子,钙黄绿素能与钙离子生成黄绿色荧光络合物,在 pH>12 时,用乙二胺四醋酸二钠(EDTA)标准溶液滴定钙离子,当接近终点时,EDTA 夺取与指示剂结合的钙离子,溶液荧光黄绿色消失,呈混合指示剂的颜色,即为终点。

三、仪器与试药

仪器:锥形瓶、滴定管;药材:石决明;试剂:稀盐酸、甲基红指示液、10%氢氧化钾溶液、钙黄绿素指示剂和乙二胺四醋酸二钠滴定液(0.05 mol/L)。

四、实验步骤

取本品细粉(过 100 目筛)约 0.15 g,精密称定,置锥形瓶中,加稀盐酸 10 mL,加热使溶解,加水 20 mL 与甲基红指示液 1 滴,滴加 10%氢氧化钾溶液至溶液显黄色,继续多加 10 mL,加钙黄绿素指示剂少量,用乙二胺四醋酸二钠滴定液(0.05 mol/L)滴定至溶液黄绿色荧光消失而显橙色。每 1 mL 乙二胺四醋酸二钠滴定液(0.05 mol/L)相当于 5.004 mg 的碳酸钙($CaCO_3$)。

本品含碳酸钙($CaCO_3$)不得少于 93.0%。

五、注意事项

1.若滴定速度过快,溶液中会有橙色出现,但振摇后橙色即消失。

2.注意终点颜色,需滴定至黄绿色荧光消失。

六、思考题

1. 滴定过程中会看到哪些现象？为什么会产生这些现象？
2. 如何进行含量测定结果的计算？

实验二　分光光度法测定天南星中总黄酮

一、实验目的

掌握用分光光度法测定天南星中总黄酮含量的基本原理与操作方法。

二、实验原理

天南星中含有多个黄酮碳苷类成分,在三乙胺碱性溶液中,这些成分在 200～600 nm 间有明显吸收,最大吸收波长在 400 nm 附近。因此,可采用分光光度法进行含量测定。天南星中夏佛塔苷含量相对较高,但对照品不易得。由于苷元多以芹菜素为主,且芹菜素对照品廉价易得,故选用芹菜素为对照品进行测定。

三、仪器与试药

仪器:紫外分光光度计、超声仪、分析天平、容量瓶和具塞锥形瓶;药材与对照品:天南星药材、芹菜素对照品;试剂:乙醇、1％三乙胺。

四、实验步骤

1. 对照品溶液的制备

取芹菜素对照品适量,精密称定,加 60％乙醇制成每 1 mL 含 12 μg 的溶液,即得。

2. 标准曲线的制备

精密量取对照品溶液 1 mL、2 mL、3 mL、4 mL 和 5 mL,分别置 10 mL 量瓶中,各加 60％乙醇至 5 mL,加 1％三乙胺溶液至刻度,摇匀,以相应的试剂为空白,在 400 nm 的波长处测定吸光度,以吸光度为纵坐标,浓度为横坐标,绘制标准曲线。

3. 测定法

取本品粉末(过四号筛)约 0.6 g,精密称定,置具塞锥形瓶中,精密加入 60％乙醇 50 mL,密塞,称定重量,超声处理(功率 250 W,频率 40 kHz)45 min,放冷,再称定重量,用 60％乙醇补足减失的重量,摇匀,滤过。精密量取续滤液 5 mL,置 10 mL 量瓶中,照标准曲线的制备项下的方法,自"加 1％三乙胺溶液"起,依法测定吸光度,从标准曲线上读出供试品溶液中含芹菜素的重量,计算,即得。

本品按干燥品计算,含总黄酮以芹菜素($C_{15}H_{10}O_5$)计,不得少于 0.050％。

五、注意事项

注意紫外分光光度计的正确使用。

六、思考题

用于中药含量测定的分光光度法有哪些?

实验三　薄层色谱法鉴别中药黄连

一、实验目的

1. 掌握中药材薄层色谱法鉴别的操作方法。
2. 熟悉黄连薄层色谱法鉴别的意义和原理。

二、实验原理

薄层色谱法不需要特殊的仪器,操作简便,是目前中药鉴别应用最多的方法。常用对照药材或主要成分的对照品作对照。鉴别时,取供试品溶液、对照药材溶液或对照品溶液点于同一薄层板上,进行展开,在供试品溶液色谱图中,在与对照药材溶液或对照品溶液相对应的位置上显示相同颜色的斑点。

三、仪器与试药

仪器:硅胶 G 薄层板、紫外灯和毛细点样管;药材及对照品:中药黄连、黄连对照药材和盐酸小檗碱对照品;试剂:环己烷、乙酸乙酯、异丙醇、甲醇、三乙胺和浓氨试液。

四、实验步骤

取本品粉末 0.25 g,加甲醇 25 mL,超声处理 30 min,滤过,取滤液作为供试品溶液。另取黄连对照药材 0.25 g,同法制成对照药材溶液。取盐酸小檗碱对照品,加甲醇制成每 1 mL 含 0.5 mg 的溶液,作为对照品溶液。吸取上述三种溶液各 1 μL,分别点于同一硅胶 G 薄层板上,以环己烷-乙酸乙酯-异丙醇-甲醇-水-三乙胺(3:3.5:1:1.5:0.5:1)为展开剂,置于用浓氨水预饱和 20 min 的展缸内,展开,取出,晾干,置于紫外光灯(365 nm)下检视。供试品色谱中,在与对照药材色谱相应的位置上,显示 4 个以上相同颜色的荧光斑点;对照品色谱相应的位置上,显相同颜色的荧光斑点。

五、注意事项

1. 斑点观察时,应显示 4 个以上相同颜色的荧光斑点。

2. 注意点样量以及点样距离。

六、思考题

1. 展开剂中加三乙胺以及展开前用浓氨水预饱和的目的是什么？
2. 薄层色谱法进行药材鉴别时，固定相和展开剂如何选择？

实验四 高效液相色谱法测定槐角中槐角苷的含量

一、实验目的

掌握中药材的 HPLC 法测定方法。

熟悉高效液相色谱仪的使用方法及其操作要点。

二、实验原理

槐角苷是槐角中的主要成分，可对槐角中的槐角苷进行提取后，采用高效液相色谱法中的外标一点对照法对其进行含量测定。

三、仪器与试药

仪器：高效液相色谱仪、超声提取仪、分析天平、具塞锥形瓶和容量瓶；药材及对照品：槐角药材、槐角苷对照品；试剂：乙醇(分析纯)、甲醇(色谱纯)和乙腈(色谱纯)、磷酸。

四、实验步骤

1. 色谱条件与系统适用性实验

以十八烷基硅烷键合硅胶为填充剂，以甲醇-乙腈-0.07％磷酸溶液(12∶20∶68)为流动相；检测波长为 260 nm。理论塔板数按槐角苷峰计算应不低于 3000。

2. 对照品溶液的制备

去槐角苷对照品适量，精密称定，加甲醇制成每 1 mL 含 16 μg 的溶液，即得。

3. 供试品溶液的制备

取本品粉末(过三号筛)约 2 g，精密称定，置具塞锥形瓶中，精密加入 70％乙醇 50 mL，称定重量，超声处理(功率 300 W，频率 25 kHz)45 min，放冷，再称定重量，用 70％乙醇补足重量，摇匀，滤过。精密量取续滤液 2.5 mL 置 25 mL 容量瓶中，加甲醇至刻度，摇匀。再取上述溶液 1 mL 至 25 mL 容量瓶中，摇匀，即得。

4. 测定法

精密吸取对照品溶液与供试品溶液各 20 μL，注入液相色谱仪，记录色谱图。按外标法的峰面积计算出供试品中槐角苷的含量。

本品按干燥品计算,含槐角苷不得少于 4.0%。

五、注意事项

超声处理后,应将锥形瓶外壁擦干,再称定重量。

六、思考题

本实验中 70%乙醇 50 mL 为什么需精密加入?超声处理后还用补重?

实验五　原子吸收分光光度法测定龙牡壮骨颗粒剂中钙的含量

一、实验目的

1. 掌握中药制剂中钙离子的 AAS 法测定方法及一般操作规程。
2. 熟悉原子吸收分光光度计的使用方法及其操作要点。

二、实验原理

龙牡壮骨颗粒剂的处方:党参、黄芪、山麦冬、醋龟甲、炒白术、山药、醋南五味子、龙骨、煅牡蛎、茯苓、大枣、甘草、乳酸钙、炒鸡内金、维生素 D_2 和葡萄糖酸钙。

以上十六味,炒鸡内金粉碎成细粉,党参、黄芪、山麦冬、炒白术、山药、醋南五味子、茯苓、大枣和甘草加水煎煮 3 次,每次 2 h,煎液滤过,滤液合并;醋龟甲、龙骨、煅牡蛎加水煎煮 4 次,每次 2 h,滤过,滤液与党参等提取液合并,浓缩至相对密度为 1.32~1.38(20℃)的稠膏。取炒鸡内金粉、维生素 D_2、乳酸钙、葡萄糖酸钙和上述稠膏,加入蔗糖粉、香精适量,混匀,制颗粒,干燥,制成 1 000 g;或加入适量的糊精、枸橼酸和阿司帕坦,混匀,制颗粒,干燥,放冷,加入橙油,混匀,制成 600 g,即得。

处方中的龙骨、煅牡蛎、乳酸钙及葡萄糖酸钙等均含有大量的钙,在酸性条件下可游离出钙离子,可采用火焰原子吸收光谱法测定含量。但是,在火焰中,钙容易形成难原子化的干扰化合物,故加入镧系金属来消除干扰物的生成。

三、仪器与试药

仪器:原子吸收分光光度计、容量瓶和移液管;药品:龙牡壮骨颗粒剂、碳酸钙基准物;试剂:盐酸(优级纯)、氧化镧和重蒸水。

四、实验步骤

1. 对照品溶液的制备

取碳酸钙基准物约 60 mg,置 100 mL 量瓶中,用水 10 mL 湿润后,用稀盐酸 5 mL 溶解,加水至刻度,摇匀,精密量取 25 mL,置 100 mL 量瓶中,加水至刻度,摇匀,量取 1.0 mL、1.5 mL、2.0 mL、2.5 mL 和 3.0 mL,分别置 25 mL 量瓶中,各加镧试液 1mL,加水至刻度,摇匀,即得。

2.供试品溶液的制备

取本品适量,研细,取 0.5 g 或 0.3 g(无蔗糖),精密称定,置 100 mL 量瓶中,用水 10 mL 湿润后,用稀盐酸 5 mL 溶解,加水至刻度,摇匀,滤过。精密量取续滤液 2 mL,置 25 mL 量瓶中,加镧试液 1 mL,加水至刻度,摇匀,即得。

3.测定法

取对照品溶液与供试品溶液,注入原子吸收分光光度计,在 422.7 nm 的波长处测定,计算,即得。

本品每袋含钙(Ca)不得少于 45.0 mg。

五、注意事项

注意原子吸收分光光度计的使用。

六、思考题

加入镧试液的目的是什么?

实验六　气相色谱法测定小茴香中反式茴香脑

一、实验目的

1.掌握中药有效成分的 GC 法测定方法及一般操作规程。
2.熟悉气相色谱仪的使用方法及其操作注意事项。

二、实验原理

反式茴香脑是小茴香中的主要成分,其沸点较低,可采用气相色谱法中的外标一点法对其进行含量测定。

三、仪器与试药

药材与对照品:小茴香、反式茴香脑对照品;试剂:乙酸乙酯。

四、实验步骤

1.色谱条件与系统适用性试验

聚乙二醇毛细管柱(柱长为 30 m,内径为 0.32 mm,膜厚度为 0.25 μm);柱温为 145℃。

理论板数按反式茴香脑峰计算应不低于 5000。

2. 对照品溶液的制备

取反式茴香脑对照品适量,精密称定,加乙酸乙酯制成每 1 mL 含 0.4 mg 的溶液,即得。

3. 供试品溶液的制备

取本品粉末(过三号筛)约 0.5 g,精密称定,精密加入乙酸乙酯 25 mL,称定重量,超声处理(功率 300 W,频率 40 kHz)30 min,放冷,再称定重量,用乙酸乙酯补足减失的重量,摇匀,滤过,取续滤液,即得。

4. 测定法

分别精密吸取对照品溶液与供试品溶液各 2 μL,注入气相色谱仪,测定,即得。

本品含反式茴香脑($C_{10}H_{12}O$)不得少于 1.4%。

五、注意事项

注意气相色谱仪的使用。

六、思考题

气相色谱法测定中药成分含量时,固定相如何选择?

实验七　牛黄解毒片的全质量分析

一、实验目的

掌握牛黄解毒片鉴别、砷盐检查和含量测定的方法。

二、实验原理

人工牛黄 5 g,雄黄 50 g,石膏 200 g,大黄 200 g,黄芩 150 g,桔梗 100 g,冰片 25 g,甘草 50 g。

以上八味,雄黄水飞成极细粉;大黄粉碎成细粉;人工牛黄、冰片研细;其余黄芩等四味加水煎煮二次,每次 2 h,滤过,合并滤液,滤液浓缩成稠膏或干燥成干浸膏,加入大黄、雄黄粉末,制粒,干燥,再加入人工牛黄、冰片粉末,混匀,压制成 1 000 片(大片)或 1 500 片(小片),或包糖衣或薄膜衣,即得。

三、仪器与试药

药材与对照品:牛黄解毒片、冰片药材、人工牛黄对照药材、胆酸对照品和黄芩苷对照品;试剂:环己烷、二氯甲烷、5%磷钼酸乙醇溶液、三氯甲烷、正己烷、乙酸乙酯、甲酸乙酯、石油醚、乙醚、甲醇(分析纯)、乙醇(分析纯)、10％亚硫酸氢钠溶液、10％硫酸乙醇溶液(显色剂)、1％三氯化铁乙醇溶液、10％亚硫酸氢钠溶液、盐酸(分析纯)、甲酸(分析纯)、醋酸(分析纯)、标准砷溶液、盐酸(分析纯)、碘化钾、酸性氯化亚锡、碘化钾试液、锌粒、醋酸铅棉花、溴化汞试纸、甲醇(色谱纯)、水(重蒸水)、磷酸(分析纯)和乙醇(分析纯);仪器:紫外灯、pH试纸、硅胶G薄层板、毛细点样管、检砷瓶、HPLC仪和超声波震荡仪。

四、实验步骤

(一)鉴　别

1.取本品5片,研细,加环己烷10 mL,充分振摇,放置30 min,滤过,滤液作为供试品溶液。另取冰片对照品,加乙醇制成每1 mL含5 mg的溶液,作为对照品溶液。吸取供试品溶液5 μL,对照品溶液2 μL点于同一硅胶G薄层板上,以二氯甲烷为展开剂,展开,取出,晾干。喷以5％磷钼酸乙醇溶液在105℃加热至斑点显色清晰。供试品色谱中,在与对照品色谱相应的位置上,显相同颜色的斑点。

2.取本品2片,研细,加三氯甲烷10 mL研磨,滤过,滤液蒸干,残渣加乙醇0.5 mL使溶解,作为供试品溶液。另取胆酸对照品,加乙醇制成每1 mL含1 mg的溶液,超声2～3min,作为对照品溶液。吸取上述两种溶液各5 μL,分别点于同一硅胶G薄层板上,以正己烷-乙酸乙酯-甲醇-醋酸(20∶25∶3∶2)的上层溶液为展开剂,展开,取出,晾干,喷以10％硫酸乙醇溶液,在105℃加热约5 min,置紫外光灯(365 nm)下检视。供试品色谱中,在与对照品色谱相应的位置上,显相同颜色的荧光斑点。

3.取本品4片,研细,加甲醇30 mL,超声处理15 min,滤过,滤液蒸干,残渣加水20 mL,超声2 min溶解,滴加盐酸调节pH至2～3,加乙酸乙酯30 mL振摇提取,分取乙酸乙酯液,蒸干,残渣加甲醇1 mL使溶解,作为供试品溶液。另取黄芩苷对照品,加甲醇制成每1mL含1 mg的溶液,作为对照品溶液。吸取上述两种溶液各5 μL,分别点于同一以含4％醋酸钠的羧甲基纤维素钠溶液为黏合剂的硅胶G薄层板上,以乙酸乙酯-甲酸-水(14∶2∶1)为展开剂,展开,取出,晾干,喷以1％三氯化铁乙醇溶液。供试品色谱中,在与对照品色谱相应的位置上,显相同颜色的斑点。

4.取本品20片(包衣片除去包衣),研细,加石油醚(30～60℃)-乙醚(3∶1)的混合溶液30 mL,加10％亚硫酸氢钠溶液1滴,摇匀,超声处理5 min,滤过,弃去滤液,滤纸及滤渣置90℃水浴上挥去溶剂,加三氯甲烷30 mL,超声处理15 min,滤过,滤液置90℃水浴上蒸至近干,放冷,残渣加三氯甲烷-甲醇(3∶2)的混合溶液1 mL使溶解,离心,取上清液作为供试品溶液。另取人工牛黄对照药材20 mg,加三氯甲烷20 mL,加10％亚硫酸氢钠溶液1滴,摇匀,自"超声处理15 min"起,同法制成为对照药材溶液。吸取上述两种溶液各2～10 μL,分别点于同一硅胶G薄层板上,以石油醚(30～60 ℃)-三氯甲烷-甲酸乙酯-甲酸(20∶3∶5∶1)的上层溶液为展开剂,展开,取出,晾干,置日光及紫外光灯(365 nm)下检视。供试品色谱中,在与对照药材色谱相应的位置上,显相同颜色的斑点及荧光斑点;加热后,斑点变为绿色。

（二）砷盐检查

1. 标准砷斑的制备

精密量取标准砷溶液 2 mL，置检砷瓶中，加盐酸 5 mL 与水 21 mL，再加碘化钾试液 5 mL 与酸性氯化亚锡试液 5 滴，在室温放置 10 min 后，加锌粒 2 g，立即将瓶塞塞好（瓶塞上已安装好装有醋酸铅棉花及溴化汞试纸的检砷管），并将检砷瓶置 25～40℃ 水浴中，反应 45 min，取出溴化汞试纸，即得。

2. 供试品溶液的制备

取本品适量（包衣片除去包衣），研细，精密称取 1.52 g，加稀盐酸 20 mL，时时搅拌 1 h，减压抽滤，残渣用稀盐酸洗涤 2 次，每次 10 mL，洗液与滤液合并，置 250 mL 量瓶中，加水稀释至刻度，摇匀。精密量取 2.5 mL，置 10 mL 量瓶中，加水至刻度，摇匀，即得。

3. 检查法

精密量取供试品溶液 2 mL，置检砷瓶中，加盐酸 5 mL 与水 21 mL，照标准砷斑的制备，"再加碘化钾试液 5 mL"起，依法操作。将生成的砷斑与标准砷斑比较，不得更深。

（三）含量测定

1. 色谱条件与系统适用性试验

以十八烷基硅烷键合硅胶为填充剂；以甲醇－水－磷酸溶液（55：45：0.2）为流动相；检测波长为 315 nm。理论板数按黄芩苷峰计算应不低于 3000。

2. 对照品溶液的制备

取黄芩苷对照品适量，精密称定，加 80% 甲醇制成每 1 mL 含 15 μg 的溶液，即得。

3. 供试品溶液的制备

取本品 20 片（包衣片除去包衣），精密称定，研细，取 0.3 g，精密称定，置锥形瓶中，加入 60% 乙醇 30 mL，超声处理（功率 250 W，频率 33 kHz）20 min，放冷，滤过，滤液置 100 mL 量瓶中，用少量 60% 乙醇分次洗涤容器和残渣，洗液滤入同一量瓶中，加 60% 乙醇至刻度，摇匀；精密量取 2 mL，置 10 mL 量瓶中，加 60% 乙醇至刻度，摇匀，即得。

4. 测定法

分别精密吸取对照品溶液与供试品溶液各 20 μL，注入液相色谱仪，测定，即得。

本品每片含黄芩以黄芩苷（$C_{21}H_{18}O_{11}$）计，小片不得少于 3.0 mg；大片不得少于 4.5 mg。

五、注意事项

1. 冰片，又称合成龙脑，化学结构如下：

$C_{10}H_{18}O$　154.25

2.胆酸为人工牛黄的主要成分之一,化学结构如下：

3.实验中应注意环保,所有有机试剂均需进行回收。

六、思考题

1.牛黄解毒片中为什么要进行砷盐检查?

2.对于中药复方制剂的薄层色谱法鉴别和高效液相色谱法含量测定,如何保证方法的专属性?

第十七章　药用植物学实验

实验一　植物细胞后含物

一、实验目的

掌握淀粉粒、草酸钙结晶的种类、形态特征。

二、仪器用品和材料

显微镜、蒸馏水、吸水纸、马铃薯块茎、字母装片、黄柏皮横切片、地骨皮横切片、半夏块茎横切片和大黄粉末。

三、实验内容与方法

1. 细胞后含物的观察

(1) 淀粉粒临时装片的制备与观察。

取擦拭干净的载玻片,在中央加 1 滴水,然后用镊子从马铃薯块茎上刮取一点白浆,放在水滴中搅动,按正规操作盖上盖玻片,先于低倍镜下观察,可见淀粉粒大多呈卵椭圆形,将形状清楚的淀粉粒移到视野中央,换高倍镜仔细观察淀粉粒的结构。马铃薯的淀粉粒除了单粒外,还可以看到少数复粒和半复粒,选择典型清楚的淀粉粒绘图。

(2) 草酸钙结晶——观察几种草酸钙结晶。

簇晶:在大黄粉末临时装片中,可见大型簇状结晶,由许多三菱形结晶的基部接合而成。

针晶:于半夏块茎横切片中可见在许多大型的黏液细胞内含有针晶束。

方晶:观察黄柏皮横切片,在染成粉红色的纤维束周围有许多菱形或方形的透明结晶。

砂晶:观察地骨皮横切片,在一些薄壁细胞中有许多灰色的细小三角形或不规则砂粒形的结晶即为砂晶。

四、实验报告

绘马铃薯淀粉粒图,注意不同类型淀粉粒大小比例,并注明各部位名称。

五、思考题

1. 如何鉴别淀粉粒和糊粉粒?

2.如何区分草酸钙结晶和碳酸钙结晶？

实验二　植物的组织

一、实验目的

1.掌握保护组织、机械组织、输导组织的特征及其在植物体内的存在部位。

2.认识几种常见的分泌组织。

3.学会徒手切片的制作方法。

二、仪器用品和材料

新鲜藿香茎;南瓜茎纵切片(每人1片);橘皮、川芎根茎和南瓜茎三种横切片(各1片示教);黄柏粉末;何首乌粉末;木通茎;党参根适量;50%水合氯醛、稀甘油、蒸馏水、酒精灯及5%氢氧化钾溶液等。

三、实验内容与步骤

1.保护组织:藿香茎横切临时装片的制作与观察

取藿香嫩茎切成2~3 cm的一段,将横切面削平,沾上一点水,以防止新鲜材料变干,并增加润滑,使组织不易切碎。用左手拇指和食指夹住材料,下端用中指托住,右手拿刀片,使刀刃向内并与材料的断面平行。自材料的左前方向右后方反复拉移刀片,即可将材料切成很薄的片。反复切时,要随时在断面上沾水。将切下的薄片放入盛有清水的培养皿中,选取最薄的一片,按正规操作制成临时装片。先在低倍镜下观察,可见茎呈四方形,四角具有突出的棱脊。茎最外为一层表皮,表皮外具有许多毛茸状附属物,尤其在四角处更多。选取清晰的一角,在高倍镜下仔细观察非腺毛、腺毛及腺鳞的特征。

2.机械组织

(1)厚角组织:取上述藿香茎徒手切片进行观察,在四个棱脊处表皮下均可见厚角组织。细胞呈多角形,每一细胞角隅处的壁显著增厚。

(2)厚壁组织:石细胞及纤维——黄柏皮粉末观察(示教)。

3.输导组织:导管与筛管的观察与比较

取南瓜茎纵切片于低倍镜下,自一侧逐渐向内观察切片。其中,染成粉红色的带有环状或网状花纹的部分即木质部中的导管,在木质部两侧即为韧皮部。

导管:细胞壁加厚部分呈环状、螺旋状或网纹状。注意所观察的切片中存在几种类型的导管。

筛管:位于导管的两侧,由长筒形细胞上下相连而成,细胞间的横隔壁上有许多小孔,即筛孔,此横隔壁即筛板。

观察南瓜茎横切片中的筛板,与纵切片中的筛板进行比较。

4.分泌组织

(1)橘皮横切片——在外果皮部分有许多大的类圆形、椭圆形的腔,即为溶生分泌腔(示教)。

(2)川芎根茎横切片——在切片的外侧(韧皮部)部位,可见类圆形的腔,即裂生分泌腔(示教)。

5.显微制片法

(1)粉末制片法:取少量何首乌粉末置于滴加1~2滴水合氯醛或稀甘油的载玻片上,并用解剖针轻轻将粉末与液体充分搅匀,然后加盖盖玻片制成粉末装片,用滤纸片吸去溢出盖玻片的液体与材料,置于镜下观察。注意何首乌粉末中草酸钙簇晶较多而大(视野稍暗一些更易观察);淀粉粒较多,单粒类球形,脐点星状、点状或三叉状;复粒由2~9个分粒组成。

透化法:取何首乌粉末少许,放在载玻片的中央偏右一些,滴加水合氯醛试剂2滴,用解剖针调和均匀,在酒精灯上慢慢移动,加热透化,且勿使液体沸腾,不要蒸干,可添加水合氯醛溶液,直至粉末微透明为止。待载玻片微冷却后,加稀甘油1滴,盖上盖玻片,拭净其周围的试剂,置镜下观察。比较透化后的何首乌粉末装片与未透化的装片有何不同。

(2)组织解离法:为了更好地观察单个细胞,特别是石细胞、纤维、导管及管胞等,将它们从组织中解离出来,成为单个的状态,即组织解离法。通常采用适宜的化学试剂进行处理,使组织各细胞间的胞间层溶解,从而使细胞分离。组织解离法按药材性质的不同应选用不同的处理试剂,常用方法有:

①氢氧化钾法:药材内薄壁组织占大部分,木化组织少或分散存在时,可选用此法。取少量党参,切成像火柴杆粗细的小条,置试管中,加5%氢氧化钾溶液2~5 mL,在沸腾水浴中加热30 min以上,直至用玻璃棒压挤材料能离散为止,将材料用水清洗后,取少许,在载玻片上用解剖针挑开,铺薄薄一层,用稀甘油制成临时装片观察。

②硝铬酸法:药材内薄壁组织少、木化组织较多或集成较大的群束时,可用此法。将木通茎碎条置于试管内,加20%硝酸与20%铬酸的等量混合液适量,浸没材料,水浴加热30~60 min。取出材料,用水清洗后,取少许,制成临时装片观察。

四、实验报告

绘藿香茎横切1/4表皮及其附属物图,并注明各部分名称。

五、思考题

1.保护组织有哪几类?

2.藿香茎的表皮有哪些附属物?什么叫非腺毛、腺毛和腺鳞?

3.机械组织有哪几类?机械组织的功能是什么?石细胞、纤维怎么区别?

实验三　根的内部构造

一、实验目的

1. 掌握单子叶植物根和双子叶植物次生根的内部构造特征。
2. 掌握单子叶植物根与双子叶植物次生根内部构造的区别。
3. 了解根的异常构造特征。
4. 利用植物根的构造特点,进行初步鉴别。

二、仪器用品和材料

直立百部块根横切片,苦参根横切片,怀牛膝根横切片(1 片示教),何首乌蜡叶标本、块根、饮片、横切片和粉末,隔山消蜡叶标本、隔山消块根(白首乌)、饮片、横切片、粉末,解剖镜、解剖器、放大镜、培养皿和刀片。

三、实验内容与步骤

1. 单子叶植物根的内部构造(初生构造)——观察直立百部块根横切片

取直立百部块根横切片,先用低倍镜观察整个轮廓区分各部,再换高倍镜详细观察各部结构特征。自外向内构造如下:

(1)根被:为 3~4 层略呈多角形的细胞,少数细胞的细胞壁上可见致密的半径向细条纹状增厚,根被外面表皮细胞已被压缩。

(2)外皮层:与根被相接的一层细胞,多呈五或六边形,排列整齐,细胞角隅处略有增厚。

(3)皮层薄壁组织:占根的大部分,为薄壁细胞,向内渐增大。

(4)内皮层:为皮层最内方的一层细胞,排列紧密,细胞扁长圆或长方形,可见被染成粉红色的凯氏带及凯氏点。

(5)中柱鞘:1~2 层比内皮层细胞稍大的薄壁细胞。

(6)维管束:韧皮部和木质部间隔排列,构成特有的辐射型维管束。韧皮部内侧有单个的或 2~3 个成束的非木化纤维。木质部有导管 3~5 个及木纤维、木薄壁细胞,偶尔在髓部外缘有少数单个或两个并列的导管。

(7)髓:位于中心部分,由类圆形大型薄壁细胞组成。排列疏松,其间散有单个或 2~3 个成束的细小纤维,在横切片中呈类方形或多边形,其周围常有较小的薄壁细胞。

2. 双子叶植物根的内部构造(次生构造)——观察苦参根的横切片

(1)周皮:主要可见木栓组织及栓内层。木栓组织为数层切向排列的扁长方形木栓细胞,栓内层细胞形状略不规则。在木栓组织与栓内层之间有的部分可看到木栓形成层,细胞极扁平,且常可见细胞核。

(2)次生皮层：紧接栓内层的数层不规则椭圆形薄壁细胞，有细胞间隙。细胞内含多数淀粉粒，且可见草酸钙方晶。

(3)维管束：韧皮部细胞较小，有多数韧皮纤维束（或晶纤维束）。束中形成层较明显，由多层小而扁的分生组织细胞组成。束间形成层不明显。木质部导管自中心向外呈放射状排列成束，每束中均有木纤维束（或晶纤维束）。中心有少数细小导管。

(4)射线：由木质部直通皮层的多列薄壁细胞组成，内含淀粉粒及草酸钙方晶。

3. 双子叶植物根的异常构造——观察怀牛膝根的横切片

中心为初生木质部，其外为次生维管束形成两束，再向外为异型维管束排列成三圈。

四、综合设计性实验背景

何首乌为蓼科植物何首乌 *Polygonum multiflorum* Thunb. 的干燥块根，具有解毒、消痈、截疟和润肠通便的功效。结合市场调研以及文献检索，何首乌常见混伪品种有翼蓼、毛脉蓼及白首乌等，严重影响了何首乌饮片和制何首乌的安全和质量。针对上述问题，可以充分利用性状特征、显微特征、薄层色谱、高效液相色谱、近红外光谱和分子生物学等手段进行区分。

本设计实验要求学生查阅《中国药典》和国内外相关文献，结合实验室提供的材料，以多学科为基础，扩展思维，融合多种实验手段，综合分析，设计实验方案，并给出每一个实验的预测结果。

五、实验提示

1. 供选药物：何首乌和白首乌药材、粉末和横切片。

2. 查阅药典和文献，了解 2 种易混淆药材性状、块根内部构造、细胞后含物和所含有化合物特点。

3. 充分挖掘分析方法，为生药学、天然药物化学、分析化学、生物化学与分子生物学提供基础。

六、实验室提供的条件

1. 仪器：T6 型紫外-可见分光光度计，超级恒温水浴，各种常用玻璃仪器。

2. 药品：何首乌、白首乌及其他常用试剂。

七、实验要求与组织

1. 实验按小组进行，5～7 人/组，组长负责协调各组员分工。

2. 利用各种检索工具查阅相关文献并做出较为详细的摘录。

3. 参考相关文献，通过团队的综合思考，拟订详细的实验方案，实验方法，给出实验预测结果。

八、实验报告

1. 根据观察绘直立百部块根横切 1/4 简图,并注明各部分名称。

2. 利用本学科及其他学科知识,查阅资料,采用 3 种以上实验方法,设计何首乌与白首乌鉴别的方案。

九、思考题

1. 双子叶植物根的初生构造有哪些结构?

2. 什么是根被? 根被的作用是什么?

实验四　茎、叶的内部构造

一、实验目的

1. 掌握单子叶植物地上茎的内部构造特征。

2. 掌握双子叶植物草质茎和木质茎的内部构造特征及区别。

3. 掌握茎与根内部构造的区别。

4. 掌握双子叶植物叶的内部构造。

二、仪器用品和材料

紫苏茎横切片,木槿茎横切片,石斛茎横切片,白茅根茎横切片,曼陀罗叶片横切片,新鲜或浸制何首乌叶。

三、实验内容与步骤

1. 双子叶植物草质茎的内部构造——观察紫苏茎横切片

于低倍镜下观察紫苏茎横切面呈方形,四角凸出呈半圆状,四边处略向内凹,自外至内组织构造如下:

(1)表皮:为一层长方形的细胞切向排列,表面有腺毛、非腺毛及腺鳞。

(2)皮层:靠近表皮为 1～2 层厚角组织,四个角处厚角组织发达,其内为 1～3 层皮层薄壁细胞,内含叶绿体。

(3)维管束:四角内侧各有一大型维管束,四边凹入部内侧各有 3～5 个小型维管束。韧皮部狭窄,其外侧均有纤维束,连续排列成环(如取材较嫩则见不到)。形成层较明显成环。在大型维管束中木质部导管呈半径向整齐排列。

(4)髓:薄壁细胞疏松,中央常形成空腔,薄壁细胞中可见短针状或柱状结晶。

(5)射线:髓射线较宽。

2. 双子叶植物木质茎的内部构造——观察木槿茎横切片

首先在低倍镜下观察，区分出周皮、皮层、维管束及髓各部，然后自外向内详细观察各部组织特征：

(1)周皮：木栓层、木栓形成层及栓内层组成。木栓层外侧有少数石细胞。

(2)皮层：极薄，细胞类圆形或不规则，有些细胞内含草酸钙簇晶。

(3)韧皮部：形状近似梯形，与呈漏斗状外宽内窄的韧皮射线相间排列。韧皮纤维呈切线向带状，与韧皮薄壁细胞半径向间隔分布，在接近形成层部分可见明显的筛管与伴胞。初生韧皮部已破坏。

(4)形成层：呈环状。

(5)木质部：发达，注意其导管的大小排列及年轮的情况。

(6)髓射线：由髓部薄壁细胞向外辐射状发出，直达皮层。木射线窄，多由1～2层细胞组成，且细胞多呈网孔状增厚。韧皮射线发达，多呈外宽内窄的漏斗形，细胞内含草酸钙簇晶。

(7)髓：薄壁细胞向中心渐大。

3. 单子叶植物地上茎的内部构造——观察石斛茎横切片

(1)表皮：为一层小而扁、排列紧密的细胞，外被较厚的角质层。

(2)基本组织：为表皮以内大的类圆形薄壁细胞，内含淀粉粒。

(3)维管束：分散于基本组织中，为有限外韧型维管束。韧皮部及木质部外侧有纤维束包围。维管束周围的一些薄壁细胞的壁呈网状增厚并木化。

4. 单子叶植物地下茎的内部构造——观察白茅根茎横切片

(1)表皮及下皮纤维：表皮为一层类方形细胞，有的细胞外壁稍凹入，内含淡黄色二氧化硅小块。下皮纤维1～4层，壁厚、木化。

(2)皮层：较发达，由10余层薄壁细胞组成。于皮层中散有10余个小圆形叶(根)迹维管束，其外有纤维包围。皮层内常形成多数裂隙。

(3)内皮层：由一层内壁极厚、外壁较薄的细胞组成。胞腔内有与内壁粘连的乳突状硅质块。

(4)中柱：中柱鞘由1～2层厚壁细胞组成。中柱内散列分布多数有限外韧型维管束，各维管束均由纤维组成的鞘包围。中柱中央常呈空洞。

5. 双子叶植物叶片的组织构造

(1)观察曼陀罗叶横切片

取曼陀罗叶横切片于低倍镜下观察，两侧长条形部分为叶片部分；中央凸出近似圆形部分为叶主脉部分。主脉凸出明显的一面为叶的下表面(背面)；另一面则为上表面(腹面)。

表皮：上、下表皮均为一层扁平细胞，且均有气孔及毛茸，注意上下表皮气孔分布情况，在气孔处可见相对的两个小型细胞即保卫细胞，其间的空隙即气孔，气孔内侧与气孔下室相通。

叶肉组织:栅栏组织为一层柱状细胞,排列紧密,其长径与上表皮垂直,细胞内含较多叶绿体。海绵组织为5~7层细胞,与栅栏组织相接的一层海绵组织细胞中大多数含一个草酸钙簇晶,形成结晶层。

叶脉:除叶片中央的主脉外,在两侧叶片的叶肉中尚可见一些横切或纵切的小型叶脉,试考虑为何在横切面上可看到多数不同切面的小叶脉。

详细观察叶主脉的结构,主脉在叶片背面形成显著的突起。上下表皮内方均有厚角组织细胞,维管束双韧型呈浅槽状,其外有薄壁细胞包围。偶尔可见含草酸钙砂晶的薄壁细胞。

(2)何首乌叶下表皮气孔的观察

准备干净的载玻片,用滴管在载玻片中央滴1~2滴蒸馏水,取新鲜何首乌叶1枚,将其对折,使叶片的背面朝外,对折处露出叶肉部分,用镊子夹住表皮向垂直叶片开口的方向轻轻拉动,撕取表皮,将其浸入载玻片的水滴中,并用镊子或解剖针展开,盖上盖玻片,镜下观察。

表皮细胞:在低倍镜下观察,形状不规则,侧壁呈弯曲状,表皮细胞之间可见气孔。

气孔结构:在高倍镜下观察气孔,可见两个半月形含有叶绿体的保卫细胞,其间围绕的狭长缝隙即气孔,分析何首乌叶下表皮气孔轴式类型。

四、实验报告

根据观察过的根和茎的横切片,列表比较单子叶植物根、双子叶植物次生根、双子叶植物草质茎、双子叶植物木质茎、双子叶植物根茎和单子叶植物地上茎结构的异同。

五、思考题

年轮存在于哪类植物的器官构造中?

实验五 花、果实和种子

一、实验目的

1.熟悉花的组成部分,了解花各部分的主要类型。
2.熟悉果实的主要类型,并掌握其主要特征。
3.熟悉双子叶植物有胚乳种子及无胚乳种子的组成部分及各部分的形态特征。

二、仪器用品和材料

1.仪器:解剖镜、解剖器、放大镜、培养皿及刀片等。
2.新鲜或浸制材料:桃花、蜀葵花、泡桐花、洋槐花、向日葵花、桔梗花、枸杞、扁豆果实、二月兰果实、荠菜果实、牵牛果实、曼陀罗果实、小茴香果实、八角茴香果实、桑葚、蓖麻种子及蚕豆种子(浸泡)等。

3.应季的植物果实:番茄、黄瓜、苹果、草莓、橘及桃等果实。

三、实验内容与步骤

1.花的组成

将花朵放在培养皿中,自外向内依次观察下列各部分:花梗与花托、花被(花萼和花冠)、雄蕊群(雄蕊的数目及在花冠内着生的部位,然后仔细观察一个雄蕊的花药、花丝)及雌蕊群(子房、花柱和柱头),观察过程中注意不要将花损坏。

2.花的类型

取一朵花放于培养皿内,加水浸泡。仔细观察花的各部分组成,判断花的类型(完全花、不完全花、两性花、单性花、合瓣花、离瓣花、辐射对称花、两侧对称花)。了解花的类型后,解剖观察各种花的雄蕊类型。用刀片将子房横切成两半,观察子房与花被的相关位置及胎座的类型。

3.雄蕊的类型

仍以上述各种花为观察对象,分别判断各自雄蕊的类型:

(1)离生雄蕊:观察桃花,雄蕊多数,长短相近,彼此分离。

(2)二强雄蕊:观察泡桐花,有几个雄蕊? 长短如何?

(3)单体雄蕊:取蜀葵花(或木槿花),去掉部分花瓣,观察其雄蕊花丝下部联合、上部及花药分离的特征。

(4)聚药雄蕊:取向日葵头状花序中央心部的管状小花一朵,仔细观察其雄蕊花药处联合而花丝分离的特征。

4.雌蕊的类型

取桃花、洋槐花、桔梗花和梨(或山楂)花分别放入培养皿中,用镊子分开花被,观察子房与花托及花被、雄蕊之间的位置关系,可见子房的位置不同。

(1)子房上位:桃花、洋槐花。

(2)子房半下位(中位):桔梗花。

(3)子房下位:梨(或山楂)花。

5.果实的主要类型

(1)单果:一朵花只有一个雌蕊(单雌蕊或复雌蕊)发育成的果实。

①肉果:果皮肉质多汁,成熟时不开裂。

浆果:观察番茄果实,其外果皮薄,中、内果皮无明显界限,肉质,种子多数。

核果:观察桃的果实,外果皮薄,中果皮肉质肥厚,内果皮形成坚硬木质的果核,核内含一粒种子。

梨果:观察苹果或梨的果实,其可食部分主要来自花托和萼筒。外果皮和中果皮肉质,内果皮坚韧、革质。

柑果:观察柑橘果实,外果皮部分较厚,内含油室;中果皮疏松海绵状,具多分枝的维管束;内果皮膜质,分隔成多室,有许多肉质多汁的囊状毛。注意其中轴胎座的特征。

瓠果:观察黄瓜的果实,其外果皮坚韧,中果皮和内果皮及胎座肉质。注意其侧膜胎座的特征。

②干果:果皮干燥,果实成熟后开裂或不开裂。

荚果:观察扁豆果实背缝线与腹缝线的情况,注意由几个心皮形成,内部种子着生在什么位置。

蒴果:观察曼陀罗果实,它是由几个心皮形成的果实? 内部有几室? 并注意其开裂的方式。

长角果与短角果:取二月兰的长角果与荠菜的短角果对比观察,注意它们各由几个心皮形成? 轻轻用镊子从一侧剥去部分果皮,可见中央具一假隔膜,注意种子在其上着生的情况。

双悬果:取一完整呈椭圆形的小茴香果实,是由两个可由中央纵向分离开的分果组成。用解剖刀轻轻从中央将其分开(注意用力要轻,不要将中央相连处弄断),则可见二分果的顶端与二分叉状的分果柄上端相连,分果柄基部与果柄顶端相连。

(2)聚合果:观察八角茴香果实,每个单果均为一蓇葖果,注意其开裂方式并思考这种果实是由何种类型的雌蕊所形成?

(3)聚花果:观察桑葚,多个小果着生在一个果轴上。

6.种子的类型及构造特征

(1)有胚乳种子——观察蓖麻种子

外形扁椭圆形,一面略平,另一面略凸出,种皮硬脆而光亮有花纹,种子一端有一白色海绵状物为种阜。种阜靠近种子较平的一面与种皮相接处有一近似菱形疤痕为种脐。自种脐向上沿较平的一面中央上伸的一条略隆起的线为种脊。种脊末端略凸起的部分为合点。

观察种皮及外部特征后,剥去种皮,内部白色肥厚的部分为胚乳。沿种子宽面自中央将胚乳纵切开,切面上可看到胚,其中两片白色而薄的子叶紧贴在胚乳内侧,其上可见明显的分枝状叶脉,在子叶下端连有一短圆锥状物,其末端即胚根,向上为胚轴及胚芽。

(2)无胚乳种子——观察蚕豆种子

取浸泡过的蚕豆种子1粒,观察外部结构特征,种子一端有黑色横长疤痕为种脐。种脐旁有一小孔,在种孔相对一侧有一稍隆起的合点,自合点向下至种脐的隆起线为种脊。观察外部特征后,剥去种皮,可见两片肥厚的子叶,一侧连有胚轴,胚轴的一端连接胚根,另一端连接胚芽。

四、实验报告

1.列表比较各花的类型、雄蕊类型、雌蕊类型、胎座类型和子房位置。

2.列表比较各果实的类型、主要特征(果皮、胎座和开裂方式)。

五、思考题

1.雄蕊由哪几部分组成？常见的雄蕊类型有哪几种？如何区分？

2.雌蕊由哪几部分组成？何为心皮？如何判断雌蕊由几心皮组成？

实验六　植物分类

蓼科（Polygonaceae）；毛茛科（Ranunculaceae）；豆科（Leguminosae）；伞形科（Umbelliferae）；唇形科（Labiatae）；菊科（Compositae）；天南星科（Araceae）；百合科（Liliaceae）。

一、实验目的

1.掌握蓼科、毛茛科、豆科、伞形科、唇形科、菊科、天南星科和百合科的主要特征，并认识这几科中的部分药用植物。

2.了解从形态方面鉴别药用植物的方法。

二、仪器用品和材料

1.仪器：解剖镜、解剖器、放大镜及培养皿等。

2.新鲜或浸制材料：红蓼花序、黄芪花(或洋槐花)、紫荆花、合欢花序、白芷花序、柴胡花序、蒲公英头状花序、未知菊科植物头状花序、益母草花及萱草花等。

3.腊叶标本：红蓼、何首乌、大黄、乌头、芍药、白头翁、白芷、黄芪、甘草、柴胡、合欢、苦参、蒲公英、益母草、天南星、半夏、苍术、菊花、丹参、黄芩、知母、麦冬及玉竹等。

三、实验内容与步骤

1.蓼科

(1)红蓼茎直立，茎节明显；单叶互生，于叶腋处可见托叶鞘成筒状，包围茎，下部膜质，褐色；上部草质，绿色，花序生于叶腋或枝顶。解剖观察浸制的红蓼花，花被5深裂，雄蕊7，比花被长；花盘明显；花柱2。瘦果近圆形，双凹，直径长3～3.5 mm，黑褐色，有光泽，包于宿存花被内。

(2)取何首乌、大黄的腊叶标本，观察茎、叶、花及果实等方面的特征，总结出蓼科植物的主要特征。

2.毛茛科

取乌头、芍药和白头翁的腊叶标本，观察茎、叶、花及果实等方面的特征，总结出毛茛科植物的主要特征。

3.豆科

（1）黄芪叶互生,奇数羽状复叶,注意其小叶的形状,各部特征如何。观察花序、花冠各属哪种类型。荚果呈膜质。观察完腊叶标本后,取一朵浸制的黄芪花,观察花萼及花冠的形态、特征,雄蕊的数目及联合情况,雌蕊的特征。同法解剖观察紫荆花、合欢花与洋槐花。

（2）取甘草、苦参及合欢的腊叶标本,观察叶、花及果实等方面的特征,总结出豆科的主要特征。

4.伞形科

（1）白芷根粗大,圆锥形,茎上有纵棱,叶互生,茎上部叶柄常扩大呈鞘状,茎上部叶二至三回羽状分裂,取 1 个浸制的白芷复伞形花序放于培养皿中观察,复伞形花序顶生或侧生,伞辐18～40,总苞片通常缺或有 1～2,成长卵形膨大的鞘;小总苞片 5～10 余,然后用镊子取下一朵小花,用放大镜观察花各部分的特征。花瓣倒卵形,顶端内曲呈凹头状;子房无毛或有短毛;花柱比短圆锥状的花柱基长 2 倍。果实长圆形至卵圆形,黄棕色,有时带紫色。

（2）取柴胡的腊叶标本与白芷对照观察,总结出伞形科的主要特征。

5.唇形科

（1）益母草茎呈四棱形,用放大镜观察茎表面,可见倒生毛茸。叶对生,注意在茎上不同部位的叶形状。轮伞花序,观察花序的位置、排列和小花开放的先后次序等。取下 1 朵已开放的花,观察花萼、花冠、雄蕊类型和雌蕊特征。

（2）取丹参、黄芩腊叶标本,从茎、叶及花等各部观察它们所具有的唇形科的特征,以及每种药用植物的突出特征。

6.菊科

（1）蒲公英叶基生,叶片倒披针形,为规则羽状深裂。花茎常单一不分支,顶端生一头状花序,总苞片 2～3 层,全部为舌状花,瘦果长圆形,顶端生有白色冠毛。取蒲公英头状花序一个,观察其花托形态特征、总苞片的层数以及舌状小花的形态特征。用镊子取下一朵舌状花,放入培养皿中观察,花萼为多数冠毛,花冠呈舌状,子房下位,柱头呈分叉状、雄蕊为聚药雄蕊。

（2）取未知菊科头状花序,观察各部分特征,判断属于菊科下哪一个亚科。

（3）取苍术、菊花的腊叶标本,观察各部分特征。

7.天南星科

观察天南星及半夏的腊叶标本,均有块茎,注意两种植物的叶有何不同? 花单性,肉穗花序,注意天南星为雌雄异株,半夏为雌雄同株（雄花位于上部,雌花位于下部）,果实均为浆果。

8.百合科

（1）取萱草花 1 朵,花被共有 6 片,排成 2 轮。然后从花的一侧分开花被,观察雄蕊的数目及生长位置与花被的关系,雌蕊的特征。最后纵剖子房,观察胎座的类型。

（2）取知母、麦冬及玉竹的腊叶标本,分别观察块根或根茎、叶、花、花序及果实的特征,总结出百合科植物的主要特征。

四、实验报告

绘制未知菊科花序和蒲公英花序的花冠特征图,判断其亚科,并列表比较二者主要区别。

五、思考题

总结所观察的各科植物有哪些主要特征?

第十八章 中药鉴定学实验

实验一 根及根茎类中药的鉴定(1)

一、实验目的

1. 熟练掌握贯众、大黄、何首乌、川乌、附子、白芍、黄连及防己等中药实验观察的各项内容。

2. 熟练掌握蒽苷的理化鉴别方法。

二、实验材料、仪器及试剂

1. 基本仪器设备：显微镜、小勺、解剖针、酒精灯、试管、吸水纸、镊子、载玻片、盖玻片及纱布等。

2. 基本试剂药品：水合氯醛、蒸馏水、5％氢氧化钾、20％氢氧化钠、10％氢氧化钠、乙醚、1％醋酸镁甲醇溶液和30％硝酸。贯众、贯众饮片、大黄、何首乌、川乌、附子(黑附片、白附片)、白芍(赤芍)、黄连(味连、雅连和云连)和防己(广防己、木防己)等药材、饮片、横切片及粉末。

三、实验内容与方法

1. 性状鉴定

(1)贯众类：观察多种贯众类药材，注意外形、颜色、大小和叶柄断面特征(分体中柱数目和排列方式)等。

(2)大黄：重点观察形状、颜色、纹理和质地。髓部有无星点(异型维管束)，其形状、大小及分布如何。有特殊清香，味苦，嚼之粘牙，有砂粒感。

(3)何首乌：注意其外部颜色，断面黄棕色或淡红棕色，粉性。中央有较大的木心。皮部可见"云锦花纹"(异型维管束)。

(4)乌头与附子：

川乌：形似乌鸦头，习称"乌头"。乌头为母根，呈瘦长的倒圆锥形，体轻。有毒。

附子：为子根，有三种主要商品规格：盐附子、白附片和黑顺片。

盐附子：圆锥形，外表灰黑色，被盐霜，质坚硬，断面灰褐色。

白附片:纵切片,无外皮,黄白色,半透明。

黑顺片:不规则纵切片,呈黑棕色,切面黑黄,半透明,角质状。

(5)白芍与赤芍:

白芍:根呈圆柱形,外皮已除去,呈浅棕红色或类白色。质坚实而重,角质样,木部具放射状纹理,形成层环明显。味微苦酸。

赤芍:根呈圆柱形,外皮粗糙,暗棕色至棕褐色,易脱落,断面粉白色或微红色。气微香,味微苦涩。

(6)黄连:味连呈簇状分枝,形如倒鸡爪,表面有棕褐色侧根,具结节状突起,部分节间平滑(习称过桥),有时可见残存的须根或膜质鳞叶。断面皮部和髓部红棕色,木部金黄色。味极苦。比较雅连、云连与味连的不同点。

(7)防己:根在形状上有何特征?表面何色?具明显横向突起的皮孔。纵剖面黄白色,有维管束条纹。质坚重,断面平坦,灰白色、粉性。另取广防己生药,比较两者的异同点。

2.显微鉴别

(1)绵马贯众叶柄横切片。

注意表皮、下皮层、内皮层及束鞘细胞的特征。维管束的类型、数目及排列方式。细胞间隙大,有的间隙有单细胞间隙腺毛,呈球形或棒状,含棕色分泌物。注意荚果蕨贯众叶柄横切有何不同。

(2)大黄根茎横切片。

木栓层和皮层多已除去,韧皮部筛管群明显,形成层成环,木质部木射线内也含棕色物质,导管稀疏排列。髓部大,其内散生或环列异型维管束,薄壁组织内散有黏液腔,薄壁细胞内含草酸钙簇晶和众多淀粉粒。

异型维管束散在,形成层成环,木质部位于形成层外方,韧皮部位于形成层内方,射线呈星状射出。

(3)何首乌根横切片。

木栓层:为多列整齐扁平的木栓细胞,充满红棕色物质。

韧皮部:较宽,散生的异型维管束为近圆形的复合维管束,偶有单个维管束,均为外韧型。

形成层:呈环状。

木质部:导管较少,周围有管胞及木纤维环绕,薄壁细胞内可见淀粉粒和草酸钙簇晶。

(4)附子根横切片。

后生皮层:位于最外方,为数列棕色木栓化细胞,多破裂,皮层细胞间散在石细胞,单个或3~5个成群。

内皮层:明显。为一列排列整齐的扁平细胞,换高倍镜观察可见凯氏点。

韧皮部:宽广,小型筛管群径向散列,细胞内无淀粉粒。

形成层:呈不规则多角形。

本质部：导管多呈"V"字形排列，有时可见初生木质部。

髓：明显。

薄壁细胞中充满淀粉粒。

（5）黄连。

①味连根茎横切片。

最外为木栓层，木栓层外侧可见残留的表皮或鳞叶。

皮层宽广，其间散有单个或成群的黄色石细胞，可见横走的根迹维管束。

韧皮部外侧纤维束木化并伴有石细胞。

维管束无限外韧型，呈断续的环状排列。

髓部无石细胞（或极少数石细胞）。

②黄连粉末临时装片。

石细胞：多见。鲜黄色，类方形或类圆形．纹孔明显。

木纤维：多成束。黄色、壁厚。

韧皮纤维：成束。黄色、壁厚。

另外，可见木栓细胞（表面观）、鳞叶细胞（细胞长方形，壁弯曲）和导管碎片等。

3.理化鉴别

（1）微量升华：取何首乌粉末少许，微量升华后，在显微镜下可见何种类型结晶？加碱液有无颜色变化？

（2）Borntrager 反应：取大黄粉末 0.5 g，置试管中，加 10% 氢氧化钠 5 mL，微振摇，观察颜色变化。取上清液 2 mL 加盐酸至溶液为黄色；再加等量乙醚，轻轻振摇，放置片刻。醚层应显黄色。分取醚层，加氨试液，振摇，氨液层应显红色，醚层变为何色？上述颜色变化的原理是什么？

（3）碱液反应：取大黄粉少许于小试管中，加 10% 氢氧化钠试液，即呈红色，继续加 10% 盐酸使中和，药液变黄色，再加氢氧化钠试液又显红色。

（4）醋酸镁反应：取大黄粉末约 0.2 g 于试管中，加乙醇 3 mL，水浴温热 5 min，滤过，得滤液，加 1% 醋酸镁甲醇溶液 2 滴，振摇后观察，溶液渐呈橙红色。

（5）黄连的定性反应（示教）

取黄连粉末少许于载玻片上，加 30% 硝酸 1～2 滴，放置 5～10 min 后镜检，可见针簇状的硝酸小檗碱结晶。为何产生此反应？

又取黄连饮片，置紫外灯下观察，显金黄色荧光，木质部尤为明显。

四、实验报告

1.绘黄连根茎横切面简图、黄连粉末特征图。

2.记述何首乌、大黄和黄连的理化鉴定结果。

五、思考题

1.绵马贯众的药材性状和显微特征有哪些?

2.附子根的组织构造与正常双子叶植物次生根的构造有何不同?

3.味连性状,显微结构上有哪些鉴别特征?它所含的主要成分是什么?如何鉴别?

4.大黄药材断面有哪些突出特征?横切面髓部常见什么样的结构?

5.防己的药材性状有哪些主要特征?其所含的主要成分是什么?如何鉴别?

实验二　根及根茎类中药的鉴定(2)

一、实验目的

1.熟练掌握延胡索、板蓝根、甘草、黄芪、人参及三七等中药实验观察的各项内容。

2.熟练掌握生物碱、皂苷的理化鉴别方法。

二、实验材料、仪器及试剂

显微镜、白瓷板、小勺、解剖针、酒精灯、试管、吸水纸、镊子、载玻片、盖玻片、水合氯醛、蒸馏水、冰醋酸、浓硫酸、乙醇、三氯化锑氯仿饱和溶液、1%铁氰化钾溶液、1%三氯化铁溶液、重铬酸钾、盐酸、盐酸阿托品、碘化铋钾试剂、碘化钾碘试剂、碘化汞钾试剂及硅钨酸等。延胡索、板蓝根、甘草、黄芪、人参、三七及百部等药材、饮片、横切片及粉末。

三、实验内容与方法

1.性状鉴定

(1)延胡索:不规则扁球形,表面灰黄棕色,有不规则网状皱纹。顶端有略凹陷的茎痕,底部常有疙瘩状突起。质坚硬,断面棕黄色角质样,有蜡样光泽,味苦。

(2)板蓝根:圆柱形、淡棕黄色,根头略膨大,顶端有盘状凹陷的茎基。周围有轮状排列的叶柄残基和密集的疣状突起。质坚实,断面粉性,味微甜而后苦涩。

(3)甘草:根呈圆柱形。表面红棕色或灰棕色。有明显的皱纹和横长的皮孔,外皮有时呈鳞片状剥裂而露出黄色内皮。质坚实。折断时有粉尘散出。断面纤维性、淡黄色,形成层环明显,气微,味甜而特异。根茎:圆柱形,表面可见芽或芽痕,断面中央有髓。

(4)黄芪:圆柱形。表面灰黄或浅棕。有纵皱、皮孔及支根痕,外皮脱落处可见网纹。质柔韧,纤维性强,具粉性,断面显菊花心。味甘而有豆腥气。

(5)人参:观察野山参的外部形态特征,注意习称"雁脖芦""枣核艼""短横体""铁线纹""珍珠疙瘩"的含义。观察园参浸制标本,注意芦头、芦碗及主根、支根和须根各部特征。观察并比较生晒参、红参、糖参及高丽参性状特征,注意生晒参断面,形成层环纹棕黄色。皮部可见放射状裂隙及黄棕色点状树脂道。气特异,味甜,微苦。红参侧根多已除去,棕红色,半透明,偶有暗褐色斑块,质硬脆,断面平坦角质中心部较浅。糖参表面淡黄白色,质松泡,断面白,有菊花纹,味甜。注意伪品人参与正品的区别。

(6)三七:根呈纺锤形或类圆锥形,表面灰黄或灰褐色,有蜡样光泽,有断续的纵皱纹及少数横长皮孔,顶端有茎痕,周围有瘤状突起,下部有支根断痕,质坚实。击碎后皮部与木部分离,皮部可见棕色细小树脂道斑点。气微味苦后微甜。注意伪品三七与正品的区别。

2.显微鉴别

(1)延胡索。

延胡索粉末临时装片:本品粉末绿黄色。糊化淀粉粒团块淡黄色或近无色。下皮厚壁细胞绿黄色,细胞多角形、类方形或长条形,壁稍弯曲,木化,有的成连珠状增厚,纹孔细密。螺纹导管可见。

(2)板蓝根。

取板蓝根横切片镜下观察:

①木栓层为数层细胞。

②韧皮部宽广,射线明显。

③形成层成环。

④木质部导管类圆形,木纤维成束。

⑤薄壁细胞中含淀粉粒。

(3)甘草。

①甘草根茎横切片。

木栓层:为数列棕色细胞;排列整齐。栓内层较窄。

韧皮部:韧皮射线宽广,多弯曲,常现裂隙;纤维多成束,非木化或微木化,周围薄壁细胞常含草酸钙方晶;筛管群常因压缩而变形。

束内形成层明显。

木质部射线宽3～5列细胞;导管较多,木纤维成束,周围薄壁细胞亦含草酸钙方晶。

根中心无髓;根茎中心有髓。

②甘草粉末临时装片。

晶鞘纤维:众多,多成束;含晶细胞的壁增厚,非木化。纤维细长壁极厚,微木化,孔沟不明显。

导管:主为具缘纹孔导管较大,多破碎。

草酸钙方晶:呈类双锥形、长方形或类方形。

木栓细胞:棕红色。表面观呈多角形,壁薄、微木化。

淀粉粒:多单粒,椭圆形、卵形或类球形,脐点点状或短缝状;复粒稀少;此外,有射线细胞及少数黄棕色色素块。

(4)黄芪根横切片。

木栓层:数列木栓细胞,栓内层由厚角细胞组成,切向延长。

韧皮部:纤维成束或单个散在,纤维与筛管群、薄壁细胞交互排列,近栓内层处有时可见石细胞及纵向管状木栓组织(外为数层木栓细胞,中央为木化纤维及薄壁细胞,细胞内含棕色物质)。

木质部:导管单个或 2～3 个相聚,导管间有木纤维束及木薄壁细胞。

射线:发达,辐射状排列,外侧常弯曲,有裂隙。

薄壁细胞中含淀粉粒。

(5)人参横切片。

木栓层:数列扁平的木栓细胞。

皮层:狭窄。

韧皮部:外侧常有大形裂隙和颓废的筛管组织,内侧细胞较小,排列紧密;每个韧皮部束常有 2～3 个树脂道径向散列,近形成层处较多,树脂道呈圆形或长圆形,由多个扁小肾形分泌细胞组成。

形成层:为三至数层扁平细胞组成完整的环层。

木质部:射线宽广,导管单个或数个相聚,径向断续排列,薄壁细胞中含多数淀粉粒及草酸钙簇晶。

(6)三七横切片。

木栓层为数列细胞。韧皮部散布树脂道。形成层成环。木射线宽广,无裂隙,木质部导管近形成层处稍多,薄壁细胞中含有淀粉粒,并有少数草酸钙簇晶,棱角钝,射线细胞中淀粉粒较多。

3. 理化鉴别

(1)醋酐浓硫酸反应:取人参粉末 0.2 g,加冰醋酸 4 mL,水浴加热 2 min,过滤。取滤液置干燥试管中,倾斜试管,小心沿管壁加浓硫酸 0.5 mL,成二液层,二液交界面呈红棕色。

(2)取人参粉末 0.5 g 加乙醇 5 mL,振摇、过滤,滤液蒸干滴加三氯化锑氯仿饱和溶液,显紫色。

(3)取延胡索粉末 2 g,加 0.5 mol/L 硫酸溶液 10 mL,振摇,滤过。取滤液 2 mL,加 1% 铁氰化钾溶液 0.4 mL 与 1% 三氯化铁溶液 0.3 mL 的混合液,显深绿色,渐变蓝色,放置后有深蓝色沉淀;另取滤液加重铬酸钾数滴,产生黄色沉淀。

(4)生物碱沉淀反应:取百部提取液置蒸发皿中,于水浴蒸干,残渣加 1% 盐酸 5 mL 使溶,滤过,滤液分置 4 支小试管中,每试管 1 mL,分别滴加表中生物碱沉淀剂各 2 滴,观察有无沉淀。

同时,取 4 支硫酸阿托品注射液,启封后按表滴加生物碱沉淀剂,并记录沉淀结果。

表 18-1　生物碱沉淀反应结果

样品	生物碱沉淀剂			
	碘化铋钾	碘化钾碘	碘化汞钾	硅钨酸
百部提取液				
硫酸阿托品注射液				

"+":有沉淀;"－":无沉淀

四、实验报告

1.绘甘草粉末特征图及人参横切面 1/4 简图。

2.记述理化鉴定结果。

五、思考题

1.延胡索的主要化学成分是什么?有何药理作用?若想增强其疗效,应采用何种炮制方法?

2.什么是晶鞘纤维?

3.黄芪、甘草在性状方面如何区别?

4.人参的商品规格主要有哪些?其主要鉴别特征是什么?

实验三　根及根茎类中药的鉴定(3)

一、实验目的

1.熟练掌握当归、川芎、柴胡及龙胆等中药实验观察的各项内容。

2.熟练掌握柴胡的理化鉴别方法。

二、实验材料、仪器及试剂

酒精灯、三脚架、试管、滤纸、甲醇、二甲氨基苯甲醛的甲醇溶液(1:30)、磷酸、1‰钒酸铵硫酸溶液和浓硝酸。当归、柴胡、川芎、龙胆等药材、饮片、横切片及粉末。

三、实验内容与方法

1.性状鉴定

(1)当归:根头及主根粗短,略呈圆柱形,支根扭曲,表面黄棕色,有横向椭圆形皮孔。顶端有残留的叶鞘及茎基,质柔软,断面黄白色或黄棕色,皮部厚,有棕色油点,形成层环棕色,木部色较淡。有浓郁香气,味甘辛微苦。

(2)川芎:结节状团块,注意隆起的轮节,瘤状根痕,断面颜色和特征,气浓香而特异,味苦辛。

(3)柴胡:根呈圆柱形或圆锥形,常有分枝,表面淡棕色或棕色,近根头部有横皱纹,下部有不规则纵皱纹,并有细小支根痕及皮孔,根头部多有残留茎基。质坚韧。断面片状纤维性、皮部淡棕色,木质部淡黄白色。气微芳香,味微苦。

(4)龙胆:关龙胆根茎呈不规则块状,根细长丛生,上部细密横纹理,断面木部色浅;坚龙胆根外皮膜质、易脱落,木部与皮易分离。

2.显微鉴别

(1)当归。

①当归横切片。

木栓层:4~7列木栓细胞。

皮层:狭窄,细胞切向延长,有时可见多数小型分泌腔。

韧皮部:宽广,多裂隙,有油室散在,外侧较大,向内渐小多为圆形,高倍镜下可见周围分泌细胞。

形成层:明显成环。

木质部:导管单个散在或数个相聚,木射线宽。

薄壁细胞中含淀粉粒。

②当归粉末。

淡黄棕色。

纺锤形韧皮薄壁细胞,壁稍厚,表面有斜向交错纹理。

油室。

具缘纹孔导管,螺纹导管。

淀粉粒。

(2)川芎。

川芎根茎横切片置显微镜下,从外到内可见:

木栓层:木栓细胞数列。

皮层:较窄,细胞呈切向延长,散有根迹维管束和类圆形油室。

韧皮部:宽广,筛管群散列。

形成层:呈波状或不规则环状。

木质部:导管多角形或类圆形,单列或排成"V"字形,偶具木纤维束。

髓:较大,薄壁组织中散有多数油室。

(3)柴胡。

取柴胡横切片镜下观察:

木栓层:为7~8列木栓细胞。

皮层:狭窄,可见类圆形油室,油室周围分泌细胞6~8个。

韧皮部:油室较小。

形成层:多成环。

木质部占大部分,具大型导管,老根木纤维聚积成群,排成环状。

(4)龙胆。

取龙胆横切片、镜下观察:

表皮:1 列,有时残存。

皮层:外层细胞壁稍厚,中皮层多裂隙,内皮层细胞切向延长,并由纵向壁分隔成数个小细胞。

韧皮部:宽阔、多裂隙。

木质部:导管成束或成"V"字形排列。

髓:明显。

注意:坚龙胆的鉴别。

3. 理化鉴别

柴胡:取粉末 0.5 g 加乙醇 10 mL,用力振摇放置 30 min,滤过,取滤液 0.5 mL 加二甲氨基苯甲醛的甲醇溶液(1∶30)0.5 mL,摇匀,缓慢加入磷酸 2 mL,静置,交界面显淡红色至淡红紫色(柴胡皂苷)。

四、实验报告

1. 绘当归粉末特征图。

2. 记述柴胡理化鉴定结果。

五、思考题

1. 当归含有的主要化学成分是什么,有何性状显微特征?

2. 南柴胡与北柴胡在性状特征方面有何区别?

实验四　根及根茎类中药的鉴定(4)

一、实验目的

1. 熟练掌握丹参、黄芩、地黄、天花粉、桔梗、木香及苍术等中药实验观察的各项内容。

2. 熟练掌握黄芩、桔梗的理化鉴别方法。

二、实验材料、仪器及试剂

酒精灯、三脚架、试管、滤纸、甲醇、镁粉、盐酸、醋酸铅试液、α-萘酚-浓硫酸试液、醋酐、0.9% NaCl 溶液和 2%红细胞球悬浮液等。丹参、黄芩、地黄、天花粉、桔梗、木香、苍术及远志等药材、饮片、横切片及粉末。

三、实验内容与方法

1. 性状鉴定

(1)丹参:根呈圆柱形或圆锥形,栓皮易剥落,注意外皮颜色、维管束的颜色与排列。

(2)黄芩:多为长圆锥形,扭曲不直,外表棕黄色,具明显纵皱及网纹。可见残茎痕或侧根痕。质硬脆,断面黄色。"子芩"内部充实;老根内部暗棕或枯朽称"枯芩"。味极苦。

(3)地黄:多呈不规则的团块或长圆形,中间膨大,两端稍细,表面棕黑或棕灰色,极皱缩。质较软而韧,断面棕黑色或乌黑色,有光泽,具黏性。味微甜。

(4)天花粉:纺锤形或块瓣状。去栓皮、断面粉性、黄色小孔放射状排列,纵切面为黄色条纹。

(5)桔梗:注意桔梗形状。表面白色或淡黄白色。有短根茎(芦头),根茎上有数个半月形茎痕(芦碗)。全体具扭曲纵沟。断面有菊花心,具浅棕色环纹(形成层)。质脆,木部较紧密。味微甜后苦。

(6)木香:圆柱形或半圆柱形。表面黄棕至灰棕色,栓皮多除去,具侧根痕。质坚硬,断面有深褐色油室小点散在,具放射状纹理。老根中心多枯朽。具浓郁特异的香气。

(7)苍术:北苍术,不规则块状,多分枝,表面黑棕色,断面纤维性,质较疏松,有黄棕色油点散在。观察茅苍术,比较两者的主要区分点。

2. 显微鉴别

(1)丹参。

取丹参横切片,镜下观察。

木栓层:4～6列,可见落皮层。

皮层:宽广。

韧皮部:半月形,束间形成层不甚明显。

木质部束8～10,放射状,导管近形成层处较多,呈切向排列,渐至中央导管呈单列。中央有否纤维束?

(2)黄芩。

①黄芩根横切片。

木栓层:木栓细胞中有石细胞散在,有时木栓层中间夹有皮层死细胞。

皮层:散有多数石细胞和纤维,石细胞多分布于外侧,纤维多分布于内侧。

韧皮部:与皮层界限不明显,由筛管、薄壁细胞组成。

形成层:细胞多皱缩。

木质部:由导管、木纤维及木薄壁细胞组成,导管数个,切向排列。老根中央可见栓化细胞环,单环或数个同心环。无明显的射线。

②黄芩粉末。

淀粉粒:细小、单粒类球形,复粒少见,由2～3分粒组成。

韧皮纤维:单个或成束、梭形,壁厚、木化、孔沟明显。

石细胞:壁甚厚,孔沟有时分叉。

韧皮薄壁细胞:纺锤形或长圆形、壁连珠状增厚。

导管碎片:多为网纹导管,具缘纹孔及环纹导管少见。

纺锤形木薄壁细胞常与导管相伴存在,壁稍厚,有横隔。

(3)天花粉。

粉末类白色。淀粉粒甚多,单粒类球形、半圆形或盔帽形,脐点点状、短缝状或人字状,层纹隐约可见;复粒由 2～14 分粒组成,常由一个大的分粒与几个小分粒复合。具缘纹孔导管大,多破碎,有的具缘纹孔呈六角形或方形,排列紧密。石细胞黄绿色,长方形、椭圆形、类方形、多角形或纺锤形,壁较厚,纹孔细密。

(4)桔梗。

①桔梗横切片。

木栓层:多列、黄棕和偶含草酸钙棱晶。去栓皮者或有残存。

皮层:狭窄,有裂隙,散有乳汁管群。

韧皮部:宽广,乳汁管散在。

形成层:成环。

木质层:导管单个散在或数个相聚,径向排列。

注意薄壁细胞中是否有菊糖。

②桔梗粉末。

菊糖:众多,呈扇形,多在薄壁细胞中,久置消失,用乙醇装片,菊糖呈不规则团块,久置不消失。

乳汁管:联结呈网状。

导管:梯纹、网纹及具缘纹孔状。

木薄壁细胞:长方形,末端壁微波状弯曲。

(5)木香。

木香横切片,置显微镜下观察:

木栓层:2～6 列,其外侧时有残存落皮层。

韧皮部:宽厚、筛管群明显。有较大油室散在。

形成层:断续成环。

木质部:导管单个散在或数个相连,木纤维少,近中心处纤维较多。

薄壁细胞中是否有菊糖。

(6)苍术。

苍术横切片置显微镜下观察:

木栓层:多层细胞,夹有石细胞环带,环带由 2～3 层石细胞集成。

皮层:散有大型油室。

韧皮部:较窄。

形成层:成环。

木质部:纤维群和导管群相间排列。

射线、髓部:均有油室散在。薄壁细胞可见细小草酸钙针晶。

北苍术横切面:皮层有纤维束。木质部纤维束较大。

3.理化鉴别

(1)取黄芩粉末 2 g,加乙醇 20 mL,回流加热 15 min,滤过,取滤液 1 mL,加醋酸铅试液 2～3 滴,即生成橘黄色沉淀。

(2)取黄芩滤液 1 mL,加镁粉少许及盐酸 3～4 滴,显红色。

(3)桔梗粉末少量置载玻片上,加 α-萘酚-浓硫酸试液 2 滴,显紫堇色。

(4)取桔梗粉末约 0.2 g,加醋酐 2 mL,水浴加热 2 min,过滤。滤液 1 mL 置干燥试管中,沿壁加入浓硫酸 1 mL,接触面呈红棕色环。

(5)泡沫试验:去桔梗提取液 2 mL,置于干净试管中,密塞或以手指压住管口,强烈振摇数分钟,观察是否产生大量泡沫,放置 10 min 后,观察泡沫是否消失。

(6)溶血试验:取远志生理盐水提取液 2 mL 置一试管中,另取一试管加 0.9% NaCl 溶液 2 mL,于 2 支试管中分别加 2%红细胞球悬浮液 1 mL,摇匀后放置,注意观察哪支试管溶液变清。

四、实验报告

1.绘制黄芩横切面简图及粉末特征图。

2.绘制木香横切面 1/4 简图。

2.记述理化鉴定结果。

实验五　根及根茎类中药的鉴定(5)

一、实验目的

1.熟练掌握半夏、川贝母、麦冬、莪术及天麻等中药实验观察的各项内容。

2.熟练掌握半夏的理化鉴别方法。

二、实验材料、仪器及试剂

酒精灯、三脚架、试管、解剖针、盖玻片、载玻片、滤纸、甲醇、乙醇、茚三酮试剂、碱性酒石酸铜试剂、α-萘酚试剂及浓硫酸等。半夏、川贝母、麦冬、莪术、天麻及玉竹等药材、饮片、横切片及粉末。

三、实验内容与方法

1.性状鉴定

(1)半夏:块茎呈类球形或稍偏斜。表现黄白色。顶端稍平,中心有凹窝,中间有芽痕和叶痕;周围密布棕色凹点(须根痕),下端钝圆,较光滑。质坚,断面粉性。味辛辣而麻舌,有毒,法半夏、姜半夏与生半夏比较有何不同? 水半夏与半夏有何区别?

(2)川贝母。

松贝:形状和颜色如何? 二鳞片大小悬殊,相互抱合,称怀中抱月。顶部闭合。底部平,微凹。

青贝:二鳞片大小相近,顶端多开口,中心包着心芽和小鳞叶。

炉贝:和青贝比较有何异同? 突出特征是什么?

(3)麦冬:块根多呈纺锤形。黄白色或浅黄色。半透明,质柔韧,干后硬脆。断面角质,中央有细小中柱。味微甘,嚼之发黏。

(4)莪术:注意根茎形状、表面有无环节和点状根痕,质硬、皮部木部易分离,用放大镜观察散在的维管束和棕色油点。

(5)天麻:天麻块茎呈扁圆形,冬麻一端有红棕色干枯芽孢(习称鹦哥嘴或红小瓣),春麻有残留茎基。表面可见多轮点状环纹,另一端有自母麻脱落留下的圆形疤痕。断面平坦,角质样。冬麻实满为优,春麻中空为次。

2.显微鉴别

(1)半夏。

半夏横切面:外侧细胞不规则多破裂,含淀粉粒极少,向内细胞完整,淀粉粒渐增多,细胞间散在较大类圆形的黏液细胞,内含草酸钙针晶束。维管束,为外韧型或周木型,纵横散布。

(2)麦冬。

麦冬横切片:

表皮:一列薄壁细胞(多萎缩、脱落)。

根被:3～5 列木化细胞,有的可见壁孔。

皮层:为多层大型薄壁细胞,含有针晶束的黏液细胞多见。内皮层细胞壁均匀加厚,通道细胞对着木质部束。内皮层外为1列石细胞,其内壁和侧壁增厚。

中柱鞘:紧接内皮层,为1～2 列薄壁细胞。

维管束:辐射型维管束,韧皮部束 16～22 个,各位于木质部束的弧角处,木质部由木化组织连接成环。

髓:由类圆形薄壁细胞组成。

附:山麦冬(土麦冬)的块根,药材似麦冬,但表面粗糙,色泽差,断面中柱甚细、纤维性较强。

横切片:内皮层外侧石细胞少数散在,各木质部束之间为非木化的薄壁组织。

(3)天麻。

天麻横切片:

表皮:有时残存,成为外皮层组织,淡棕色。

下皮层:2~3 列,略呈切向延长,细胞壁增厚栓化,可见稍疏的壁孔。

皮层:数列多角形细胞,有的可见针晶束。

中柱:周韧型或外韧型维管束散在,薄壁细胞含针晶束,薄壁细胞或见团块状物(多糖类物质)。

3.理化鉴别

(1)半夏定性反应。

取粉末 1 g,以 50%乙醇 10 mL 浸 30 min,滤过,滤液浓缩至 2 mL,加 0.2%茚三酮试剂、煮沸数分钟,显蓝紫色。

(2)单糖、多糖与苷类成分的鉴别。

①费林(Fehling 试验)试验:取玉竹 1 mL 于 50 mL 烧杯中,加碱性酒石酸铜试剂(Fehling 试剂)8 mL(临用时由甲液与乙液等量混合而成),置沸水浴加热 5 min,观察有无砖红色沉淀产生(尤其要观察瓶壁处)。

②α-萘酚试验(Molish 试验):取玉竹粉末 0.5~1 g,加蒸馏水 10 mL。水浴温热 5~10 min,滤过,取滤液 1 mL 于大试管中,加 α-萘酚试剂 2~3 滴,摇匀,沿管壁,缓慢加入浓硫酸 1 mL,保留二层液面,观察二液面交界处有无形成紫红色环。

四、实验报告

1.绘制麦冬横切面 1/4 简图。

2.记述理化鉴定结果。

五、思考题

1.半夏的商品几种? 主要性状及应用时有何区别?

2.天麻的主要性状特征是什么?

3.传统使用的川贝母商品规格有几种? 注意其特征。

实验六 茎木类及皮类中药的鉴定

一、实验目的

熟练掌握关木通、川木通、鸡血藤、大血藤、沉香、厚朴、肉桂及黄柏等中药实验观察的各项内容。

二、实验材料、仪器及试剂

酒精灯、三脚架、试管、滤纸、层析缸、薄层层析硅胶板、紫外灯、水合氯醛、盖玻片、载玻片、蒸馏水、乙醇、盐酸、浓硫酸、饱和氯水或溴水、秦皮甲素标准品、甲苯、醋酸乙酯及甲酸等。关木通、川木通、鸡血藤、大血藤、沉香、厚朴、肉桂、黄柏、秦皮、核桃楸皮、牡丹皮、杜仲、香加皮及桑白皮等药材、饮片、横切片及粉末。

三、实验内容与方法

1. 性状鉴定

(1)川木通与关木通。

鉴定要点:茎表面有纤维状剥离的皮片或深的纵沟,膨大的节,髓是否明显或有空洞。

(2)鸡血藤与大血藤。

鉴别要点:外形,粗细,表面颜色,断面特征(红棕色皮部有六处向内嵌入木部,或2个或多个皮部呈偏心性半圆形环状与红色木部相间排列),髓中心性或偏心性等。

(3)沉香:药材呈不规则块状或小片状,表面有刀削痕及不规则凹凸,并有黑褐色及黄白色相间的斑纹。质坚硬折断面刺状,具特异香气,味苦。燃烧时可产生浓烟,伴有浓烈香气和黑色油状渗出物。进口沉香表面密布棕黑色树脂斑痕或细纵纹,能沉或半沉于水,气味较浓烈。

(4)厚朴:观察厚朴生药(包括干皮、枝皮与根皮)的性状特征,注意其卷曲形式,外表面与内表面色泽、断面特征,质地与气味。

(5)肉桂:取企边桂和油桂筒观察,注意两者的外表面颜色、特征、内表面颜色、划痕、折断面特征及气味等方面的异同点。注意板桂的形状。

(6)黄柏:观察黄柏生药(川黄柏和关黄柏)的性状特征,注意木栓层的有无与厚度,表面特征,平滑或粗糙,有无皮孔,分布及形状如何? 色泽如何? 二者有无不同? 折断面和横断面特征各如何? 同时注意气味及黏性。

自学秦皮、牡丹皮、杜仲、香加皮和桑白皮等中药性状特征。

2. 显微鉴别

(1)川木通与关木通。

镜检川木通与关木通的茎横切面的组织特征。鉴别要点:木栓细胞形状,皮层宽窄,有无中柱鞘纤维,韧皮部纤维的分布,木射线,髓部的形状(方形或圆形),薄壁细胞中有无草酸钙晶体等。

(2)沉香。

观察沉香横切片特征:木射线宽1~2列细胞,含棕色树脂。导管圆形,多角形,有的含棕色树脂,木纤维多角形,壁厚木化。木间韧皮部呈扁长椭圆状,常与射线相交,细胞内含树脂。

薄壁细胞中含草酸钙柱晶。

注意观察沉香不同切面的显微特征。

(3)厚朴。

厚朴干皮横切面镜检可见：

木栓层：由多列细胞组成,栓内层为 2～4 列石细胞。

皮层：较宽厚,散有多数石细胞群,石细胞多呈分枝状,靠内层有切向延长的椭圆形油细胞散在,壁稍厚。

韧皮部：占大部分,射线宽 1～3 列细胞,韧皮纤维众多,壁极厚,油细胞散在。

(4)肉桂。

①肉桂横切片：

木栓层：木栓细胞数列,最内层木栓细胞外壁增厚,木化。

皮层：散有石细胞、油细胞及黏液细胞。

中柱鞘：有石细胞群,排列成环,外侧伴有纤维束。

韧皮部：较厚。可见厚壁纤维和油细胞,射线 1～2 列,含细小草酸钙针晶,薄壁细胞中含有淀粉粒。

②肉桂粉末：

①纤维：大多单个散在,长梭形,壁极厚,木化,纹孔及孔沟不明显。

②石细胞：较多,类方形或类圆型,壁厚,有的一面菲薄。

③油细胞：类圆形或长圆形,有时会有黄色挥发油滴。

④草酸钙针晶：众多,细小散在或成束,常存在于射线细胞中。

⑤木栓细胞：表面观呈多角形,木化,常含棕色物质。

(5)黄柏。

①黄柏横切片：

木栓层：残存木栓细胞。

皮层：由薄壁细胞组成,石细胞与纤维成群或散在。石细胞形状多样,常呈分枝状或不规则状,孔沟明显。

韧皮部：射线细胞 1 至数列,细胞径向延长,纤维群成层,径向排列,木化。

皮层与韧皮部内均有黏液细胞,并有众多草酸钙方晶。

②黄柏粉末：

纤维：鲜黄色,常成束,多碎断,边缘微波状,周围细胞含草酸钙方晶,形成晶纤维,含晶细胞壁木化增厚。

石细胞：鲜黄色,分枝状,类圆形或纺锤形,分枝状者形大,壁厚,层纹明显。

3.理化鉴别

(1)关木通与川木通。

荧光试验：取关木通和川木通粉末各 0.5 g 于试管中,分别加 70%乙醇 10 mL,超声波提取 15 min,滤过。取两滤液分别点于滤纸的左右两端成带状,吹干后,置紫外灯光(365 nm)下,检测两带状斑点荧光颜色。分别向两带状斑点左边加稀盐酸 1 滴,吹干后,检测二者荧光颜色变化。将两滤纸放入盛有氨试液的层析缸中熏 5 min,再检测两带状斑点荧光颜色变化。

(2)取黄柏粉末水浸液 1 mL,加浓硫酸 4 滴,沿壁加饱和氯水或溴水 1 mL 使成二层,接触面处显红色环(小檗碱反应)。

(3)秦皮与核桃楸皮。

薄层层析法(两人一组):

样品、标准品:秦皮提取液,核桃楸皮提取液,秦皮甲素标准品溶液。

薄层板:硅胶 G。

展开剂:甲苯:醋酸乙酯:甲酸:乙醇＝3:4:1:2

点样:距玻璃板下端 1 cm 处,分别点上秦皮、核桃楸皮的提取液及秦皮甲素的标准液。

展开方式:倾斜上行法。展距 10～15 cm。

晾干后,置 365 nm 紫外分析灯下观察荧光斑点并描绘出层析图谱,计算秦皮甲素的 Rf 值。

四、实验报告

1.绘制黄柏横切面简图及粉末特征图。

2.绘制川木通与关木通的茎横切面简图。

2.记述川木通与关木通、黄柏的理化鉴定结果,计算秦皮甲素 Rf 值。

实验七 叶类及花类中药的鉴定

一、实验目的

1.熟练掌握大青叶、番泻叶、丁香、洋金花、金银花、红花及西红花等中药实验观察的各项内容。

2.熟练掌握金银花的理化鉴别方法及定量鉴别方法。

二、实验材料、仪器及试剂

酒精灯、三脚架、试管、滤纸、层析缸、薄层层析硅胶板、紫外灯、高效液相色谱仪、水合氯醛、盐酸、镁粉、1％三氯化铝甲醇液、色谱甲醇、色谱乙腈、磷酸、醋酸丁酯、甲酸、蒸馏水、绿原酸标准品、3,5-二-O-咖啡酰奎宁酸标准品、4,5-二-O-咖啡酰奎宁酸标准品和色谱柱等。大青叶、番泻叶、丁香、洋金花、金银花、红花、西红花和槐米等药材、饮片、横切片及粉末。

三、实验内容与方法

1. 性状鉴定

(1)大青叶：结合原植物标本观察菘蓝与蓼蓝叶，注意二者在颜色、叶片形状、叶缘、叶基、托叶及质地、气味等方面的不同点。

(2)番泻叶：狭叶番泻叶呈卵状披针形。革质。先端尖而有锐刺，叶基不对称。有的表面有横斜压纹。

(3)淫羊藿：茎细长平滑，黄绿或棕黄色，叶片卵圆形，中间片较两侧叶片大，先端尖，叶基部深心形，两侧小叶基部偏斜，边缘有细毛状锯齿，上表面绿色或黄绿色，无毛，下表面灰绿色，有稀疏毛茸，叶片近革质而脆，气弱，味极苦。

(4)丁香：药材略呈研棒状，花冠圆球形，花瓣4，覆瓦状抱合，棕褐色，花瓣内为雄蕊和花柱。萼筒圆柱状，棕褐色上部有4枚三角状萼片，十字状分开。质坚富油性、气芳香浓烈，味辛辣，有麻舌感。

(5)洋金花：取两种洋金花，观察其性状。南洋金花多皱缩成条状，长9～15 cm，花萼筒状，长为花冠的2/5，表面微有毛茸，通常已除去。花冠喇叭状，淡黄色，先端5浅裂，裂片有短尖，短尖下有3条明显的纵脉纹。雄蕊5枚，花丝贴生于花冠筒内，雌蕊1枚，柱头棒状。

北洋金花多具花萼，外表灰黄色，有短柔毛，花冠裂片间有三角形突起，气味同南洋金花。

(6)金银花：花蕾呈细棒状，表面淡黄至黄棕色，密被短柔毛及腺毛；下部有细小的花萼。花冠二唇形或稍开裂。雄蕊5枚。气清香。味甘微苦。

(7)红花：为不带子房的管状花、外色红黄或红色。花冠筒细长，先端5裂，裂片呈狭条形，雄蕊5，花药聚合成筒状，黄白色，柱头长圆柱形，顶端微分叉。

(8)西红花：注意观察西红花入药部位(柱头)。呈线形，三分枝。暗红色，上部较宽而略扁平，顶端边缘显不整齐的齿状，内侧有一短裂隙，下端有时残留一小段黄色花柱。体轻，质松软，无油润光泽，干燥后质脆易断。气特异，微有刺激性，味微苦。

注意观察槐花、旋复花及菊花等的性状特征。

2. 显微鉴别

(1)大青叶类。

取新鲜菘蓝叶，从上下表面撕取表皮，加水合氯醛溶液透化，用稀甘油封藏，制作菘蓝叶表面片，另取菘蓝叶柄横切片，蓼蓝叶表面片和叶柄横切片，镜检上述各药材切片的组织特征。鉴别要点：表皮细胞的形状，气孔轴式，腺毛，非腺毛，草酸钙晶体及钟乳体等。

(2)番泻叶。

取番泻叶药材粉末，置于载玻片上，制成水合氯醛透化片，镜检粉末显微特征。鉴别要点：晶鞘纤维，气孔轴式，多细胞非腺毛及草酸钙簇晶等。

(3)淫羊藿。

取淫羊藿叶横切片,置显微镜下观察可见:

上表皮:1列细胞近方形,外具角质层。

下表皮:1列细胞近方形,有气孔,有时可见残留非腺毛。

叶肉:栅栏组织2～3列细胞,短小,排列不整齐,有的细胞中含深色物;海绵组织细胞排列疏松,支脉维管束明显,周围异细胞中含草酸钙棱晶或柱晶。

主脉:薄壁细胞木化,维管束3个,外韧型;木质部具导管与纤维。

(4)丁香。

①花托中部横切片。

表皮细胞1例,外被厚的角质层和气孔。

皮层外侧有2～3层径向排列的椭圆形油室,其周围薄壁细胞的壁较厚。

维管束双韧型,环状排列,维管束外围有木化的厚壁纤维,周围薄壁细胞中含有小簇晶。

通气组织由薄壁细胞组成,排列疏松,细胞间隙较大形成大气室。

中心轴部为薄壁细胞,其间散列多数细小维管束。

②丁香粉末:红棕色,香气浓烈。

油室:椭圆形,多破碎,有的含黄色油状物。

纤维:单个散在,梭形、壁厚、微木化。

花粉粒众多,极面观三角形、淡黄色,具三孔沟。

草酸钙簇晶众多较小,存在于薄壁细胞中。

花托表皮细胞多角形,有不定式气孔,副卫细胞5～7个。

(5)洋金花。

取粉末少量于载玻片上,水合氯醛装片观察。

花粉粒:类球形或长圆形、表面条纹状雕纹。

花萼:非腺毛1～3细胞、壁具疣状突起,腺毛头部1～5细胞,柄1～5细胞。

花冠:边缘非腺毛1～10细胞,壁微具疣状突起。

花丝:基部非腺毛粗大、顶端圆钝。

花萼花冠薄壁细胞中有草酸钙砂晶、方晶、簇晶。

(6)金银花。

①整花装片。

先取一朵透化的标本,分别作花冠、雄蕊和雌蕊的整装片,观察其特征。

花冠:外表面密被腺毛和非腺毛。腺毛有两种,一种为头部倒圆锥形,顶端平、内含黄棕色分泌物,腺柄为多细胞,另一种为头部呈类圆形者。非腺毛两种,一种为厚壁非腺毛,单细胞,表面有微细疣状或泡状突起,有的具螺纹;另一种为薄壁非腺毛,单细胞,甚长,弯曲或皱缩,表面有微细疣状突起。花冠内表面腺毛较少。基部非腺毛较长,弯曲,壁疣明显。薄壁细胞内含草酸钙小簇晶。

雄蕊:花粉粒类球形,黄色、外壁具短刺及颗粒状雕纹,有的可见到萌发孔。压开的花药可看到花粉囊内层细胞壁上增厚的条状,观察花药边缘可见花粉囊壁外层细胞向外突出呈乳头状,花丝基部有非腺毛。

雌蕊:柱头顶端表皮细胞呈乳头状或绒毛状突起,其下方薄壁细胞内含小簇晶。

②金银花粉末。

挑取金银花粉末少许,置载玻片上,透化后镜检,并注意与整体装片的异同。

花粉粒:多见,类圆形或三角形,表面具细密短刺及细颗粒状雕纹。

腺毛:散在,多不完整,头部倒圆锥形、类圆形或略扁圆形。

非腺毛:多为单细胞,一种壁厚,略具壁疣或光滑;另一种壁薄,长而弯曲,壁疣明显,多断裂。

花冠外表皮细胞,垂周壁呈不规则弯曲,其间嵌有不定式气孔,副卫细胞5~9个。花的各部碎片均可见到,但一般不作鉴别依据。

(7)红花。

取红花粉末,水合氯醛试液装片镜检,可见下列特征:

花粉粒:深黄色,圆球形或长球形,外壁有齿状突起。具3个萌发孔。

管状分泌细胞:由分泌细胞单列纵向连接而成,细胞内充满黄色至红棕色分泌物。

花冠裂片顶端表皮细胞:细胞外壁突起呈短绒毛状。

柱头表皮细胞:分化成圆锥形单细胞毛,末端较尖。

花粉囊内壁细胞:细胞壁条状增厚。

草酸钙结晶:方形或长方柱形。

3.理化鉴别及含量测定

(1)黄酮苷的鉴别。

取槐花粗粉约0.5 g,加乙醇10 mL,水浴温热5 min,滤过,得滤液。

①盐酸-镁粉还原反应:取上述滤液2 mL于试管中,加镁粉少许振摇,滴加浓盐酸数滴,观察到产生许多泡沫,同时溶液渐变为樱红色。

②三氯化铝反应:取上述滤液2 mL于试管中,加1%三氯化铝甲醇溶液1 mL,振摇,可见溶液渐变为鲜黄色。

(2)薄层色谱。

供试品溶液:金银花粉末0.1 g,甲醇1 mL,冷浸12 h滤过供试。

对照品溶液:绿原酸甲醇液1 mg/mL。

层析板:羧甲基纤维素钠为黏合剂的硅胶H薄板。

展开剂:醋酸丁酯:甲酸:水 (7:2.5:2.5),取上层,上行展开8 cm。

显色:紫外光(365 nm)。

供试品色谱中,在与对照品色谱相应的位置显相同颜色荧光斑点。

(3)HPLC法。

色谱条件与系统适用性试验:

以十八烷基硅烷键合硅胶为填充剂；以乙腈为流动相 A,0.1‰磷酸溶液为流动相 B,按下表中的规定进行梯度洗脱；柱温不高于 25℃；流速为每分钟 0.7 mL,检测波长为 327 nm,理论板数按绿原酸峰计算应不低于 10000。

时间(min)	流动相 A(%)	流动相 B(%)
0～8	14～19	86～81
8～14	19	81
14～34	19～31	81～69
34～35	31～90	69～10
35～40	90	10

对照品溶液的制备取绿原酸对照品、3,5－二－O－咖啡酰奎宁酸对照品和 4,5－二－O－咖啡酰奎宁酸对照品适量,精密称定,置棕色量瓶中,加 75%甲醇制成每 1 mL 含 0.28 mg、0.15 mg、44 μg 的溶液,即得。

供试品溶液的制备取本品粉末(过四号筛)约 0.5 g,精密称定,置具塞锥形瓶中,精密加入 75%甲醇 50 mL,称定重量,超声处理(功率 500W,频率 40kHz)30 min,放冷,再称定重量,用 75%甲醇补足减失的重量,摇匀,滤过,取续滤液,即得。

测定法分别精密吸取对照品溶液与供试品溶液各 2 μL,注入液相色谱仪,测定,即得。

本品按干燥品计算,含绿原酸($C_{16}H_{18}O_9$)不得少于 1.5%,含酚酸类以绿原酸($C_{16}H_{18}O_9$)、3,5－二－O－咖啡酰奎宁酸($C_{25}H_{24}O_{12}$)和 4,5－二－O－咖啡酰奎宁酸($C_{25}H_{24}O_{12}$)的总量计,不得少于 3.8%。

四、实验报告

1.绘金银花粉末特征图。

2.绘红花粉末特征图。

3.记录槐花黄酮苷理化鉴定结果。绘金银花薄层色谱图,并计算绿原酸的 Rf 值。绘金银花 HPLC 谱图,并计算绿原酸、3,5－二－O－咖啡酰奎宁酸和 4,5－二－O－咖啡酰奎宁酸含量。

实验八　果实及种子类中药的鉴定

一、实验目的

1.熟练五味子、山楂、苦杏仁、马钱子及砂仁等中药实验观察的各项内容。

2.熟练掌握氰苷的定性鉴别方法。

二、实验材料、仪器及试剂

酒精灯、三脚架、试管、滤纸、低温组织研磨仪、恒温金属浴、蛋白质凝胶电泳仪、苦味酸钠试纸、氢氧化钾试液、硫酸亚铁试液、稀盐酸试液、1‰三氯化铁、5‰三氯化铁试液、稀盐酸、三氯化铁、蛋白 Marker、SDS—PAGE 凝胶制备试剂盒、RIPA 裂解液、BCA 蛋白定量试剂盒、5×蛋白上样缓冲液等。五味子、山楂、苦杏仁、马钱子和砂仁等药材、饮片、横切片及粉末。

三、实验内容与方法

1. 性状鉴定

（1）五味子：北五味子果实呈皱缩的不规则形，表面紫红色或暗红色，显油润，果肉柔软，内含种子 1~2 粒；种子肾形，表面黄棕色，具光泽，种皮硬脆，种仁淡黄色，果肉味酸甜，种子破碎微有香气，味微咸而辛。

南五味子：取南五味子与北五味子生药进行比较，注意两者的异同点。

（2）山楂：类球形，深红色，有光泽，表面有细小白色斑点。顶有凹窝，边缘有宿萼，基部有细果柄或柄痕。果核 5 枚，弓形。果肉深黄至淡棕色。气清香，味酸微甜。

（3）苦杏仁：注意其形状和颜色，基部对称否？基部中央有一棕色合点，由此散出行多深棕色的脉纹，种子尖端为种孔，近尖端边缘处有短线状种脐，种脐与合点间为线形种脊。剥开种皮可见两枚白色肥厚子叶，加水研磨，有苯甲醛气味。味苦。

（4）马钱子：扁圆形、纽扣状；表面密生匍匐的银灰色丝状毛茸，自中心向四周放射；底面中心有一稍突起的圆点状种脐，种脐与边缘小突起状种孔间常有一条棱线。纵剖面可见淡黄白色角质肥厚的胚乳。近种孔处子叶两枚，心形，掌状脉 5~7 条。味极苦，有毒。注意云南马钱与马钱子有何不同。

（5）砂仁：阳春砂果实椭圆形或卵圆形（壳砂）。具不明显的三钝棱。红棕色或棕褐色，密生柔软短刺状突起，果皮薄，易纵裂。剥开果皮可见圆形或长圆形种子团（砂仁），三瓣，每瓣有种子 6~15 粒，排列紧密。种子呈不规则多面体，外被膜质的假种皮。外露面平坦，有细皱纹。小心剥下一粒种子，用放大镜观察，内侧较小端可见凹陷的种脐，侧面种脊成一纵沟，合点在较大的一端。气芳香，味辛凉，微苦。

2. 显微鉴别

（1）五味子。

①五味子横切片：

果皮：

外果皮为 1 列长方形表面细胞，壁稍厚，外被角质层，间有油细胞。

中果皮具 10 余列薄壁细胞，其间散有小形外韧型维管束。

内果皮具细胞 1 列，方形，较小，排列紧密。

种皮：最外层 1 列栅状石细胞，其下为 3~4 列类圆形石细胞，较大；石细胞层内侧为数列薄壁细胞，种脊部位有维管束；往里为油细胞层，由 1 列长方形油细胞组成，含有棕黄色挥发油，再往里为 3~5 列小形细胞，最里面为内种皮，细胞壁增厚。

胚乳:细胞多角形,细胞壁较厚,细胞内含脂肪油滴及糊粉粒。

②五味子粉末。

种皮外层石细胞:表面观多角形或长多角形,壁厚孔沟极细密。

种皮内层石细胞:呈类多角形或不规则形,纹孔较大而密。

外果皮细胞:表面观类多角形,垂周壁连珠状增厚,角质线纹明显;油细胞散在于表皮中,类圆形,内含挥发油。尚可见中果皮薄壁细胞、纤维、淀粉粒及内胚乳细胞等。

(2)苦杏仁。

取苦杏仁种子横切片观察:

①种皮:表皮细胞1例,其间有近圆形橙黄色的石细胞,上半部突出于表皮外,下半部埋在表皮组织中,有大的纹孔。

②营养层:位于表皮下方,细胞皱缩,散有细小维管束。

③内种皮:细胞1列,含黄色物质。

④胚乳:外胚乳为1列颓废细胞,内胚乳为1列长方形细胞,内含糊粉粒及脂肪油。

⑤子叶:由薄壁细胞组成含有糊粉粒及脂肪油。

(3)马钱子。

取马钱子横切片,置显微镜下观察:

①种皮:每一个表皮细胞均向外延长,形成单细胞非腺毛,并向一方倾斜,壁极厚,强木化,有纵肋约10条,基部稍膨大,形似石细胞。种皮内层为数列棕色颓废的薄壁细胞。

②胚乳:细胞呈多角形,壁厚,细胞中含有脂肪油滴和少量糊粉粒。

(4)砂仁。

取阳春砂种子横切片置镜下观察:

假种皮:长方形薄壁细胞,壁不甚清楚。

种皮:表皮细胞一列,径向延长,壁较厚,排列整齐,外被厚的角质层。下皮细胞一列,细胞切向延长,充满棕色物。油细胞一列,切向延长,壁薄。色素细胞层为2~3列多边形含色素的薄壁细胞。内种皮为一列径向延长的石细胞。内侧壁极厚,胞腔内含硅质块。

外胚乳:细胞略呈圆柱形。辐射状排列,含淀粉粒。

内胚乳:细胞多角形、不规则。

胚:居于内胚乳的中央,由小多角形细胞组成,内含糊粉粒及油状物。

3. 理化鉴别

(1)苦杏仁中氰苷的鉴别。

①苦味酸钠试验:取苦杏仁1粒,研碎后置具塞试管中,加水数滴湿润,管口悬挂苦味酸钠试纸,密塞,将试管置60℃水浴中温热,观察试纸逐步由黄变红。

②普鲁士蓝试验:取苦杏仁1粒,研碎后置试管中,加水数滴湿润,立即用滤纸包扎管口,并加氢氧化钾试液1滴使湿润,将试管置60℃水浴温热约10 min后,于试纸上加硫酸亚铁溶液1滴,并加稀盐酸和5%三氯化铁试液各1滴,滤纸即显蓝色。

（2）蛋白质凝胶电泳鉴别。

样品制备：取杏仁、桃仁各 0.1 g，加 RIPA 裂解液 1 mL，低温组织研磨仪进行研磨，12 000 r/min 低温离心，取上清液，BCA 法定量，取等量蛋白，加入蛋白上样缓冲液，恒温金属浴 100℃加热 5 min 备用。

蛋白 Marker：分子量 10—250 KDa。

制胶：SDS—PAGE 凝胶制备试剂盒制备分离胶、浓缩胶。

电泳：取等量杏仁、桃仁蛋白样品，微量进样器进样，120 V 电压下进行电泳分离。

考马斯亮蓝染色：考马斯亮蓝染液试剂盒进行染色及脱色。

主条带分析：记录并比较两样品蛋白电泳主条带。

四、实验报告

1. 绘砂仁种子横切面特征图。
2. 记录苦杏仁氰苷理化鉴定结果。
3. 绘制杏仁、桃仁蛋白电泳主条带示意图。

实验九　全草类中药的鉴定

一、实验目的

1. 熟练掌握麻黄、薄荷、青蒿、穿心莲和金钱草等中药实验观察的各项内容。
2. 熟练掌握麻黄的定性鉴别方法。

二、实验材料、仪器及试剂

酒精灯、三脚架、试管、滤纸、白瓷板、水合氯醛、碘化铋钾、碘化汞钾、2%硫酸铜试剂、10%氢氧化钠及乙醚等。麻黄、薄荷、青蒿、穿心莲及金钱草等药材、饮片、横切片及粉末。

三、实验内容与方法

1. 性状鉴定

（1）麻黄：观察草麻黄的药材，并取草麻黄腊叶标本观察，注意其茎节、叶片等有何特征。再分别观察雌株与雄株，注意花序的着生位置与特征等。

注意与中麻黄及木贼麻黄的区别。

草麻黄：少分枝，节上鳞片 2 片。裂片呈锐三角形，顶端反卷，基部约 1/2 合生成筒状。

木贼麻黄：小枝多分枝，节上鳞片 2 片。裂片呈钝三角形，多不反卷，基部约 2/3 合成鞘状。

中麻黄：小枝多分枝，节上鳞片 3 片。裂片呈三角状圆形，微反曲，基部约 1/3 合成或不合生。

（2）薄荷：茎方柱形，有的对生分枝，表面黄棕色或带紫色、质脆、断面白色、中空、叶多卷曲舒缩，长圆形或卵形，被柔毛，有凹点状腺鳞，茎上部腋生轮伞花序，花冠带紫色，叶搓揉时有特异清凉香气，味辛凉。

注意观察青蒿、细辛、穿心莲及金钱草等中药的性状特征。

2. 显微鉴别

（1）麻黄。

①草麻黄茎横切片。

切面呈圆形或椭圆形，具多数棱脊，呈波状凹凸。

表皮：外被厚的角质层，细胞外壁增厚，壁上有细小草酸钙砂晶，两棱线间有内陷气孔，保卫细胞切面呈三角形，内外壁均增厚木化。

皮层：外侧2～3列细胞径向延长，似栅状，每一棱脊的表皮内侧有非木化的下皮纤维束。薄壁细胞中含草酸钙砂晶与方晶，纤维束散在。

维管束：韧皮部外侧具新月形纤维束，形成层几成环，木质部三角形，木化，多少连成环，偶见麻黄式穿孔板。

髓：薄壁细胞中含红棕色物质，偶见环髓纤维。

②麻黄粉末。

表皮碎片：黄棕色，表皮细胞表面观长方形，壁上布满草酸钙砂晶，有的可见气孔。

气孔：多位于表面碎片上，表面观内陷，长圆形，保卫细胞多单个，似电话筒状。

皮层纤维：黄色，成束或单个散在，壁极厚，壁上布满砂晶（嵌晶纤维）。

导管：多成束，多为螺纹与孔纹导管，偶见麻黄式穿孔板（导管分子横壁倾斜，有数个圆形的穿孔排成1～3列）。

色素块：红棕色，散在，形状不规则。

（2）薄荷。

①叶横切片：上表皮细胞长方形，下表皮细胞较小，具气孔，上下表皮有凹陷，内有大型特异的扁球形腺鳞，可见腺毛和非腺毛，叶异面型，栅栏组织为1～2列细胞，海绵组织4～5列细胞。叶肉细胞中含针簇状结晶。

主脉维管束外韧型、木质部导管常2～6个排列成行，韧皮部外侧与木质部外侧均有厚角组织。

②茎横切片：呈四方形。

表皮：为1列长方形细胞，外被角质层，有腺鳞、腺毛、非腺毛

皮层：薄壁细胞数列、四棱角处由厚角细胞组成。

内皮层：明显。

韧皮部：狭窄。

形成层：成环。

木质部：四棱处发达，导管类多角形。

髓薄壁细胞大，中心常空洞。

3.理化鉴别

(1)麻黄的沉淀反应：取 2%麻黄碱水溶液，在白瓷板的两个凹窝内各滴 1～2 滴，再分别加入碘化铋钾和碘化汞钾试剂 1～2 滴，前者产生橘黄色沉淀，后者不产生沉淀。

(2)麻黄的双缩脲反应：取 2%麻黄碱酸性水溶液 2 mL 于试管中，加入 2%硫酸铜试剂数滴，再加入 10%氢氧化钠至微过量(约 5 滴)，呈紫红色，然后加入等量乙醚，轻轻振摇，放置数分钟后，醚层显紫色，水层呈蓝色。

四、实验报告

1.绘草麻黄粉末特征图。

2.记录草麻黄的理化鉴别结果。

实验十　藻、菌、地衣、树脂及其他类中药的鉴定

一、实验目的

1.熟练掌握冬虫夏草、灵芝、茯苓、猪苓、乳香、没药、血竭、青黛、冰片和五倍子等中药实验观察的各项内容。

2.熟练掌握茯苓的定性鉴别方法。

二、实验材料、仪器及试剂

酒精灯、三脚架、试管、滤纸、白瓷板、蒸馏水、水合氯醛、碘化钾碘、碘溶液、20%氢氧化钠溶液、5%氢氧化钾溶液、乙醚、发烟硝酸及溴等。冬虫夏草、灵芝、茯苓、猪苓、乳香、没药、血竭、青黛、冰片和五倍子等药材、饮片、横切片及粉末。

三、实验内容与方法

1.性状鉴定

(1)冬虫夏草：注意冬虫夏草的虫体似蚕，具 20～30 条环节，腹面有足 8 对，子座棕色，长圆柱形，顶端稍膨大，其内密生子囊壳(子实体)。

(2)茯苓、猪苓：观察并比较茯苓、猪苓二者在外形、颜色、表面特征、断面颜色及质地等方面有何不同？再观察茯苓皮、赤茯苓、茯神和猪苓饮片各有何特征，如何区分？

注意观察灵芝、乳香、没药、血竭、青黛、冰片及五倍子等中药的性状特征。

2.显微鉴别

(1)冬虫夏草。

冬虫夏草子座横切面：子囊壳近表生，基部陷于子座内，几列？内有多数细长的子囊，注意壁的厚度、孔口；子囊孢子2~4个，线形，具有多数横隔。

（2）茯苓、猪苓。

取茯苓和猪苓粉末，分别用水或5％氢氧化钾装片，镜检可见：

茯苓：多为无色不规则的颗粒状团块或末端圆钝的分枝状团块，菌丝细长，无草酸钙结晶。

猪苓：可见菌丝及菌丝团，菌丝细长、弯曲，多无色，可见少数棕色菌丝；草酸钙结晶呈双锥形八面体、正方八面体，或不规则多面体形。

3. 理化鉴别

（1）茯苓与猪苓。

分别取茯苓、猪苓粉末少量，置白瓷板的凹窝内，各加入碘化钾碘1~2滴，放置片刻后，茯苓呈深红色，猪苓呈棕褐色（检查多糖）；取茯苓粉末约0.1 g于试管中，加水5 mL，煮沸，加碘试液3滴，溶液显黄色，应不显蓝色或紫红色（检查淀粉及糊精）；分别取茯苓、猪苓粉末少量，置白瓷板凹窝内，各加入适量20％氢氧化钠溶液。茯苓呈黏胶状，猪苓不呈黏胶状（与茯苓区别）。

（2）乳香与没药。

①水试。取乳香、没药粉末少许，分别置于乳钵中，加少量蒸馏水共研，观察两者有何不同现象。

②颜色反应。取乳香、没药粉末各0.5 g，分别加乙醚2 mL冷浸1 h，将醚浸液倾入蒸发皿中，通风橱中挥发乙醚后，滴加少许溴或发烟硝酸，观察两者颜色反应。

四、实验报告

1. 比较猪苓与茯苓性状区别，并绘制茯苓和猪苓粉末特征图。

2. 记录茯苓与猪苓、乳香与没药的理化鉴别结果。

实验十一　动物及矿物类中药的鉴定

一、实验目的

熟练掌握斑蝥、蟾酥、阿胶、麝香、鹿茸、牛黄、朱砂、雄黄、石膏及芒硝等中药实验观察的各项内容。

二、实验材料、仪器及试剂

酒精灯、三脚架、试管、滤纸、水合氯醛、蒸馏水、石油醚、二甲氨基甲醛硫酸溶液、三氯甲烷、醋酐、硫酸、甲醇和对二甲氨基苯甲醛等。斑蝥、蟾酥、阿胶、麝香、鹿茸、牛黄、朱砂、雄黄、石膏和芒硝等药材、饮片、横切片及粉末。

三、实验内容与方法

1. 性状鉴定

(1)蟾酥:团蟾酥多呈扁圆形,黑褐色,不透明,角质,较脆,无臭,舌尖尝之有麻舌刺激感;片蟾酥的形态、颜色、外部特征同团蟾酥有何不同。

(2)麝香:毛壳麝香为扁圆形或椭圆形囊状体,残存密或稀疏的短毛、白色或灰棕色,从周围向囊口伏生,中央有一小孔(囊孔)皮膜棕褐色,剖开后,内含颗粒状、粉末状的香仁和少量细毛及脱落的内皮层膜(习称银皮)。

麝香仁:野生者质柔,油润、疏松。其中颗粒状者习称"当门子",表面紫黑色,油润光亮,断面深棕色,粉末状者棕褐色或黄棕色,有少量脱落的内层皮膜和细毛。饲养者,呈颗粒状,短条形或不规则团块,紫黑色或深棕色,并有少量毛和脱落的内层皮膜。香气浓烈而特异。伪品麝香与正品的性状有何不同?

(3)鹿茸:"二杠茸"外皮红棕色,表面密生红黄色细茸毛,锯口黄白色,外围无骨质,中部密布细孔。"三岔茸"下部多有纵棱线及瘤状突起,茸毛较稀。

(4)牛黄:与人工牛黄区分,鉴别要点包括形状,断面有无层纹,入口有无清凉感等。掌握"乌金衣""挂甲"含义。

(5)朱砂:呈大小不一的块片状、颗粒状或粉末状。鲜红色,具金刚光泽,半透明。质重而脆。

朱宝砂:呈细小颗粒状或粉末状,色红鲜亮,触之不染手。

镜面砂:呈不规则板片状,斜方面或长方形,大小厚薄不一。边缘整齐,色红而鲜艳,光亮如镜面而半透明,质较松脆。

豆瓣砂:块较大,方圆形或多角形,颜色发暗或呈灰褐色,质重而坚。

注意观察斑蝥、阿胶、雄黄、石膏及芒硝等中药的性状特征。

2. 显微鉴别

取麝香粉末,水合氯醛装片观察:

分泌物团块:由多数颗粒状物聚集而成,黄色、淡黄棕色或棕色,包埋或有方形八面体或簇状的半透明结晶。

油滴:类圆形,散在或存在于团块中。

表面组织碎块,无色或淡黄色,半透明有多条纵纹。

3. 理化鉴别

(1)斑蝥的定性鉴别。

取斑蝥粗粉少许,进行微量升华,镜下观察升华物,可见无色透明的柱形或棱形斑蝥素结晶,并作下述试验。

将升华物用石油醚洗2～3次,加硫酸2～3滴,微热,转入试管内,小火加热至发生气泡,稍冷,加二甲氨基甲醛硫酸溶液 1 滴,显樱红色或紫红色。

（2）强心苷的鉴别。

①取蟾酥粉末 0.1 g,加三氯甲烷 5 mL,浸泡 1 h,滤过,滤液蒸干,残渣加醋酐少量使溶解,滴加硫酸,初显蓝紫色,渐变为蓝绿色。

②3,5-二硝基苯甲酸反应(Kadde 反应):取蟾酥粉末 0.1 g,加甲醇 5 mL,浸泡 1 h,滤过,滤液加对二甲氨基苯甲醛固体少量,滴加硫酸数滴,即显蓝紫色。

四、实验报告

1. 记录斑蝥定性鉴别结果。
2. 记录强心苷的理化鉴别步骤及结果。

实验十二　中成药的显微鉴定

一、实验目的

熟练掌握中成药的显微鉴定方法。

二、实验材料、仪器及试剂

酒精灯、三脚架、试管、滤纸、水合氯醛和蒸馏水等显微鉴定常用实验器具及试剂。二妙丸、元胡止痛片和杞菊地黄丸。未知中药原植物标本、饮片、粉末、横切片及相关参考书籍。

三、实验内容与方法

（1）二妙丸。

草酸钙针晶细小,长 5～32 μm,不规则地充塞于薄壁细胞中。黄色纤维大多呈束,周围细胞含草酸钙方晶,形成晶鞘纤维,含晶细胞壁木化,增厚;可见黄色不规则分枝状石细胞。

（2）元胡止痛片。

含糊化淀粉粒的薄壁细胞淡黄色,呈类方形或类圆形,糊化淀粉粒隐约可见;下皮厚壁细胞成片,淡黄绿色,细胞呈长方形、类多角形、方形或不规则形,壁连珠状增厚,微木化,纹孔密集。导管具缘纹孔,纹孔横向延长呈梯状排列,亦有网纹和梯纹导管;草酸钙簇晶存在于薄壁细胞中,呈圆簇状或类圆形,直径 6～20 μm。

（3）杞菊地黄丸。

草酸钙针束存在于黏液细胞中,长约至 240 μm,针晶粗 2～5 μm;淀粉粒三角状卵形或矩圆形,直径 24～40 μm,脐点短缝状或人字状。不规则分枝状团块无色,遇水合氯醛液溶化;菌丝无色或淡棕色,直径 4～6 μm。薄壁组织灰棕色至黑棕色,细胞多皱缩,内含棕色核状物。草酸钙簇晶存在于无色薄壁细胞中,有的数个排列成行。果皮表皮细胞橙黄色,表面观类多角形,垂周壁略连珠状增厚。薄壁细胞类圆形,有椭圆形纹孔,集成纹孔群。种皮石细胞淡黄色,壁波状弯曲,胞腔含棕色物。花粉粒类圆形,直径 24～34 μm,外壁有刺,长 3～5 μm,具 3 个萌发孔。

四、实验报告

绘二妙丸、元胡止痛片和杞菊地黄丸的显微特征图。

实验十三　中药的综合鉴定

一、实验目的

熟练掌握中药的综合鉴定程序及方法。

二、实验材料、仪器及试剂

中药鉴定常用实验器具及试剂。未知中药的原植物标本、饮片、粉末、横切片及相关参考书籍。

三、实验背景

中药鉴定是依据《中国药典》《部颁标准》等,对检品的真实性、纯度、质量进行评价和检定的一门应用学科。中药鉴定的样品非常复杂,有完整的药材、饮片或粉末。因此,中药鉴定的方法也是多种多样的,主要分为来源(原植物、动物或矿物)鉴定、性状鉴定、显微鉴定和理化鉴定等。各种方法有其特点及适用对象,综合鉴定需要将多种方法配合使用,进而保证鉴定结果的准确可靠。

四、实验内容与方法

取所给未知中药,对原植物标本、饮片、粉末及横切片等材料进行观察,结合理化鉴定结果,参照《中国药典》《中药植物志》等书籍资料,对未知中药进行综合鉴定,并书写综合鉴定报告书。

五、实验报告

写出所给未知中药的综合鉴定报告书,包括来源、性状、显微及理化等鉴定结果及结论。

实验十四　未知中药混合粉末的鉴别

一、实验目的

1.掌握未知中药粉末的显微鉴别方法和步骤。
2.掌握常用中药化学定性鉴别的方法和步骤。

二、实验材料、仪器及试剂

酒精灯、三脚架、试管、滤纸、水合氯醛和蒸馏水等。未知中药混合粉末,参照药材粉末,理化鉴定所需试剂。

三、实验内容与方法

(1)性状鉴别:观察中药粉末的颜色、气味、质地和荧光等特征。
(2)显微鉴别:观察中药粉末透化前和透化后的显微特征,并辅以显微化学反应进行鉴别。
(3)理化鉴别:根据以上结果,初步确定样品来源,即科名、植物名和药用部位等。
(4)书写鉴定报告。

四、实验报告

书写未知粉末鉴定报告,需写明性状鉴别、显微鉴别和理化鉴别的依据。

第十九章 中药炮制学实验

实验一 饮片切制

一、实验目的

1. 掌握饮片切制的基本操作方法和饮片类型。
2. 掌握饮片干燥的方法。
3. 熟悉饮片切制的目的和意义。

二、实验材料

片刀、切药刀、切药板、大号搪瓷盘、中号搪瓷盘(具盖)、小号搪瓷盘(具盖)、压板和铁夹等。

三、实验内容

1. 取药材,除去杂质,软化药材并检查软化程度。
2. 切制:薄片(当归、白芍),厚片(大黄),斜片(黄芪),直片(白术),段(党参),丝(陈皮,细丝;瓜蒌皮,宽丝),块(阿胶)。
3. 药材饮片干燥。

四、实验方法

1. 当归:取原药材,除去杂质,洗净,稍润,切薄片,低温干燥。
2. 白芍:取原药材,除去杂质,大小分开,洗净,浸、润软化,切薄片,干燥。
3. 大黄:取原药材,除去杂质,大小分开,洗净,浸、润软化,切厚片,晾干或低温干燥。
4. 黄芪:取原药材,除去杂质,洗净,润透,切斜片,干燥。
5. 白术:取原药材,除去杂质,洗净,润透,切直片,干燥。
6. 党参:取原药材,除去杂质,洗净,润透,切段,干燥。
7. 陈皮:取原药材,除去杂质,喷淋清水,润透,切细丝,阴干。
8. 瓜蒌皮:取原药材,除去杂质,洗净,润软,切宽丝,干燥。
9. 阿胶:取阿胶块,烘软,切成小丁。

五、注意事项

1. 为减少药材浸入水中的时间,应按大小、粗细分档软化,以少泡多润、药透水尽为原则。

2. 软化过程较长,药材易发生质变,应勤检查、勤处理。

3. 软化太过或不及均影响药材质量或增加切制时的困难,应经常检查药材软化程度。

4. 手工切制应注意掌握压板向前移动的速度,放刀要平稳;注意操作安全。

5. 自然干燥应注意防止外来杂质;人工干燥应控制好干燥温度及时间,一般药材的干燥温度不超过 80℃,挥发性药材的干燥温度不超过 50℃。

六、药材软化程度检查方法

1. 弯曲法:将软化后的药材握于手中,大拇指向外推,其余四指向内缩,以药材略弯曲,不易折断为合格。适用于长条状药材,如白芍等。

2. 指掐法:以手指甲能掐入软化后的药材而无硬心感为宜,适用于团块状药材,如白术等。

3. 穿刺法:以铁钎能刺穿软化后的药材而无硬心感为宜,适用于粗大块状药材,如大黄等。

4. 手捏法:以手捏软化后药材的粗端,感觉其较柔软为宜,适用于不规则的根与根茎类药材,如当归等。药材软化至以手握无响声及无坚硬感即可,适用于一些块根、果实及菌类药材,如延胡索等。

七、常见饮片类型及规格

1. 极薄片:厚度为 0.5 mm 以下。

2. 薄片:厚度为 1～2 mm。

3. 厚片:厚度为 2～4 mm。

4. 斜片:厚度为 2～4 mm。

5. 直片(顺片):厚度为 2～4 mm。

6. 丝:细丝 2～3 mm,宽丝 5～10 mm。

7. 段:长为 10～15 mm。

8. 块:边长为 8～12 mm 的立方块。

八、思考题

1. 药材为什么要切制成饮片?

2. 药材浸泡软化适当与否对药材质量和切制操作有何影响?

实验二 清炒法

一、实验目的

1.掌握炒黄、炒焦和炒炭的基本操作方法和质量标准。
2.掌握炒黄、炒焦、炒炭三种方法的不同火候。
3.熟悉清炒法的目的和意义。

二、实验材料

电炒锅、炒药铲、大号搪瓷盘、中号搪瓷盘(具盖)、小号搪瓷盘(具盖)、天平、喷壶、筛子、温度计、烧杯和铜冲等。

三、实验内容

1.炒黄:王不留行、牛蒡子和薏苡仁。
2.炒焦:山楂、栀子和槟榔。
3.炒炭:干姜、荆芥和小蓟。

四、实验方法

(一)炒黄

将净制或切制后的药物,置炒制容器内,用文火或中火加热,不断翻动至药物表面呈黄色或颜色加深,或发泡鼓起,或爆裂,并透出药物固有的气味,取出,放凉。

1.炒王不留行:取净王不留行,置炒制容器内,用中火加热,炒至大部分爆白花,取出,放凉。

2.炒牛蒡子:取净牛蒡子,置炒制容器内,用文火加热,炒至略鼓起,有爆裂声,断面浅黄色,略有香气逸出时,取出,放凉。

3.炒薏苡仁:取净薏苡仁,置炒制容器内,用中火加热,炒至表面黄色,略鼓起,取出,放凉。

(二)炒焦

将净选或切制后的药物,置炒制容器内,用中火或武火加热,炒至药物表面呈焦黄或焦褐色,内部颜色加深,并具有焦香气味,取出,放凉。

1.焦山楂:取净山楂,置炒制容器内,用中火加热,炒至外表焦褐色,内部黄褐色,取出,放凉。

2.焦栀子:取净栀子,捣碎,置炒制容器内,用中火加热,炒至焦黄色或焦黑色,取出,放凉。

3.焦槟榔:取槟榔片,置炒制容器内,用中火加热,炒至焦黄色,取出,放凉。

(三)炒炭

将净选或切制后的药物,置炒制容器内,用武火或中火加热,炒至药物表面焦黑色或焦褐色,内部呈棕褐色或棕黄色,喷淋少许清水,灭尽火星,取出晾干。

1. 姜炭:取干姜块,置炒制容器内,用武火加热,炒至表面焦黑色,内部棕褐色,喷淋少许清水,灭尽火星,略炒,取出,晾干。

2. 荆芥炭:取荆芥段,置炒制容器内,用武火加热,炒至表面黑褐色,内部焦褐色,喷淋少许清水,灭尽火星,取出,晾干。

3. 小蓟炭:取小蓟段,置炒制容器内,用武火加热,炒至表面黑褐色,内部黄褐色,喷淋少许清水,熄灭火星,取出,晾干。

五、注意事项

1. 炒前药物应大小分档,分次炒制,避免加热时生熟不匀。

2. 炒时应选择适当火力,并控制加热时间;一般炒黄用文火,炒焦用中火,炒炭用武火。同时,应根据各药的特点作适当的调节。

3. 操作时,锅要预热,翻炒要均匀。

4. 炒黄的药物应防止焦化,炒焦的药物应防止炭化,炒炭的药物应防止灰化。

5. 炒焦、炒炭的药物应注意防火,必须完全放冷并仔细检查确实无火星后贮藏。

六、思考题

1. 炒黄、炒焦、炒炭各有哪些规格标准,各药操作时应注意什么?

2. 为什么炒焦、炒炭的药物必须放置一定的时间才能入库贮藏?

3. 本实验中各药物炮制作用是什么?

实验三　加固体辅料炒法

一、实验目的

1. 掌握麸炒、米炒、土炒、砂炒、蛤粉炒、滑石粉炒的基本操作方法和质量要求。

2. 掌握麸炒、米炒、土炒、砂炒、蛤粉炒、滑石粉炒的火候及操作注意事项。

3. 熟悉加固体辅料炒法的目的和意义。

二、实验材料

电炒锅、炒药铲、大号搪瓷盘、中号搪瓷盘(具盖)、小号搪瓷盘(具盖)、天平、筛子、温度计和烧杯等。

麦麸、米、土、砂、蛤粉和滑石粉。

三、实验内容

1. 麸炒:苍术、枳壳。

2. 米炒:党参。

3. 土炒:山药、白术。

4. 砂炒:鸡内金、马钱子。

5. 蛤粉炒:阿胶。

6. 滑石粉炒:水蛭。

四、实验方法

(一)麸炒

用中火或武火先将锅预热,再将麦麸均匀撒入热锅中,至起烟时投入药物,不断翻动并适当控制火力,炒至药物表面呈黄色或深黄色时取出,筛去麦麸,放凉。

麦麸用量一般为:每 100 kg 药物,用麦麸 10～15 kg。

1. 麸炒苍术:将麦麸撒入热锅内,中火加热至冒烟时投入净苍术片,不断翻炒至苍术表面深黄色时,取出,筛去麦麸,放凉。

每 100 kg 苍术片,用麦麸 10 kg。

2. 麸炒枳壳:将麦麸撒入热锅内,中火加热至冒烟时投入枳壳片,不断翻动,炒至枳壳表面淡黄色时,取出,筛去麦麸,放凉。

每 100 kg 枳壳片,用麦麸 10 kg。

(二)米炒

将锅预热,加入定量的米,用中火炒至冒烟时投入药物,拌炒至一定程度,取出,筛去米,放凉。

米的用量一般为:每 100 kg 药物,用米 20 kg。

米炒党参:将米置热锅内,用中火加热炒至冒烟时投入党参片,拌炒至党参表面黄色时,取出,筛去米,放凉。

每 100 kg 党参片,用米 20 kg。

(三)土炒

将灶心土碾成细粉,放入锅内,用中火加热炒至灵活状态时投入药物,翻炒至药物表面挂土粉,并透出香气时,取出,筛去土粉,放凉。

土的用量般为:每 100 kg 药物,用灶心土 25～30 kg。

1. 土炒山药:将土粉置锅内,用中火加热炒至灵活状态,投入山药片拌炒,至山药表面均匀挂土粉时,取出,筛去土粉,放凉。

每 100 kg 山药片,用土粉 30 kg。

2. 土炒白术:将土粉置锅内,用中火加热炒至土呈灵活状态,投入白术片拌炒,至白术表面均匀挂上土粉时,取出,筛去土粉,放凉。

每 100 kg 白术片,用土粉 25 kg。

（四）砂炒

取制过的砂置锅内,用武火加热至滑利,容易翻动时,投入药物,拌炒至质地酥脆或鼓起,外表呈黄色或较原色加深时取出,筛去砂,放凉,或趁热投入醋中略浸,取出干燥。

砂的用量以能掩盖所加药物为度。

1. 砂炒鸡内金:取净砂置热锅内,用中火加热至滑利容易翻动时,投入大小一致的净鸡内金,不断翻炒至鼓起、卷曲、酥脆,呈淡黄色时,取出,筛去砂,放凉。

2. 砂炒马钱子:取净河砂置热锅内,用武火加热至滑利容易翻动时,投入大小一致的马钱子,不断翻炒至鼓起、外表棕褐色或深棕色、内部红褐色并起小泡时,取出,筛去砂,放凉。

（五）蛤粉炒

将研细过筛后的蛤粉置热锅内,用中火加热至蛤粉滑利易翻动时投入药物,拌炒至膨胀鼓起,内部疏松时取出,筛去蛤粉,放凉。

蛤粉的用量一般为:每 100 kg 药物,用蛤粉 30～50 kg。

蛤粉炒阿胶:将蛤粉置热锅内,中火加热炒至灵活状态时投入阿胶丁,不断翻炒至阿胶鼓起呈圆球形、内无溏心时取出,筛去蛤粉,放凉。

每 100 kg 阿胶丁,用蛤粉 30～50 kg。

（六）滑石粉炒

将滑石粉置热锅内,用中火加热至灵活状态时投入药物,拌炒至药物质酥或鼓起或颜色加深时取出,筛去滑石粉,放凉。

每 100 kg 药物,用滑石粉 40～50 kg。

滑石粉炒水蛭:取滑石粉置热锅内,中火加热炒至灵活状态,投入水蛭段,不断翻炒至微鼓起、呈黄棕色时,取出,筛去滑石粉,放凉。

每 100 kg 水蛭,用滑石粉 40 kg。

五、注意事项

1. 药物应经过净选加工、干燥处理,并且大小分档。

2. 麸炒应待麸入热锅后烟起入药;土、砂、蛤粉、滑石粉炒时,应先将辅料加热至灵活状态再入药拌炒。

3. 麸炒火力不宜过大,以免麦麸迅速焦化、无浓烟产生而达不到麸炒的目的。

4. 米炒加热温度不宜过高,否则会使药材烫焦,影响质量。

5. 土炒应控制加热温度,土温过低,药物挂不上土,颜色也不易改变;土温过高,易使药物焦化。

6. 砂炒温度较高,操作时翻炒要勤,成品出锅要快,并立即去砂放凉。

7. 蛤粉炒时,胶类药物入锅后翻炒速度要快而均匀,否则会引起互相粘连,造成不圆整而影响外观。

8. 滑石粉炒适当调节火力,防止药物生熟不均或焦化。

9. 炒制毒性药物如斑蝥时应注意采取安全措施,防止中毒。炒过剧毒药物的辅料,不能再用于炒制其他药物,也不可乱倒。

六、思考题

1. 加辅料炒的目的是什么?

2. 为什么加辅料炒时应控制适当的温度,温度过高或过低对药物有何影响?

3. 本实验中各药物炮制的作用是什么?

实验四　炙　法

一、实验目的

1. 掌握各种炙法的基本操作方法和质量标准。

2. 熟悉各种炙法的目的和意义。

二、实验材料

电炒锅、炒药铲、大号搪瓷盘、中号搪瓷盘(具盖)、小号搪瓷盘(具盖)、铜冲、天平、温度计、烧杯、量杯、表面皿及玻璃棒等。

黄酒、米醋、食盐、姜和蜂蜜。

三、实验内容

1. 酒炙:当归、川芎和大黄。

2. 醋炙:香附、乳香和柴胡。

3. 盐炙:黄柏和车前子。

4. 姜炙:厚朴。

5. 蜜炙:甘草、百部和百合。

四、实验方法

(一)酒炙法

将净制或切制后的药物与一定量的酒拌匀,稍闷润,待酒被吸尽,置炒制容器内,用文火炒至规定程度,取出,晾凉。

每 100 kg 药物,用黄酒 10～20 kg。

1. 酒当归:取净当归片,加入定量黄酒拌匀,闷润至酒被吸尽,置热锅内,文火加热,炒至深黄色,取出,放凉。

每 100 kg 当归,用黄酒 10 kg。

2. 酒川芎:取净川芎片,加入定量黄酒拌匀,闷润至酒被吸尽,置热锅内,文火加热,炒至棕黄色时,取出,晾凉。筛去碎屑。

每 100 kg 川芎片,用黄酒 10 kg。

3. 酒大黄:取净大黄片或块,加入定量黄酒拌匀,闷润至酒被吸尽,置热锅内,文火加热,炒至色泽加深,取出,晾凉。筛去碎屑。

每 100 kg 大黄片或块,用黄酒 10 kg。

(二)醋炙法

先拌醋后炒药:将净制或切制后的药物,加入定量的米醋拌匀,闷润,待醋被吸尽后,置炒制容器内,用文火炒至一定程度,取出,晾凉。

先炒药后喷醋:将净选后的药物,置炒制容器内,炒至表面熔化发亮(树脂类)或表面颜色改变,有腥气溢出(动物粪便类)时,喷洒定量米醋,炒至微干,取出后继续翻动,摊开晾干。

每 100 kg 药物,用米醋 20~30 kg。

1. 醋香附:取净香附颗粒或片,加定量米醋拌匀,闷润至醋被吸尽,置热锅内,文火加热炒干,取出,晾凉。

每 100 kg 香附,用米醋 20 kg。

2. 醋乳香:取净乳香,置热锅内,文火加热,炒至冒烟,表面微熔,喷淋定量米醋,边喷边炒至表面显油亮光泽时,取出,摊开放凉。

每 100 kg 乳香,用米醋 5 kg。

3. 醋柴胡:取净柴胡片,加入定量米醋拌匀,闷润至醋被吸尽,置热锅内,文火加热,炒干,取出,放凉。

每 100 kg 柴胡,用米醋 20 kg。

(三)盐炙法

先拌盐水后炒药:将食盐加适量清水溶化,与药物拌匀,闷润至盐水吸尽,置炒制容器内,用文火炒至一定程度,取出,晾凉。

先炒药后加盐水:先将药物置炒制容器内,用文火炒至一定程度,再喷淋盐水,炒干,取出,晾凉。

每 100 kg 药物,用食盐 2 kg。

1. 盐黄柏:取黄柏丝或块,加盐水拌匀,润透,置热锅内,用文火加热,炒至颜色变深、有焦斑时,取出,晾凉。

每 100 kg 黄柏,用食盐 2 kg。

2. 盐车前子:取净车前子,置热锅内,用文火加热,炒至略有爆裂声、微鼓起时,喷淋盐水,炒干,取出,晾凉。

每 100 kg 车前子,用食盐 2 kg。

(四)姜炙法

将药物与一定量的姜汁拌匀,闷润至姜汁渗入药物内部。然后置炒制容器内,用文火炒至一定程度,取出,晾凉。

每 100 kg 药物,用生姜 10 kg 或用干姜,干姜用量为生姜的 1/3。

姜厚朴:取厚朴丝,加姜汁拌匀,闷润至姜汁吸尽,置热锅内,用文火加热,炒干,取出晾凉。

每 100 kg 厚朴,用生姜 10 kg。姜汁可用煎汁(煎二次)或捣汁的方法制备。

(五)蜜炙法

先拌蜜后炒药:取一定量的熟蜜,加适量开水稀释,与药物拌匀,闷润至蜜渗入药物组织内部,置炒制容器内,用文火炒至颜色加深、不粘手时,取出,晾凉。

先炒药后加蜜:将药物置炒制容器内,用文火炒至颜色加深,加入一定量的熟蜜,迅速翻动,拌匀,炒至不粘手时,取出,晾凉。

每 100 kg 药物,用熟蜜 25 kg。

1.炙甘草:取熟蜜,加适量开水稀释,淋入净甘草片中拌匀,闷润,置热锅内,用文火加热,炒至黄色或深黄色、不粘手时,取出,晾凉。

每 100 kg 甘草片,用熟蜜 25 kg。

2.炙百部:取熟蜜,加少量开水稀释,淋入净百部片中拌匀,闷润,置热锅内,用文火加热,炒至不粘手时,取出,晾凉。

每 100 kg 百部片,用熟蜜 12.5 kg。

3.炙百合:取净百合,置热锅内,用文火加热,炒至颜色加深时,加入开水稀释过的熟蜜,迅速翻炒均匀,炒至微黄色、不粘手时,取出,晾凉。

每 100 kg 百合,用熟蜜 5 kg。

五、注意事项

1.采用先拌辅料后炒药的方法时,辅料要与药物拌匀,闷润至吸尽或渗透到药物组织内部后再进行炒制。

2.采用先炒药后加辅料的方法,辅料要均匀喷洒在药物上。

3.酒炙药物闷润时,容器要加盖密闭,以防酒迅速挥发。

4.溶化食盐时,水的用量一般以食盐的 4~5 倍量为宜。

5.制备姜汁时,水的用量一般以最后所得姜汁与生姜的比例为 1:1 较适宜。

6.蜜炙时间可稍长,尽量将水分除去,避免发霉,并注意放凉后密闭贮存。

7.若液体辅料用量较少,不易与药物拌匀时,可先加适量开水稀释后,再与药物拌润。

8.大部分药物应文火炒制,勤加翻动,使药物受热均匀,炒至规定的程度。

六、思考题

1.本实验中各药物炮制的作用是什么?

2.本实验中各药物炮制时应注意什么？

3.乳香等药物为什么采用先炒药后加辅料的方法炮炙？

4.蜜炙、姜炙和盐炙法所用辅料如何制备？

实验五　蒸煮燀法及炮制前后苦杏仁酶活性比较

一、实验目的

1.掌握蒸煮燀法的基本操作方法。

2.熟悉蒸煮燀法的目的和意义。

3.通过分析苦杏仁炮制前后其苦杏仁苷的含量，进一步明确苦杏仁燀制的作用原理。

二、实验材料

电热锅、锅铲、铁锅、漏勺、切药刀、量筒、烧杯、捞勺、搪瓷盘、台秤、筛子、蒸帘、试管、试管夹、橡皮塞、研钵、水浴锅、苦味酸试纸和10％碳酸钠溶液。

黑豆、大黄、何首乌、地黄、远志和苦杏仁。

三、实验内容

1.加辅料蒸：黑豆汁蒸何首乌、酒蒸大黄和酒蒸地黄。

2.煮制：远志。

3.燀制：苦杏仁。

4.苦杏仁燀制前后苦杏仁苷及酶的活性比较。

四、实验方法

（一）蒸制

1.黑豆汁蒸何首乌：将净何首乌片置适宜容器内，用一定量的黑豆汁（黑豆汁制法见下）拌匀，闷润，置非铁质的蒸制容器内，隔水加热。先用武火加热，蒸至圆汽后改用文火，蒸至汁液被吸尽，药物呈棕褐色时，取出，放凉，干燥。

黑豆汁制备：将定量的黑豆（每100 kg何首乌，用黑豆10 kg），加一定量的水，煮约4 h，滤汁，残渣再加水煮3 h，滤汁，合并两次滤汁，浓缩至一定量（黑豆：黑豆汁＝1：3），即得。

2.熟大黄：取大黄片或块，用黄酒拌匀，闷润至黄酒被吸尽，装入炖药罐内或适宜蒸制容器内，密闭，隔水炖或蒸至大黄内外均呈焦黑色时，取出，干燥。

每100 kg大黄片或块，用黄酒30 kg。

3.熟地黄：取净生地黄，加黄酒拌匀，置蒸制容器内，密闭隔水炖或蒸至酒吸尽，药物显乌黑色光泽,味转甜,取出,晒至外皮黏液稍干时,切厚片或块,干燥。

每 100 kg 生地黄,用黄酒 30～50 kg。

(二)煮制

甘草汁煮远志:先将甘草片置锅内加适量水煎煮两次,过滤,合并滤液,弃去残渣,再将甘草汁浓缩至相当于甘草的 10 倍量时,将净远志投入锅内,加热煮沸,保持微沸,并经常翻动,用文火煮至甘草汁被吸尽,略干,取出干燥。

每 100 kg 远志,用甘草 6 kg。

(三)燁制

燁苦杏仁:取净苦杏仁投入 10 倍量沸水中燁约 5 min,燁至表皮微胀,易于挤脱时,取出置冷水中浸泡,取出搓开种皮和种仁,干燥后筛去种皮。

(四)苦杏仁燁制前后苦杏仁苷及酶的活性比较

取生、制苦杏仁数粒,分别研碎。取 0.1 g 放入两支试管中,加少许水,试管内悬一条用 10%碳酸钠浸润过的苦味酸试纸,棉花塞紧,置 40～50℃水浴中加热 10～15 min,观察试纸颜色变化。

五、注意事项

1. 需用辅料拌蒸的药物,待辅料被吸尽后再蒸。
2. 蒸制药物时,要注意火候、时间、水量,确保药物质量。
3. 煮制文火保持微沸。
4. 燁制水量宜大,待水沸后投入净药,时间不宜过长。
5. 进行测定时,苦味酸试纸要悬挂在样品液上方,不能浸没到样品液当中。

六、思考题

1. 说明药物蒸制的目的。
2. 在蒸制过程中应注意什么?有何体会?
3. 试述各药的炮制作用及注意事项。
4. 煮沸后为何改用微火?
5. 通过苦杏仁酶活性的测定,说明苦杏仁的炮制原理。

实验六　不同炮制工艺对黄芩药材中黄芩苷含量的影响

一、实验目的

通过对黄芩、酒黄芩和黄芩炭中黄芩苷的含量测定,比较不同炮制工艺对黄芩药材中活性成分的影响,了解黄芩炮制的原理和目的。

二、实验背景

黄芩为清热解毒常用中药,具有抗菌、消炎、降压、利尿及降血脂等作用,其多种功效与黄芩中含有的黄酮类衍生物有关,其中黄芩苷为主要有效成分之一。但黄芩中亦含有黄芩酶,其在适宜条件下可酶解黄芩中的苷,导致黄芩苷含量下降,造成药材质量不合格。为验证不同炮制工艺对黄芩药材中黄芩苷含量的影响,本次实验通过制备黄芩、酒黄芩和黄芩炭三种不同的黄芩炮制品,并采用高效液相色谱法对其黄芩苷含量分别进行研究,为中药的炮制原理提供依据。

三、实验提示

1. 实验材料:炒药锅、炒药铲、搪瓷盘、天平、烧杯、量筒、玻璃棒、容量瓶和移液管;黄酒、乙醇和甲醇;高效液相色谱仪。

2. 查阅课本和相关文献,确定黄芩不同炮制品的制备方法、药材提取工艺流程及高效液相色谱检测黄芩苷的色谱条件。

3. 注意标准曲线绘制方法及样品测定流程。

4. 设计实验方案时,应充分考虑实验室的现有条件。

四、实验室提供材料

1. 仪器:炒药锅、炒药铲、搪瓷盘、天平、烧杯、量筒、玻璃棒、容量瓶、移液管和高效液相色谱仪。

2. 药品及试剂:黄芩、黄酒、乙醇和甲醇。

五、实验要求

1. 实验按小组进行,组长负责协调各组员分工。

2. 查阅相关文献,并做出较为详细的摘录。

3. 参考文献,通过组内讨论,拟定详细的实验方案,按照实验方案进行实验操作。

4. 对实验结果进行详细的归纳总结。

六、实验报告

实验报告应包括实验设计的基本原理、实验方法和实验步骤、原始数据记录、实验数据处理方法和结果、依据实验方案和结果自行设计的讨论题目(应包括对实验原理的分析、实验的影响因素、实验中出现的问题及可能原因、实验方案改进设想和实验结论等)和参考文献。

第二十章　中药药理学实验

实验一　麻黄汤对大鼠足跖汗液分泌的影响

一、实验目的

1. 掌握汗液分泌的定性测定（着色法）的实验方法。
2. 观察麻黄汤对大鼠足跖汗液分泌的影响。

二、实验原理

大鼠足掌肉垫部有汗腺分布，其分泌程度可利用碘与淀粉遇汗液产生紫色反应来观测。汗液分泌量越多，紫色越深。

麻黄汤为辛温解表的方剂，具有较强的促进汗腺分泌的作用。

三、实验动物

SD 或 Wistar 大鼠，清洁级，雄性，体重 180～220 g。

四、器材与药品

大鼠固定器、医用胶布、大鼠灌胃器、注射器、放大镜、秒表、记号笔和棉签；100%麻黄汤水煎液、生理盐水、无水乙醇、和田－高垣试剂。

和田－高垣液的配制方法：

(1)A 液：取碘 2 g 溶于 100 mL 无水乙醇中即成。

(2)B 液：取可溶性淀粉 50 g，蓖麻油 100 mL 两者均匀混合即成。

五、实验方法

1. 取禁食 12 h 体重相近的大鼠 6 只，先用无水乙醇将足掌轻轻擦洗干净，随机分为 2 组，每组 3 只，分别为对照组和给药组，称重并标记。

2. 对照组以生理盐水按 1 mL/100 g 灌胃，给药组以 100%麻黄汤水煎液按 1 mL/100 g 灌胃给药。

3. 给药后分别将各组大鼠置入固定器内，仰位固定，暴露双下肢，为避免下肢缩回固定器内,用胶布条将双下肢固定在固定器表面(胶布捆绑时不能太紧,以免阻碍血液循环而影响实验结果)。

4.灌胃后 1 h,用干棉签轻轻将原有汗液和固定时挣扎所出汗液擦干。然后在各鼠足掌部皮肤涂上和田-高垣 A 液,待充分干燥后,再薄薄涂上和田-高垣 B 液。涂毕立即用放大镜仔细观察,记录深紫色着色点(汗点)的出现时间和 15 min 内出现的汗点数量。

六、实验结果

表 20-1　麻黄汤对大鼠足跖部汗液分泌的影响

组别	动物数(只)	剂量(g/kg)	汗点出现时间(min)	汗点数(个/15 min)
生理盐水				
麻黄汤				

七、注意事项

1.麻黄汤水煎液制备方法:按原方比例,常规水煎煮 2 次,合并水煎液,水浴浓缩至 0.38 g 生药/mL。

2.室温最好控制在 26℃±10℃,湿度应控制在 40%～70%。

3.固定动物时,操作要轻柔,尽量避免挣扎出汗。

4.大鼠足跖部汗腺主要分布在足掌肉垫上。若汗点太多难以计数,可采用以下标准判分:汗点太多不易计数,5 分;汗点 200 个以上,4 分;汗点 101～200 个,3 分;汗点 50～100 个,2 分;汗点 50 个以下,1 分;未见汗点,0 分。

5.本实验的实验动物也可用小鼠,以降低成本,但观察较困难。

八、思考题

1.麻黄汤的发汗机制是什么?

2.麻黄汤发汗作用受哪些因素影响?

实验二　生大黄、制大黄对小鼠小肠运动的影响

一、实验目的

1.掌握用炭末法测定小肠推进速度的实验方法。

2.观察生大黄、制大黄对小肠推进作用(肠蠕动)的影响。

二、实验原理

炭末在消化道不被吸收,无生理活性,故利用黑色炭末作为指示剂,观察炭末在肠道的

推进距离,评价小肠推进作用。

口服生大黄可刺激肠蠕动加速,有泻下作用;大黄炮制或久煎之后致泻成分分解,刺激肠蠕动作用减弱。

三、实验动物

昆明小鼠,清洁级,雄性,体重 18~22 g。

四、器材与药品

手术剪、眼科镊、直尺、注射器、小鼠灌胃器和托盘;生理盐水炭末混悬液(含活性炭末 0.1 g/mL)、1 g/mL 生大黄冷水浸出液炭末混悬液(含活性炭末 0.1 g/mL)、1 g/mL 制大黄冷水浸出液炭末混悬液(含炭末 0.1 g/mL)、苦味酸。

五、实验方法

1. 取体重相近的小鼠 9 只,禁食 24 h,随机分为 3 组,每组 3 只,分别为对照组、生大黄组和制大黄组,称重并标记。

2. 对照组以生理盐水炭末混悬液按 0.2 mL/10 g 灌胃;制大黄组以 1 g/mL 制大黄冷水浸出液炭末混悬液按 0.2 mL/10 g 灌胃;生大黄组以 1 g/mL 生大黄冷水浸出液炭末混悬液按 0.2 mL/10 g 灌胃。

3. 各组小鼠灌胃 30 min 后脱颈椎处死动物,打开腹腔,分离肠系膜,剪取上端至幽门,下端至回盲部的肠管,置于托盘上。将小肠拉成直线,测量肠管长度作为“小肠总长度”;从幽门至炭末前沿的距离作为“炭末推进距离”。记录并计算炭末推进百分率。

$$炭末推进率(\%)=\frac{炭末推进距离(cm)}{小肠总长度(cm)}\times100\%$$

六、实验结果

表 20-2　生大黄、制大黄对小鼠小肠运动的影响

组别	动物数 (只)	剂量 (g/kg)	小肠总长度均值 (cm)	炭末推进距离均值 (cm)	炭末推进率 (%)
生理盐水					
制大黄浸出液					
生大黄浸出液					

七、注意事项

1. 各组小鼠灌胃至处死动物的间隔时间必须准确。

2. 剪取肠管动作要轻,避免挤压和过度牵拉。

3. 取出的肠管用水浸湿,以免肠管与托盘面粘连。

八、思考题

大黄致泻的主要成分及作用机制是什么?

实验三 解痉药对豚鼠离体小肠平滑肌的影响

一、实验目的

1. 掌握豚鼠离体小肠平滑肌标本的制作方法。
2. 观察解痉药对豚鼠离体小肠平滑肌活动的影响。

二、实验原理

胃肠运动的神经体液调节是一个多层次、多网络的系统,其调节机制无不直接或间接与受体及其信号传递系统相关,因而受体效应在胃肠道运动的调节中起到不可忽视的作用。抗胆碱药成为临床上使用最为广泛的胃肠解痉药,青皮、厚朴和枳实等中药均能通过抑制胆碱能受体而缓解胃肠平滑肌痉挛。通过体外肠肌张力测定观察药物的影响。

三、实验动物

豚鼠,清洁级,体重 300~350 g。

四、器材与药品

PowLab 生物信号采集处理系统,等长张力收缩换能器,医用氧气减压器,微量进样针,手术器械,细线,恒温器,医用氧气,麦氏浴槽,L 型支架,氯化卡巴胆碱(CCh),硫酸阿托品,青皮提取物,培养皿,K-H 液。

五、实验方法

(一)实验前准备

豚鼠禁食 12 h 以上。

组装好浴槽、等长张力收缩换能器、医用氧气和水浴锅等,打开生物信号采集系统,标定并调零。

计算用量并配制当天使用的 K-H 液,取适量放入培养皿 4℃冷藏,用于取材时盛放组织,其余在 37℃水浴锅保持恒温,用于浴槽冲洗和换液。

取材前加入 K-H 液并保持通氧,打开生物信号采集系统。

(二)离体标本的制备

处死豚鼠,快速打开腹腔,取小肠 2 cm 肠段,迅速放入充满 K-H 液并持续供给医用氧气的培养皿中。

用 K−H 液冲洗肠管,轻轻用手术刀和组织镊剔除小肠上的浆膜层,取无损伤且状态较好部位 0.8 cm,将每段肠肌在其两端对角壁处用手术弯针穿线并打结。

(三)观测指标方法

分别将肠肌一端固定在 L 型支架,另一端连接于张力换能器上,浸于盛有 37℃K−H 液并持续通入医用氧气的恒温浴槽中,给予 1.0 g 前负荷,每 20 min 更换一次 37℃营养液。孵育 1 h 待标本活动平稳后开始给予一定浓度的青皮提取物进行实验,用生物信号采集处理系统记录肠肌收缩活动。每次给药记录之后,以 37℃新鲜的 K−H 液冲洗 3 次,待肠肌舒缓 40 min 平稳后进行下一次实验。

给予回肠 CCh,平稳 40min 后冲洗,一共 3 次,取后两次的数据为 CCh 对该肠段的影响值。

肠肌节律平稳后,给予一定浓度抗胆碱药(青皮提取物或阿托品),再给予 CCh,平稳后冲洗。观察抗胆碱药对 CCh 引起收缩反应的影响。

打开实验过程曲线,标记给药位置,记录项目,实验名称和时间,收集数据,分别取给药前后 2min 肠肌张力的平均值进行统计,计算抑制率。

$$抑制率(\%)=\frac{给药前张力均值(g)-给药后张力均值(g)}{给药前平均张力(g)}\times100\%$$

六、实验结果

列出各种因素处理前后肠肌张力原始数据表格,如表 20-3 所示,用文字和数据逐一描述实验结果。实验结果曲线剪贴并标注。

表 20-3　抗胆碱药对离体豚鼠肠肌张力的影响

组别	肠段数	抗胆碱药给药前	抗胆碱药给药后	CCh 给药前	CCh 给药后	抗胆碱药+CCh 给药后
张力均值(g)						
抑制率(%)		/			/	

七、注意事项

1. 取材时不要拉伸肠段以免影响其张力。

2. 悬挂组织时张力转换器不可调节过紧。

3. 给药时进样针不可触碰组织,药物尽量给到液面下气泡上,有利于药物扩散。

4. CCh 给药时间不宜超过 10 min,否则容易影响肠段节律的恢复。

5. 如果肠段给药后长时间没有恢复节律应弃去。

6. 氧气从浴槽下端上浮,气流量不可过大,以能一串小气泡接连出现且不触发组织晃动为宜,气泡过多可能会影响张力变化。

八、思考题

分析和探讨各处理因素对肠肌张力的影响及机制。

实验四　生延胡索、制延胡索的镇痛作用

一、实验目的

1.掌握扭体法镇痛实验方法。

2.观察生延胡索、制延胡索对小鼠镇痛作用的差异。

二、实验原理

动物的疼痛反应常表现出嘶叫、舔足、翘尾、蹦跳及皮肤、肌肉抽搐。化学法,即将某些化学物质,如强酸、强碱、钾离子及缓激肽等,涂布于动物的某些敏感部位或腹腔注射。腹腔注射损伤物质引起受试动物腹痛,动物表现出"扭体反应"(即腹部内凹、躯干与后肢伸张、臀部高起)。将 0.7％醋酸直接腹腔注射,刺激腹膜引起持久的疼痛反应,致使小鼠出现"扭体反应"。镇痛药物可以抑制动物的"扭体反应"。

延胡索具有镇痛的作用,醋炙利于有效成分煎煮溶出,增强镇痛作用。

三、实验动物

昆明小鼠,清洁级,雄性,体重18～22 g。

四、器材与药品

1 mL 注射器、鼠笼和天平;1 g/mL 生延胡索、1 g/mL 制延胡索提取液、生理盐水和0.7％醋酸。

五、实验方法

1.取体重相近的小鼠 9 只,禁食 12 h,随机分为 3 组,每组 3 只,分别为对照组、生延胡索组和制延胡索组,称重并标记。

2.对照组以生理盐水按 0.2 mL/10 g 灌胃;制延胡索组以 1 g/mL 制延胡索提取液按 0.2 mL/10 g 灌胃;生延胡索组以 1 g/mL 生延胡索提取液按 0.2 mL/10 g 灌胃。20 min后,各组小鼠腹腔注射 0.7％醋酸 0.2 mL/10 g。

3.观察并记录 15 min 内各小鼠出现"扭体反应"的次数,并计算抑制率。

$$抑制率(\%)=\frac{对照组扭体反应次数均值-给药组扭体反应次数均值}{对照组扭体反应次数均值}\times100\%$$

六、实验结果

表 20-4　生延胡索、制延胡索对小鼠扭体反应的影响

组别	动物数（只）	剂量（g/kg）	扭体反应时间（min）	扭体反应次数均值	抑制率（%）
生理盐水					
制延胡索浸出液					
生延胡索浸出液					

七、注意事项

1. 0.7%醋酸溶液在临用时新配为宜,存放过久可使作用减弱。

2. 小鼠体重轻,"扭体反应"次数较低。

3. 室温以 20℃为宜,低温时,小鼠扭体次数减少。

4. 动物的疼痛反应个体差异较大,因此实验用动物数越多结果越可靠。

八、思考题

1. 延胡索发挥镇痛作用的主要成分是什么?

2. 炮制对延胡索镇痛作用有哪些影响?

实验五　人参的抗疲劳作用

一、实验背景

人参是常用的补虚药,本实验要求学生查阅相关文献,结合实验室的实际情况,选择合适的实验方法,自主设计实验方案,独立完成实验操作和数据分析,验证人参的抗疲劳作用。

二、实验室提供的条件

1. 器材:鼠笼、天平、50 cm×30 cm×25 cm 的玻璃缸、负重物(胶泥或铅块),其他常用耗材和试剂。

2. 药品:2 g/mL 人参水煎液。

三、实验要求与组织

1. 实验按小组进行,8～10 人/组,组长负责协调各组员分工。

2. 利用课余时间,查阅文献,进行人参的抗疲劳作用的实验设计。

3. 利用实验室现有条件,通过团队的综合思考,拟定详细的实验方案,并按计划实施。

4.对实验结果进行详细的分析总结。

四、实验报告

实验报告包括实验目的、实验原理、实验方法、原始数据记录、实验结果和讨论,讨论题目依据实验方案和实验结果自行设计(包括实验原理的分析、影响实验结果的因素、实验中出现的问题和可能的原因、实验方案改进的设想及实验结论等)。

实验六　凝胶电泳法在中药毒性检测中的应用

一、实验目的

1.掌握十二烷基硫酸钠(SDS)－聚丙烯酰胺凝胶电泳(PAGE)检测蛋白质类毒性成分的方法。

2.观察炮制对天南星凝集素蛋白含量的影响。

二、实验原理

本实验以天南星凝集素蛋白含量为观察指标,考察天南星及制南星凝集素蛋白含量的差异。

凝集素蛋白是天南星块茎中具有强烈毒性的成分,炮制降低其毒性成分含量。SDS－PAGE是常用的蛋白质分离和检测方法,蛋白质与SDS形成带负电的SDS－蛋白质复合物,在电场的作用下,该复合物向正极迁移,其迁移速率与蛋白质分子量大小相关。银染法是一种高灵敏的蛋白质检测方法,可用于SDS－PAGE或非变性PAGE等蛋白银染,进一步利用凝胶成像系统对银染蛋白条带进行图像采集和相对灰度值计算。

三、器材与药品

研磨仪,低温离心机,制冰机,电泳仪电源,小型垂直电泳槽,摇床,凝胶成像系统,蛋白质提取试剂盒,凝胶制备试剂盒,BCA蛋白定量试剂盒,蛋白Marker,电泳缓冲液,快速银染试剂盒,双蒸水,生理盐水,冰乙酸,乙醇。

四、实验方法

1.制备天南星总蛋白提物

取天南星及其炮制品研磨成粉末,取粉末10 mg,一步法植物活性蛋白提取试剂盒提取总蛋白。BCA法蛋白定量,取等量的总蛋白,加入buffer,100℃煮沸5 min。

2.制备凝胶

上样,120V恒压电泳,待示踪剂至距凝胶板底端1.5 cm处停止。

3. 银染

(1)固定:取凝胶放入约 100 mL 固定液中,室温摇动 20 min。

(2)30%乙醇洗涤:弃固定液,加入 100 mL 30%乙醇,室温摇动 10 min。

(3)水洗涤:弃 30%乙醇,加入 200 mL 双蒸水,室温摇动 10 min。

(4)增敏:弃水,加入 100 mL 银染增敏液(1×),室温摇动 2 min。

(5)水洗涤(共 2 次):弃原有溶液,加入 200 mL 双蒸水,室温摇动 1 min。弃水,再加入 200 mL 双蒸水,室温摇动 1 min。

(6)银染:弃水,加入 100 mL 银溶液(1×),室温摇动 10 min。

(7)水洗涤:弃原有溶液,加入 100 mL 双蒸水,室温摇动 1~1.5 min。

(8)显色:弃水,加入 100 mL 银染显色液,室温摇动 3~10 min,直至出现比较理想的预期蛋白条带。

(9)终止:弃银染显色液,加入 100 mL 银染终止液(1×),室温摇动 10 min。

(10)水洗涤:弃银染终止液,加入 100 mL 双蒸水,室温摇动 2~5 min。

(11)凝胶成像系统中进行观察拍照和条带分析。

五、实验结果

表 20-5　炮制对天南星凝集素蛋白的影响

组别	天南星	制天南星
相对灰度数值		

六、注意事项

1.操作时必须戴手套,避免皮肤和凝胶直接接触。

2.由于银染非常灵敏,操作时请注意尽量使用高纯度的水,并确保使用洁净的玻璃器皿。

3.银染增敏液(1×)及银溶液(1×)配制后需在 2 h 内使用。银染显色液配制后需在 20 min 内使用。

4.摇动均在摇床上进行,速度均为 60~70 r/min。

七、思考题

1.凝集素蛋白的毒性作用及其机理?

2.列举凝胶电泳法可以应用于哪些毒性或药理活性成分检测?

第二十一章　生药学实验

实验一　生药的理化鉴定(1)

一、实验目的

1. 掌握生药中糖与苷类成分、氰苷、酚苷、蒽苷、生物碱类的理化性质和定性反应,并能应用于生药鉴定中。

2. 学会生药理化鉴定的常用方法。

二、实验材料、仪器及试剂

玉竹、苦杏仁、牡丹皮、大黄、三七、百部、硫酸阿托品注射液。马福炉、天平、坩埚、干燥皿、Fehling 试剂、α-萘酚试剂、10%的盐酸试液、10%氢氧化钠试液、苦味酸钠试纸、氢氧化钾试液、硫酸亚铁试液、稀盐酸试液、1%三氯化铁、5%三氯化铁试液、醋酸镁甲醇溶液、浓硫酸、碘化铋钾试液、碘化钾碘试液、碘化汞钾试液和硅钨酸试液等。

三、实验内容与方法

1. 单糖、多糖与苷类成分的鉴别

(1)费林(Fehling 试验)试验:取玉竹水提液 1 mL 于 15 mL 试管中,加碱性酒石酸铜试剂(Fehling)试剂 8 mL(临用时由甲液与乙液等量混合而成,置沸水浴加热 5 min,观察有无砖红色沉淀产生(尤其要观察瓶壁处)。

$$
\begin{array}{c}
\underset{\substack{| \\ (CHOH)_4 \\ | \\ CH_2OH}}{CHO} +2Cu \underset{O-CH-COONa}{\overset{O-CH-COOK}{|}} +2H_2O \xrightarrow{\triangle} Cu_2O\downarrow + \underset{\substack{| \\ (CHOH)_4 \\ | \\ CH_2OH}}{COOH} +2 \underset{\substack{H \\ | \\ HO-C-COOH \\ | \\ HO-C-COONa \\ | \\ H}}{}
\end{array}
$$

砖红色

(2)α-萘酚试验(Molish 试验):取玉竹粉末 0.5～1 g,加蒸馏水 10 mL。水浴温热 5～10min,滤过,取滤液 1 mL 于大试管中,加 α-萘酚试剂 2～3 滴,摇匀,沿管壁,缓慢加入浓硫酸 1 mL,保留二层液面,观察二液面交界处有无形成紫红色环。

2. 氰苷的鉴别

(1)苦味酸钠试验:取苦杏仁 1 粒,研碎后置具塞试管中,加水数滴湿润,管口悬挂苦味酸钠试纸,密塞,将试管置60℃水浴中温热,观察试纸逐步由黄变红。

(2)普鲁士蓝试验:取苦杏仁1粒,研碎后置试管中,加水数滴湿润,立即用滤纸包扎管口,并加氢氧化钾试液1滴使湿润,将试管置60℃水浴温热约10 min后,于试纸上加硫酸亚铁溶液1滴,并加稀盐酸和5%三氯化铁试液各1滴,滤纸即显蓝色。

3. 酚苷的鉴别

取牡丹皮0.5 g,加乙醇5 mL,水浴温热5 min,取上清液2 mL于试管中,滴加1%三氯化铁试剂1滴,即呈粉紫色。

4. 蒽苷的鉴别

(1)碱液反应:取大黄粉少许于小试管中,加10%氢氧化钠试液,即呈红色,继续加10%盐酸使中和,药液变黄色,再加氢氧化钠试液又显红色。

(2)Bornträger(保恩特来格)反应:取大黄粉约0.5 g于试管中,加10%氢氧化钠试液5 mL,振摇后过滤,得红色滤液,加10%盐酸酸化后,溶液转为黄色,加乙醚4 mL,振摇后静置分层,分取黄色的乙醚液于另一试管中,再加10%氢氧化钠试液2 mL,振摇匀后静置分层,则碱液层又显红色。

(3)醋酸镁反应:取大黄粉末约0.2 g于试管中,加乙醇3 mL,静置5 min,滤过,得滤液,加1%醋酸镁甲醇溶液2滴,振摇后观察,溶液渐呈橙红色。

(4)微量升华:如图21-1所示,取大黄粉末少许于金属圈内、小火徐徐加热数分钟,可见黄色升华物附着载玻片上,将玻片取下翻转后,在显微镜下检视,低温升华时可见针状结晶、高温时可见羽毛状结晶,滴加碱液后,结晶消失,并呈红色。

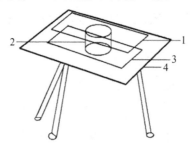

图 21-1　微量升华装置

1.载玻片　2.金属圈　3.金属片　4.中有小孔的石棉板

5. 生物碱的鉴别

分别滴加表21-1中生物碱沉淀剂各2滴,观察沉淀的有无(以+、-表示)与颜色。

表 21-1　生物碱的鉴别

沉淀剂 沉淀有无与颜色 样品	碘化铋钾	碘化钾碘	碘化汞钾	硅钨酸
百部提取液				
硫酸阿托品注射液				

6.生药中灰分的测定

总灰分测定。取粉碎后过二号筛的三七粗粉约 3 g,置烧灼至恒重的坩埚中,精密称定(精确至 0.01 g),放马福炉中缓缓炽热,至完全灰化时,逐渐升温到 500～600℃,完全灰化至恒重。根据残渣重量,计算三七中含灰分的百分数。

酸不溶性灰分的测定。取上面所得灰分,加入稀盐酸约 10 mL,用表面皿覆盖,水浴上加热 10 min,表面皿用 5 mL 热水冲洗,洗液入坩埚,用无灰滤纸过滤,坩埚内残渣用水洗于滤纸上,并洗涤至洗液不显氯化物反应为止。将滤渣连同滤纸移至同一坩埚内,干燥并烧灼至恒重。根据残渣重量,计算三七中含酸不溶性灰分的百分数。

四、实验报告

1.记录各鉴别反应的步骤与结果,并说明反应原理(可用化学反应式表示)。

2.计算出三七的总灰分、酸不溶性灰分的百分含量。

五、思考题

1.怎样鉴别某生药含单糖、多糖或苷类成分?

2.灰分测定的原理是什么?

3.总灰分和酸不溶性灰分与生药品质的关系是什么?举例说明。

实验二 生药的理化鉴定(2)

一、实验目的

1.掌握生药中黄酮苷类、皂苷类、强心苷类、香豆素类的理化性质和定性反应,并能应用于生药鉴定中。

2.掌握生药中鞣质类、氨基酸与蛋白质类的理化性质和定性鉴别反应。

3.学会应用荧光分析法、薄层层析法,水分测定法鉴别生药。

二、实验材料、仪器及试剂

槐米、桔梗、穿山龙、地高辛片、核桃楸皮和秦皮。试管、试管架、量筒、烧杯、水浴锅、50 mL 三角烧瓶、滤纸、蒸发皿、紫外分析灯、硅胶板和层析缸。乙醇、1％盐酸、三氯化铁试剂、醋酸铅试剂、茚三酮试剂、10％氢氧化钠溶液、0.5％硫酸铜试剂、镁粉、1％三氯化铝甲醇液、10％盐酸试液、0.9％氯化钠溶液,2％红细胞悬浮液、醋酐、浓硫酸、冰醋酸、三氯化铁－冰醋酸试剂、K－K 试剂、3,5－二硝基苯甲酸乙醇试液、乙醚、7％盐酸羟胺甲醇溶液、20％氢氧化钾甲醇溶液、稀盐酸、1％三氯化铁乙醇溶液、甲苯、醋酸乙酯和甲酸。槐花乙醇提取液、远志生理盐水提取液、夹竹桃醇提取液、核桃楸皮提取液、秦皮提取液和秦皮甲素乙醇提取液。

三、实验内容与方法

1. 黄酮苷的鉴别

取槐米粗粉约 0.5 g,加乙醇 10 mL,水浴温热 5 min,滤过,得滤液。

(1)盐酸—镁粉还原反应:取上述滤液 2 mL 于试管中,加镁粉少许振摇,滴加浓盐酸数滴,观察到产生许多气泡,同时溶液渐变樱红色。

(2)三氯化铝反应:取上述滤液 2 mL 于试管中,加 1% 三氯化铝甲醇溶液 1 mL,振摇,可见溶液渐变鲜黄色。

2. 皂苷的鉴别

取桔梗与穿山龙粗粉各 1 g,分别置 50 mL 三角烧瓶中,加水 10 mL,煮沸 2 min,滤过,滤液加水至 10 mL,备用。

(1)泡沫试验:分别取上述滤液各 2 mL,置 2 个试管中,密塞或以手指压住管口,强烈振摇数分钟,观察是否产生大量泡沫,放置 10 min 后,观察泡沫的有无。

(2)溶血试验:取远志生理盐水提取液 2 mL 置一试管中,另取一试管加 0.9% NaCl 溶液 2 mL,于二支试管中分别加 2% 红细胞球悬浮液 1 mL,摇匀后放置,注意观察哪支试管溶液变清。

3. 强心苷的鉴别

分别取新鲜夹竹桃叶 1 片剪碎与地高辛 3 片,各置 50 mL 三角烧瓶中,加 70% 乙醇 10 mL,用空气冷凝装置水浴加热 5 min,滤过,得滤液,并加水至 10 mL,备用。

(1)α—去氧糖反应(Keller—Kiliani 反应):取夹竹桃提取液 2 mL 于蒸发皿中,水浴蒸干,加三氯化铁—冰醋酸试液 1mL 使残渣溶解,并转入小试管中,沿管壁缓缓滴加浓硫酸 1 mL,观察两液层交界处有无棕色环产生,上层醋酸液呈何颜色?另取地高辛滤液 2 mL,同样操作,观察结果。

(2)3,5—二硝基苯甲酸反应(Kadde 反应),取夹竹桃提取液 1 mL 于试管中,加新配制的 3,5—二硝基苯甲酸乙醇溶液 1 mL,观察溶液是否变成紫红色。

4. 薄层层析法

样品、标准品的制备:同荧光分析法。

制板:取硅胶 G 2 克加入 0.5% 羧甲基纤维素钠的水溶液 6 mL,搅拌均匀,倒在 6 cm×22 cm 干净的玻璃板上铺匀,放置水平位置,自然干燥,干后于 105℃ 活化 1 h,活化后置干燥器中备用。

展开剂:甲苯:醋酸乙酯:甲酸:乙醇=3:4:1:2

点样:距玻璃板下端 1 cm 处,分别点上秦皮、核桃楸皮的提取液及秦皮甲素的标准液。

展开方式:倾斜上行法。展距约 15 cm。

晾干后,置 365 nm 紫外分析灯下观察荧光斑点并描绘出层析图谱,计算秦皮甲素的 Rf 值。

5.水分测定法(甲苯法)

当归约 50 g。水分测定装置一套,如图 21-2 所示。

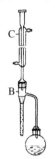

图 21-2　水分测定

A.500mL 短颈圆底烧瓶　B.水分测定管　C.回流冷凝管

(1)甲苯的制备。取甲苯约 250 mL,加少量蒸馏水振摇,放置后弃水层,再蒸馏甲苯后备用。

(2)测定。取经粉碎的当归粗颗粒约 20 g,精密称定(准确至 0.01 g),置 A 瓶中,加甲苯约 20 mL,如图 21-2 连接,再从冷凝管顶部加甲苯充满 B 的狭窄部分,将 A 置可调温电热套中加热至苯沸腾,调节温度使 2 滴/s,至 B 管的水量不再增加,将冷凝管内部用甲苯冲洗,再用饱蘸甲苯的长刷把管壁上的甲苯推下,继续蒸馏 5 min,放冷至室温,待水分与甲苯完全分离,检读水量,并换算成当归中含有水分的百分数。

$$生药中的水分含量(\%)=[水分量(mL)\div样品量(g)]\times100\%$$

四、实验报告

1.记录有关鉴别反应、化学定性、荧光分析的实验结果。

2.绘出秦皮、核桃楸皮的薄层分析图谱并计算出秦皮甲素的 Rf 值。

3.计算出当归的水分含量。

五、思考题

1.某生药的乙醇提取液与盐酸-镁粉反应不显红色,则能否否定其存在黄酮类成分?

2.试述 K-K 反应的原理。

3.生药中含水量与生药品质有何关系?

实验三　冬虫夏草、茯苓、贯众及麻黄等生药鉴别

一、实验目的

掌握冬虫夏草、茯苓、猪苓、贯众和麻黄的性状鉴别、显微鉴定特征及理化鉴别方法。

二、实验材料、仪器及试剂

冬虫夏草、茯苓个、茯苓皮、茯苓块、茯神、贯众个、贯众饮片和麻黄。冬虫夏草子座横切片、绵马贯众、荚果蕨贯众和草麻黄茎横切片。茯苓粉末、猪苓粉末和草麻黄粉末。白瓷板、小勺、解剖针、酒精灯、试管、吸水纸、镊子和载玻片。水合氯醛、蒸馏水、5％氢氧化钾、20％氢氧化钠、碘—碘化钾试液、碘试液、碘化铋钾、碘化汞钾、2％麻黄碱酸性水溶液、2％硫酸铜试剂、10％氢氧化钠和乙醚。

三、实验内容与方法

(一)性状鉴定

1.茯苓

观察茯苓外形、颜色、表面特征、断面颜色及质地等方面有何特点？再观察茯苓皮、赤茯苓、茯神各有何特征，如何区分？

2.冬虫夏草

注意冬虫夏草的虫体似蚕，具20～30条环节，腹面有足8对，子座棕色，长圆柱形，顶端稍膨大，其内密生子囊壳(子实体)。

3.麻黄

观察草麻黄的药材，并取草麻黄腊叶标本观察，注意其茎节、叶片等有何特征。再分别观察雌株与雄株，注意花序的着生位置与特征等。注意与中麻黄及木贼麻黄的区别。

4.观察多种贯众，注意形状、大小和叶柄断面特征。

(二)显微鉴定

1.取茯苓和猪苓粉末，分别用水或5％氢氧化钾装片，镜检可见：茯苓多为无色不规则的颗粒状团块或末端圆钝的分枝状团块，菌丝细长，无草酸钙结晶。

2.取冬虫夏草子座横切面镜下观察：子囊壳近表生，基部陷于子座内，几列？内有多数细长的子囊，注意壁的厚度、孔口；子囊孢子2～4个，线形，具有多数横隔。

3.取绵马贯众的叶柄横切片镜下观察：注意表皮、下皮层、内皮层及束鞘细胞的特征。维管束的类型、数目及排列方式。细胞间隙大，有的间隙有单细胞间隙腺毛，呈球形或棒状，含棕色分泌物。注意：荚果蕨贯众叶柄横切有何不同。

4.麻黄

(1)取草麻黄茎横切片，置显微镜下观察可见，切面呈圆形或椭圆形，具多数棱脊，呈波状凹凸。

表皮：外被厚的角质层，细胞外壁增厚，壁上有细小草酸钙砂晶。两棱线间有内陷气孔，保卫细胞切面呈三角形，内外壁均增厚木化。

皮层：外侧2～3列细胞径向延长，似栅状，每一棱脊的表皮内侧有非木化的下皮纤维束。薄壁细胞中含草酸钙砂晶与方晶，纤维束散在。

维管束:韧皮部外侧具新月形纤维束,形成层几成环,木质部三角形,木化,多少连成环,偶见麻黄式穿孔板。

髓:薄壁细胞中含红棕色物质,偶见环髓纤维。

(2)取麻黄粉末做成临时装片镜下观察:

表皮碎片:黄棕色,表皮细胞表面观长方形,壁上布满草酸钙砂晶,有的可见气孔。

气孔:多位于表面碎片上,表面观内陷,长圆形,保卫细胞多单个,似电话筒状。

皮层纤维:黄色,成束或单个散在,壁极厚,壁上布满砂晶(嵌晶纤维)。

导管:多成束,多为螺纹与孔纹导管,偶见麻黄式穿孔板(导管分子横壁倾斜,有数个圆形的穿孔排成1～3列)。

色素块:红棕色,散在,形状不规则。

(三)理化鉴定

1.分别取茯苓、猪苓粉末少量,置白瓷板的凹窝内,各加入碘化钾碘1～2滴,放置片刻后,茯苓呈深红色,猪苓呈棕褐色(检查多糖);取茯苓粉末约0.1 g于试管中,加水5 mL,煮沸,加碘试液3滴,溶液显黄色,应不显蓝色或紫红色(检查淀粉及糊精);分别取茯苓粉末和猪苓粉末少量,置白瓷板凹窝内,各加入适量20％氢氧化钠溶液茯苓呈粘胶状,猪苓不呈粘胶状(与茯苓区别)。

2.麻黄的沉淀反应:取2％麻黄碱水溶液,在白瓷液的两个凹窝内各滴1～2滴,再分别加入碘化铋钾和碘化汞钾试剂1～2滴,前者产生橘黄色沉淀,后者不产生沉淀。

3.麻黄的双缩脲反应:取2％麻黄碱酸性水溶液2 mL于试管中,加入2％硫酸铜试剂数滴,再加入10％氢氧化钠至微过量(约5滴),呈紫红色,然后加入等量乙醚,轻轻振摇,放置数分钟后,醚层显紫色,水层呈蓝色。

四、实验报告

1.绘草麻黄粉末特征图。
2.记录草麻黄的理化鉴别结果。
3.记录茯苓理化鉴别的实验结果。

五、思考题

1.麻黄活性成分是什么?横切片和粉末有哪些重要鉴别特征?
2.绵马贯众的药材性状和显微特征有哪些?
3.茯苓主要含有何种成分,有何药理作用?
4.冬虫夏草的入药部位,鉴别点是什么?何谓真菌类植物?常用真菌类生药有哪些?

实验四 大黄、黄连、川乌、五味子及肉桂等生药的鉴定

一、实验目的

1. 掌握大黄、何首乌、黄连、川乌、白芍、淫羊藿、防己、厚朴、五味子和肉桂等药材实验观察的各项内容。

2. 了解牛膝、牡丹皮、北豆根、辛夷和乌药等生药的性状鉴别特征。

二、实验材料、仪器及试剂

大黄、何首乌、黄连(味连、雅连、云连)、川乌、附子(黑附片、白附片)、白芍(赤芍)、虎杖、牛膝、川牛膝、牡丹皮、升麻、威灵仙、白头翁、淫羊藿、防己(广防己、木防己)、厚朴、五味子、肉桂(桂枝)、北豆根、辛夷和乌药。大黄根茎、何首乌、味连、附子、淫羊藿、五味子和肉桂横切片。大黄、何首乌、黄连、肉桂和防己粉末。试管、试管夹、酒精灯,微量升华器、镊子、解剖针、载玻片、盖玻片、纱布和紫外分析灯。10% NaOH、10% HCl、氨水、乙醚和 30% 硝酸。

三、实验内容与方法

(一)性状鉴定

1. 大黄

观察大黄生药性状,判断其为根还是根茎,注意形状、颜色、纹理和质地。髓部有无星点? 其形状,大小和分布如何? 嗅之有特殊香气,味苦,嚼之粘牙,有砂粒感。

2. 何首乌

注意其外部颜色,断面黄棕色或淡红棕色,粉性。中央有较大的木心。皮部可见"云锦花纹"(异型维管束)。

3. 黄连

味连呈簇状分枝,形如倒鸡爪,表面有棕褐色侧根,节密生,结节状隆起。上具褐色鳞片。部分节间平滑(习称过桥),断面皮部和髓部暗棕色,木部鲜黄色,味极苦。比较雅连、云连与味连的不同点。

4. 乌头和附子

乌头多为母根,呈瘦长的倒圆锥形,上具残茎,表面皱缩不平,散生小瘤状侧根或摘除子根的痕迹。断面灰白色、粉性,味麻。

观察盐附子、白附片和黑附片。

5. 白芍和赤芍

白芍根呈圆柱形,表面何色? 质坚实,角质样,切断面何色? 木部具放射状纹理。味微苦酸。赤芍根表面暗棕色至紫棕色,有横向突起的皮孔,外皮易剥落,质地如何? 断面和白

芍有何不同？味微苦酸涩。

6.淫羊藿

茎细长平滑,黄绿或棕黄色,叶片卵圆形,中间片较两侧叶片大,先端尖,叶基部深心形,两侧小叶基部偏斜,边缘有细毛状锯齿,上表面绿色或黄绿色,无毛,下表面灰绿色,有稀疏毛茸,叶片近革质而脆,气弱,味极苦。

7.防己(粉防己)

根在形状上有何特征？表面何色？具明显横向突起的皮孔。纵剖面黄白色,有维管束条纹。质坚重,断面平坦,灰白色、粉性。另取广防己生药,比较两者的异同点。

8.厚朴

观察厚朴生药(包括干皮、枝皮与根皮)的性状特征,注意其卷曲形式,外表面与内表面色泽、断面特征,质地与气味。

9.五味子

北五味子果实呈皱缩的不规则形,表面紫红色或暗红色,显油润,果肉柔软,内含种子1～2粒;种子肾形,表面黄棕色,具光泽,种皮硬脆,种仁淡黄色,果肉味酸甜,种子破碎微有香气,味微咸而辛。

南五味子:取南五味子与北五味子生药进行比较,注意两者的异同点。

10.肉桂

取企边桂和油桂筒观察:注意两者的外表面颜色,特征,内表面颜色,划痕,折断面特征,气味等方面的异同点。注意板桂的形状。

11.观察虎杖、怀牛膝、川牛膝、牡丹皮、升麻、威灵仙、白头翁、北豆根、辛夷及乌药的性状特征。

(二)显微鉴别

1.取大黄根茎横切片镜下观察

木栓层和皮层大多已除去,偶有部分残余,正常维管束为外韧型,形成层细胞扁平,排列成环,外侧为韧皮部,韧皮射线较平直,内含棕色物质;内侧为木质部,木射线内也含棕色物质,导管稀疏排列。

髓:大,由大型薄壁细胞组成,异型维管束分布在髓内;薄壁细胞内含草酸钙簇晶和众多淀粉粒。

每个异型维管束自外向内有以下构造。

木质部:位于形成层外侧,导管径向排列,稀疏。

形成层:环状,由数列扁平细胞组成。

韧皮部:位于形成层内侧,有时可见大型黏液腔。

射线:由1至数列薄壁细胞组成,自韧皮部向外星芒状射出,细胞内含深棕色物质。

2.取何首乌横切片镜下观察

木栓层:为多列整齐扁平的木栓细胞,充满红棕色物质。

韧皮部:宽广,散生的异型维管束为近圆形的复合维管束,偶有单个维管束,均为外韧型。

形成层:呈环状。

木质部:导管较少,周围有管胞及木纤维环绕,中心可见初生木质部,薄壁细胞内可见淀粉粒和草酸钙簇晶,有些薄壁细胞中充满红棕色物质。

3.取黄连(味连)根茎横切片镜下观察

木栓层:为数列扁平的木栓细胞,有的其间散有石细胞,木栓层外侧常有残留的表皮层和鳞叶维管束。

皮层:宽广。其间散有单个或成群的石细胞,可见横走的根迹维管束。

韧皮纤维:位于韧皮部外侧,成束,外方常伴有少数石细胞。

维管束:外韧型,成断续的环状排列,束间射线宽广;束间形成层不明显。木质部细胞均木化。

髓:由薄壁细胞组成。雅连可见单个或成群的石细胞。

取黄连粉末做成临时装片镜下观察:

石细胞:多见。淡黄棕色,类多角形,纹孔明显。

木纤维:多成束。黄色、壁厚。

韧皮纤维:成束。黄色、壁厚。

另外,可见木栓细胞(表面观)、鳞叶细胞(细胞长方形,壁弯曲)及导管碎片等。

4.取五味子种子横切片观察

种皮:最外层1列栅状石细胞,其下为3～4列类圆形石细胞,较大;石细胞层内侧为数列薄壁细胞,种脊部位有维管束;往里为油细胞层,由1列长方形油细胞组成,含有棕黄色挥发油,再往里为3～5列小形细胞,最里面为内种皮,细胞壁增厚。

胚乳:细胞多角形,细胞壁较厚,细胞内含脂肪油滴及糊粉粒。

5.取肉桂横切片观察

木栓层:木栓细胞数列,最内层木栓细胞外壁增厚,木化。

皮层:散有石细胞、油细胞及黏液细胞。

中柱鞘:有石细胞群,排列成环,外侧伴有纤维束。

韧皮部:较厚。可见厚壁纤维和油细胞,射线1～2列,含细小草酸钙针晶,薄壁细胞中含有淀粉粒。

取肉桂粉末做成临时装片镜下观察:

纤维:大多单个散在,长梭形,壁极厚,木化,纹孔及孔沟不明显。

石细胞:较多,类方形或类圆形,壁厚,有的一面菲薄。油细胞:类圆形或长圆形,有时会有黄色挥发油滴。

草酸钙针晶:众多,细小散在或成束,常存在于射线细胞中。

木栓细胞:表面观呈多角形,木化,常含棕色物质。

6.观察附子根横切片、淫羊藿叶横切片、厚朴干皮横切面显微特征

(三)理化鉴别

黄连的定性反应(示教):取黄连粉末少许于载玻片上,加 30％硝酸 1～2 滴,放置 5～10 min 后镜检,可见针簇状的硝酸小檗碱结晶。为何产生此反应?

又取黄连饮片,置紫外灯下观察,显金黄色荧光,木质部尤为明显。

四、实验报告

1.绘黄连根茎横切面简图。

2.记述黄连理化鉴定结果。

五、思考题

1.味连性状,显微结构上有哪些鉴别特征? 它所含的主要成分是什么? 如何鉴别?

2.大黄药材断面有哪些突出特征? 横切面髓部常见什么样的结构?

3.厚朴有哪些规格,各有何特征?

4.南五味子与北五味子有何异同点?

5.肉桂的商品规格有哪些,药材性状、显微方面有哪些鉴别特征?

实验五　延胡索、板蓝根、苦杏仁、黄芪及甘草等生药鉴别

一、实验目的

1.掌握延胡索、板蓝根、大青叶、山楂、苦杏仁、黄芪、甘草和黄柏实验观察的各项内容。

2.了解槐米、青黛、杜仲、枇杷叶和木瓜等药材的性状鉴别特征。

二、实验材料、仪器及试剂

延胡索、板蓝根、大青叶(蓼兰叶、菘兰叶)、山楂(野山楂)、苦杏仁、浸泡苦杏仁(甜杏仁)、青黛、杜仲、枇杷叶、木瓜、黄芪、红芪、甘草、槐米、番泻叶和川黄柏。延胡索、板蓝根、苦杏仁、黄芪、甘草和黄柏横切片。延胡索、蓼兰叶、甘草和黄柏粉末。研钵、酒精灯、具塞试管、试管夹、苦味酸钠试纸、稀盐酸、1 mol/L 硫酸、1％铁氰化钾、1％三氯化铁、重铬酸钾溶液盐、浓盐酸和镁粉。

三、实验内容与方法

(一)性状鉴别

1.延胡索

块茎呈不规则扁球形,有的呈倒圆锥形。表面灰黄色或灰棕色,有不规则网状细皱

纹,上端有略凹陷的茎痕,底部中央略凹呈脐状,有数个圆锥状小凸起(根痕)。质坚硬,断面棕黄色角质样,有蜡样光泽,味苦。

2. 板蓝根

圆柱形、淡棕黄色,表面有横长皮孔样突起,有支根痕。根头部膨大,顶端有盘状凹陷的茎基。周围有轮状排列的叶柄残基和密集的疣状突起。质坚实,断面粉性,味微甜而后苦涩。

3. 大青叶

结合原植物标本观察菘蓝与蓼蓝叶,注意二者在颜色、叶片形状、叶缘、叶基、托叶及质地及气味等方面的不同点。

4. 山楂

类球形,深红色,有光泽,表面有细小白色斑点。顶有凹窝,边缘有宿萼,基部有细果柄或柄痕。果核5枚,弓形。果肉深黄至淡棕色。气清香,味酸微甜。

5. 苦杏仁

取浸泡的苦杏仁,注意其形状和颜色,基部对称否? 基部中央有一棕色合点,由此散出行多深棕色的脉纹,种子尖端为种孔,近尖端边缘处有短线状种脐,种脐与合点间为线形种脊。剥开种皮可见两枚白色肥厚子叶,加水研磨,有苯甲醛气味。味苦。

甜杏仁:较大,基部对称,味淡,加水研磨苯甲醛气味较弱。

6. 黄芪

圆柱形。表面灰黄或浅棕。有纵皱、皮孔及支根痕,外皮脱落处可见网纹。质柔韧,纤维性强,具粉性,断面显菊花心。味甘而有豆腥气。

7. 甘草

根呈圆柱形。表面红棕色或灰棕色。有明显的皱纹和横长的皮孔,外皮有时呈鳞片状剥裂而露出黄色内皮。质坚实。折断时有粉尘散出。断面纤维性、淡黄色,形成层环明显,气微味甜而特异。

根茎:圆柱形,表面可见芽或芽痕,断面中央有髓。

8. 黄柏

观察黄柏生药(川黄柏和关黄柏)的性状特征,注意木栓层的有无与厚度,表面特征,平滑或粗糙,有无皮孔,分布及形状如何? 色泽如何? 二种有无不同? 折断面和横断面特征各如何? 同时注意气味及黏性。

9. 番泻叶

狭叶番泻叶呈卵状披针形。革质。先端尖而有锐刺,叶基不对称。有的表面有横斜压纹。尖叶番泻叶呈宽披针形或长卵形,光端尖或微突,叶基不对称。无横斜压纹。

10. 观察槐米、青黛、杜仲、枇杷叶及木瓜等药材的性状特征

(二)显微鉴定

1. 取延胡索块茎横切片镜下观察

皮层细胞10余层,扁平。外侧2~3层常木化,具细密纹孔。

韧皮部宽广,筛管与管状分泌细胞伴生,成环状散列。

木质部常分为4～7小束,疏列成环状,中央有较宽的髓。

粉末观察:

薄壁细胞类多角形,类方形或类圆形,含糊化淀粉粒。

厚壁细胞类多角形,长条形,壁念珠状增厚,木化、纹孔密集。

石细胞单个散在或少数成群。

管状分泌细胞、导管可见。

2.取苦杏仁种子横切片镜下观察

种皮:表皮细胞1例,其间有近圆形橙黄色的石细胞,上半部突出于表皮外,下半部埋在表皮组织中,有大的纹孔。

营养层:位于表皮下方,细胞皱缩,散有细小维管束。

内种皮:细胞1列,含黄色物质。

胚乳:外胚乳为1列颓废细胞,内胚乳为1列长方形细胞,内含糊粉粒及脂肪油。

子叶:由薄壁细胞组成含有糊粉粒及脂肪油。

3.取黄芪根横切片镜下观察

木栓层:数列木栓细胞,栓内层由厚角细胞组成,切向延长。

韧皮部:纤维成束或单个散在,纤维与筛管群、薄壁细胞交互排列,近栓内层处有时可见石细胞及纵向管状木栓组织(外为数层木栓细胞,中央为木化纤维及薄壁细胞,细胞内含棕色物质)。

木质部:导管单个或2～3个相聚,导管间有木纤维束及木薄壁细胞。

射线:发达,辐射状排列,外侧常弯曲,有裂隙。

薄壁细胞中含淀粉粒。

4.甘草

(1)取甘草根茎横切片镜下观察。

木栓层:为数列至20～30列细胞,红棕色,排列整齐。

皮层:较窄。为数列薄壁细胞,纤维群散在。

韧皮部:筛管群常压缩变形而颓废成条状;韧皮纤维壁厚、成束,微木化其周围薄壁细胞中多含草酸钙方晶;韧皮射线多弯曲,常有裂隙。

形成层:束内形成层明显,为数列扁平细胞,束间形成层不明显。

木质部:导管较大,木纤维多成群,其周围薄壁细胞中也含草酸钙方晶,木射线较平。

髓部:根中心无髓。根茎中心有髓。薄壁细胞中含众多细小淀粉粒。

(2)取甘草粉末制成临时装片镜下观察。

晶鞘纤维:众多,多成束;含晶细胞的壁增厚,非木化;纤维细长壁极厚,微木化孔沟不明显;草酸钙方晶:呈类双锥形、长方形或类方形。

导管:具缘纹孔,导管较大,多破碎。

木栓细胞:棕红色。表面观呈多角形,壁薄、微木化。

淀粉粒:多单粒,椭圆形,卵形或类球形,脐点点状或短缝状;复粒稀少。

此外,有射线细胞及少数黄棕色色素块。

5.黄柏

取黄柏横切片镜下观察。

木栓层:残存木栓细胞。

皮层:由薄壁细胞组成,石细胞与纤维成群或散在。石细胞形状多样,常呈分枝状或不规则状,孔沟明显。

韧皮部:射线细胞1至数列,细胞径向延长,纤维群成层,径向排列,木化。

皮层与韧皮部内均有黏液细胞,并有众多草酸钙方晶。

取黄柏粉末做成临时装片镜下观察。

纤维:鲜黄色,常成束,多碎断,边缘微波状,周围细胞含草酸钙方晶,形成晶纤维,含晶细胞壁木化增厚。

石细胞:鲜黄色,分枝状,类圆形或纺锤形,分枝状者形大,壁厚,层纹明显。

草酸钙方晶较多,有的呈双锥形。

淀粉粒:很小,单粒,球形。

6.观察板蓝根横切片、菘蓝叶和蓼兰粉末临时装片显微特征

(三)理化鉴别

取延胡索粉末2 g,加1 mol/L硫酸溶液10 mL,振摇,滤过。取滤液2 mL,加1%铁氰化钾溶液0.4 mL与1%三氯化铁溶液0.3 mL的混合液,显深绿色,渐变蓝色,放置后有深蓝色沉淀;另取滤液加重铬酸钾数滴,产生黄色沉淀。

四、实验报告

1.绘甘草粉末特征图。

2.记述延胡索鉴别结果。

五、思考题

1.延胡索的主要化学成分是什么?有何药理作用?若想增强其疗效,应采用何种炮制方法?

2.什么是晶鞘纤维?

3.黄柏粉末中有哪些鉴别特征?

4.黄芪、甘草在性状方面如何区别?

实验六 人参、三七、沉香及丁香等生药鉴别

一、实验目的

1. 掌握人参的四大鉴别特征,了解人参有关商品规格及常见伪品。
2. 掌握沉香、丁香及三七的性状显微特征。
3. 掌握人参、丁香的理化鉴别。

二、实验材料、仪器及试剂

试管、烧杯、滤纸、漏斗、酒精灯、三脚架、石棉网、小勺、蒸发皿、95%乙醇、冰醋酸、浓硫酸、氯仿、3% NaOH 的氯化钠饱和液和三氯化锑氯仿饱和溶液。人参腊叶标本及浸制标本、野山参、生晒参、红参、糖参、高丽参、西洋参和人参常见伪品;国产沉香、进口沉香、丁香、三七及其伪品和五加皮。人参、三七、沉香和丁香横切片。人参、丁香粉末。

三、实验内容与方法

(一)性状鉴别

1. 人参

观察野山参的外部形态特征,观察园参浸制标本,注意芦头、芦碗及主根、支根、须根各部特征。观察并比较生晒参、红参、糖参和高丽参性状特征。注意生晒参断面,皮部可见放射状裂隙及黄棕色点状树脂道,形成层环纹棕黄色。气特异,味甜,微苦。红参侧根多已除去,棕红色,半透明,偶有暗褐色斑块,质硬脆,断面平坦,角质中心部较浅。糖参表面淡黄白色,质松泡,断面白,有菊花纹,味甜。注意伪品人参与正品的区别。

2. 三七

根呈纺锤形或类圆锥形,表面灰黄或灰褐色,有蜡样光泽,有断续的纵皱纹及少数横长皮孔,顶端有茎痕,周围有瘤状突起,下部有支根断痕,质坚实。击碎后皮部与木部分离,皮部可见棕色细小树脂道斑点。气微味苦后微甜。注意伪品三七与正品的区别。

3. 沉香

药材呈不规则块状或小片状,表面有刀削痕及不规则凹凸,并有黑褐色及黄白色相间的斑纹。质坚硬折断面刺状,具特异香气,味苦。燃烧时可产生浓烟,伴有浓烈香气和黑色油状渗出物。进口沉香表面密布棕黑色树脂斑痕或细纵纹,能沉或半沉于水,气味较浓烈。

4. 丁香

药材略呈研棒状,花冠圆球形,花瓣4,覆瓦状抱合,棕褐色,花瓣内为雄蕊和花柱。萼筒圆柱状,棕褐色上部有4枚三角状萼片,十字状分开。质坚富油性,气芳香浓烈,味辛辣,有麻舌感。

5.观察五加皮、西洋参的性状特征

（二）显微鉴定

1.人参根横切片镜下观察

（1）木栓层：数列扁平的木栓细胞。

（2）皮层：狭窄。

（3）韧皮部：外侧常有大形裂隙和颓废的筛管组织，内侧细胞较小，排列紧密；每个韧皮部束常有2～3个树脂道径向散列，近形成层处较多，树脂道呈圆形或长圆形，由多个扁小肾形分泌细胞组成。

（4）形成层：为3至数层扁平细胞组成完整的环层。

（5）木质部：射线宽广，导管单个或数个相聚，径向断续排列，薄壁细胞中含多数淀粉粒及草酸钙簇晶。

2.三七根横切片镜下观察

木栓层为数列细胞。韧皮部散布树脂道。形成层成环。木射线宽广，无裂隙，木质部导管近形成层处稍多，薄壁细胞中含有淀粉粒，并有少数草酸钙簇晶，棱角钝，射线细胞中淀粉粒较多。

3.进口沉香横切片镜下观察

木射线宽1～2列细胞，含棕色树脂。导管圆形，多角形，有的含棕色树脂，木纤维多角形，壁厚木化。木间韧皮部呈扁长椭圆状，穿过射线，细胞内含树脂。薄壁细胞中含草酸钙柱晶。

观察沉香不同切面的显微特征。

4.丁香花托中部横切片镜下观察

表皮细胞1例，外被厚的角质层和气孔。

皮层外侧有2～3层径向排列的椭圆形油室，其周围薄壁细胞的壁较厚。

维管束双韧型，环状排列，维管束外围有木化的厚壁纤维，周围薄壁细胞中含有小簇晶。

通气组织由薄壁细胞组成，排列疏松，细胞间隙较大形成大气室。

中心轴部为薄壁细胞，其间散列多数细小维管束。

5.取丁香粉末做成临时装片镜下观察

（1）油室：椭圆形，多破碎、有的含黄色油状物。

（2）纤维：单个散在梭形、壁厚、微木化。

（3）花粉粒众多，极面观三角形、淡黄色，具三孔沟。

（4）草酸钙簇晶众多较小，存在于薄壁细胞中。

（5）花托表皮细胞多角形，有不定式气孔，副卫细胞5～7个。

（三）理化鉴定

1.醋酐浓硫酸反应：取人参粉末0.2 g，加冰醋酸4 mL，水浴加热2 min，过滤。取滤液置干燥试管中，倾斜试管，小心沿管壁加浓硫酸0.5 mL，成二液层，二液交界面呈红棕色。

2.取人参粉末 0.5 g 加乙醇 5 mL,振摇、过滤,滤液蒸干滴加三氯化锑氯仿饱和溶液,显紫色。

3.示教:取丁香粉末少许于载玻片上,滴加氯仿混匀,加 3% 氢氧化钠的氯化钠饱和液 1 滴,加盖玻片镜检,有针状丁香酚钠结晶析出。

四、实验报告

1.绘人参根横切 1/4 简图。

2.记录人参的理化反应结果。

五、思考题

1.人参的商品规格主要有哪些? 其主要鉴别特征是什么?

2.人参和三七横切面有什么不同?

3.国产沉香与进口沉香如何区别?

4.人参、丁香的主要成分是什么? 用何种方法进行鉴别?

5.三七的性状特征习惯上如何描述?

实验七　当归、川芎、柴胡及马钱子等鉴别

一、实验目的

1.掌握当归、川芎、柴胡和马钱子的性状及显微特征。

2.掌握柴胡的理化性质。

二、实验材料、仪器及试剂

酒精灯、三脚架、试管、滤纸、甲醇、二甲氨基苯甲醛的甲醇溶液(1:30)、磷酸、1% 钒酸铵硫酸溶液和浓硝酸。当归、柴胡、川芎、白芷、小茴香、秦皮、连翘、防风、马钱子的药材及饮片。当归、川芎、柴胡、小茴香和马钱子的横切片。当归、柴胡的粉末。

三、实验内容与方法

(一)性状鉴定

1.当归

根头及主根粗短,略呈圆柱形,支根扭曲,表面黄棕色,有横向椭圆形皮孔。顶端有残留的叶鞘及茎基,质柔软,断面黄白色或黄棕色,皮部厚,有棕色油点,形成层环棕色,木部色较淡。有浓郁香气,味甘辛微苦。

2.柴胡

根呈圆柱形或圆锥形,常有分枝,表面淡棕色或棕色,近根头部有横皱纹,下部有不规则

纵皱纹并有细小支根痕及皮孔,根头部多有残留茎基。质坚韧。断面片状纤维性,皮部淡棕色,木质部淡黄白色。气微芳香,味微苦。

3.川芎

结节状团块,注意隆起的轮节,瘤状根痕,断面颜色和特征,气浓香而特异,味苦辛。

4.马钱子

扁圆形、纽扣状,表面密生匍匐的银灰色丝状毛茸,自中心向四周放射。底面中心有一稍突起的圆点状种脐,种脐与边缘小突起状种孔间常有一条棱线。纵剖面可见淡黄白色角质肥厚的胚乳。近种孔处子叶两枚,心形,掌状脉 5～7 条。味极苦,有毒。注意云南马钱与马钱子有何不同。

5.观察小茴香、白芷、秦皮、连翘和防风的性状特征

(二)显微鉴别

1.当归

取当归横切片镜下观察:

木栓层 4～7 列木栓细胞。

皮层:狭窄,细胞切向延长,有时可见多数小型分泌腔。

韧皮部:宽广,多裂隙,有油室散在,外侧较大,向内渐小多为圆形,高倍镜下可见周围分泌细胞。

形成层:明显成环。

木质部:导管单个散在或数个相聚,木射线宽。薄壁细胞中含淀粉粒。

取当归粉末做成临时装片镜下观察:纺锤形韧皮薄壁细胞,壁稍厚,表面有斜向交错纹理,有的具菲薄横膈;油室;具缘纹孔导管;螺纹导管;淀粉粒。

2.取柴胡横切片镜下观察

木栓层:为 7～8 列木栓细胞。

皮层:狭窄,可见类圆形油室,油室周围分泌细胞 6～8 个。

韧皮部:油室较小。

形成层:多成环。

木质部占大部分,具大型导管,老根木纤维聚积成群,排成环状。

3.川芎根茎横切片镜下观察

木栓层:木栓细胞数列。

皮层:较窄,细胞呈切向延长,散有根迹维管束和类圆形油室。

韧皮部:宽广,筛管群散列。

形成层:呈波状或不规则环状。

木质层:导管多角形或类圆形,单列或排成"V"字形,偶具木纤维束。

髓:较大,薄壁组织中散有多数油室。

4.取马钱子横切片镜下观察

种皮:每一个表皮细胞均向外延长,形成单细胞非腺毛,并向一方倾斜,壁极厚,强木化,有纵肋约 10 条,基部稍膨大,形似石细胞。种皮内层为数列棕色颓废的薄壁细胞。

胚乳:细胞呈多角形,壁厚,细胞中含有脂肪油滴和少量糊粉粒。

5.观察小茴香横切片显微特征。

(三)理化鉴定

1.取柴胡粉末 0.5 g 加乙醇 10 mL,用力振摇放置 30 min,滤过,取滤液 0.5 mL 加二甲氨基苯甲醛的甲醇溶液(1∶30)0.5 mL 混匀,加入磷酸 2 mL,静置,两溶液交界处显淡红色至淡红紫色。

2.马钱子理化鉴别特征

马钱子厚切片加 1% 硫矾酸试剂 1 滴,显蓝紫色,胚乳内层明显(检查番木鳖碱,以胚乳内层含量较高)。

马钱子厚切片加浓硝酸 1 滴,显橙红色。胚乳外层较明显(检查马钱子碱,胚乳外层含量较高)。

四、实验报告

1.绘当归粉末显微特征简图。

2.记录柴胡理化鉴别结果。

五、思考题

1.当归含有的主要化学成分是什么? 有何性状显微特征?

2.南柴胡与北柴胡在性状特征方面有何区别?

实验八　龙胆、薄荷、丹参及黄芩等生药鉴别

一、实验目的

1.掌握龙胆、薄荷和黄芩实验观察的各项内容,丹参的性状特征。

2.了解香加皮、益母草和夏枯草的来源和性状特征,丹参的横切面特征。

二、仪器用品、药品

临时装片用品、水合氯醛试剂、蒸馏水、镁粉、盐酸、醋酸铅试液、试管、酒精灯、小勺、漏斗和滤纸;薄荷、丹参、黄芩、龙胆、坚龙胆、香加皮、益母草和夏枯草药材;薄荷茎、叶横切,龙胆、坚龙胆横切,黄芩根横切片;黄芩粉末。

三、实验内容与方法

(一)性状鉴别

1. 龙胆

龙胆根茎不规则块状,根细长丛生,上部细密横纹理,断面木部色浅;坚龙胆根外皮膜质、易脱落,木部与皮易分离。

2. 薄荷

茎方柱形,有的对生分枝,表面黄棕色或带紫色、质脆、断面白色、中空、叶多卷曲舒缩,长圆形或卵形,被柔毛,有凹点状腺鳞,茎上部腋生轮伞花序,花冠带紫色,叶搓揉时有特异清凉香气,味辛凉。

3. 丹参

根茎短粗,根呈圆柱形或圆锥形,栓皮易剥落、注意外皮颜色,维管束的颜色与排列。

4. 黄芩

多为长圆锥形,扭曲不直,外表棕黄色,具明显纵皱及网纹,可见残茎痕或侧根痕。质硬脆,断面黄色。"子芩"内部充实;老根内部暗棕或枯朽称"枯芩"。味极苦。

(二)显微鉴别

1. 龙胆

取龙胆横切片镜下观察。

表皮:1列,有时残存。

皮层:外层细胞壁稍厚,中皮层多裂隙,内皮层细胞切向延长,并由纵向壁分隔成数个小细胞。

韧皮部:宽阔、多裂隙。

木质部:导管成束或呈"V"字形排列。

髓:明显。

注意:坚龙胆的鉴别。

2. 黄芩

(1)取黄芩横切片,镜下观察:

木栓层:木栓细胞中有石细胞散在,有时木栓层中间夹有皮层死细胞。

皮层:散有多数石细胞和纤维,石细胞多分布于外侧,纤维多分布于内侧。

韧皮部:与皮层界限不明显,由筛管、薄壁细胞组成。

形成层:细胞多皱缩。

木质部:由导管、木纤维及木薄壁细胞组成,导管数个,切向排列。老根中央可见栓化细胞环,单环或数个同心环。无明显的射线。

(2)黄芩粉末,先以蒸馏水装片,再以水合氯醛试液透化后装片、镜检下列主要显微特征:

淀粉粒:细小、单粒类球形,复粒少见,由2~3分粒组成。

韧皮纤维:单个或成束、梭形,壁厚、木化、孔沟明显。

石细胞:壁甚厚,孔沟有时分叉。

韧皮薄壁细胞:纺锤形或长圆形、壁连珠状增厚。

导管碎片:多为网纹导管,具缘纹孔及环纹导管少见。

纺锤形木薄壁细胞常与导管相伴存在,壁稍厚,有横隔。

3.薄荷

(1)叶横切片:上表皮细胞长方形,下表皮细胞较小,具气孔,上下表皮有凹陷,内有大型特异的扁球形腺鳞,可见腺毛和非腺毛,叶异面型,栅栏组织为1~2列细胞,海绵组织4~5列细胞。叶肉细胞中含针簇状结晶。

主脉维管束外韧型,木质部导管常2~6个排列成行,韧皮部外侧与木质部外侧均有厚角组织。

(2)茎横切片:呈四方形。

表皮:为1列长方形细胞,外被角质层,有腺鳞、腺毛和非腺毛。

皮层:薄壁细胞数列,四棱角处由厚角细胞组成。

内皮层:明显。

韧皮部:狭窄。

形成层:成环。

木质部:四棱处发达,导管类多角形。

髓薄壁细胞大,中心常空洞。

(三)理化鉴定

1.取黄芩乙醇提取液1 mL,加醋酸铅试液2~3滴,即生成橘黄色沉淀。

四、实验报告

1.绘黄芩粉末中韧皮纤维、韧皮薄壁细胞、石细胞、木薄壁细胞、导管和淀粉粒图。

2.记录黄芩理化鉴定结果。

五、思考题

1.黄芩含有的主要化学成分是什么?有何性状、显微特征?

2.薄荷有何显微特征?

实验九　洋金花、地黄、金银花及天花粉等生药鉴别

一、实验目的

1.掌握洋金花、地黄、金银花和天花粉性状,显微及理化特征。

2.了解玄参、钩藤、巴戟天和栀子的来源和性状鉴别特征。

二、仪器用品、药品

临时装片用具,酒精灯、小勺、分液漏斗、蒸馏水、水合氯醛试液、金银花甲醇冷浸液、氯原酸甲醇(1 mg/mL)溶液、乙酸丁酯、甲酸、硅胶 H 预制板、紫外灯(365 nm)、南洋金花、北洋金花、生地黄、熟地黄、金银花、天花粉、玄参、钩藤、巴戟天、栀子药材,洋金花、金银花、天花粉粉末,金银花透化材料。

三、实验内容与方法

(一)性状鉴定

1.金银花

花蕾呈细棒状,表面淡黄至黄棕色,密被短柔毛及腺毛;下部有细小的花萼。花冠二唇形或稍开裂。雄蕊 5 枚。气清香。味甘微苦。

2.地黄

多呈不规则的团块或长圆形,中间膨大,两端稍细,表面棕黑或棕灰色,极皱缩。质较软而韧,断面棕黑色或乌黑色,有光泽,具黏性。味微甜。

3.洋金花

取两种洋金花,观察其性状。南洋金花多皱缩成条状,长 9～15cm,花萼筒状,长为花冠的 2/5,表面微有毛茸,通常已除去。花冠喇叭状,淡黄色,先端 5 浅裂,裂片有短尖,短尖下有 3 条明显的纵脉纹。雄蕊 5 枚,花丝贴生于花冠筒内,雌蕊 1 枚,柱头棒状。

北洋金花多具花萼,外表灰黄色,有短柔毛,花冠裂片间有三角形突起,气味同南洋金花。

4.天花粉

纺锤形或块瓣状。去栓皮,断面粉性,黄色小孔放射状排列,纵切面为黄色条纹。

5.观察玄参、钩藤、巴戟天和栀子的性状鉴别特征

(二)显微鉴定

1.金银花

先取一朵透化的标本,分别作花冠、雄蕊和雌蕊的整装片,观察其特征:

(1)花冠:外表面密被腺毛和非腺毛。腺毛头部倒圆锥形,顶端平、内含黄棕色分泌物,腺柄为多细胞。偶见头部呈类圆形者。非腺毛多为单细胞,壁厚、腔小,壁上具小疣状突起,有的具角质螺纹。花冠内表面腺毛较少。基部非腺毛较长,弯曲,壁疣明显。薄壁细胞内含草酸钙小簇晶。

(2)雄蕊:花粉粒类球形,黄色、外壁具短刺及颗粒状雕纹,有的可见到萌发孔。压开的花药可看到花粉囊内层细胞壁上增厚的条状,观察花药边缘可见花粉囊壁外层细胞向外突出呈乳头状,花丝基部有非腺毛。

(3)雌蕊:柱头顶端表皮细胞呈乳头状或绒毛状突起,其下方薄壁细胞内含小簇晶。

挑取金银花末少许,置载玻片上,透化后镜检,并注意与整体装片的异同:

①花粉粒:多见。

②腺毛:散在,多不完整。

③非腺毛:多为单细胞,一种壁厚,略具壁疣或光滑;另一种壁薄,长而弯曲,壁疣明显,多断裂。

(4)花冠外表皮细胞,垂周壁呈不规则弯曲,其间嵌有不定式气孔,副卫细胞5~9个。花的各部碎片均可见到,但一般不做鉴别依据。

2.天花粉

(1)淀粉粒:粉末的主体,单粒较少,脐点点状、星状、人字形,大粒层纹明显;复粒由2~18分粒组成。常有一个大的盔帽形分粒,下端与10多个小分粒复合。

(2)石细胞:单个或数个相接,黄绿色,呈长方形、椭圆形或类三角形,有的一端或各边略凸起,少数具短分枝,有一侧较薄。层纹多不明显,孔沟细密,偶有石细胞延长纤维状,有的石细胞与韧皮纤维毗连。

(3)导管:主为具缘纹孔导管,多破碎,偶见网纹导管。

(4)木纤维:多为纤维管胞,较粗,具缘纹孔较稀疏,纹孔口斜裂缝状,少数呈十字形。

(5)韧皮纤维:较细长,纹孔稀少,斜裂缝状,胞腔具横隔。

3.观察洋金花粉末特征

(三)理化鉴定

薄层色谱:供试品溶液为金银花甲醇提取液。

对照品溶液:绿原酸甲醇液1 mg/mL。

层析板:羧甲基纤维素钠为黏合剂的硅胶G薄板。

展开剂:醋酸丁酯:甲酸:水:(7:2.5:2.5),取上层,上行展开8 cm。

显色:紫外光(365 nm)

供试品色谱中,在与对照品色谱相应的位置显相同颜色荧光斑点。

四、实验报告

1.绘制金银花粉末特征图。

2.绘制金银花薄层色谱图,并计算绿原酸的Rf值。

五、思考题

1.金银花与洋金花的粉末特征有哪些异同点?

2.忍冬属植物资源丰富,在考虑其是否可以入药时,可以用什么指标进行判断?

实验十 桔梗、红花、苍术、木香、半夏及川贝母等生药鉴别

一、实验目的

1. 掌握桔梗、木香、红花、苍术和半夏实验观察的各项内容。

2. 掌握党参、南沙参、白术和川贝母的性状鉴别特征，川贝母的商品规格。

3. 掌握桔梗、半夏的定性反应。

二、仪器用品、药品

试管、蒸发皿、酒精灯、三脚架、石棉网、滤纸和漏斗；a—萘酚—浓硫酸、0.2%茚三酮试剂、烧杯、醋酐、浓硫酸、稀甘油、水合氯醛试剂和无水乙醇。

桔梗、红花、藏红花、苍术、白术、木香、党参、南沙参、半夏、水半夏、天南星、松贝、青贝、炉贝和浙贝药材。

桔梗、木香、苍术和半夏切片。

桔梗、红花和半夏粉末。

三、实验内容和方法

(一)性状鉴定

1. 桔梗

注意桔梗形状。表面白色或淡黄白色。有短根茎(芦头)，根茎上有数个半月形茎痕(芦碗)。全体具扭曲纵沟。断面有菊花心，具浅棕色环纹(形成层)。质脆，木部较紧密。味微甜后苦。

2. 木香

圆柱形或半圆柱形。表面黄棕至灰棕色，栓皮多除去，具侧根痕。质坚硬，断面有深褐色油室小点散在，具放射状纹理。老根木部中心多枯朽。具浓郁特异的香气。

3. 红花

为不带子房的管状花，表面红黄或红色。花冠筒细长，先端 5 裂、裂片呈狭条形，雄蕊 5，花药聚合成筒状，黄白色，柱头长圆柱形，顶端微分叉。

注意观察番红花入药部位，性状的差别。

4. 苍术

北苍术，不规则块状，多分枝，表面黑棕色，断面纤维性，质较疏松，有黄棕色油点散在。观察茅苍术和白术的药材，比较三者的主要区分点。

5. 半夏

块茎呈类球形或稍偏斜。表现黄白色。顶端稍平，中心有凹窝，中间有芽痕和叶痕；周

围密布棕色凹点(须根痕),下端钝圆,较光滑。质坚,断面粉性。味辛辣而麻舌,有毒,法半夏、姜半夏与生半夏比较有何不同?水半夏与半夏有何区别?

6.川贝母

(1)松贝:形状和颜色如何?二鳞片大小悬殊,相互抱合,称怀中抱月。顶部闭合。底部平,微凹。

(2)青贝:二鳞片大小相近,顶端多开口,中心包着心芽和小鳞叶。

(3)炉贝:和青贝比较有何异同?突出特征是什么?

7.观察党参、南沙参、茵陈、天南星和浙贝母的性状特征

(二)显微鉴定

1.木香横切片,置显微镜下观察

木栓层:2~6列,其外侧时有残存落皮层。

韧皮部:宽厚、筛管群明显。有较大油室散在。

形成层:断续成环。

木质部:导管单个散在或数个相连,木纤维少,近中心处纤维较多。

薄壁细胞中有否菊糖。

2.桔梗

(1)横切片置显微镜下观察:

木栓层:多列,黄棕,偶含草酸钙棱晶;去栓皮者或有残存。

皮层:狭窄,有裂隙,散有乳汁管群。

韧皮部:宽广,乳汁管散在。

形成层:成环。

木质层:导管单个散在或数个相聚,径向排列。

注意薄壁细胞中有否菊糖。

(2)桔梗粉末:

菊糖:众多,呈扇形,多在薄壁细胞中(水合氯醛不加热装片)。

乳汁管:联结呈网状。

导管:梯纹、网纹及具缘纹孔状。

木薄壁细胞:长方形,末端壁微波状弯曲。

3.红花

取红花粉末,水合氯醛试液装片镜检,可见下列特征:

分泌细胞:长管状,含黄色至红棕色分泌物。

花粉粒:类圆形、椭圆形或橄榄形,具3个萌发孔,外壁有齿状突起。

柱头表皮细胞:分化成圆锥形单细胞毛,先端尖或稍钝。

花冠顶端表皮细胞:突起呈短柔毛状。

薄壁细胞中有草酸钙结晶:方形或长方柱形。

4.苍术横切片置显微镜下观察

木栓层:多层细胞,夹有石细胞环带,环带由2～3层石细胞集成。

皮层:散有大型油室。

韧皮部:较窄。

形成层:成环。

木质部:纤维群和导管群相间排列。

射线、髓部:均有油室散在。薄壁细胞可见细小草酸钙针晶。

北苍术横切面:皮层有纤维束。木质部纤维束较大。

5.半夏横切面

外侧细胞不规则多破裂,含淀粉粒极少,向内细胞完整,淀粉粒渐增多,细胞间散在较大类圆形的黏液细胞,内含草酸钙针晶束。维管束,为外韧型或周木型,纵横散布。

(三)理化鉴定

(1)取桔梗粉末少量置载玻片上,加 α－萘酚－浓硫酸试液 2 滴,显紫堇色。

(2)取桔梗粉末约 0.2 g,加醋酐 2 mL,水浴加热 2 min,过滤,滤液 1 mL 置干燥试管中,沿壁加入浓硫酸 1 mL,接触面呈红棕色环,上层呈蓝色至绿色。

(3)取半夏粉末 1 g,加 0.2％茚三酮试剂,煮沸数分钟,显蓝紫色。

四、实验报告

1.绘红花粉末特征图。

2.记录桔梗、半夏理化鉴定结果。

五、思考题

1.半夏的商品有几种? 如何与水半夏区别?

2.传统使用的川贝母有几种商品规格? 注意其特征。

实验十一　麦冬、知母、天麻、动物及矿物类生药的鉴别

一、实验目的

1.掌握天麻、麦冬、砂仁、鹿茸、羚羊角、牛黄、麝香、朱砂和石膏的性状,显微特征。

2.掌握莪术的商品规格和性状鉴别特征。

3.了解知母的性状、理化定性反应。

4.了解全蝎、龟甲、蛤蚧、斑蝥、雄黄和芒硝的性状特征。

二、仪器用品、药品

具塞试管、三脚架、金属环、石棉网、酒精灯、蒸发皿、试管、烧杯、吸管、试管夹、吸水纸、

小勺、蒸馏水、水合氯醛。

知母、莪术、天麻、砂仁、麦冬、斑蝥、麝香、朱砂、蟾酥、全蝎、龟甲、蛤蚧、鹿茸、羚羊角、牛黄、生石膏、朱砂、雄黄及芒硝等药材和饮片。

斑蝥粗粉、麝香粉末。

横切片:天麻、麦冬、土麦冬和砂仁。

三、实验内容与方法

(一)性状鉴定

1. 天麻

天麻块茎呈扁圆形,冬麻一端有红棕色干枯芽孢(习称鹦哥嘴或红小瓣),春麻有残留茎基。表面可见多轮点状环纹,另一端有自母麻脱落留下的圆形疤痕。断面平坦,角质样。冬麻实满为优,春麻中空为次。

2. 麦冬

块根多呈纺锤形。黄白色或浅黄色。半透明,质柔韧,干后硬脆。断面角质,中央有细小中柱。味微甘,嚼之发黏。

3. 莪术

注意根茎形状、表面有无环节和点状根痕,质硬、皮部木部易分离,用放大镜观察散在的维管束和棕色油点。

4. 砂仁

阳春砂果实椭圆形或卵圆形(壳砂)。具不明显的三钝棱。红棕色或棕褐色,密生柔软短刺状突起,果皮薄,易纵裂。剥开果皮可见圆形或长圆形种子团(砂仁),三瓣,每瓣有种子6~15粒,排列紧密。种子呈不规则多面体,外被膜质的假种皮。外露面平坦,有细皱纹。小心剥下一粒种子,用放大镜观察,内侧较小端可见凹陷的种脐,侧面种脊成一纵沟,合点在较大的一端。气芳香,味辛凉,微苦。

5. 鹿茸

"二杠茸"外皮红棕色,表面密生红黄色细茸毛,锯口黄白色,外围无骨质,中部密布细孔。"三岔茸"下部多有纵棱线及瘤状突起,茸毛较稀。

6. 麝香

毛壳麝香:扁圆形或椭圆形囊状体,残存密或稀疏的短毛、白色或灰棕色,从周围向囊口伏生,中央有一小孔(囊孔)皮膜棕褐色,剖开后,内含颗粒状、粉末状的香仁和少量细毛及脱落的内皮层膜(习称银皮)。

麝香仁:野生者质柔,油润、疏松。其中颗粒状者习称"当门子",表面紫黑色,油润光亮,断面深棕色,粉末状者棕褐色或黄棕色,有少量脱落的内层皮膜和细毛。饲养者,呈颗粒状,短条形或不规则团块,紫黑色或深棕色,并有少量毛和脱落的内层皮膜。香气浓烈而特异。伪品麝香与正品的性状有何不同?

7. 蟾酥

团蟾酥多呈扁圆形,黑褐色,不透明,角质,较脆,无臭,舌尖尝之有麻舌刺激感;片蟾酥的形态、颜色、外部特征同团蟾酥有何不同。

8. 朱砂

呈大小不一的块片状、颗粒状或粉末状。鲜红色,具金刚光泽,半透明。质重而脆。

朱宝砂:呈细小颗粒状或粉末状,色红鲜亮,触之不染手。

镜面砂:呈不规则板片状,斜方面或长方形,大小厚薄不一。边缘一整齐,色红而鲜艳,光亮如镜面而半透明,质较松脆。

豆瓣砂:块较大,方圆形或多角形,颜色发暗或呈灰褐色,质重而坚。

9. 石膏

长块状、板块状或不规则块状,类白色,常附有青灰色或灰黄色片状杂质。有的半透明体重、质松软,手捻能碎,易纵向断裂,纵断面具有纤维样纹理和丝样光泽。横断面平滑,味淡。

10. 观察斑蝥、羚羊角、全蝎、蛤蚧、龟甲、鳖甲、牛黄、芒硝、赭石和雄黄等药材的性状特征。

(二)显微鉴定

1. 天麻横切片

表皮:有时残存,成为外皮层组织,淡棕色。

下皮层:2~3列,略呈切向延长,细胞壁增厚栓化,可见稍疏的壁孔。

皮层:数列多角形细胞,有的可见针晶束。

中柱:周韧型或外韧型维管束散在,薄壁细胞含针晶束和多糖类团块。

2. 麦冬

取麦冬块根横切片,置显微镜下观察,自外向内可见:

表皮:1列薄壁细胞(多萎缩、脱落)。

根被:3~5列木化细胞,有的可见壁孔。

皮层:为多层大型薄壁细胞,含有针晶束的黏液细胞多见。内皮层细胞壁均匀加厚,通道细胞对着木质部束。内皮层外为1列石细胞,其内壁和侧壁增厚。

中柱鞘:紧接内皮层,为1~2列薄壁细胞。

维管束:辐射型维管束,韧皮部束16~22个,各位于木质部束的弧角处,木质部由木化组织连接成环。

髓:由类圆形薄壁细胞组成。

土麦冬的块根,药材似麦冬,但表面粗糙,色泽差,断面中柱甚细、纤维性较强。

横切片:内皮层外侧石细胞少数散在,各木质部束之间为非木化的薄壁组织。

3. 砂仁

取阳春砂种子横切片置镜下观察:

假种皮:长方形薄壁细胞,壁不甚清楚。

种皮:表皮细胞1列,径向延长,壁较厚,排列整齐,外被厚的角质层。下皮细胞1列,细胞切向延长,充满棕色物。油细胞1列,切向延长,壁薄。色素细胞层为2~3列多边形含色素的薄壁细胞。内种皮为1列径向延长的石细胞。内侧壁极厚,胞腔内含硅质块。

外胚乳:细胞略呈圆柱形。辐射状排列,含淀粉粒。

内胚乳:细胞多角形、不规则。

胚:居于内胚乳的中央,由小多角形细胞组成,内含糊粉粒及油状物。

4.麝香

取麝香粉末用水合氯醛装片观察:

分泌物团块:由多数颗粒状物聚集而成,黄色、淡黄棕色或棕色,包埋或有方形八面体或簇状的半透明结晶。

油滴:类圆形,散在或存在于团块中。

表面组织碎块,无色或淡黄色,半透明有多条纵纹。

(三)理化鉴定

1.斑蝥

取斑蝥粗粉少许,进行微量升华,镜下观察升华物,可见无色透明的柱形或棱形斑蝥素结晶。(示教)

四、实验报告

1.绘麦冬横切面1/4简图。
2.记述斑蝥理化反应结果。

五、思考题

1.麦冬与山麦冬显微鉴别要点是什么?
2.麝香的商品规格和性状鉴别特征是什么?

实验十二　中成药的显微鉴定

一、实验目的

掌握中成药显微鉴定的方法。

二、仪器用品、药品

水合氯醛液,蒸馏水、临时装片用具,镊子,酒精灯,常用中成药及其单味药材粉末。

三、实验内容与方法

1.取各单味药材粉末制成临时装片,镜检。

2.取中成药按上述方法装片,镜检、观察其特征,制定该药的显微鉴定标准。

四、实验报告

绘图显示所给中成药镜检所见特征,写出该药的显微鉴定标准(草案)。

实验十三 生药的综合鉴定

一、实验目的

掌握生药综合鉴定的程序和方法,练习书写生药综合鉴定报告。

二、实验背景

生药的综合鉴定一般包括原植(动)物的确认,以及性状、显微及理化等项目,首先设计适合的实验方法,观察并记述药材实验观察的各项内容,进而判断生药的真实性。

三、实验室提供的条件

原植物标本、药材、粉末、横切片、理化鉴定试剂等实验材料,《中华人民共和国药典》《中药大辞典》《中药志》等参考资料。

四、实验的要求与组织

1.实验按小组进行,每组2～3人。

2.分别进行原植物、性状、显微和理化鉴别等。

3.结合参考资料,确定生药名并列举鉴定依据。

五、仪器用品、药品

显微镜,临时装片用具,镊子、试管、酒精灯、水合氯醛液和蒸馏水等。

六、实验报告

写出所给生药的综合鉴定报告。

第二十二章 天然药物化学实验

实验一 大黄中蒽醌苷元的提取、分离和蒽醌类化合物的检识

一、实验目的与要求

1. 掌握从大黄中提取、分离蒽醌类化合物的原理及方法。
2. 掌握硅胶柱色谱的分离原理及仪器的规范操作。
3. 掌握硅胶薄层板的制备方法。
4. 掌握蒽醌类化合物的化学检识方法。

二、实验原理

大黄记载于《神农本草经》等许多医药典籍和文献中,具有泻热通肠、凉血解毒、逐瘀通经之功效,用于泄下、健胃、清热及解毒等。自古以来,大黄在植物性泻下药中具有重要作用,是一味很早就被各国药典所收载的植物药。大黄的种类繁多,优质大黄是蓼科植物掌叶大黄、大黄及唐古特大黄的根茎及根。大黄中含有多种游离的羟基蒽醌类化合物以及它们与糖所形成的苷,已知其中所含蒽醌苷元主要有下列 5 种(结构见图 22-1)。

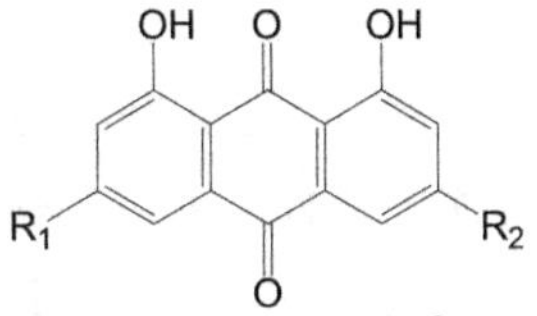

图 22-1 大黄中主要蒽醌苷元结构

表 22-1 大黄所含游离蒽醌苷元的性质

R_1	R_2	名称	晶形	熔点(℃)
—H	—COOH	大黄酸(Rhein)	黄色针晶	318～320
—CH₃	—OH	大黄素(Emodin)	橙色针晶	256～257
—H	—CH₂OH	芦荟大黄素(Aloe—emodin)	橙色细针晶	206～208
—CH₃	—OCH₃	大黄素甲醚(Physcion)	砖红色针晶	207
—H	—CH₃	大黄酚(Chrysophanol)	金色片状结晶	196

大黄中蒽醌苷元,其结构不同,因而极性强弱也不同,极性强弱顺序为大黄酸、大黄素、

芦荟大黄素、大黄素甲醚和大黄酚。

为提高游离蒽醌苷元的提取收率,实验中先采用酸水解使大黄粉中苷元含量增加,水解物用乙醚进行提取,提取后再依据苷元的不同结构及极性采用柱色谱的技术进行分离。

三、药品及试剂

大黄粉,硅胶(柱色谱用 200～300 目),硅胶 G,乙醚(分析纯),石油醚(60～90℃),乙酸乙酯(分析纯),20% H_2SO_4,1% NaOH,0.5% CMC－Na 水溶液,1% 茜草素乙醇溶液,0.5% 乙酸镁甲醇溶液。

四、实验步骤

1. 大黄中蒽醌苷元的提取与分离

取大黄粉 5 g 置于 250 mL 的圆底烧瓶中,再加入 20% H_2SO_4 水溶液 60 mL,在水浴上回流 2 h。冷却后抽滤,滤饼用水洗至近中性后抽干,然后自然干燥或 70℃左右烘干。滤饼干燥后,加入乙醚 25 mL 浸泡,放置室温浸泡 2～3 天。称取 200～300 目硅胶 30 g 采用干法装柱。过滤乙醚浸泡提取液并将滤液慢慢滴加到盛有约 1 g 硅胶的蒸发皿中,水浴使乙醚挥发,得到完全干燥的吸附有待分离样品的硅胶,然后将其加入柱色谱的顶端,再加入少量保护硅胶或脱脂棉(以防洗脱时冲乱顶部的拌样硅胶)。用石油醚:乙酸乙酯(7:3)为洗脱剂进行洗脱(配制洗脱剂 200 mL),待最初的有色段向下移动到距硅胶柱底端约 1 cm 时开始收集洗脱液,5～7 mL 为一份,至主要成分洗脱完全为止。使用硅胶 TLC 检查总提取物(乙醚浸泡液)和各份洗脱收集液,展开剂为石油醚:乙酸乙酯(7:3)。根据 TLC 检查结果,将相同成分洗脱液合并并水浴回收溶剂,即可得蒽醌类化合物(注:提前制备 TLC 用硅胶 G 板 4 块)。

2. 蒽醌类化合物的检识反应

(1) 碱液试验(Bornträger 反应):取样品洗脱接收液及 1% 茜草素乙醇溶液各 2 mL,分别加入 1% NaOH 水溶液 2 mL,振摇放置分层后,观察颜色变化。

(2) 乙酸镁试验:在一小张滤纸上滴加样品溶液及 1% 茜草素乙醇溶液各 1 滴,干燥,喷 0.5% 乙酸镁甲醇溶液,于 80℃ 加热 5 min,观察斑点颜色。

五、思考题

1. 大黄中总蒽醌苷元的提取、分离原理各是什么?

2. 写出本实验中蒽醌苷元的提取分离流程图。

3. 以石油醚:乙酸乙酯(7:3)为展开剂对大黄中 5 个蒽醌苷元进行硅胶 TLC 检识,其 R_f 值大小顺序如何?为什么?

实验二　芦丁的提取、精制和槲皮素的制备；黄酮、糖类化合物的检识反应

一、实验目的

1.掌握从槐米中提取与精制芦丁的原理和方法。
2.掌握从黄酮苷通过酸水解制取黄酮苷元的方法。
3.掌握纸色谱操作技术。
4.掌握黄酮类化合物和糖类的一般定性检识方法。

二、实验原理

芦丁亦称芸香苷，为广泛存在于植物界中的黄酮苷类化合物。现已发现含芦丁的植物至少在 70 种以上，如烟叶、槐花、荞麦和蒲公英等植物，尤以槐米和荞麦中含量最高，可作为大量提取芦丁的原料。芦丁具有维生素 P 样作用，有助于保持及恢复毛细血管的正常弹性，主要用作防治高血压病的辅助治疗药。芦丁为浅黄色粉末或极细的针状结晶，一般常含有 3 分子结晶水，芦丁熔点 174～178℃，无水芦丁熔点 188～190℃；溶解度:冷水中为 1∶10 000，热水中 1∶180，冷乙醇 1∶650，热乙醇 1∶60，冷吡啶 1∶12；微溶于丙酮、乙酸乙酯，不溶于苯、乙醚、氯仿和石油醚，溶于碱而呈黄色。芦丁是由槲皮素分子结构中 3—位上的羟基与芸香糖脱水而成的苷（芦丁与槲皮素的关系见图 22-2）。

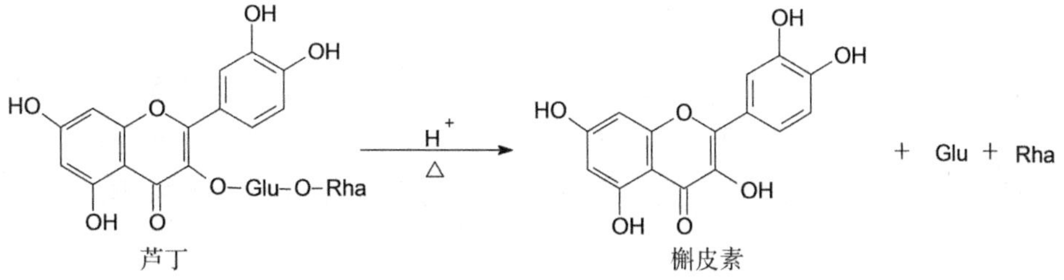

图 22-2　芦丁与槲皮素的关系

本实验利用芦丁具有一定的弱酸性，即在碱水中可成盐而增大溶解能力的性质，采用弱碱性水溶液（石灰水）为溶剂煮沸提取，碱水提取液再加酸酸化后即可析出芦丁的结晶，再利用芦丁对冷水和热水溶解度相差悬殊的特性进行精制。芦丁用酸回流水解即可得槲皮素。

三、药品及试剂

槐米,氧化钙,95％乙醇,氢氧化钡,正丁醇,冰乙酸,乙酸乙酯,甲酸,浓硫酸,镁粉,浓盐酸,浓氨水,硅胶 GF_{254},葡萄糖、鼠李糖的水溶液,邻苯二甲酸一苯胺试剂,标准芦丁乙醇溶液,标准槲皮素乙醇溶液,1％三氯化铝乙醇溶液,1％葡萄糖溶液,1％蔗糖溶液,1％可溶性淀粉溶液,α—萘酚试液,1％芦丁乙醇溶液,1％槲皮素的乙醇溶液,1％橙皮苷的甲醇溶

液,黄芩苷的乙醇饱和溶液,1%三氯化铁溶液,2%二氯氧锆甲醇溶液,2%柠檬酸甲醇溶液,0.5%乙酸镁甲醇溶液,甲醇钠溶液,无水乙酸钠,硼酸,无水三氯化铝和聚酰胺薄膜等。

四、实验步骤

1.芦丁的提取与精制

取干燥槐米 30 g 在研钵中研碎后置于 1 000 mL 烧杯中,加入 300 mL 热水,再加入饱和石灰水溶液调 pH≈8,加热微沸 10 min,趁热用纱布过滤,得提取液;再将固体药渣中加入 250 mL 热水(先用饱和石灰水溶液调 pH≈8),加热微沸 10 min,趁热用纱布过滤,又得提取液。将两次提取液合并,小心滴加 10%盐酸调 pH≈4,冷却静置,待沉淀完全析出后,抽滤,沉淀用水洗涤至中性后将沉淀转移至培养皿中自然干燥,得粗品芦丁。将提取的粗品芦丁用蒸馏水进行重结晶后得精制芦丁,自然干燥并称重记录(同时制备硅胶 GF$_{254}$ 板 1 块)。

注:取少量固体氧化钙加水搅拌,放置 10 min 左右(须有不溶氧化钙固体存在),取上清液即为饱和石灰水溶液。

2.槲皮素的制备

称取精制芦丁 1 g 置于 250 mL 圆底瓶中,加入 100 mL(V/V)的 1%H$_2$SO$_4$ 溶液,隔石棉网直火微沸回流约 30 min(注意观察现象:未加热时瓶内为混悬液;加热后混悬液逐渐变为澄清液;继续加热后澄清液体又逐渐变为混悬液)。冷却水解液,抽滤,滤液保存于三角瓶中待作糖的检识,所得沉淀用少许水洗涤后自然干燥即得粗品槲皮素,自然干燥并称重。

3.糖的径向纸色谱检识

取 20 mL 水解芦丁后的滤液加适量 Ba(OH)$_2$ 固体细粉调溶液 pH 到中性,用玻璃漏斗过滤至蒸发皿中,再在水浴上浓缩至 2 mL 左右,供径向纸色谱点样用,同时用葡萄糖标准品水溶液(2 mg/mL)和鼠李糖标准品水溶液(2 mg/mL)进行对照。展开剂为正丁醇:冰乙酸:水(4:1:2)配制或正丁醇:冰乙酸:水(4:1:5,取上层用)。显色剂为邻苯二甲酸—苯胺进行喷雾,再用电吹风加热至出现棕褐色斑点。将样品色斑与标准品色斑对照并计算 R_f 值,作出结论。

4.芦丁和槲皮素的硅胶 TLC 及聚酰胺薄膜检识

(1)将自制的精品芦丁、槲皮素、芦丁标准品乙醇溶液(1 mg/10 mL)、槲皮素标准品乙醇溶液(1 mg/10 mL)进行硅胶 TLC 对照检识。展开剂为乙酸乙酯:甲酸:水(8:1:1),喷雾 1%AlCl$_3$ 乙醇溶液显色或在紫外灯(365 nm)下观察荧光。将样品色斑与标准品色斑对照并计算 R_f 值,给出结论。

(2)取聚酰胺薄膜一块(2 cm×5 cm),将(1)中芦丁标准品乙醇溶液和槲皮素标准品乙醇溶液在聚酰胺薄膜上点样,进行聚酰胺色谱对照检识。展开剂为 70%乙醇,喷雾 1%AlCl$_3$ 乙醇溶液显色或在紫外灯(365 nm)下观察荧光,并计算 R_f 值,给出结论。

5.糖和黄酮类化合物的颜色反应

(1)糖的 Molish 检识反应:取 4 支试管,分别加入 1%的葡萄糖溶液、1%的蔗糖溶液、

1%的可溶性淀粉溶液和蒸馏水各 1 mL,再向各试管加入 α-萘酚试液 2~3 滴,混合后,分别沿试管壁慢慢加入 1 mL 浓硫酸(不要振摇),观察两相溶液界面处的颜色,并比较 4 支试管反应的异同。

(2)糖的显色反应:取一滤纸条(约 12 cm×3 cm),用铅笔划 3 个圆圈,于各圆圈内分别点 1%的葡萄糖溶液、1%的蔗糖溶液、1%的可溶性淀粉溶液一滴,待干燥后,喷雾邻苯二甲酸-苯胺试剂,置 100℃加热数分钟或用电吹风加热,观察并比较 3 个圆圈斑点的颜色。

(3)黄酮类化合物结构中酚羟基与 $FeCl_3$ 的显色反应:取 3 支试管,分别加入 1%芦丁乙醇溶液、1%槲皮素乙醇溶液和 1%橙皮苷甲醇溶液 1 mL,再均加入 1% $FeCl_3$ 溶液 1 滴,观察现象。

(4)黄酮类化合物与盐酸/镁粉的显色反应:取 3 支试管,分别加入 1%芦丁乙醇溶液、1%槲皮素乙醇溶液和 1%橙皮苷甲醇溶液 1 mL,再均加少许镁粉,振摇混匀,分别缓缓滴加 3 滴浓盐酸,观察现象。

(5)黄酮苷的 Molish 检识反应:取 2 支试管,分别加入 1%芦丁乙醇溶液和 1%槲皮素乙醇溶液约 1 mL,各试管加入 α-萘酚试液 2~3 滴,混合后,分别沿试管壁慢慢加入 1 mL 浓硫酸(不要振摇),观察两相溶液界面处的颜色,并比较 2 个试管反应的异同。

(6)黄酮类化合物与 $ZrOCl_2$ 的显色反应:取 2 支试管,分别加入 1%槲皮素乙醇溶液、黄芩苷乙醇饱和溶液 1 mL,然后均加入数滴 2% $ZrOCl_2$ 甲醇溶液,注意观察颜色变化情况。再向试管中加入 2%柠檬酸甲醇溶液,观察颜色变化情况。

(7)黄酮类化合物的荧光:取一滤纸条(10 cm× 3 cm),用铅笔划 3 个圆圈,于各圆圈内分别点 1%芦丁乙醇溶液、1%槲皮素乙醇溶液、1%橙皮苷甲醇溶液 1 滴,干燥后观察在日光和紫外灯下 3 个样品的颜色;接着将纸条放在水蒸气中熏 1 min,再用氨气熏片刻,观察在日光和紫外灯下颜色的变化;再将纸条放在通风处 10 min 后,观察在日光和紫外灯下颜色的变化;最后,再喷雾 1% $AlCl_3$ 乙醇溶液,干燥后在日光和紫外灯下观察颜色变化。

(8)黄酮类化合物与金属离子的络合反应:取一滤纸条(10 cm×3 cm),用铅笔划 3 个圆圈,于各圆圈内分别点 1%芦丁乙醇溶液、1%槲皮素乙醇溶液、1%橙皮苷甲醇溶液 1 滴,干燥后喷雾 0.5%乙酸镁/甲醇溶液,于 90℃加热 5 min,在日光和紫外灯下观察颜色的变化。

五、思考题

1.写出本实验提取及精制芦丁的流程图。

2.芦丁和槲皮素在进行硅胶 TLC 时,分别在两种展开剂条件下①70%乙酸,②乙酸乙酯:甲酸:水(8:1:1)展开,它们的 R_f 值有什么不同? 为什么?

3.提取苷类化合物时应注意什么?

4.提取芦丁工艺中影响产率和质量的主要因素是什么?

5.比较芦丁和槲皮素在聚酰胺色谱上的分离结果与硅胶 TLC 结果的差异?

实验三　芦丁和槲皮素的紫外光谱测定

一、实验目的

1. 掌握紫外(UV)光谱与黄酮类化合物结构的关系。

2. 通过测定芦丁、槲皮素的 UV 光谱,掌握通过 UV 光谱推测黄酮类化合物结构的方法与步骤。

3. 掌握 T6－紫外光谱仪的操作方法。

二、实验原理

多数黄酮类化合物因分子结构中存在着桂皮酰基和苯甲酰基组成的交叉共轭体系(见图 22-3),其甲醇溶液在 200～400 nm 区间会出现两个主要吸收峰,称为峰带Ⅰ和峰带Ⅱ,又因 B 环和 A 环上取代基的性质、位置或数量不同,将影响两带的位置和形状。根据带Ⅰ、带Ⅱ的峰位、形状(或强度)和加入某些试剂(诊断试剂)后峰位的变化,可推测其结构(常用诊断试剂:甲醇钠、乙酸钠、乙酸钠/硼酸、三氯化铝、三氯化铝/盐酸)。

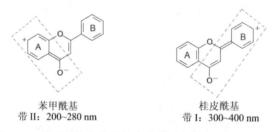

苯甲酰基
带Ⅱ:200～280 nm

桂皮酰基
带Ⅰ:300～400 nm

图 22-3　黄酮类化合物结构中的苯甲酰基和桂皮酰基结构

黄酮类化合物 UV 光谱测定程序:

①测定样品在甲醇溶液中的 UV 光谱;

②测定样品在甲醇溶液中加入各种诊断试剂后的 UV 光谱;

③比较各种谱图吸收峰位的变化,根据经验规律推断样品的结构。

三、药品及试剂

芦丁样品:精密称取芦丁 10 mg 于 100 mL 容量瓶中,加甲醇溶解并稀释到刻度,摇匀。从中吸取 5 mL 于 50 mL 容量瓶中,用甲醇稀释至刻度,摇匀备用(10 μg/mL)。

槲皮素样品:精密称取槲皮素 10 mg 于 100 mL 容量瓶中,加甲醇溶解并稀释到刻度,摇匀。从中吸取 5 mL 于 50 mL 容量瓶中,用甲醇稀释至刻度,摇匀备用(10 μg/mL)。

甲醇钠溶液:取新切割的金属钠 2.5 g,小心分次加入 100 mL 干燥的光谱纯甲醇中,所得溶液密塞贮存于玻璃容器中备用。

无水乙酸钠:取乙酸钠置蒸发皿中于 120℃干燥 2 h,研碎备用。

无水硼酸:研碎备用。

无水三氯化铝溶液:取 1 g 无水 $AlCl_3$ 小心加入 20 mL 光谱纯甲醇中,放 24 h 后即溶解备用。

盐酸溶液:取浓盐酸 50 mL 加蒸馏水 100 mL 混匀后备用。

注:取 30 mL 滴瓶,每个滴瓶分别盛上述备用液,放于紫外分光光度计旁,供测定时用。

四、实验步骤

1.芦丁的 UV 光谱测定(220～550 nm 内进行扫描)

(1)"芦丁的基础 UV 光谱":取芦丁的甲醇溶液,测定。

(2)"芦丁+$NaOCH_3$"UV 光谱:向(1)溶液里加 3 滴甲醇钠溶液,立即测定。

(3)"芦丁+$AlCl_3$"UV 光谱:取芦丁/甲醇样品溶液置石英杯中,加入 6 滴三氯化铝溶液,立即测定。

(4)"芦丁+$AlCl_3$+HCl"UV 光谱:在测定完"芦丁+$AlCl_3$"光谱后,再向样品石英杯中加 3 滴盐酸溶液,立即测定。

(5)"芦丁+NaOAc"UV 光谱:取芦丁/甲醇样品溶液置石英杯中,加入无水乙酸钠振摇,至比色杯底留有约 2 mm 厚的乙酸钠固体时测定。

(6)"芦丁+NaOAc+H_3BO_3"UV 光谱:在测定完"芦丁+NaOAc"光谱后,加入足量的无水硼酸使成饱和溶液,立即测定。

2.槲皮素的 UV 光谱测定(220～550 nm 内进行扫描),测定步骤及方法同芦丁的测定。

五、结果分析

1.解释芦丁的 UV 光谱数据变化与其结构的关系。

2.解释槲皮素的 UV 光谱数据变化与其结构的关系。

表 22-2 加入诊断试剂后黄酮类化合物 UV 图谱及结构归属

诊断试剂	带 II	带 I	归属
样品+MeOH	220～280 nm	300～400 nm	(基础图谱)
NaOMe		红移 40～60 nm,强度不降	有 4′-OH
		红移 50～60 nm,强度下降	有 3-OH,无 4′-OH
	吸收谱随时间延长而衰退		有对碱敏感的取代结构(如:3,4′-;3,3′,4′-;5,6,7-;5,7,8-;3′,4′,5′-羟基等)
NaOAc(未熔融)	红移 5～20 nm		有 7-OH
		在长波一侧有明显肩峰	有 4′-OH,无 3-及/或 7-OH
NaOAc(熔融)		红移 40～65 nm,强度下降	有 4′-OH
	吸收谱随时间延长而衰退		有对碱敏感的取代结构

续表

诊断试剂	带Ⅱ	带Ⅰ	归属
NaOAc/H₃BO₃		红移 12~30 nm	B 环有邻二酚羟基结构
	红移 5~10 nm		A 环有邻二酚羟基结构(但不包括 5,6-位)
AlCl₃ 和 AlCl₃/HCl	AlCl₃ 谱图＝ AlCl₃/HCl 谱图		无邻二酚羟基结构
	AlCl₃ 谱图≠AlCl₃/HCl 谱图 峰带Ⅰ(或 Ia): 紫移 30~40 nm 紫移 50~60 nm		可能有邻二酚羟基结构 B 环有邻二酚羟基结构 A、B 环均可能有邻二酚羟基
	AlCl₃/HCl 谱图＝ MeOH 谱图		无 3-及 5-OH
	AlCl₃/HCl 谱图 ≠ MeOH 谱图 峰带Ⅰ: 红移 35~55 nm 红移 60 nm 红移 50~60 nm 红移 17~20 nm		可能有 3-及/或 5-OH 只有 5-OH 只有 3-OH 可能同时有 3-及 5-OH 除 5-OH 外,还有 6-含氧取代基

实验四　苦参生物碱的提取、分离及生物碱的检识反应

一、实验目的

1. 掌握离子交换法提取生物碱的原理及方法。
2. 掌握渗漉技术的原理及规范操作。
3. 掌握强酸性阳离子交换树脂的活化方法及规范操作。
4. 掌握索氏提取技术的原理及仪器的规范操作。
5. 掌握生物碱的定性检识方法。

二、实验原理

苦参为豆科植物苦参的根,味苦性寒,有清热利湿、祛风杀虫及解毒等功效,主要用于湿热黄疸、赤白带下、痈肿疮毒、皮肤疥癣以及腮腺炎、痢疾等。苦参制剂常用于急性菌痢、滴虫病、白细胞减少症、皮肤瘙痒等多种疾病。苦参中生物碱还具有减慢心率作用,可用于心室早搏等心律失常之症。苦参中主要含有苦参碱、氧化苦参碱、槐果碱、氧化槐果碱、槐定碱等(结构见图 22-4)。目前,药理实验表明苦参碱和氧化苦参碱等还具有抗肿瘤作用。

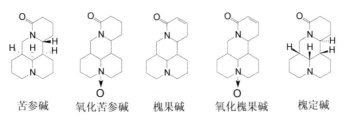

苦参碱　　氧化苦参碱　　槐果碱　　氧化槐果碱　　槐定碱

图 22-4　苦参中主要生物碱结构

利用苦参生物碱能与酸成盐而溶于水的特性,通过渗漉法将苦参药材中的苦参总碱用稀酸提取,将酸水提取液通过阳离子交换树脂进行交换,树脂再用浓氨水碱化进行再次交换,然后以二氯甲烷为溶剂通过索氏提取方法从树脂中提取苦参总生物碱,最后浓缩二氯甲烷提取液即得苦参生物总碱。

三、药品及试剂

苦参粗粉,732 型强酸性阳离子交换树脂(交换容量:45 毫克当量,交联度:1×7),硅胶G,乙醇,浓氨水,二氯甲烷,氯仿,无水硫酸钠,丙酮,甲醇,乙醚,12 mol/L 盐酸,氢氧化钠,改良的碘化铋钾试剂,碘化汞钾试剂,硅钨酸试剂,10%硫酸铜试剂,0.1%硫酸奎宁水溶液,0.1%硫酸小檗碱水溶液,0.1%硫酸阿托品水溶液,苦参生物碱水溶液(自制)。

四、实验步骤

1. 阳离子交换树脂的预处理(活化)

称取 50 g 干树脂置于 100 mL 三角瓶中,加少量酒精浸泡过夜,次日倒出酒精,用蒸馏水洗至溶液澄清,然后倒入交换柱中。先用约 300 mL(约 8 倍量)2 mol/L 盐酸以 5~6 mL/min 的速度进行交换,使其转为 H^+ 型,然后用蒸馏水洗至流出液呈中性。接着再用约 300 mL(8 倍量)5%氢氧化钠水溶液以同样速度使其转为 Na^+ 型,用蒸馏水洗至流出液呈中性。然后再用约 300 mL(8 倍量)的 2 mol/L 盐酸进行交换,使之恢复 H^+ 型。最后用蒸馏水冲洗至中性,在蒸馏水中浸泡待用。

2. 苦参总碱的渗漉提取及离子交换

称取苦参粗粉 150 g,用少量 0.1%盐酸搅拌湿润后装入渗漉筒中(渗漉筒底部铺二层纱布),加 0.1%盐酸浸泡过夜。次日以 0.1%盐酸为提取溶剂以 4~5 mL/min 的速度进行渗漉提取。边渗漉边检查生物碱反应(或测定 pH 的变化),至渗漉液生物碱反应不明显为止(收集渗漉提取液约 1 000 mL)(注:①提取溶剂如酸度太大或用量过大,离子交换时可将已经交换吸附到树脂上的生物碱再交换洗脱下来,因此渗漉溶剂的酸度和用量要合适;②将溶液滴在滤纸上再喷雾碘化铋钾试剂,若有橙红色斑点说明溶液中含生物碱)。

将渗漉提取液(若固体杂质较多需用滤纸过滤处理)通过活化后的强酸性阳离子树脂,交换速度为 4~5 mL/min 或以检查流出液是否有生物碱来控制交换速度。交换完毕后,将树脂倒入 250 mL 烧杯中,用蒸馏水洗至洗液无色,再用乙醇洗两次,将树脂倒至培养皿中自然晾干(或于 40~50℃烤箱中烘干)。

3.索氏提取

将交换后干燥的树脂加 10 mL 左右的浓氨水拌湿,密闭放置 20 min,然后用滤纸包好,放入索氏提取器中,加入 200 mL 的二氯甲烷为溶剂进行索氏提取约 2 h(恒温水浴)。冷却二氯甲烷提取液后转入干燥具塞三角瓶中,加无水硫酸钠干燥脱水,干燥至少 30 min 以上。然后过滤,滤液进行浓缩至溶剂挥尽,残留物加入少量丙酮后再水浴热溶,放置过夜自然冷却,待结晶析出。再加少量丙酮处理结晶,抽滤,干燥,即得粗品苦参总碱(浅黄白色结晶)。将苦参总碱粗品用约 20 倍的丙酮进行重结晶精制(保留母液供 TLC 鉴定用),即得以氧化苦参碱为主的精制苦参总碱,称重。

4.苦参总碱的硅胶 TLC 鉴定

将自制苦参总碱、母液、苦参碱和氧化苦参碱的标准品点于硅胶板上,展开剂为氯仿:甲醇:浓氨水(8∶2∶0.25),显色剂为碘化铋钾溶液,进行展开对照鉴别,对照观察生物碱斑点数量并计算相应各斑点的 R_f 值(注:提前制备 TLC 用硅胶 G 板 2 块)。

5.生物碱的沉淀和显色反应

(1)碘化铋钾反应:取 4 支试管,分别加入 0.1% 硫酸奎宁水溶液、0.1% 硫酸小檗碱水溶液、0.1% 硫酸阿托品水溶液及苦参生物碱水溶液各 1 mL,然后在各试管中均加入碘化铋钾试剂,振摇,观察生成沉淀情况。

(2)碘化汞钾反应:取 4 支试管,分别加入 0.1% 硫酸奎宁水溶液、0.1% 硫酸小檗碱水溶液、0.1% 硫酸阿托品水溶液及苦参生物碱水溶液各 1 mL,然后在各试管中均加入碘化汞钾试剂,振摇,观察生成沉淀情况。

(3)硅钨酸反应:取 4 支试管,分别加入 0.1% 硫酸奎宁水溶液、0.1% 硫酸小檗碱水溶液、0.1% 硫酸阿托品水溶液及苦参生物碱水溶液各 1 mL,然后在各试管中均加入硅钨酸试剂,振摇,观察生成沉淀情况。

五、思考题

1.写出本实验中苦参生物碱的提取分离(离子交换法)流程图。

2.离子交换树脂提取生物碱的原理和特点?

3.使用索氏提取器有什么优点?应注意哪些问题?

4.根据苦参生物碱的性质,请设计用溶剂法提取苦参生物总碱的流程。

实验五 青蒿素的提取分离和鉴定

一、实验目的

1.掌握从黄花蒿中提取、分离并鉴定青蒿素的方法。

2.掌握柱色谱的操作方法。

二、实验原理

青蒿素是从植物黄花蒿中得到的含过氧基团的倍半萜内酯化合物(结构见图 22-5),具有很好的抗疟活性,尤其对脑型疟疾和抗氯喹疟疾的治疗具有速效和低毒的特点。青蒿素的极性较小,可以用低沸点的有机溶剂如二氯甲烷、氯仿、乙醚、丙酮或石油醚(30~60℃)提取,然后再应用硅胶柱色谱和重结晶的方法进行分离、纯化。

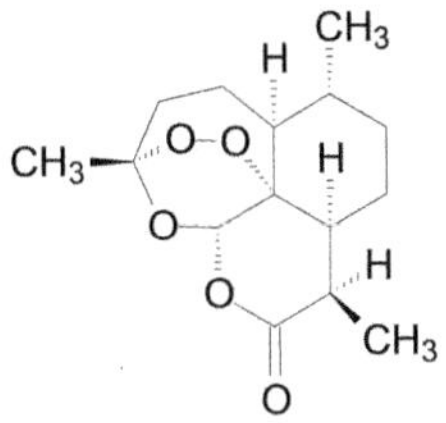

图 22-5　青蒿素的结构

三、药品及试剂

黄花蒿的干燥叶,硅胶(100~200 目),石油醚(30~60℃),氯仿,乙酸乙酯,二氯甲烷,正己烷,乙腈,5%香草醛—浓硫酸(溶解在硫酸:无水乙醇＝4:1 中)显色剂。

四、实验步骤

1.青蒿素的提取分离

黄花蒿干燥叶粉碎后用石油醚室温浸泡提取 48 h。过滤,得石油醚提取液。减压浓缩提取液,得到棕黑色浆状物,用 20 mL 氯仿溶解后再加入 180 mL 乙腈,过滤除去不溶部分,滤液再减压浓缩得到胶质状残渣。将残渣用 200 g 硅胶进行柱色谱分离,洗脱剂为乙酸乙酯—氯仿(1:9)溶液。待最初约 200 mL 洗脱液下来之后开始收集洗脱流分,每份体积约为 40 mL,即时用 TLC 进行检测。共收集洗脱流分体积约 300 mL,浓缩各洗脱流分,应得到青蒿素粗品。用二氯甲烷:正己烷(1:4)进行重结晶后可得到青蒿素纯品(注意:高温易导致青蒿素产生大量降解产物,本实验必须低温处理,温度不得超过 60℃)。

2.青蒿素的 TLC 鉴定

将少量自制青蒿素样品用氯仿或二氯甲烷溶解后点样。展开剂为乙酸乙酯:氯仿(1:9)。显色剂为 5%香草醛—浓硫酸。可以观察到青蒿素开始为黄色斑点,加热到 90℃后变成紫红色斑点($R_f \approx 0.7$)。

五、思考题

1.写出提取分离青蒿素的流程图。

2.请查阅有关文献设计其他青蒿素提取分离的方法。

实验六　穿心莲内酯的提取、分离、鉴定及其亚硫酸氢钠加成物的制备（综合性实验）

一、实验目的

1.掌握穿心莲内酯的提取分离方法。

2.学习氧化铝柱色谱的原理和操作方法。

3.通过穿心莲内酯与亚硫酸氢钠的加成反应,掌握一种使脂溶性化合物转化为水溶性化合物的方法。

二、实验原理

穿心莲为爵床科植物穿心莲的全草或叶,具有清热解毒、凉血消肿的作用,用于治疗急性菌痢、胃肠炎、咽喉炎和尿路感染等。穿心莲中含有多种二萜类化合物,主要如穿心莲内酯、脱氧穿心莲内酯及新穿心莲内酯等,其中穿心莲内酯、新穿心莲内酯是穿心莲抗菌消炎的主要有效成分。穿心莲内酯又称穿心莲乙素,为无色方形或长方形结晶,熔点 $230\sim232℃$,$[α]_D^{20}=-126°$,味极苦,可溶于甲醇、乙醇、丙酮和吡啶,微溶于氯仿、乙醚,难溶于水及石油醚。脱氧穿心莲内酯又称穿心莲甲素,为无色片状或长方形结晶,熔点 $175\sim176.5℃$,$[α]_D^{20}=-36°(1\%,氯仿)$,味稍苦,可溶于甲醇、乙醇、丙酮、吡啶、氯仿、乙醚和苯,微溶于水。新穿心莲内酯又称穿心莲丙素或穿心莲新苷,为无色柱状结晶,熔点 $167\sim168℃$,无苦味,可溶于甲醇、乙醇、丙酮和吡啶,微溶于氯仿和水,不溶于石油醚。穿心莲内酯、脱氧穿心莲内酯、新穿心莲内酯的结构见图 22-6。

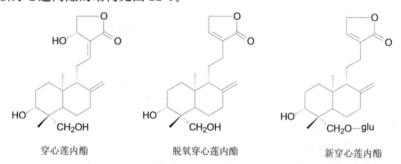

图 22-6　穿心莲内酯、脱氧穿心莲内酯、新穿心莲内酯的结构

穿心莲中的内酯类化合物极性较低,易溶于甲醇、乙醇和丙酮等有机溶剂中,故可选用乙醇提取。穿心莲中还含有大量叶绿素,可用活性炭脱色法除去。利用穿心莲内酯与脱氧穿心莲内酯在氯仿中溶解度不同,可初步将二者分离。再利用穿心莲内酯与脱氧穿心莲内酯结构差异,用氧化铝柱分离纯化。

因穿心莲内酯难溶于水,可将穿心莲内酯与亚硫酸氢钠反应,或通过磺化反应、或与琥珀酸酐反应等生成水溶性衍生物。图 22-7 为穿心莲内酯与亚硫酸氢钠化学反应式。

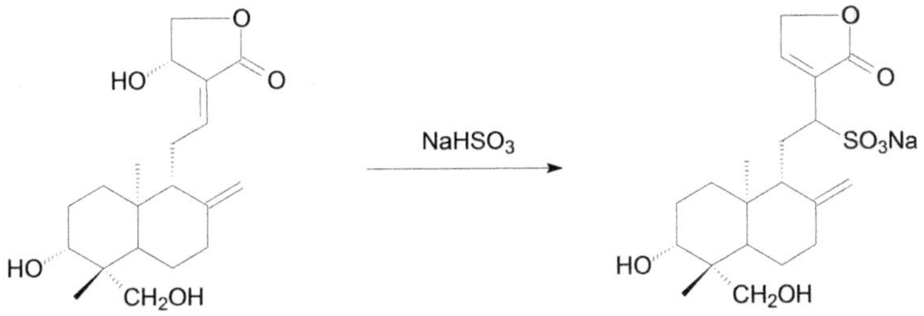

图 22-7　穿心莲内酯与亚硫酸氢钠的化学反应式

三、药品及试剂

穿心莲粗粉,中性氧化铝(100～200 目),95％乙醇,活性炭粉末,硅胶 G,丙酮,氯仿,甲醇,正丁醇,亚硫酸氢钠,碘,2％的 3,5－二硝基苯甲酸/甲醇溶液,0.5 mol/L 氢氧化钾/甲醇溶液。

四、实验步骤

1. 内酯类成分的提取

称取穿心莲粗粉 100 g 置于圆底烧瓶中,加 95％乙醇以浸没药粉 2 cm 为宜,加热回流 1 h。过滤,收集滤液。药渣再加适量乙醇回流 2 次,每次 1 h。过滤,合并 3 次滤液即得提取液。将提取液浓缩至约总体积的 1/5,加入原料量的 15～30％活性炭进行回流脱色 30 min,过滤,滤液浓缩至 15％～20 mL,放置析晶,过滤并用少量水洗即得穿心莲内酯粗品,母液中主要含脱氧穿心莲内酯(待分离)。

穿心莲内酯粗品加 40 倍量丙酮,回流 10 min,过滤,收集丙酮溶液;不溶物再加 20 倍量丙酮回流 10 min,过滤,合并二次丙酮溶液。将丙酮溶液浓缩至 1/3 体积,放置析晶,过滤,应得白色颗粒状结晶即为穿心莲内酯纯品。

将含有脱氧穿心莲内酯的母液在水浴上加热至稠膏状,加氯仿 70 mL,用力搅拌后滤出氯仿液,残渣再加氯仿 10 mL 同法处理。合并二次氯仿液,水浴浓缩至 5 mL 左右,将浓缩液进行中性氧化铝柱色谱分离(氧化铝为 30～35 g,氯仿湿法装柱,用氯仿洗脱,控制洗脱流速为 2～3 mL/min,接收每份 10 mL,接收 12～15 份)。将洗脱流分分别浓缩后进行 TLC－硅胶鉴定,合并相同成分的流分,蒸干氯仿,结晶用少量丙酮洗涤,应得脱氧穿心莲内酯白色结晶。

2. 穿心莲内酯亚硫酸氢钠加成物的制备

取自制穿心莲内酯纯品 0.5 g 置于 50 mL 圆底烧瓶中,加 95％乙醇 5 mL,再加 4％的亚硫酸氢钠水溶液(含与穿心莲内酯相同摩尔数量的亚硫酸氢钠),回流 30 min。反应完后蒸出乙醇,再加 5 mL 蒸馏水溶解,冷却后过滤,滤液用少量氯仿洗涤 3 次,水液浓缩至干,残留物加乙醇约 20 mL 溶解,滤除不溶物,将乙醇溶液浓缩放置挥发掉溶剂或减压抽干溶剂,得白色粉末即为加成物粗品。将加成物粗品用乙醇－氯仿重结晶后即得穿心莲内酯亚硫酸氢钠加成物纯品。

3. 有关自制内酯物的鉴定

(1)穿心莲内酯的熔点测定:应为 230～232℃。

(2)穿心莲内酯的硅胶 TLC 检识:应显一个斑点(展开剂为氯仿:无水乙醇＝20:1,显色剂为碘蒸气)

(3)脱氧穿心莲内酯的熔点测定:应为 175～177℃。

(4)脱氧穿心莲内酯的硅胶 TLC 检识:应显一个斑点(展开剂为氯仿:无水乙醇＝20:1,显色剂为碘蒸气)。

(5)穿心莲内酯亚硫酸氢钠加成物的熔点测定:应为 226～227℃。

(6)穿心莲内酯亚硫酸氢钠加成物的硅胶 TLC 检识:将自制的穿心莲内酯、穿心莲内酯亚硫酸氢钠加成物同时展开检识,展开剂分别用氯仿:甲醇＝9:1、氯仿:正丁醇:甲醇＝2:1:2,氯仿:丙酮:乙醇:水＝5:5:5:1,显色剂为 2% 的 3,5－二硝基苯甲酸/甲醇溶液与 0.5 mol/L 氢氧化钾/甲醇溶液等体积混合后喷雾,在 105℃加热约 5 min,样品斑点应显紫红色。

五、思考题

1. 写出此实验中的提取分离流程图。

2. 根据穿心莲中内酯类成分的不同结构,判断其极性大小并分析各成分在薄层板上的相对 R_f 值。

实验七　黄芩苷的提取与分离(自主设计实验)

黄芩为唇形科植物黄芩的干燥根,其主要有效成分为黄芩苷,具有清热燥湿、泻火解毒、抗菌消炎之功效。市售中成药银黄口服液、银黄片中的主要成分之一就是黄芩苷。

一、实验目的

1. 提高理论联系实际、独立思考和解决问题的能力。

2. 锻炼查阅天然药物化学相关文献资料的能力。

3. 通过分析文献资料结合所学知识,自主设计提取分离黄芩苷的流程并实际动手完成。

4. 掌握如何鉴定未知物结构的方法,以提高独立思考和解决问题的能力。

二、实验有关要求

1. 学会系统查阅国内外专业文献,有详细的查阅记录及资料,并根据文献写出有关综述(具体内容要求如下)

(1)黄芩的植物来源、品种、科属及分布。

(2)黄芩苷的临床应用和药理活性研究概况。

(3)黄芩中主要有效成分的名称、结构、理化性质。

(4)提取、分离、纯化黄芩苷的主要方法。

(5)黄芩苷的波谱数据(UV、NMR、MS、IR)。

2.自主设计实验主要内容

(1)根据查阅的有关文献以及实际实验条件设计提取分离及纯化黄芩苷的方法。

(2)列出自主实验所需仪器、药品及试剂等。

(3)列出自主实验具体实施计划,以及实际实验记录。

3.总结与讨论

(1)根据自主实验结果讨论成功与失败的原因。

(2)找出自主实验需要改进的实验步骤或内容。

(3)总结自主设计实验的体会。

4.上交实验报告

实验八　实验考核

一、目标要求

1.公正、合理地评价学生的实验水平。

2.对发现的问题进行重点指导及教学改进。

3.实验考核成绩占学生天然药物化学实验总成绩的一部分。

二、考核方式及内容

1.分为实验理论考核(笔试)和实验技能考核(实际操作),要求学生分别独立完成。

2.实验理论考核考核内容:天然药物化学相关实验基本理论。

3.实验技能考核考核内容:天然药物化学实验所涉及实验仪器的规范操作。

4.实验指导教师负责出题、监察、记录和打分等。

第二十三章 药剂学实验

实验一 溶液型与胶体型液体制剂的制备

一、实验目的

1. 掌握液体制剂的基本制备方法。
2. 掌握溶液型、胶体型液体制剂制备的特点与质量检查。
3. 了解液体制剂常用附加剂的正确使用与如何确定络合助溶剂的用量。

二、实验指导

溶液型液体制剂是指药物以分子或离子状态分散在溶剂中的一种制剂,可分为低分子溶液型、胶体溶液型和高分子溶液型液体制剂。

低分子溶液剂是药物以分子或离子状态分散在介质(溶剂)中形成的真溶液,可供内服或外用。其分散相小于 1 nm,外观均匀、澄明。

助溶是增加难溶性药物在水中溶解度的有效手段之一。有机药物常用的助溶剂包括无机化合物、有机酸及其盐,亦可以是酰胺类。实验中利用碘化钾与碘形成络合物,可制得浓度较高的碘制剂。

胶体型液体制剂是指某些固体药物以 1～100 nm 大小的质点分散于适宜分散介质中制得的制剂,分散介质大多数为水,少数为非水溶剂,如乙醇、丙酮等,本实验中甲酚皂溶液是利用钠肥皂形成的胶团使微溶于水的甲酚溶解度增加,从而制得稠厚的红棕色胶体溶液。

高分子溶液剂系指高分子化合物溶解于溶剂中制成的均匀分散的液体制剂,属于热力学稳定体系,以水为溶剂制备的高分子溶液剂称为亲水性高分子溶液剂。

胶体溶液和高分子溶液剂的配制过程与溶液型液体制剂基本相同,只是药物溶解时,通常采用分次撒布在水面上或将药物黏附于已湿润的器壁上,使之迅速地自然膨胀后胶溶。

药物加入的次序,一般以附加剂(助溶剂、稳定剂等)先加入;固体药物中难溶性药物先加入;易溶药物、液体药物及挥发性药物后加入;酊剂特别是树脂类药物与水性溶液混合时,速度宜慢,且随加随搅。可将药物研细以加速溶解,先以处方溶剂的 1/2～3/4 量来溶解,必要时可搅拌或加热,但对热不稳定的药物及随温度升高溶解度降低的药物则不应加热。固体药物原则上另用容器溶解,以便必要时过滤(防止有异物混入或为避免溶液间配伍变化),再以溶剂定量。

三、实验内容与操作

(一)薄荷水

1.处方

表 23-1　处方内容

	I	II	III	IV
薄荷油	0.2 mL	0.2 mL	0.2 mL	0.2 mL
聚山梨酯 80(吐温 80)		1.2g		1.2g
90%乙醇			6mL	6mL
蒸馏水加至	100.0 mL	100.0 mL	100.0 mL	100.0 mL

2.操作

(1)处方 I　取处方量薄荷油加入少量蒸馏水,加盖振摇,再加蒸馏水至 100 mL,即得。

(2)处方 II　增溶法:取薄荷油,加处方量吐温 80 搅拌均匀,加入适量蒸馏水充分搅拌溶解,加蒸馏水至 100 mL,即得。

(3)处方 III　混合溶剂法:取薄荷油,加入 6 mL 90%乙醇溶解,加适量蒸馏水使成 100 mL,即得。

(4)处方 IV　增溶—复溶剂法:取薄荷油与 1.2 g 吐温 80 搅匀,加入 6 mL 90%乙醇溶解,加适量蒸馏水使成 100 mL,即得。

3.操作注意

(1)本品为薄荷油的饱和水溶液(约 0.05%),处方量为溶解度的 4 倍,配制时不能完全溶解。

(2)吐温 80 为增溶剂,应先与薄荷油充分搅匀,再加水溶解,以更好发挥增溶作用。

(二)复方碘溶液

1.处方

$$\begin{array}{ll} 碘 & 1\ g \\ 碘化钾 & 2\ g \\ 蒸馏水加至 & 20\ mL \end{array}$$

2.操作

取碘化钾,加适量蒸馏水配成浓溶液,再加入碘溶解,最后添加适量的蒸馏水至全量 20 mL,即得。

3.操作注意

(1)碘具有挥发性,且在水中溶解度小,碘化钾作助溶剂与碘形成络合物以增加碘的溶解度,同时还可以减少碘的刺激性。反应如下:

$$I_2 + KI \rightarrow KI_3 = K^+ + I_3^-$$

(2)为使碘能迅速溶解,需将碘化钾与适量蒸馏水配制成近饱和溶液,以利于碘的溶解。

(3)碘具有腐蚀性,称量时可使用玻璃器皿或蜡纸,不得接触皮肤与黏膜。

(三)复方硼酸钠溶液

1.处方

硼砂	0.75 g
碳酸氢钠	0.75 g
液体酚	0.15 mL
甘油	1.75 mL
蒸馏水加至	50.0 mL

2.操作

取硼砂溶于约25 mL热蒸馏水中,放冷后加入碳酸氢钠溶解。另取液体酚与甘油搅拌均匀,与硼砂、碳酸氢钠溶液混合,随加随搅拌,待气泡停止后,添加蒸馏水使成50 mL,过滤,即得。

3.操作注意

(1)硼砂易溶于热蒸馏水,但碳酸氢钠在40℃以上易分解,故先将硼砂溶于热蒸馏水,放冷后再加入碳酸氢钠。

(2)本品中由硼砂、甘油及碳酸氢钠反应生成的甘油硼酸钠与酚均具有杀菌作用,其化学反应如下:

$$Na_2B_4O_7 \cdot 10H_2O + 4C_3H_5(OH)_3 \rightarrow 2C_3H_5(OH)NaBO_3 + 2C_3H_5(OH)HBO_3 + 13H_2O$$

$$C_3H_5(OH)HBO_3 + NaHCO_3 \rightarrow C_3H_5(OH)NaBO_3 + CO_2 + H_2O$$

如将液体酚先溶于甘油中再加入,能使其在溶液中分布均匀。碳酸氢钠使溶液呈碱性,可中和口腔中的酸性物质,故具有清洁黏膜的作用,常用水稀释五倍后作含漱剂。

(3)本品常用伊红着色,以示外用不可内服。

(四)硫酸亚铁糖浆

1.处方

硫酸亚铁	2 g
枸橼酸	0.105 g
蔗糖	41.25 g
薄荷油	0.01 mL
蒸馏水加至	50.0 mL

2.操作

取处方量硫酸亚铁、枸橼酸、薄荷油与10 g蔗糖,加蒸馏水25 mL,强烈振摇使溶解,之后反复过滤至滤液澄明。加剩余的蔗糖溶解并添加适量蒸馏水至50 mL,搅拌溶解后,用纱布过滤,即得。

3 操作注意

(1)本品采用冷溶法制备,薄荷油不能完全溶解,析出的部分油应用水润湿的滤材反复过滤澄清。

(2)蔗糖宜按上法分次加入溶解,避免溶液黏稠,导致过滤困难。

(3)硫酸亚铁在水中易氧化生成碱式硫酸铁失活,加入枸橼酸可使溶液呈酸性,促使蔗糖转化成具有还原性的果糖和葡萄糖,有助于增加硫酸亚铁的稳定性。

(4)本品采用冷溶法制备,生产周期过长,往往容易染菌,不易保存。

(五)复方薄荷脑滴鼻剂

1. 处方

薄荷脑	0.2 g
樟脑	0.2 g
液体石蜡加至	20.0 mL

2. 操作

(1) I 法:将薄荷脑、樟脑分别研细,溶于液体石蜡中,再添加液体石蜡至足量 20 mL,即得。

(2) II 法:将薄荷脑与樟脑置于干燥研钵中研磨共熔,再逐渐加液体石蜡至足量,即得。

3. 操作注意

本品为非水溶液,所用容器均需干燥。

(六)甲酚皂溶液

1. 处方

	I	II
甲酚	25 mL	25 mL
豆油	8.65 g	
氢氧化钠	1.35 g	
软皂		25 g
蒸馏水加至	50 mL	50 mL

2. 操作

(1)处方 I:取处方量氢氧化钠,溶于 5 mL 蒸馏水中,加入植物油,置水浴上加热并时时搅拌,完全皂化后(标准:取溶液 1 滴与蒸馏水 9 滴混合后无油滴析出)加甲酚,搅匀,放冷,再添加适量的蒸馏水至 50 mL,混合均匀,即得。

(2)处方 II:将甲酚、软皂一起搅拌至澄明,添加适量蒸馏水至足量,搅拌均匀,即得。

分别取处方 I 与 II 制得成品 1 mL,各加蒸馏水稀释至 100 mL,观察并对其外观进行比较。

3. 操作注意

(1)甲酚的杀菌力强,较高浓度时对皮肤有刺激性,操作应注意。

(2)甲酚在水中溶解度小(1∶50),此方是利用肥皂的增溶作用,制成50%甲酚皂溶液。

(3)Ⅰ法皂化程度完全与否与成品质量关系密切,可加少量乙醇(约制品全量的5.5%)而加速皂化速度,待反应完全后再加热除去乙醇。

(4)甲酚、肥皂、水形成的溶液是一种复杂的体系,具有胶体溶液的特性。配伍比例适当时成品为澄清溶液,用水稀释时也不会浑浊。

(七)胃蛋白酶合剂

1.处方

胃蛋白酶	1.20 g
稀盐酸	1.20 mL
甘油	12.0 mL
蒸馏水加至	60.0 mL

2.操作

(Ⅰ)法:取稀盐酸与处方量约2/3的蒸馏水混合,将胃蛋白酶均匀地撒在液面使之膨胀溶解,必要时轻加搅拌,再加甘油混匀,并加蒸馏水至足量,即得。

(Ⅱ)法:取胃蛋白酶与稀盐酸共同研磨,加蒸馏水溶解后加入甘油,再加水至足量,即得。

3.操作注意

(1)胃蛋白酶极易吸潮,称取宜迅速,处方中胃蛋白酶的消化力为1∶3 000,使用其他规格时用量应按规定折算。

(2)强力搅拌,以及采用棉花、滤纸过滤,均会影响其活性和稳定性,其活性可通过试验进行比较。

四、实验结果与讨论

1.薄荷水

比较实验中四种处方不同方法制备的现象记录于表23-2中,并说明各自特点与适用性。

表23-2 不同方法制得薄荷水的性状

处方	pH	澄清度	嗅味
Ⅰ			
Ⅱ			
Ⅲ			
Ⅳ			

2.复方碘溶液

描述成品外观性状,碘化钾溶解的水量与加入碘的溶解速度。

3.复方硼酸钠溶液

描述成品外观性状,指出主药的名称。

4.硫酸亚铁糖浆

描述成品外观性状,讨论冷溶法的不足。

5.复方薄荷脑滴鼻剂

描述成品外观性状,比较两种方法的特点。

6.甲酚皂溶液

比较处方Ⅰ与Ⅱ所制的成品加水任意稀释后能否均得到澄明溶液。

7.胃蛋白酶合剂

描述Ⅰ与Ⅱ法制得的成品外观性状,记录与讨论活力试验中分别凝乳时间及其原因。

五、思考题

1.薄荷水中增溶剂聚山梨酯80的增溶效果与其用量(临界胶团浓度)有关,临界胶团浓度有哪些测定方法?

2.复方碘溶液中碘有刺激性,口服时应作何处理?

3.复方硼酸钠溶液为消毒防腐剂,为什么漱口时应使用5倍量温水稀释?

4.提出制备硫酸亚铁糖浆的新方法。

5.复方薄荷脑滴鼻剂若出现浑浊的外观,其原因是什么?

6.试写出甲酚皂溶液制备过程采用的皂化反应式,有哪些植物油可代用豆油,它们对成品的杀菌效力可能会有什么样的影响?

7.简述影响胃蛋白酶活力的因素及可以采取的预防措施。

实验二　混悬型液体制剂的制备

一、实验目的

1.掌握混悬剂一般制备方法。

2.熟悉助悬剂、润湿剂、絮凝剂及反絮凝剂等在混悬液中的应用。

3.掌握混悬剂的质量评定方法。

二、实验指导

混悬剂系指难溶性固体药物以微粒状态($0.5\sim10~\mu m$)分散在液体分散介质中形成的非均相分散体系。

优良的混悬型液体制剂,应符合一定的质量要求:

(1)外观粒子应细腻,分散均匀,不结块。

(2)粒子的沉降速度慢,颗粒沉降后经振摇能迅速再均匀分散;以保证均匀,分剂量准确。

(3)微粒大小及液体的黏度,应符合用药要求,易于倾倒且分剂量准确。

(4)外用混悬剂应易于涂布。为安全起见,剧毒药物不应制成混悬剂。

适量的絮凝剂(与微粒表面所带电荷相反的电解质)的加入可以降低微粒ξ电位到一定程度,使微粒发生部分絮凝,随之微粒的总表面积减少,表面自由能下降,使混悬剂相对稳定,且絮凝所形成的网状疏松聚集体体积较大,振摇时易再分散。短时间内应用的混悬剂中也可以加入适量的与微粒表面电荷相同的电解质(反絮凝剂),增大ξ电位,通过同性电荷相斥减少微粒的聚结,使沉降体积变小,增加混悬液流动性,使之易于倾倒和分布。

三、实验内容与操作

1.加液研磨法制氧化锌混悬液及比较几种助悬剂对混悬剂质量的影响

表 23-3 处方组成

处方号 \ 组成	1	2	3	4
氧化锌	0.5 g	0.5 g	0.5 g	0.5 g
甘油		1 mL		
甲基纤维素			0.1 g	
西黄芪胶				0.1g
蒸馏水加至	10 mL	10 mL	10 mL	10 mL

制法:称取处方量氧化锌细粉(过 120 目筛),置乳钵中(有助悬剂的处方可先将助悬剂与少量水共研成溶液后再加氧化锌细粉),加水研磨成糊状,移入刻度试管,用适量蒸馏水稀释至 10 mL 后塞住管口,同时振摇,分别记录各管在 5 min、10 min、30 min、60 min、120 min 后沉降容积比 H_u/H_0(H_0 为沉降前高度,H_u 为沉降后沉降面高度)。实验最后记录沉降物完全分散所需的倒置翻转次数($\pm180°$记为一次)。

表 23-4 沉降容积比与时间关系

时间 数据 \ 处方号	1 H_u/H_0	2 H_u/H_0	3 H_u/H_0	4 H_u/H_0
5min				
10min				
30min				

续表

时间 数据 处方号	1 H_u/H_0	2 H_u/H_0	3 H_u/H_0	4 H_u/H_0
60min				
120min				
沉降物再分散翻转次数				

以沉降容积比 $F(H_u/H_0)$ 为纵坐标,时间 t 为横坐标,绘出各处方的沉降曲线,并记录翻转次数比较各处方的外观与沉降稳定性。

2. 电解质对混悬剂的影响

表 23-5　原料与用量

组成 处方	1	2
氧化锌	0.5	0.5
三氯化铝	0.12%	/
枸橼酸钠	/	0.5%
蒸馏水加至	10 mL	10 mL

制法:取氧化锌置乳钵中加适量水研磨成糊状,移入刻度试管,按处方加入三氯化铝或枸橼酸钠,用蒸馏水稀释至足量观察现象。

3. 复方甘草合剂的配制

处方:

甘草流浸膏	6.0 mL
酒石酸锑钾	0.012 g
复方樟脑酊	6.0 mL
甘油	6.0 mL
蒸馏水	50.0 mL

制法:取甘草流浸膏与甘油混合均匀,加蒸馏水 25 mL 稀释,加入酒石酸锑钾水溶液(取酒石酸锑钾加热蒸馏水适量溶解过滤),随加随搅拌,最后在搅拌下缓缓加入复方樟脑酊,加蒸馏水至全量混匀即得。

4. 复方硫黄洗剂的制备

表 23-6　原料与用量

组成 处方	1	2	3
沉降硫黄	3 g	3 g	3 g

组成 处方	1	2	3
硫酸锌	3 g	3 g	3 g
樟脑醑	25 mL	25 mL	25 mL
甘油	10 mL	10 mL	10 mL
5%新洁尔灭溶液	/	0.4 mL	/
吐温-80	/	/	0.25 mL
蒸馏水加至	100 mL	100 mL	100 mL
配量	20 mL	20 mL	20 mL

(1)制法。

处方1：取沉降硫黄置乳钵内，加入甘油充分研磨，缓缓加入硫酸锌溶液(将硫酸锌溶于25 mL水中过滤)。然后按处方量以细流状缓缓加入樟脑醑，并急速搅拌，最后加入适量蒸馏水使成全量，研匀即得。

处方2：制法同处方1(加甘油后加5%新洁尔灭溶液)。

处方3：制法同处方1(加甘油后加吐温-80)。

(2)注意。

①同法操作，以平行比较各润湿剂的作用。

②樟脑醑应慢加快搅，以防止析出大的樟脑颗粒。

四、思考题

1.比较3个制剂中硫黄的混悬情况哪一种最好？其原因是什么？处方中甘油、新洁尔灭、吐温-80各自起到什么样的作用？

2.樟脑醑为何要以细流状加入水中并急速搅拌？

3.硫黄洗剂中为什么不能以软皂作为助悬剂？

4.分析为何炉甘石洗剂与硫黄洗剂采取的制备方法不同？

5.分析实验中絮凝剂与反絮凝剂的加入作用？

实验三 乳浊型液体制剂的制备

一、实验目的

1.掌握乳剂的常用制备方法及常见乳剂类型的鉴别方法。

2.掌握用乳化法测定油类乳化所需的 HLB 值，以指导制备稳定的乳剂。

二、实验指导

乳浊液(或称乳剂)是系指互不相溶的两种液体混合,其中一相液体以液滴状态分散于另一相液体中形成的非均匀相液体分散体系。乳剂的分散相液滴直径一般在 $0.1 \sim 100 \ \mu m$ 范围,常见类型分为水包油(O/W)型或油包水(W/O)型。乳剂类型的鉴别,一般用稀释法或染色镜检法进行。

乳化剂通常为表面活性剂,其分子中的亲水基团和亲油基团作用的相对强弱可以用 HLB 值来表示。只有当乳化剂的 HLB 值满足油相的要求,才能生成稳定的乳剂。各类乳化剂的 HLB 值可从药剂有关书籍中查找,亦可测出。单一乳化剂的 HLB 值不一定恰好与油相的要求相适应,为了满足被乳化物所需的 HLB 值,通常将几种不同 HLB 值的乳化剂混合使用。其计算公式如下:

$$HLB_{AB} = \frac{HLB_A \cdot W_A + HLB_B \cdot W_B}{W_A + W_B}$$

式中,HLB_{AB} 为混合乳化剂的 HLB 值;HLB_A 和 HLB_B 分别为乳化剂 A 和 B 的 HLB 值;W_A 和 W_B 分别为乳化剂的量。

测定油乳化所需 HLB 值的方法,是将两种或两种以上已知 HLB 值的乳化剂,按上式以不同重量比例配成具有不同 HLB 值的混合乳化剂,然后与油制备成一系列乳剂,在室温条件或采用加速试验的方法(离心法)观察分散液滴的分散度、均匀度或乳析速度。稳定性最佳的乳剂所用混合乳化剂的 HLB 值,即为该油乳化所需的 HLB 值。在药剂制备中,常用乳化剂的 HLB 值一般在 $3 \sim 16$ 范围,其中 HLB 值 $3 \sim 8$ 的为 W/O 型乳化剂,$8 \sim 16$ 的为 O/W 型乳化剂。

三、实验内容与操作

(一)鱼肝油乳剂

1. 处方

鱼肝油	12.5 mL
阿拉伯胶	3.1 g
西黄蓍胶	0.17 g
尼泊金乙酯	0.05 g
蒸馏水	加至 50 mL

2. 操作

(1)尼泊金乙酯醇溶液的配制:将 0.05 g 尼泊金乙酯溶于 1 mL 乙醇中即得。

(2)将两种胶粉置干燥研钵中,加入全量鱼肝油稍加研磨使均匀。按油:水:胶为 4:2:1 的比例,一次加入蒸馏水 6.3 mL,迅速同向研磨,直至产生特别的"劈裂"乳化声,即成稠厚的初乳。用蒸馏水将初乳分次转移至量杯中,搅拌下滴加尼泊金乙酯醇溶液,最后加蒸馏水至全量,搅匀即得。

3.操作注意

初乳的形成是乳剂制备的关键,研磨时宜朝同一方向,稍加用力,用力均匀。

(二)石灰搽剂

1.处方

麻油	5mL
石灰水	5mL

2.操作

量取麻油及石灰水各 10 mL,置具塞试管中,用力振摇至乳剂生成。

(三)营养乳剂

1.处方

豆油	10%
豆磷脂	1.1%
甘油	2.5%
蒸馏水加至	100%

2.操作

取豆磷脂及甘油共置烧杯中搅拌,必要时水浴加热使豆磷脂分散均匀,再加入水及豆油,置于组织捣碎机中,以 8 000～12 000 r/min 搅拌匀化 3 min,即得。

(四)乳剂类型的鉴别

1.稀释法

取试管 2 支,分别加入鱼肝油乳剂(或营养乳剂)及石灰搽剂各约 1 mL,再分别加入蒸馏水约 5mL,振摇或翻转数次,观察混合情况。

2.染色镜检法

将上述乳剂少许分别涂在载玻片上加苏丹红溶液(油溶性染料)少许,在显微镜下观察外相是否被染色。另用亚甲蓝溶液(水溶性)少许,同样在显微镜下观察外相染色情况。由此判断乳剂所属类型(苏丹红均匀分散者为 W/O 型乳剂,亚甲蓝均匀分散者为 O/W 型乳剂)。

(五)用乳化法测定液体石蜡所要求的"HLB"值

1.系列乳剂的制备

以油∶水∶胶＝3∶2∶1 的比例增大两倍的量,按表 23-7 分别计算出每份乳剂所需液体石蜡、水和胶的量。

表 23-7 每份乳剂所需液体石蜡、水和胶的量

系列编号			1	2	3	4	5
油量(mL)			6	6	6	6	6
水量(mL)			4	4	4	4	4
乳化剂量	阿拉伯胶	%	25	50	67.5	75	90
		W					
	吐温 20	%	75	50	32.5	25	10
		W					

* 液体石蜡 $_D^{20}$=0.830~0.890(0.860)

按表 23-7 取吐温 20,阿拉伯胶和液体石蜡于干燥研钵中,稍加研磨,一次倒入计算量水;迅速向一个方向研磨至初乳形成。应注意各样品的研磨条件力求一致。

2.稳定性观察

将制成的初乳分别用 30 mL 蒸馏水稀释,并搅拌均匀,取适量倒入 5 支相同大小试管中至等高,放置一定时间。观察油水两相的分离情况(代表乳剂的稳定性),1 h 内测量其水层高度并记入表 23-8 中,确定最稳定管。

表 23-8 不同时间试管中水层高度

处方号	HLB 值	时间(min)			
		10	20	30	60
1					
2					
3					
4					
5					

3.计算油所要求的"HLB"值

根据最稳定管所用两种乳化剂的重量百分比:按下式计算油所要求的"HLB"值:

$$HLB_{混合} = \frac{HLB_1 \cdot W_1 + HLB_2 \cdot W_2 + \cdots + HLB_n \cdot W_n}{W_1 + W_2 + \cdots + W_n}$$

HLB_1、$HLB_2 \cdots HLB_n$——各个乳化剂的 HLB 值;

W_1、$W_2 \cdots W_n$——乳化剂的重量。

四、思考题

1.乳化剂"HLB"值含义是什么? 测定油类所要求的"HLB"值有何实际意义?

2.石灰搽剂的乳化剂是什么? 属何种类型的乳剂?

3.分析液体石蜡乳的处方并说明各成分的作用。

4.本实验测定液体石蜡 HLB 值与文献值是否有差别? 造成误差的原因可能是什么?

实验四　注射剂的制备

一、实验目的

1. 掌握注射剂生产的工艺过程和操作要点;熟悉注射剂处方设计的一般思路。
2. 熟悉注射剂成品质量检查标准和方法;了解影响注射剂质量的因素。
3. 掌握注射剂实验室灭菌方法及注意事项,掌握手提式热压灭菌器的构造及使用方法。

二、实验指导

注射剂系指用药物制成的供注入体内的无菌溶液、乳状液和混悬液,以及供临用前配成溶液或混悬液的无菌粉末或浓溶液。

注射剂的质量要求是无菌、无热原、澄明度合格、使用安全、无毒性和刺激性、贮存期内稳定有效。注射剂的 pH 应与体液相等或接近,一般控制在 4~9 范围内;渗透压要求与血浆的渗透压相等或接近,供静脉注射的大剂量注射剂还要求具有等张性。在水溶液中不稳定的药物,常制成注射用无菌粉末(制备方法有冷冻干燥法、灭菌溶液结晶法和喷雾干燥法等),以保证注射剂在贮存期内稳定、安全且有效。

为达到上述质量要求,在注射剂的制备过程中,除了生产操作区洁净度要求合格,操作者严格遵守清洁规程外,药物及辅料等均需符合药用或注射用质量规定,制备方法必须严格遵守拟定的产品生产工艺规程,并按本产品的质量标准控制产品质量。

三、实验内容与操作

(一)维生素 C 注射液的稳定性影响因素考察

维生素 C 分子结构中具有不稳定的烯二醇基[$-C(OH)=C(OH)-$],所以其水溶液很不稳定,极易氧化分解。影响维生素 C 溶液稳定性的因素主要有空气中的氧气、重金属离子、溶液 pH、温度及光线等。本实验采用加速实验的方法,对溶液的 pH、重金属离子、氧气、温度及抗氧剂等几项因素进行实验考察。

实验方法如下:

配制 5%维生素 C(组成:维生素 C5.25 g,焦亚硫酸钠 0.2 g,依地酸钙钠 0.05 g,碳酸氢钠 2.36~2.46 g,调节 pH 为 5,注射用水加至 100 mL),共配 500 mL。

1. pH 对维生素 C 溶液稳定性的影响

取 A、B、C 三组溶液,每组 50 mL,分别调节 pH 为 5.0、7.0、8.0,微孔滤膜过滤后,均在 CO_2 气流下灌装熔封(2.15 mL),于 100℃流通蒸汽灭菌 15 min,立即取出冷却,比较变色和含量变化情况,如表 23-9 所示。

表 23-9　pH 对维生素 C 溶液稳定性的影响

结　果　＼　组　号	A:pH5.0	B:pH7.0	C:pH8.0
变色程度			
含量			
解释			

2.安瓿空间空气中的氧对维生素 C 溶液稳定性的影响

分取上配溶液 200mL,调 pH5.8~6.2。微孔滤膜过滤,分为 D、E、F、G 四组。D 组在二氧化碳气流下正常灌装熔封。

E、F 和 G 组在一般条件下分别灌装 3.2 mL(装满至颈部)、2.15 mL 和 1 mL,熔封。各组于 100℃流通蒸汽灭菌 15 min,立即取出冷却,比较变色和含量变化情况,如表 23-10 所示。

表 23-10　安瓿空间空气中的氧对维生素 C 溶液稳定性的影响

结　果　＼　组　号	D:2.15 mL(CO_2 下)	E:3.2 mL	F:2.15 mL	G:1 mL
变色程度				
含量				
解释				

3.受热时间长短对维生素 C 溶液稳定性的影响

分取上配溶液 100 mL,调 pH5.8~6.2,微孔滤膜过滤,分 H 组和 I 组,均在二氧化碳气流下灌装 2.15 mL。100℃流通蒸汽灭菌条件下,H 组灭菌 15 min,I 组灭菌 60 min,立即取出冷却,比较变色和含量变化情况,如表 23-11 所示。

表 23-11　受热时间对维生素 C 溶液稳定性的影响

结　果　＼　组　号	H 组:100℃ 15min	I 组:100℃ 60min
变色程度		
含量		
解释		

4.络合剂的作用

配制 5%维生素 C 溶液(组成:维生素 C5.2 g、碳酸氢钠 2.36~2.46 g,调 pH5.8~6.2,焦亚硫酸钠 0.2 g,注射用水加至 100 mL)共 200 mL,微孔滤膜过滤,分成 L、M、N 组。

L 组:于 50 mL L 组溶液中加 1%硫酸铜溶液 0.5 mL。

M 组:于 50 mL M 组溶液中先加 2.5%依地酸钙钠溶液 0.5 mL 后,再加入与 L 组浓度相同的铜离子。

N 组:作对照。

将 L、M、N 组在二氧化碳气流下灌装 2.15 mL,熔封,100℃流通蒸汽灭菌 15 min,立即取出冷却,比较变色和含量变化情况,如表 23-12 所示。

表 23-12　络合剂对维生素 C 溶液稳定性的影响

组　号 结　果	L组	M组	N组
变色程度			
含量			
解释			

5. 抗氧剂的作用

配制 5％维生素 C 溶液(组成:维生素 C 5.25 g,碳酸氢钠 2.36～2.46 g,调 pH5.8～6.2,依地酸钙钠 0.05 g,注射用水加至 100 mL),在二氧化碳气流下灌装 2.15 mL,熔封,100℃流通蒸汽灭菌 15 min,立即取出冷却,编号为 K 组,将 K 组与上述的 D 组比较,如表 23-13 所示。

表 23-13　抗氧剂对维生素 C 溶液稳定性的影响

组　号 结　果	D组	K组
变色程度		
含量		
解释		

6. 维生素 C 含量测定采用碘量法

主要利用维生素 C 的还原性,可与碘液定量反应。对颜色变化的判断是测定溶液在波长 430 nm 处的透光率或与药典规定的标准色进行比较,以确定变色的程度。

含量测定方法:精密吸取本品 4 mL(5％的溶液、相当于 0.2 g 抗坏血酸),加蒸馏水 15 mL、丙酮 2 mL,摇匀,放置 5 min,加稀醋酸 4 mL、淀粉指示液 1 mL,用 0.1 mol/L 碘液滴定至溶液显蓝色(持续 30 s 不退)即可(每 1 mL 的 0.1 mol/L 碘液相当于 8.806 mg 的 $C_6H_8O_6$)。

反应如下:$C_6H_8O_6 + I_2 = C_6H_6O_6 + 2HI$

7. 讨论

(1)根据实验结果如何判断药物发生的是氧化反应还是水解反应。

(2)对于易水解的药物实验应如何设计,重点考察哪些因素的影响。

(3)此实验是单因素筛选,未能反应各因素间的相互影响,若综合考虑各因素的影响,实验应如何设计。

(4)通过上述实验,参考有关文献,综合考虑各因素的影响,自行设计 1～2 个维生素 C 注射液最佳处方及最佳工艺条件。

(二)维生素 C 注射液的制备

1.处方

维生素 C	52.0 g(按 104％投料)
碳酸氢钠	约 24.2 g
焦亚硫酸钠	2.0 g
依地酸二钠	0.5 g
注射用水	加至 1000 mL

2.操作

(1)空安瓿的处理。

手工清洗安瓿应先用水冲刷外壁,之后灌满蒸馏水或去离子水,蒸煮(100℃)30 min。趁热甩水,再用过滤蒸馏水洗两次,注射用水洗一次,置倒插盘中,120～140℃烘干备用。

(2)注射液的配制。

①容器处理:配制用的全部容器均需清洗,保证洁净,避免杂质的引入。

②滤器处理。

微孔滤膜:常用的是由醋酸、硝酸纤维素混合酯组成的微孔滤膜。将检查合格的微孔滤膜(孔径有 0.45 μm、0.8 μm 和 1.2 μm 等)浸泡于注射用水中 1 h,煮沸 5 min,重复 3 次,或用 80℃注射用水温浸 4 h 以上,或室温浸泡 12 h 进行活化,使滤膜中纤维充分膨胀,滤膜韧性增加。使用时用镊子取出滤膜平放在膜滤器的支撑网上,注意滤膜不能皱褶或被刺破,装好后应完整无缝隙,无泄漏现象。

③惰性气体处理:因维生素 C 极易氧化,配制时需通惰性气体排除溶剂中的氧气,常用的是二氧化碳或氮气。使用的二氧化碳纯度较低时,可用分别装有浓硫酸,1％硫酸铜,1％高锰酸钾溶液的洗气瓶处理,以分别除去水分、硫化物、有机物和微生物。最后,经注射用水洗气瓶除去可溶性杂质和二氧化硫。现在生产常用的高纯氮(含氮气 99.99％),可不需处理,或仅次序通过 50％甘油、注射用水洗气瓶即可使用。

二氧化碳在水中溶解度及密度都大于氧气,故凡与二氧化碳不发生作用的产品均可采用通入二氧化碳排除氧气,但二氧化碳会使药液的 pH 下降。

④配液:按处方量取配制量 80％的注射用水,通入二氧化碳(20～30 min)使其饱和,称取依地酸二钠加入溶解,加维生素 C 使溶解,分次缓慢地加入碳酸氢钠,同时不断搅拌至无气泡产生,完全溶解后,加焦亚硫酸钠溶解,调节药液 pH 至 5.8～6.2,最后加二氧化碳饱和的注射用水至足量,G3 垂熔漏斗预滤,再用微孔滤膜精滤,检查滤液澄明度合格后,即可灌封。

(3)灌封。

①灌注器的处理:首先检查灌注器玻璃活塞是否严密不漏水,之后用洗液浸泡再抽洗灌装器(水冲洗后蒸馏水冲洗)至不显酸性,最后用注射用水抽洗至流出水澄明度检查合格,即可灌装药液备用。

②装量调节:灌装前先调节灌注器装量,按药典规定适当增加装量,以保证注射液用量不少于标示装量,如表 23-14 所示。

表 23-14　注射液的装量

标示装量 (mL)	增加量		标示装量 (mL)	增加量	
	易流动液(mL)	黏稠液(mL)		易流动液(mL)	黏稠液(mL)
0.5	0.10	0.12	10.0	0.50	0.70
1.0	0.10	0.15	20.0	0.60	0.90
2.0	0.15	0.25	50.0	1.0	1.5
5.0	0.30	0.50			

③熔封灯火焰调节:熔封时要求火焰细而有力,燃烧完全。单焰灯在内外焰交界处温度最高;双焰灯的火焰应有一定夹角,火焰交点处温度最高。

④灌封操作:将过滤合格的药液立即灌装于 2 mL 安瓿中,于安瓿上部空间通入二氧化碳,随灌随封。灌装要求装量准确,药液不沾安瓿颈壁,以免熔封时出现焦头。一般做法是使药液瓶略低于灌注器位置,灌注针头预先用硅油处理,快拉慢压可防止焦头。熔封时可将颈部置于火焰温度最高处,掌握好安瓿在火焰中的停留时间,及时熔封。熔封后的安瓿要求顶部圆滑、无尖头或鼓泡等现象。

(4)灭菌与检漏。

灌封好的安瓿,应及时灭菌。根据主药性质,可用 100℃流通蒸汽灭菌 15 min。灭菌完毕立即将安瓿放入 1%亚甲蓝或曙红溶液中,剔除带色的漏气安瓿。将合格安瓿表面洗净、擦干,供质量检查用。

3. 操作注意

(1)配液时,将碳酸氢钠撒入维生素 C 溶液中的速度应慢,防止产生过多气泡使溶液溢出,同时要不断搅拌以防局部过碱。

(2)维生素 C 分子中有烯二醇结构,容易氧化变质致使含量下降,颜色变黄,当金属离子存在时这种变化更快。故在处方中加入抗氧剂并通二氧化碳排除氧气,一切容器、工具和管道不得暴露铁、铜等金属。

(3)掌握好灭菌温度和时间,灭菌完毕立即冷却检漏,避免安瓿受热时间延长而影响药液的稳定性,同时注意避光。

4. 质量检查与评定

(1)装量:按《中国药典》附录方法进行检查,2 mL 安瓿检查 5 支,每支装量均不得少于其标示装量。

(2)澄明度:按《中国药典》检查规定进行。

(3)pH 测定:为 5.0～7.0。

(4)含量测定:为标示量的 90.0%～110%。

(5)热原:取本品按《中国药典》规定依法检查,剂量按家兔体重每千克注射 2mL,应符合规定。

(6)颜色:取本品,加水稀释成每 1 mL 中含维生素 C 50 mg 的溶液,以分光光度法,在420 nm 处波长测定,吸收度不得过 0.06。

(7)无菌:按《中国药典》无菌检查法项下检查,应符合规定。

5.成品印字和包装

每支安瓿上印字应包括品名、规格、批号、字迹必须清晰、不易磨灭。标签的内容至少包括:①批准文号;②品名;③批号;④生产日期、贮存期;⑤生产单位等。使用说明书上至少应印有药品的批准文号、药品名称、主要成分、用法、用量、药理作用、毒副反应、适应证、禁忌、注意事项及贮存条件等内容。

(三)注射用阿糖胞苷的制备　(50mg/支或 100mg/支)

1.处方

盐酸阿糖胞苷	500 g
50％氢氧化钠溶液	适量
注射用水加至	1 000 mL

2.操作

用冷冻干燥法制备粉针。

(1)容器的准备:本品采用 2 mL 安瓿,前期按水针用安瓿处理,最后用 160～170℃干热灭菌 1 h。配制用的容器、滤器及其他与药液接触的仪器,都应在使用前 115℃热压灭菌30 min。

(2)无菌操作室的灭菌:按无菌操作法要求打扫卫生、消毒、擦洗四壁地面,紫外线照射1～2 h,并进行洁净空气微生物检查。

(3)操作者所用衣帽、口罩等包好后用 115℃热压灭菌 30 min,操作人员的手使用 0.2％新洁尔灭溶液或 0.5％～1％甲酚皂溶液浸泡 1 min,穿着洁净鞋,经风淋 1 min,通过无菌走廊进入无菌洁净室。送入无菌洁净室的物品,应将外皮留于室外。一般由传递窗传入,必要时可用 75％乙醇棉球清洁外壁。

(4)配制:按无菌操作法进行生产,称取阿糖胞苷 500 g 于灭菌的容器中,加灭菌注射用水约 950 mL,搅拌使溶,加 50％氢氧化钠溶液调节 pH6.3～6.7,补加灭菌注射用水至足量。加配制量的 0.02％针用活性炭,搅拌 5～10 min,用无菌滤纸过滤除炭,再使用孔径为0.22 μm 的微孔滤膜过滤除菌,滤液澄明度检查合格后,立即无菌分装于灭菌洁净安瓿中,移至冻干机内,冷冻干燥约 36 h,得疏松干燥的白色无菌粉末,熔封即得。

(5)共熔点的测定:共熔点是水溶液随温度下降,冰和溶质同时析出结晶时的混合物的温度,此凝固点也是熔化的开始点,对于冻干物料的预冻和第一阶段升温具有关键性的指导意义。注射液在冷冻干燥时,首先必须在共熔点以下 10～20℃预冻,使溶液冻结完全,以防止发生真空干燥时少量液体爆沸,气泡喷出或产品表面凹凸不平,以及液体抽出瓶外等现象;若温度上升到其熔点以上时,产品部分熔化,体积缩小,浓度增加,干燥后就萎缩形成硬壳,使外形不饱满,溶解性不良等。所以共熔点温度是保证产品第一阶段正常干燥的最高安全温度。

测定方法:共熔点测定方法是用白金电极和惠斯通电桥测定电阻,但也可用万能表代替惠斯通电桥,铜线代替白金电极。具体方法是选择两根绝缘良好的铜线作电极,插入盛有阿糖胞苷溶液的样品杯中,在两根铜电极间装一支蓝液温度计(+35℃~-80℃),深度与电极平齐,将样品杯放入干冰-丙酮冰浴中(-35℃~-60℃),样品杯液面低于干冰浴液面,使温度保持平衡,然后将电极导线连接万能表测量端上(可不分正负极)进行测量。为防止直流电的电解作用,记录电阻时才接通电流。可先将万能表放在测量电阻的最高档,观察电阻变化。当杯中注射液冷却至某一温度时,电阻突然趋于无穷大,此时对应的温度即为降温共熔点(-30℃)。再将阿糖胞苷注射液结晶的样品杯,自干冰浴中取出放置室温。杯中的结晶因温度回升而融化,观察测定电阻突然变小时的温度为-29℃。此为阿糖胞苷溶液实际共熔点。用降温法测得的共熔点比实际共熔点低1℃,这是由于被测定的溶液产生过冷现象之故。

3. 操作注意

(1)配制严格按无菌操作法防止染菌,冷冻干燥品不得再用其他方法补充灭菌。

(2)冷冻干燥过程中,冻结产品第一阶段,加热升温使冰升华干燥,温度不得超过共熔点。

4. 质量检查与评定

(1)澄明度检查:按《中国药典》关于注射剂澄明度检查规定进行,取成品擦净安瓿外壁,用适当方法断开瓶颈,加入洁净的注射用水 2 mL,等粉针内药物全部溶解后,于伞棚边缘处轻轻旋转,使容器内药液形成旋流,随即用目检视并记录结果。

(2)酸度:取本品加水制成每 1 mL 含盐酸阿糖胞苷 10 mg 的溶液,其 pH 应为 4.0~6.0。

(3)干燥失重:取本品置五氧化二磷干燥器中,干燥至恒重,减失重量不超得过 3.0%。

(4)含量均匀度:按照含量测定项下测得的每瓶含量计算,应符合规定。

(5)无菌:取本品 2 瓶,分别加灭菌注射用水制成每 1 mL 中含 10 mg 的溶液,依法检查应符合规定。

(6)装量差异:本品装量差异限度规定为±10%。

(7)含量测定:取本品 10 瓶,分别加入盐酸溶液(9→1000)溶解,并稀释成每 1 mL 中约含盐酸阿糖胞苷 10 μg 的溶液,以分光光度法在 280 nm 波长处测定吸收度,按 $C_9H_{13}N_3O_5 \cdot HCl$ 的吸收系数($E_{1cm}^{1\%}$)为 484 计算每瓶的含量,并求出 10 瓶的平均含量即得。

5. 成品印字和包装

同维生素 C 注射液。

四、实验结果与讨论

(一)维生素 C 注射液

1.记录澄明度检查结果,如表 23-15 所示。

表 23-15　澄明度检查结果

检查总数(支)	废品数(支)						成品数(支)	成品率(%)
	玻屑	纤维	白点	焦头	其他	总数(支)		

2.对质量检查各项结果进行分析讨论。

(二)注射用阿糖胞苷

1.记录并整理实验结果。

2.讨论冷冻干燥品工艺中的关键步骤。

五、思考题

1.影响注射剂澄明度的因素包括哪些?

2.维生素 C 注射液可能产生的质量问题有哪些? 应如何控制工艺过程?

3.哪些品种应检查不溶性微粒? 不溶性微粒对人体危害性有多大?

4.为何将阿糖胞苷制成粉针?

5.冷冻干燥品为什么不能再补充灭菌?

实验五　滴眼剂的制备

一、实验目的

1.掌握滴眼剂的制备方法,熟悉无菌操作法及无菌操作柜的使用方法。

2.掌握滴眼剂质量的要求。

3.掌握等渗调节计算方法和 pH 调节。

4.熟悉滴眼剂的处方设计。

二、实验指导

滴眼剂系指药物制成供滴眼用的澄明溶液或混悬液,常用作眼部杀菌、消炎、收敛、扩瞳、缩瞳、局麻和保护之用。由于眼部组织柔嫩、敏感等特点,因此对滴眼剂的质量和制备方法要求比较严格。

滴眼剂的质量要求与注射剂类似,应为澄明溶液,特别要注意不能有玻璃屑。渗透压除另有规定外应与泪液等渗,一般情况下渗透压值保持在相当于 $0.8\% \sim 1.2\%$ 氯化钠溶液范围内,以提高疗效并减少病人的疼痛感。滴眼剂的 pH 对主药的稳定性、眼部刺激性均有较大的影响,一般眼黏膜能耐受的 pH 在 4~9 之间,调节时应在主药稳定的前提下,尽可能使之接近生理 pH,最佳 pH 范围为 6~8,常用缓冲液来进行调节。

一般眼用溶液不得检出金黄色葡萄球菌和绿脓杆菌;对眼外伤或手术后所用的滴眼剂,要求如注射剂进行无菌检查,应符合规定。眼用溶液是多剂量剂型,为防止使用过程中的污染,常需加入适宜的抑菌剂(用于眼外伤和眼部手术的眼用溶液除外)。抑菌剂可根据主药的性质及滴眼剂 pH 进行选择,如硝酸苯汞、硫柳汞、苯乙醇及尼泊金类等,最好选用复合抑菌剂。滴眼剂的抑菌剂要求有效且作用迅速,要在 1~2 h 内使被污染的滴眼液恢复无菌,以保证患者在下次使用时安全有效。

滴眼剂的配制:滴眼剂应在无菌环境下配制,各种用具及容器均需清洗干净并灭菌,整个操作过程应避免污染。为保证滴眼剂的无菌要求,可采用下述方法:①主药性质稳定者,配制的眼用溶液可先进行灭菌,再无菌分装。②主药不耐热的,采用无菌操作法制备(要求洁净级别 10000 级条件),在实验条件下,可以用层流洁净台或灭菌制剂室中设无菌操作柜进行无菌操作。③用于眼部手术和眼外伤剂,必须制成单剂量制剂,灭菌后应无菌。

配制滴眼剂的溶剂应该用注射用水或新煮沸放冷的蒸馏水或新鲜蒸馏水,常用的缓冲液有磷酸盐缓冲液或硼酸盐缓冲液,可根据主药性质选择。可预先配制成眼用溶剂的储备液供配制滴眼剂时使用。

三、实验内容与操作

(一)氯霉素滴眼液

1. 处方

氯霉素	0.25 g
硼砂	0.03 g
硼酸	1.90 g
尼泊金乙酯	0.03 g
蒸馏水加至	100 mL

2. 操作

(1)塑料眼药瓶可用 75% 乙醇吸入消毒,再用滤过的无菌蒸馏水洗至无醇味,沥干备用。包装完好且经抽样作无菌检查合格者,也可直接使用。

(2)无菌操作柜用新洁尔灭(1%)消毒,也可用 75% 乙醇擦净,用甲醛棉球蒸气灭菌 1~2 h 备用。操作者的手需先用肥皂洗净后,再用新洁尔灭溶液或 0.5% 甲酚皂溶液浸泡 1 min。

(3)配制:称取硼酸、硼砂溶于约 90 mL 的热蒸馏水中,然后加入氯霉素与尼泊金乙酯,搅拌溶解,补足水量至 100 mL;测定 pH 合格后,用 G3 垂熔玻璃漏斗或 0.45 μm 微孔滤膜过滤至澄明,滤液灌装于洁净的输液瓶中,100℃ 流通蒸气灭菌 30 min。

（4）无菌分装:经消毒后的操作者手戴上已灭菌的袖套,在无菌操作柜内将灭菌的氯霉素溶液分装于滴眼瓶中,加塞即得。

3.操作注意

（1）氯霉素在25℃时水中溶解度为1:400。配制时用热蒸馏水可加速溶解,处方中硼砂、硼酸盐缓冲液可以增加氯霉素的溶解度。据报道,1份氯霉素可溶于160份含0.3%硼砂、1.5%硼酸,pH为7的等渗水溶液中。

（2）氯霉素在弱酸或中性(pH4.5～7.5)溶液中较稳定,在pH为6时最稳定,因其可被磷酸盐、醋酸盐和枸橼酸盐等催化水解,故常使用硼酸盐缓冲液。本品pH为6时,100℃流通蒸气灭菌30 min,并迅速冷却,会降解为3%～4%。本品采用无菌操作法配制,用0.22 μm的微孔滤膜过滤除菌,滤液立即进行无菌分装,能更好地保证氯霉素效价。

（3）注意尼泊金乙酯需在热蒸馏水中溶解。

(二)硫酸锌滴眼液

1.处方

硫酸锌	0.5 g
硼酸	1.7 g
蒸馏水加至	100 mL

2.操作

称取硼酸溶于适量热蒸馏水中,加入硫酸锌搅拌溶解,放冷过滤,自滤器上添加蒸馏水至足量,搅匀,装入输液瓶中100℃流通蒸气灭菌30 min,无菌分装即得。

3.操作注意

硼酸使溶液呈弱酸性(pH4.7～5.2),可避免硫酸锌在碱性或中性溶液中生成氢氧化锌沉淀。硫酸锌与磷酸盐、硼砂能产生磷酸锌、碱式硼酸锌沉淀,故调节pH不能使用磷酸盐缓冲液或硼酸盐缓冲液。

操作中溶液过滤若采用滤器如0.22 μm的微孔滤膜除菌(先应处理,并灭菌),药液可不再灭菌,直接无菌分装于已灭菌的滴眼瓶中。

四、实验结果与讨论

1.滴眼液质量检查与计算结果填入表23-16中,并分析产品质量情况,讨论废品产生原因。

表23-16 产品质量情况

	合格（支）	不合格（支）
澄明度		
pH		
无菌检查		

	合格(支)	不合格(支)
产品应得数(支)		
产品实得数(支)		
成品率(%)		

2.记录抑菌剂抑菌效果并讨论。

3.记录微孔滤膜除菌效果并讨论。

4.计算渗透压并讨论结果。

五、思考题

1.滴眼液制备中应注意哪些问题？如何控制其质量？

2.写出氯霉素的化学结构式,试根据其化学结构式说明氯霉素在水溶液中效价下降的原因。

3.硫酸锌滴眼液能否用氯化钠调节等渗,其原因为何？

4.滴眼剂中如何选择抑菌剂？

5.微孔滤膜除菌能力的检查实验,操作时可能影响实验结果的因素有哪些？

实验六　散剂的制备

一、实验目的

1.掌握固体药物粉碎、过筛、混合的操作方法。

2.掌握散剂的制备方法。

二、实验指导

1.定义与分类

散剂系指药物或与适宜辅料经粉碎、均匀混合而制成的干燥粉末状制剂。按用途可分为内服散剂和局部外用散剂。经过粉碎的药物也是制备其他剂型如片剂、胶囊剂等的基础。

2.制备方法与工艺路线

散剂的制备过程包括粉碎、过筛、混合、分剂量及包装等。其中混合是制备散剂的重要单元操作之一,是保证制剂产品质量的重要措施,直接关系到剂量准确、用药安全与有效。药物混合的均匀度与各组分的比例、堆密度、混合时间及方法等都有关系。实验室多用研磨混合法与过筛混合法,而工业生产则采用容积旋转混合法和搅拌混合法较多。

一些毒、剧药物因剂量小,为安全起见,常在制备时添加一定比例的辅料(乳糖、淀粉、蔗糖及糊精等)制成稀释散或倍散。倍散的浓度多为 1：10 或 1：100,为保证倍散的均匀性,常加入着色剂,如胭脂红、亚甲蓝等。配制倍散时应采用等量递加法,即配研法。

三、实验内容与操作

(一)实验材料与设备

1. 实验材料

原料药:氧化镁,碳酸氢钠,硫酸阿托品,海螵蛸,浙贝母,黄芪,桔梗。

辅料:乳糖,胭脂红,糊精,糖粉,甜蜜素,乙醇。

2. 设备与仪器

乳钵,六号分样筛,制粒与整粒用筛网(16本,12目),搪瓷盘,搪瓷盆,刻度烧杯,电热干燥箱。

(二)制酸散的制备

要求:

①掌握不同比重药物的混合原则。

②掌握散剂的制备方法。

1. 处方

<blockquote>

氧化镁　　　6 g

碳酸氢钠　　6 g
</blockquote>

2. 制备

(1)取氧化镁、碳酸氢钠分别研细。

(2)将氧化镁置于干燥乳钵内,之后加入碳酸氢钠,研磨混匀,过筛,分包,即得(每包1.2 g)。

3. 操作注意

此处方中,由于氧化镁质轻,研磨时应先将其放入乳钵中,再加入碳酸氢钠,这样可以避免质轻药物上浮或飞扬,同时也容易混合均匀。

4. 质量检查

①外观均匀度(肉眼或显微镜观察);②散剂粒度检查。

5. 作用与用途

制酸剂。本品应与另一种制酸散(碳酸钙6 g,碳酸氢钠6 g)交替服用,以免引起轻泻。

(三)乌贝散的制备

要求:

①掌握中药散剂的制法。

②熟悉散剂均匀度检查方法。

1. 处方

<blockquote>

海螵蛸(细粉)　　17 g

浙贝母(细粉)　　3 g
</blockquote>

2. 制备

将处方量海螵蛸和浙贝母置于乳钵中混合研匀,过六号筛,分包,即得(每包 2 g)。

3. 操作注意

海螵蛸在粉碎前应先去壳,用常水漂洗至无味为止。若无浙贝母可用等量决明子粉(炒焦)代替,称作为乌明散。

4. 质量检查

①外观均匀度(肉眼或显微镜观察);②粒度检查。

5. 功能与主治

具有收敛止血,制酸敛疮的功能。用于治疗胃及十二指肠溃疡,胃痛泛酸。

四、实验结果与讨论

将散剂处方的成品质量检查结果填入表 23-17 中。

表 23-17　硫酸阿托品散剂外在质量检查结果

项目　　处方	外观均匀度	粒度	水分％
制酸散			
乌贝散			

讨论结果:

五、思考题

散剂的混合操作时有哪些注意问题?

实验七　片剂的制备

一、实验目的与要求

1. 掌握湿法制粒压片的一般工艺。

2. 掌握单冲压片机的结构及使用方法。

3. 熟悉片剂常用辅料与用量。

4. 掌握片剂质量的检查方法。

5. 考查黏合剂、润滑剂、表面活性剂对片剂崩解度的影响。

6. 掌握基本包衣工艺对片芯的要求。

7. 熟悉包衣材料的种类与特点,了解包衣材料的配制方法。

8. 熟悉用锅包衣法制备包薄膜衣片的技术。

9. 掌握中药半浸膏片的制备工艺。

二、实验指导

片剂是医疗中应用最广泛的剂型之一,具有剂量准确、稳定性好、服用方便、机械化程度高及成本低等优点。制片的方法按工艺可分为制粒压片和直接压片等。制粒的方法又分为干法和湿法。常用的湿法制粒压片的工艺流程如下。

湿法制粒压片的工艺流程:

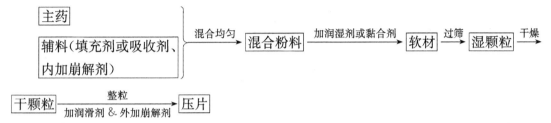

流程中各个工序都直接影响片剂的质量,首先主药和辅料必须符合规格要求,尤其主药为难溶性药物时,必须有足够的细度,以确保与辅料能混合均匀及溶出度符合要求。操作方法也关系到主药与辅料是否充分混匀。若主药与辅料量相差悬殊时,用等量递加法(配研法)混合,一般可混合得较均匀;若其含量波动仍然较大,可采用溶剂分散法,即将小量主药溶于适宜的溶剂中,再与其他辅料成分混合,往往可以混合得更加均匀。

湿颗粒的制备是制片的关键。首先,必须根据主药的性质选好黏合剂或润湿剂,制软材时要控制黏合剂或润湿剂的用量,使软材达到"握之成团,轻压即散",并以握后掌上不沾粉为度。过筛制得的颗粒一般要求较完整,允许有一部分小颗粒。如果颗粒中细粉过多,说明黏合剂用量不足;若呈现条状,则说明黏合剂用量太多,这两种情况制出的湿颗粒烘干后,往往出现会过松或过硬,都不符合压片的颗粒要求,从而得不到好的片剂。

颗粒大小一般根据片剂大小由筛网孔径来控制,一般大片(片重 0.3～0.5 g)选用 14～16 目筛,小片(片重 0.3 g 以下)选用 18～20 目筛制粒。颗粒一般宜细而圆整。

干燥、整粒过程,已制备好的湿粒应尽快通风干燥,温度一般控制在 40～60℃。注意颗粒不可铺得太厚,以免干燥时间过长而破坏药物,且干燥过程中要经常翻动。干燥后的颗粒常粘连结块,需再进行过筛整粒。整粒时筛网孔径与制粒时相同或略小。整粒后加入润滑剂、崩解剂等辅料混合均匀,计算片重后即可压片。

在片剂表面上包一层适宜材料的片剂称包衣片,用于包衣的片剂称素片或片芯。包衣片主要可分为糖衣片和薄膜衣片。薄膜衣片又分为普通薄膜衣片、肠溶薄膜衣片及缓控释包衣片(胃肠不溶薄膜衣片)等。

包衣的目的有:①避光、防潮,以提高药物的稳定性;②遮盖药物的不良气味,提高患者顺应性;③隔离配伍禁忌成分;④采用不同颜色包衣,可以增加药物的识别能力,提高用药安全性;⑤包衣后表面光洁,提高流动性⑥提高美观度;⑦改变药物释放的位置及速度,如制成胃溶、肠溶及缓控释片等。

为了保证包衣片剂的完整和美观,尽量避免素片存在棱角,要求表面光滑、硬度足够且崩解性能良好。否则,在包衣的滚动过程中片剂容易磨损、掉渣、松片等,影响包衣片的光洁,或因包衣造成片剂崩解迟缓。

片剂包衣的方法有滚转包衣法、流化床包衣法及压制包衣法等。常用的高效包衣机和糖衣锅属于滚转包衣。薄膜包衣时应注意几个重要环节:①热风交换率;②喷液输出量;③喷枪的雾化及喷枪距片床的距离;④素片翻滚速度可调。

薄膜衣包衣材料分为水溶性包衣材料、有机溶剂包衣材料。包衣材料的主要成分包括成膜材料、增塑剂、增溶剂及致孔剂等。有机溶剂包衣具有易燃易爆、污染环境等缺点。近年来,发展的不溶性聚合物水分散系包衣材料更为安全,具有很好的应用前景。

由于薄膜衣可使包衣片具有胃溶或肠溶或难溶等功能,因此在开发新药与新剂型中发挥重要作用。而且薄膜衣具有包衣材料用量少、增重小、操作简单、自动化程度高、可控性强及生产周期短等特点,在制剂生产中得到广泛应用,其发展趋势可能将取代糖包衣工艺。

片重的计算,主要通过测定颗粒的药物含量计算片重。

$$片重 = \frac{每片应含主药量}{干颗粒中主药百分含量测得值}$$

冲模直径的选择:一般片重为 0.5 g 左右的片剂,选用 Φ12 mm 冲模;0.4 g 左右,选用 Φ10mm 冲模;0.3 g 左右,选用 Φ8 mm 冲模;0.1~0.2 g,选用 Φ6 mm 冲模;0.1 g 以下,选用 Φ5~5.5 mm 冲模。根据颗粒密度不同,还要进行适当调整。

制成的片剂需要按照《中国药典》2010 版规定的片剂质量标准进行检查。片剂外观应完整光洁、色泽均匀且有适当的硬度,还必须检查重量差异和崩解时限。有的片剂药典还规定检查溶出度和含量均匀度,并明确凡检查溶出度的片剂,不再检查崩解时限,凡检查含量均匀度的片剂,不再检查重量差异。

三、实验内容与操作

(一)实验材料与设备

1.实验材料

乙酰水杨酸原料药,淀粉,枸橼酸或酒石酸,羧甲基淀粉钠,滑石粉,淀粉,穿心莲饮片,穿心莲粉,包衣材料:羟丙基甲基纤维素(HPMC)、蓖麻油、防潮性欧巴代(带颜色)及药用乙醇。

2.设备与仪器

锅包衣机、崩解仪、硬度计和溶出仪。

(二)乙酰水杨酸片的制备

1.处方

乙酰水杨酸	30g
淀粉	3g
羧甲基淀粉钠	2g

枸橼酸	0.2g
滑石粉	1.5g
10%淀粉浆	适量

2. 制法

(1)10%淀粉浆:将 0.2 g 枸橼酸溶于 20 mL 蒸馏水,加入淀粉 2 g,水浴加热糊化,制成 10%淀粉浆。

(2)制粒压片:乙酰水杨酸细粉加淀粉浆制成软材,用 16 目筛制成颗粒于 40～60℃干燥后 16 目筛整粒。外加法加入羧甲基淀粉钠 2 g 崩解剂,加滑石粉 1.5 g 作润滑剂混匀后用 Φ9 mm 的冲压片。

3. 包衣

(1)包衣材料的塑性比较方法。

①制备 4% HPMC 的乙醇(80%)溶液:将 HPMC 4 g 溶解在 80%的乙醇 96 g 中,即得。

②将上述溶液分两份:不加增塑剂和加增塑剂。以蓖麻油为增塑剂,使成 0.5%。

③取①和②溶液分别在 A、B 玻璃板上滴 10 滴,将 A、B 两板平行震荡相同次数(5～10次),热风吹干后取下膜折叠,观察二者的破碎程度。

(2)制备薄膜包衣片。

包衣材料为欧巴代。

包衣液的配制:取 80%乙醇 95 g 加热至 40℃,在搅拌状态下缓慢连续撒入彩色包衣粉(欧巴代)5 g,避免结块。然后继续搅拌 45 min,必要时过 100 目筛两次,滤除块状物,待包衣液混合均匀后即可使用。

包衣操作:倾斜式包衣锅内进行。

①取素片 300 g 置包衣锅内,锅内设置三块挡板,送热风使素片温度达到 40～60℃。

②调节气压,使喷枪喷出雾状液滴,再调好输液速度即可开启包衣锅,30～50 r/min。

③喷入包衣液直至片面色泽均匀一致时停止,根据片面粘连程度决定是否继续转动包衣锅。包衣完毕,取出片剂,60℃干燥。

(3)水分散系的包衣技术。

包衣材料:欧巴代,Aquacoat 或 Eudragit NE 30D

4. 操作注意

①乙酰水杨酸遇水易水解。因此,本品中加入枸橼酸,可在湿法制粒过程中有效地减少乙酰水杨酸的水解;

②乙酰水杨酸的水解受金属离子的催化,因此必须采用尼龙筛网制粒,同时不得使用硬脂酸镁作润滑剂,因而采用 5%的滑石粉作为润滑剂;

③要求素片较硬、耐磨,包衣前筛去细粉,以保证片面光洁。

④包衣操作时,选择喷速与吹风速度的原则为,使片面略微润湿的同时防止粘连。温度

控制适宜,过高则干燥太快,成膜不均匀;温度太低则干燥太慢,造成粘连。

5.质量检查

(1)素片质量检查。

①硬度:片剂的硬度直接影响到经包装和运输后片剂能否保持外形完整。检查法分两种。

手工检查法:取药片一片置中指与食指中间,以拇指轻压,根据片剂的抗压能力判断其硬度,如果立即分为两半以上则表示此片硬度不足。结果与药片放置的位置及压力大小有关,只能作为片剂质量参考。

采用四用仪测定:将片剂径向固定于固定底板和可以通过弹簧加压的活动柱头之间,借螺旋的作用对片剂加压,至片剂破裂时仪器所示压力即为片剂硬度。

②片重差异:片重差异大则表示片内主药含量也有很大差异。因此,必须把片重差异控制在最小限度内。

检查法:取药片20片,精密称定总重量并求得平均片重,然后分别精密称定各药片的重量,每片重量与平均片重相比较,超出重量差异限度的药片不得多于2片,并不得有1片超出重量差异限度一倍。药典规定0.3 g或0.3 g以上片的重量差异限度±5%,0.3 g以下为±7.5%。

③崩解时限检查。

检查法:2010年版药典规定使用6管法。取药片6片,分别置升降式崩解仪吊篮的干燥玻璃管中,每管各加1片,调节水浴温度至37℃±1℃,以规定的频率(30～32次/ min)和幅度(55 mm±2 mm)往复运动,除另有规定外,各片应在15 min内全部溶化或崩解成小碎粒并通过玻璃管底部的筛网。如有1片管中残有小颗粒不能全部通过筛网时,应另取6片复试,重新检查;检查结果应在崩解时限内全部溶化或崩解并通过筛网。

(2)包衣片质量检查。

外观,增重,硬度,崩解,抗热试验,耐湿、耐水试验及溶出度等,并与素片进行比较。检查方法详见本实验附注。

(三)穿心莲片的制备

1.处方

穿心莲饮片	40g
穿心莲粉(100目筛)	16g
滑石粉1%	适量

2.制备

(1)提取:穿心莲饮片加水提取,第一次加10倍量水,煎煮30 min,第二次加6倍量水,煎煮30 min,以纱布或棉花过滤,合并滤液,浓缩至15 g。

(2)制粒:浓缩液加入至穿心莲粉中,制软材,14目筛制颗粒,70℃干燥30min,14目筛整粒,称重,按重量的10%加入滑石粉。

（3）压片：至少压制 20 片（手工装料）。

3.质量检查

①外观；②重量差异；③崩解时限；④硬度；⑤脆碎度。

（四）片剂辅料对崩解度的影响

1.黏合剂对片剂崩解度的影响

取乙酰水杨酸细粉 30 g 与 3 g 淀粉混匀，用 25％乙醇制软材，16 目筛制湿颗粒，40～60℃干燥。干燥后以 16 目筛整粒。干颗粒加滑石粉 1.5 g 混匀，压片，测定其崩解，与前面制备的乙酰水杨酸片进行比较。

2.表面活性剂对片剂崩解度的影响

取对乙酰氨基酚粉碎过 80 目筛，称取 20 g 与 15％淀粉浆适量制软材，16 目筛制颗粒，60℃干燥，干燥后以 16 目筛整粒。将颗粒分为二份，其中一份加 0.7g 吐温淀粉，另一份加 0.7 g 干淀粉。再分别加入 1％硬脂酸镁，混匀后在相同压力下压片。测定两种片剂崩解时限，比较两种崩解剂的效果，并解释其原因。

吐温淀粉的制备：取 0.5 g 吐温－80，溶于 15 mL 乙醇中，加 15 g 淀粉搅拌均匀，70℃左右干燥，过 100 目筛备用。

3.润滑剂对片剂崩解度的影响

取碳酸氢钠细粉 30 g 加 3 g 淀粉混匀，与 10％淀粉浆适量制软材，16 目筛制颗粒，40～50℃干燥后，16 目筛整粒，将颗粒分为二份，其中一份加 0.1 g 硬脂酸镁，另一份加 0.5 g 硬脂酸镁混匀，相同压力下压片。比较其崩解时间，并解释原因。

四、实验结果及讨论

1.实验结果

（1）加入增塑剂的包衣材料有韧性，＿＿＿＿＿＿折断。

（2）包衣前后片剂的质量检查结果如表 23-18 所示。

表 23-18　包衣前后片剂的质量检查结果

编号	外观	片重(mg)	硬度(kN)	崩解时限(min)	溶出度(％)	抗热实验	耐湿实验
包衣前							
包衣后							
比较结果							

（3）记录中药片剂的质量检查结果。

2.讨论

（1）增塑剂在包衣材料中的作用，对包衣片剂的质量影响如何。

（2）素片质量对包衣过程与质量的影响有哪些？

（3）制备包衣材料时需要注意的问题及对衣膜质量的影响。

(4)包衣材料对包衣片剂质量的影响包括哪些？

五、思考题

1.制备乙酰水杨片时，处方中为什么加入枸橼酸或酒石酸？

2.乙酰水杨酸片为何采用滑石粉做润滑剂？

3.吐温－80在对乙酰氨基酚片剂中起什么作用？

4.有机溶剂包衣和水分散系包衣工艺的优缺点。

5.薄膜包衣材料应具备的条件，在包衣过程中对包衣质量影响较大的因素有哪些，如何控制和调整？

6.什么情况下需要包衣？

7.如何计算中药半浸膏片片重？

8.复方半浸膏片处方中含芳香性药材，应如何设计制片工艺？

六、附注

1.压片机的结构和使用

(1)单冲压片机。单冲压片机结构简单，操作方便，为目前小生产和试制工作中常用的设备。其最大的压力为1.5吨，产量为80～100片/min，一般为电动、手摇二用。

单冲压片机结构的主要部件为冲模（包括上冲、下冲和模圈）、冲模平台、饲粉器、加料斗、出片调节器、片重调节器和压力调节器。

(2)单冲压片机的使用方法。

组装次序遵循自下而上的原则：下冲—模圈—上冲—饲料靴—加料斗。调节次序为出片调节器—片重调节器—压力调节器。拆卸次序遵循自上而下的原则：加料斗—饲料靴—上冲—冲模平台—下冲。具体步骤如下：

①先装好下冲，旋紧固定螺钉。旋转片重调节器使下冲处在较低部位。

②将模圈装入冲模平台，旋紧固定螺钉将其固定，然后小心地将平台装在机座上，注意不能碰撞下冲冲头，以免造成冲头卷边。稍稍旋紧平台固定螺钉。

③装好上冲，旋紧锥形螺纹的螺母。调节压力调节器使上冲处于压力低的部位，小心慢慢地转动压片机的转轮，使上冲慢慢下降，至模圈口上方少许处停止，仔细观察上冲头是否正好在模圈的中心部位，如不在中心部位，松开平台固定螺钉，轻轻敲打平台，使其中心位置移动至恰好与上冲头重合，转动转轮使上冲进入模孔，旋紧固定螺钉。再转动转轮，上冲在模孔中进出必须灵活，且无碰撞和硬擦现象为合格。

④装好饲粉器及加料斗，再次转动转轮数次，若无异常现象，则组装正确。

⑤调整出片调节器，转动出片凸轮，使下冲上升到冲头的平面与模圈上沿齐平。

⑥调节片重调节器。可根据片重的需要，旋转片重调节器。先称取一个片重的颗粒进行初调，调整时注意勿使出片调节器转动，调整后仍需将固定板压紧。

⑦调整压力调节器。根据片剂的松紧度要求,转动上冲,向右旋转减低压力,向左旋转增加压力。调整后需将六角螺母拧紧。所需压力的大小以压出的片剂硬度合格为准,一般以手稍用力能摇动转轮为宜。

⑧加上颗粒,用手摇动转轮,试压数片,称其平均片重,调节片重调节器,使压出的片重与理论片重相等,同时再次调节压力调节器,使压出的片剂硬度符合要求。一切顺利后,开电试压,检查片重、崩解时间,达到要求后,正式开车。压片过程中应经常观察和检查片重等,发现异常时,立即停车进行调整。

⑨压片完毕,拆下冲模、擦净、涂机油或浸于液状石蜡中保存。

2.使用单冲压片机注意事项

(1)接上电源时注意旋转方向,是否与转轮箭头方向一致,切勿倒转,否则会损坏机件,如图 23-1 所示。

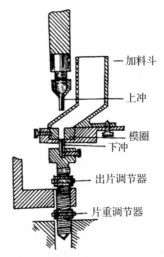

图 23-1　单冲压片机主要构造示意图

(2)压片进行时不可用手在机台上收集药片,以免压伤。

(3)机器负荷过大,卡住不能转动时,应立即停车,找出原因。若是压力过大所致,应降低压力,卸去负荷,切勿使用强力转动手轮,以免损坏机器。

3.倾斜包衣锅的结构与特点

倾斜包衣锅为传统的包衣机,亦称糖衣锅,其结构如图 23-2。包衣锅的轴与水平面的夹角为 30°~50°,在适宜转速下,使物料既能随锅的转动方向滚动,又能沿轴的方向运动,作均匀而有效的翻转,使混合效果更好。此类设备费用低,操作灵活,因而广泛应用于片剂包衣中。但具有一些不利因素,如锅内空气交换效率低,干燥慢;气路不能密闭,有机溶剂污染环境等。倾斜包衣锅可用于糖包衣、薄膜包衣以及肠溶包衣等。

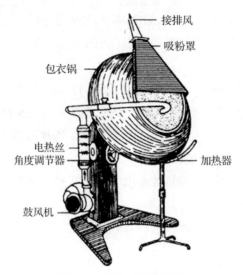

接排风

吸粉罩

包衣锅

电热丝
角度调节器

加热器

鼓风机

图 23-2 锅包衣机示意图

4.包衣片剂的质量评定方法

(1)外观性状。片剂表面应色泽均匀、光洁,无杂斑和异物,并在规定的有效期内保持不变。

(2)片重差异。糖衣片、薄膜衣片(包括肠溶衣片)应在包衣前检查片芯的重量差异,符合规定后方可包衣;包衣后不再检查片重差异。另外,凡已规定检查含量均匀度的片剂,不必进行片重差异检查。

(3)崩解度。普通口服包衣片剂需做崩解度检查。糖衣片和薄膜衣片的崩解时间为60 min。

(4)溶出度或释放度。崩解度检查有时无法正确地反映主药的溶出程度和体内的吸收情况,而溶出度或释放度的检查结果能间接地反映体内的吸收情况。因此,目前溶出度试验的品种和数量不断增加,大有取代崩解度检查的趋势,具体检查方法详见中国药典。

(5)被覆强度试验(抗热试验)。将 50 片包衣片置 250W 的红外灯下 15 cm 处受热 4 h,观察并记录片面变化情况。合格品片面应无变化。

(6)耐湿耐水性试验。将包衣片置于恒温、恒湿装置中经过一定时间,以片剂增重为指标,考察其耐湿耐水性。

5.中药片剂的质量评定办法

(1)外观性状:应光洁平整。

(2)重量差异:制取 20 片,称重,求出平均片重,再分别称取各片的重量,求重量差异。

(3)崩解时限:取 6 片,置于崩解仪中,如有 1 片不能完全崩解,另取 6 片复试。全粉末片 30min,浸膏、半浸膏片、糖衣片 60 min。

(4)硬度:测 3 片,取平均值(中药片剂 2~3 kg)

(5)脆碎度:取 6 片,损耗率应<1%。

实验八　滴丸的制备

一、实验目的

1. 掌握用溶剂熔融法和熔融法制备滴丸的方法。
2. 掌握滴丸形成固体分散体的验证方法。
3. 熟悉影响滴丸剂质量的主要因素及其控制方法。

二、实验指导

滴丸剂(guttata pills)系指固体或液体药物与载体加热熔化混匀后,滴入不相混溶的冷凝液中,熔融物由于表面张力作用收缩冷凝冷却成小丸状的制剂,主要供口服使用。滴丸制备的方法,常用熔融法或溶剂熔融法,对热易敏感的药物不宜制成滴丸。

制备工艺流程如下:

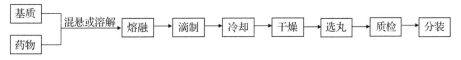

三、实验内容与操作

(一)吲哚美辛滴丸的制备

1. 处方

吲哚美辛	1 g
聚乙二醇6000	9 g
乙醇	2 mL
液状石蜡	适量

2. 操作

(1)吲哚美辛与PEG6000熔融液的制备:按处方量称吲哚美辛加入适量无水乙醇,微热溶解后,加入处方量的PEG6000熔融液中(60℃水浴保温),搅拌混合均匀,直至乙醇挥尽为止,继续静置于60℃水浴中保温30 min,等气泡除尽,备用。

(2)简易滴丸装置的安装(如图23-3所示)。简易滴丸装置由贮液装置、保温装置、冷凝装置及收集器等组成。

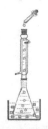

图 23-3　简易滴丸装置的安装

(3)滴丸的制备:将上述除尽气泡的吲哚美辛－PEG6000 混匀熔融液转入贮液筒内,在保温 70～80℃的条件下,控制滴速,一滴滴地滴入冷凝液中,待冷凝完全,倾去冷凝液,收集滴丸,沥净和用滤纸除去丸上的冷凝液,放置硅胶干燥器中(或自然干燥),24 h 后,称重,计算收得率。

3.操作注意

(1)熔融液内的乙醇与气泡必须除尽,才能使滴丸呈高度分散状态且外形光滑。

(2)保温水浴用来控制贮液筒内熔融液的黏度,应以能顺利滴出为度,滴速可用螺旋夹控制。

(3)冷凝液的高度、滴口离冷凝液的距离及冰浴的温度均可影响滴丸的外形。

4.质量检查

(1)外观应呈球状,大小均匀,色泽一致。

(2)重量差异:取滴丸 20 丸,求得平均丸重后,再分别精密称定各丸重量。每丸重量与平均丸重相比较,超出重量差异限度的滴丸不得多于 2 丸,并不得有一丸超出限度一倍。

滴丸剂重量差异限度见表 23-19。

表 23-19　滴丸剂重量差异限度

平均重量	重量差异限度(%)
0.03g 以下或 0.03g	±15
0.030g 以上或 0.30g	±10
0.30g 以上	±7.5

(3)滴丸中药物含量的测定:精密称取研细的滴丸(内含吲哚美辛约 4 mg),置 25 mL 量瓶中,加少量无水乙醇溶解,加 pH6.8 磷酸盐缓冲液定容,摇匀,精密吸取 5 mL,置 25 mL 量瓶中,用 pH6.8 磷酸盐缓冲液定容。以 pH6.8 磷酸盐缓冲液为空白,于 320 nm 的波长处测定吸收度(A)。可按 $C_{19}H_{16}ClNO_4$ 的吸收系数($E_{1cm}^{1\%}$)为 198 计算含量。

(4)溶散时限:照片剂崩解时限项下规定的装置,但将金属筛网的筛孔内径改为 0.425mm,取滴丸 6 个,照《中国药典》2020 年版崩解时限检查法中的方法检查,应在 30min 内溶散并通过筛网,如有残存不能溶散和通过筛网,应另取 6 个,各加挡板 1 块进行复试,结果应符合规定。

(5)滴丸的含量均匀度检查:如实验进行含量均匀度检查,可不再检查重量差异。含取供试品 10 个,以标示量为 100 的相对含量 X,求算均值 X 的标准差 S 以及标示量与均值之差的绝对值 A(A=｜100−X｜);如 A+1.80 S≤15.0,即供试品的含量均匀度符合规定;若 A+S>15.0,则不符合规定;若 A+1.80S>15.0,且 A+S≤15.0,则应另取 20 个复试,根据初、复试结果,计算 30 个的均值 X,标准差 S 和标示量与均值的绝对值 A;如 A+1.45S≤15.0,即供试品的禽量均匀度符合规定;若 A+1.45S>15.0 则不符合规定。药典对滴丸剂无规定。

(二)三七皂苷滴丸的制备

1. 处方

三七皂苷	1 g
PEG6000	4 g
PEG4000	4 g

2. 操作

按处方称取 PEG6000 和 PEG4000 于蒸发皿中,在水浴上加热熔化,加入三七皂苷 1 g,搅拌使溶解,90℃保温,置简易滴丸装置的贮液筒内,控制滴速(50 d/min),滴入液状石蜡冷凝液内,收集滴丸,沥静,用滤纸搽去丸上的液状石蜡,放置自然干燥,即得,计算收得率。

3. 操作注意

(1)滴制时药液温度不得低于 80℃,否则在滴口易凝固不易滴下。

(2)冷凝液的温度在−2～−3℃为好,可通过冰、盐、水比例进行调整。高于 0℃时,滴液来不及完全凝固而粘连在一起。

(3)重量差异与溶散时限的检查同吲哚美辛滴丸。

(三)滴丸形成固体分散体的验证方法

1. 溶解实验

取 25℃蒸馏水 100 mL 2 份,分别各加入滴丸 1 个(含吲哚美辛或三七皂苷药物相当于 1 个滴丸中含吲哚美辛或三七皂苷的量),分别搅拌,两者条件尽量一致,观察其溶解完全所需时间。

2. 差示量热扫描分析(DSC)

工作条件是用 a−Al$_2$O$_3$ 为参比物,气氛为静态空气,升温速度为 10 ℃/min,量程范围±5 mcal/s,纸速 600 mm/h。样品 a 为吲哚美辛,样品 b 为 PEG6000,样品 C 为吲哚美辛滴丸。亦可用差示热分析(DTA),工作条件采用参比物与气氛同 DSC,量程为±100 μV,纸速 300 mm/h。

样品 a 与 c 为三七皂苷与三七皂苷滴丸时,亦可用 DSC 或 DTA 验证。

四、实验结果与讨论

1. 描述滴丸的外观形状与重量。

2. 记录滴丸的含量、重量差异限度(或含量均匀度)的数据与结果,计算滴丸的收得率。

3. 记录滴丸的溶散时限。

4. 记录滴丸与原药物分别溶解完全所需的时间,说明滴丸已形成固体分散体。

5. 绘制 DSC(或 DTA)图,说明滴丸已形成固体分散体。

五、思考题

1. 滴丸在应用上有何特点?

2. 滴丸在制备过程中的关键是什么? 如何才能使滴丸形成固体分散体?

3. 影响滴丸的成型、形状与重量的因素有哪些? 在实际操作中是如何控制的?

4. 除溶解试验与 DSC(或 DTA)测定外,还有哪些方法可以检验滴丸中形成了固体分散体?

实验九 膜剂的制备

一、实验目的

1. 掌握小量制备膜剂的方法和操作注意事项。

2. 熟悉常用成膜材料的性质特点。

二、实验指导

膜剂是指将药物溶解或均匀分散在成膜材料中制成的薄膜状剂型。可供内服(如口服、口含或舌下),外用(如皮肤、黏膜),腔道用(如阴道、子宫腔),植入或眼用等。

膜剂除主药和成膜材料外,还含有增塑剂、着色剂、填充剂、表面活性剂及脱膜剂等辅助物料。

膜剂制备工艺流程如下:

配制成膜材料浆液→加入药物、着色剂等→脱泡→涂膜→干燥→脱膜→含量测定→包装。

膜剂制备中常见问题、产生原因与解决办法如表 23-20 所示。

表 23-20 膜剂制备中常见问题、产生原因与解决办法

常见问题	产生原因	解决办法
药膜不易剥离	(1)干燥温度太高 (2)玻璃板等未洗净、未涂润滑剂	(1)降低干燥温度 (2)玻璃上涂脱膜剂或药膜处方中加少量脱膜剂(润滑油)
药膜表面有不均匀气泡	开始干燥温度太高	(1)开始干燥温度应在溶剂沸点以下 (2)通风

续　表

常见问题	产生原因	解决办法
药膜"走油"	(1)油的含量太高 (2)成膜材料选择不当	(1)降低含油量 (2)用填充料吸收油后再制膜 (3)更换成膜材料
药粉从药膜上"脱落"	固体成分含量太高	(1)减少粉末含量 (2)增加增塑剂用量
药膜太脆或太软	(1)增塑剂太少或太多 (2)药物与成膜材料发生了化学反应	(1)增减增塑剂用量 (2)更换成膜材料
药膜中有粗大颗粒	(1)未经过滤 (2)溶解的药物从浆液中析出结晶	(1)制膜前浆液应过滤 (2)采用研磨法
药膜中药物含量不均匀	(1)浆液久置、药物沉淀 (2)不溶性成分粒子太大	(1)不宜久置、浆液混匀后排除气泡即应制膜 (2)研细

三、实验内容与操作

(一)眼用膜剂的制备

1.处方

替硝唑	100 mg
PVA(17－88)	6 g
甘油	1 g
蒸馏水	适量(约 60 mL)

2.操作

取 PVA,加入甘油、蒸馏水,搅拌均匀,使充分膨胀后,在水浴上加热溶解,趁热用尼龙筛网过滤,加入替硝唑混合均匀,静置排除药液中的气泡,制成 1000 药膜。每张约 0.5 cm×1.0 cm,内含主药 0.15 g。

本品用于治疗沙眼,每次取一张药膜放入眼结膜囊内,每天 1～2 次。配制时应采用无菌操作。

(二)氢溴酸东莨菪碱膜剂的制备

1.处方

氢溴酸东莨菪碱	1 g
PVA(05－88)	5.6 g
PVA(17－88)	5.6 g
甘油	0.6 g
蒸馏水	30 mL

2.操作

取 PVA、甘油和蒸馏水,搅拌浸泡溶胀后于 90℃水浴上加热使溶,溶液趁热用 80 目筛网过滤,滤液放冷后加入氢溴酸东莨菪碱,搅拌使溶解,放置一定时间除气泡,然后倒在玻璃板上用刮板法制膜,厚度约 0.3 mm,于 80℃干燥。将膜烫封在聚乙烯薄膜或铝箔中,经含量测定后计算出单剂量分格面积(每格面积约 0.5 cm×1 cm),热烫划痕或剪切,每格含氢溴酸东莨菪碱 0.5 mg。

3.质量检查

(1)含量测定:取药膜约 50 cm^2(约含氢溴酸东莨菪碱 50 mg),精确测定其面积,置于 50 mL 量瓶中,加 0.05 mol/L 硫酸溶液约 30 mL,溶解并用此酸液定容。另制备不含主药的空白溶膜,取相同面积按上述相同方法得空白液。按照分光光度法,在 257 nm 的波长处测定吸光度。按氢溴酸东莨菪碱($C_{17}H_{23}NO_4 \cdot HBr$)吸收系数($E_{1cm}^{1\%}$)为 14 计算含量。

本品含氢溴酸东莨菪碱($C_{17}H_{23}NO_4 \cdot HBr$)应为标示量的 90.0%~110.0%。

(2)含量差异限度:取药膜 10 片,分别用同法进行含量测定,每片含量与 10 片平均值比较,不得超过±10%;超过限度的不得多于 1 片,并不得超过限度的 1 倍。

(3)重量差异限度:取药膜 10 片,分别精密称定,每片重量与 10 片平均重量比较。超过±15%的药片不得多于 1 片,并不得超过限度的 1 倍。

(4)溶化时限:取药膜 5 片,分别用两层筛孔内径为 2 mm 不锈钢网夹住,按《中国药典》2020 年版崩解时限检查法中方法测定,应在 15 min 内全部溶化,并通过筛网。

四、实验结果与讨论

1.含量测定。

2.含量差异限度。

3.重量差异限度。

4.溶化时限。

五、思考题

1.处方中的甘油起什么作用?此外膜剂中还有哪些种类辅料?它们各起什么作用?

2.膜剂制备时,如何防止气泡的产生?

实验十 软膏剂的制备

一、实验目的

1.掌握不同类型基质的软膏剂和乳膏剂的制备方法以及软膏剂、乳膏剂中药物释放的测定方法。

2.掌握软膏中药物释放的测定方法,比较不同基质对药物释放的影响。

3.了解应用插度计测定软膏稠度的方法。

二、实验指导

软膏剂系指药物与适宜基质制成的具有适当稠度的膏状外用制剂。它可在应用局部发挥疗效或起保护和滑润皮肤的作用,也可吸收进入体循环产生全身治疗作用。软膏基质根据其组成可分三类:油脂性、乳剂型和水溶性基质。用乳剂型基质制备的软膏剂亦称乳膏剂,O/W型又称霜剂。

软膏剂制备方法根据药物与基质的性质用研合法、熔和法和乳化法制备。固体药物可用基质中的适当组分溶解,或先粉碎成细粉与少量基质或液体组分研成糊状,再与其他基质研匀。所制得的软膏剂应均匀、细腻,具有适当的黏稠性,易涂于皮肤或黏膜上且无刺激性。

软膏剂的稠度影响使用时的涂展性及药物扩散到皮肤的速度,它主要受流变性的影响。

三、实验内容与操作

(一)不同基质的水杨酸软膏剂、乳膏剂的制备

1.油脂性基质的水杨酸软膏制备

(1)处方。

水杨酸	1 g
液状石蜡	适量
凡士林加至	20 g

(2)操作。

取水杨酸置于研钵中,加入适量液状石蜡研成糊状,分次加入凡士林混合研匀即得。

(3)操作注意。

①处方中的凡士林基质可根据气温以液状石蜡或石蜡调节稠度。

②水杨酸需要先粉碎成细粉(按药典标准),配制过程中避免接触金属器皿。

2.O/W乳剂型基质的水杨酸软膏制备

(1)处方。

水杨酸	1.0 g
白凡士林	2.4 g
十八醇	1.6 g
单硬脂酸甘油酯	0.4 g
十二烷基硫酸钠	0.2 g
甘油	1.4 g
对羟基苯甲酸乙酯	0.04 g
蒸馏水加至	20 g

(2)操作。

取白凡士林、十八醇和单硬脂酸甘油酯置于烧杯中,水浴加热至70~80℃使其熔化,将十二烷基硫酸钠、甘油、对羟基苯甲酸乙酯和计算量的蒸馏水置另一烧杯中加热至70~80℃使其溶解,在同温下将水液以细流加到油液中,边加边搅拌至冷凝,即得O/W乳剂型基质。

取水杨酸置于软膏板上或研钵中,分次加入制得的O/W乳剂型基质研匀,制成20 g。

3.W/O乳剂型基质的水杨酸软膏制备

(1)处方。

水杨酸	1.0 g
单硬脂酸甘油酯	2.0 g
石蜡	2.0 g
白凡士林	1.0 g
液状石蜡	10.0 g
司盘 40	0.1 g
乳化剂 OP	0.1 g
对羟基苯甲酸乙酯	0.02 g
蒸馏水	5.0 mL

(2)操作。

取锉成细末的石蜡、单硬脂酸甘油酯、白凡士林、液状石蜡、司盘40、乳化剂OP和对羟基苯甲酸乙酯于蒸发皿中,水浴上加热熔化并保持80℃,细流加入同温的水,边加边搅拌至冷凝,即得W/O乳剂型基质。用此基质同上制备水杨酸软膏20 g。

4.水溶性基质的水杨酸软膏制备

(1)处方。

水杨酸	1.0 g
羧甲基纤维素钠	1.2 g
甘油	2.0 g
苯甲酸钠	0.1 g
蒸馏水	16.8 mL

(2)操作。

取羧甲基纤维素钠置研钵中,加入甘油研匀。然后边研边加入溶有苯甲酸钠的水溶液,待溶胀后研匀,即得水溶性基质。用此基质同上制备水杨酸软膏20 g。

(二)不同基质的紫草软膏剂、乳膏剂的制备

1.油脂性基质的紫草软膏剂

(1)处方。

紫草油	0.5 mL
白凡士林	5 g

羊毛脂　　　　　　　　　　　　0.50 g

(2)操作。

称取白凡士林,加入羊毛脂,水浴上熔化后加入紫草油,搅匀,放冷,即得。

2.水溶性基质的紫草软膏剂

(1)处方。

紫草油　　　　　　　　　　　　0.5 mL

甲基纤维素　　　　　　　　　　1.5 g

甘油　　　　　　　　　　　　　2.5 g

苯甲酸钠　　　　　　　　　　　0.1%

蒸馏水　　　　　　　　　　　　10 mL

(2)制备方法。

①将苯甲酸钠溶于水中(水浴加热,放冷);②将甲基纤维素、紫草油和甘油在研钵中研匀;③边研边将①液加入②中,研匀,即得。

3.W/O 型紫草乳膏剂

(1)处方。

紫草油　　　　　　　　　　　　0.5 mL

硬脂酸　　　　　　　　　　　　1.2 g

单硬脂酸甘油酯　　　　　　　　0.4 g

蓖麻油　　　　　　　　　　　　2.0 g

甘油　　　　　　　　　　　　　1.0 g

尼泊金乙酯　　　　　　　　　　0.005 g

蒸馏水　　　　　　　　　　　　5 mL

(2)制备方法。

①将硬脂酸、单硬脂酸甘油酯、蓖麻油、尼泊金乙酯共置于干燥的烧杯内,水浴加热至 50~60℃,使其全溶;②将甘油、蒸馏水置于另一个烧杯中,加热至 50℃左右;③将①液加入②中,边加边搅拌,混合均匀,至室温后即得均匀的紫色乳膏。

(三)软膏剂中药物释放速度的比较

1.方法一

(1)配制林格氏溶液 100mL(取 NaCl 0.85 g、KCl 0.3 g、$CaCl_2 \cdot 2H_2O$ 0.048 g,加蒸馏水至 100 mL,溶解,即可)。

(2)琼脂基质的制备:将称好的琼脂 3 g 用蒸馏水清洗两次,剪碎后再用蒸馏水洗一次,尽量挤压去水,加入 150 mL 林格溶液中,在水浴上加热溶解,放冷至 60℃后,加入 5 mL $FeCl_3$ 试液混匀,立即倒入准备好的试管内,装至距试管口约 2 cm,直立静置凝固,备用。

(3)释药实验。

将已制备好的水杨酸软膏剂,乳膏剂(紫草素软膏剂,乳膏剂),分别小心地填充于盛有球基质的试管中,使其与基表面贴,各管装量一致,于一定时间内测定药物向琼脂中的渗透距离,即呈色区的长度。

(四)软膏稠度的测定

1.操作以凡士林为样品,用插度计(见图 23-4)测定插入度评价样品的稠度。将凡士林熔化倒入适宜大小的容器中,静置使样品凝固且表面光滑。保持样品内温度为均匀的25℃,放到已调节水平的插度计的底座上,降下标准锥,使锥尖恰好接触到样品的表面,指针调到零点,按钮放下带有标准锥的联杆。用停表计时,控制 5s,然后固定联杆,由刻度盘读取插入度,依法测定 5 次,如果误差不超过 3%,用其平均值作为稠度,反之则取 10 次实验的平均值。

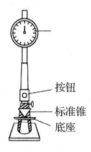

按钮
标准锥
底座

图 23-4　插度计

2.操作注意

为使标准锥尖恰好接触到样品表面。可借助反光镜以求精确地安放。不要将锥尖放到容器的边缘或已经做过试验的部位,以免测得的数据不准确。

四、实验结果与讨论

(1)将制备得到的水杨酸软膏剂,乳膏剂涂布在自己的皮肤上,记录皮肤的感觉:评价是否均匀细腻,同时记录 4 种基质的树性与涂布性(实验完毕及时清洗涂抹部位的皮肤)。

(2)将不同基质的水杨酸软膏剂、乳膏剂中药物释放测定实验结果记录于表 23-21。以呈色区长度的平方对扩散时间作图,拟合直线,求此直线斜率,即扩散系数 K。

(3)记录凡士林样品的插入度测定值,计算平均值。

表 23-21　各种软膏基质不同时间释放溶液中水杨酸的浓度(mg/mL)

时间 t(min)t$^{1/2}$	油脂性基质	O/W 乳剂型基质	W/O 乳剂型基质	水溶性基质
5				
10				
20				
30				
45				
60				

时间 t(min)t^{1/2}	油脂性基质	O/W 乳剂型基质	W/O 乳剂型基质	水溶性基质
90				
120				
150				
180				

五、操作注意事项

(1)处方中的凡士林基质可根据气道变化以液状石蜡调节黏稠度。

(2)羧甲基纤维素钠为水溶性高分子物质,直接加入水中易成团、不易分散,溶胀时间长,如先用甘油研磨分散,再加水溶解,溶解速度加快。

(3)制备乳膏时需注意油相与水相混合温度为 80℃ 左右,应不断搅拌至冷凝成膏状,否则乳化不完全,且易分层。

(4)在琼脂基质的制备中,应先将试管放在烘箱中预热,以免琼脂倒入后过快凝固,且需沿管壁倒入,避免混入气泡。

(5)溶解有琼脂的林格溶液需冷却至 60℃ 再加入 $FeCl_3$,否则 $FeCl_3$ 易水解形成 $Fe(OH)_3$ 胶体。

(6)为避免样品与凝胶之间有气泡,样品必须与凝胶接合均匀完全,且凝胶最好装至距上端试管口 2cm 处,再装入样品时与凝胶面相平为宜。

(7)凝胶扩散法测定药物释放度的实验中,应根据主药选择合适的指示剂,以产生明显的颜色,便于观察。

六、思考题

1.大量制备时如何对凡士林等基质进行预处理?

2.软膏剂制备过程中药物的加入方法有哪些?

3.制备乳剂型软膏基质时应注意什么? 为什么要加温至 70~80℃?

4.影响药物从软膏基质中释放的因素有哪些?

实验十一 栓剂的制备

一、实验目的与要求

1.掌握熔融法制备栓剂的工艺和置换价的测定方法和应用。

2.了解评定栓剂质量的方法。

二、实验指导

栓剂系指原料药物与适宜基质制成的供腔道给药的固体制剂。常用的有肛门栓和阴道栓两种,肛门栓有鱼雷形、圆锥形和圆柱形;阴道栓主要有鸭嘴形、球形和卵形。栓剂基质主要分为油脂性基质和水溶性基质两大类。制备方法如图 23-5 所示。

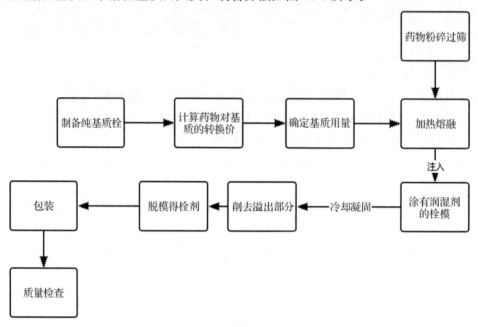

图 23-5 栓剂的制备流程

三、实验内容与操作

(一) 置换价的测定

以乙酰水杨酸为模型药物,用混合脂肪酸甘油酯为基质,进行置换价测定。

1. 纯基质栓的制备

称取混合脂肪酸甘油酯 10g 置蒸发皿中,在水浴上加热熔化后,倾入涂有润滑剂的栓剂模型中,冷却凝固后削去溢出部分,脱模,得完整的纯基质栓数粒,称重,每粒栓剂的平均重量为 G(g)。

2. 含药栓的制备

称取研细的乙酰水杨酸粉末(100 目)3 g 置小研钵中;另称取混合脂肪酸甘油酯 6g 置蒸发皿中,于水浴上加热,待 2/3 基质熔化时停止加热,搅拌使全熔,分次加至研钵中与乙酰水杨酸粉末研匀,倾入涂有润滑剂的栓剂模型中,迅速冷却固化,削去溢出部分,脱模,得完整的含药栓数粒,称重,每粒平均重量为 M(g),含药量 $W = M \cdot x\%$,$x\%$ 为药物百分含量。

$$DV = \frac{W}{G - (M - W)} \qquad (23-1)$$

G 为纯基质平均栓重;M 为含药栓的平均质量;W 为栓剂的平均含药量

3.置换价的计算

将上述得到的 G、M、W 代入(23—1)可求得乙酰水杨酸的混合脂肪酸甘油酯的置换价。

(二)乙酰水杨酸栓剂的制备

1.处方

乙酰水杨酸(100目)	6 g
混合脂肪酸甘油酯	适量
制成肛门栓	10 粒

2.操作

$$X = (G - \frac{y}{DV}) \cdot n \qquad (23-2)$$

y 为处方中药物的剂量;n 为拟制备栓剂的枚数

(1)基质用量的计算:根据上述实验得到的乙酰水杨酸的混合脂肪酸甘油酯的置换价,再按式(23—2)计算每粒栓剂(0.6 g/粒)需加的基质量及 10 粒栓剂需用的基质量。

(2)栓剂的制备:称取研细的乙酰水杨酸粉末 6 g 置研钵中;另称取计算量的混合脂肪酸甘油酯置蒸发皿中,于水浴上加热,以下按上述含药栓项下操作,得到栓剂数粒。

3.操作注意

(1)为了保证药物与基质混匀,药物与熔化的基质应按等量混合法混合,但如基质量较少,天气较冷时,也可将药物加入熔化的基质中,充分搅匀。

(2)灌模时应注意混合物的温度,温度太高混合物稠度小,栓剂易发生中空和顶端凹陷,故最好在混合物稠度较大时灌模,灌至模口稍有溢出为度,且要一次完成灌好的模型应置适宜的温度下冷却一定时间,冷却的温度不足或时间短,常发生粘模;相反,冷却温度过低或时间过长,则又可产生栓剂破碎。

4.质量检查与评定

(1)外观与药物分散状况:检查栓剂的外观是否完整,表面亮度是否一致,有无斑点和气泡。将栓剂纵向剖开,观察药物分散是否均匀。

(2)重量差异检查:取栓剂 10 粒,精密称定总重量,求得平均粒重后,再分别精密称定各粒的重量,每粒重量与平均重量相比,超出重量差异限度的栓剂不得多于 1 粒,并不得超出限度一倍。

(3)融变时限检查:方法和结果的评定见附注。

(三)洗必泰栓剂

1.处方

醋酸洗必泰(100目)	0.25 g
聚山梨酯 80	1.0 g
冰片	0.05 g
乙醇	2.5 g

甘油	32 g
明胶	9 g
蒸馏水加至	50 g
制成阴道栓	10 粒

2. 操作

(1)甘油明胶溶液的制备:称取处方量的明胶、置称重的蒸发皿中(连同使用的玻棒一起称重),加入相当明胶量 1.5～2 倍的蒸馏水浸泡 0.5～1 h,使溶胀变软,加入处方量甘油后置水浴上加热,使明胶溶解,继续加热并轻轻搅拌至重量为 49～51 g。

(2)栓剂的制备:将洗必泰与聚山梨酯 80 混匀,将冰片溶于乙醇中,在搅拌下将冰片乙醇溶液加至洗泌泰混合物中,搅拌均匀。然后在搅拌下加至上述甘油明胶溶液中,搅匀,趁热灌入已涂有润滑剂的检模内,冷却,削去模口上的溢出部分,脱模,质检、包装,即得。

3. 操作注意

(1)片状明胶应先剪成小块,加入适量蒸馏水使充分溶胀后再加热溶解,否则无限溶胀时间延长,且含有一些未溶解的明胶小块或硬粒。

(2)在加热溶解明胶及随后蒸发水分的过程中,均应不断轻轻搅拌,切勿剧烈搅拌,以免胶液中产生气泡(不易消除),使栓剂中包有气泡,影响质量。

控制基质中水分的量,蒸发水分需较长时间,但必须蒸至处方量,水量过多栓剂太软;相反水量过少,栓剂太硬。

4. 质量检查与评定

(1)外观与色泽:质量好的栓剂外表光滑,无气泡,淡黄色、透明、弹性好。

(2)重量差异检查:同乙酰水杨酸栓剂。

(3)融变时限检查:见附注。

(四)复方消痔栓

1. 处方

醋酸洗必泰	0.4 g
盐酸达克罗宁	0.4 g
异丙嗪	0.2 g
冰片	0.2 g
三七粉	2 g
甘油	2 g
聚氧乙烯单硬脂酸酶(S40)	30 g
共制	20 枚

2. 制法

上述各种药物研成细末,过 100 目筛,再将 S40 在水浴上(60±1℃)加热熔融,将药物的混合粉末加入熔融的脂肪酸中,趁热搅拌均匀后,迅速灌入已涂有液体石蜡的栓模内放冷,使凝固。用金属刀刮去模口上的栓剂的多余部分,启模后取出栓剂,用蜡纸包装即可。

四、实验结果与讨论

1.记录乙酰水杨酸对混合脂肪酸甘油酯的置换价。讨论在什么情况下制备栓剂需校对基质的置换价。

2.栓剂的各项质量检查结果记录于表 23-22。

表 23-22　栓剂质量检查结果

名称	外观	重量(g)	重量差异限度(合格否)	融变时限(min)
乙酰水杨酸栓剂				
洗必泰栓剂				
复方消痔栓				

五、思考题

1.混合脂肪酸甘油酯有几种型号(根据熔点)? 如何选择?

2.乙酰水杨酸栓剂是起局部作用还是起全身作用? 欲制备全身作用的栓剂选择药物应考虑哪几个问题?

3.制备甘油栓时应注意什么问题?

六、附注

融变时限检查的仪器装置:由透明的套筒与金属架组成如图 23-6(a)。透明套筒为玻璃或适宜的塑料材料制成,高为 60mm,内径为 52 mm 及适当的壁厚。金属架由两片不锈钢的金属圆板及 3 个金属挂钩焊接而成。每个圆板直径为 50 mm,具 39 个孔径为 4 mm 的圆孔如图 23-6(b);两板相距 30 mm,通过 3 个等距的挂钩焊接在一起。

检查法:取供试品 3 粒,在室温放置 1 h 后,分别放在 3 个金属架的下层圆板上,装入各自套筒内,并用挂钩固定。除另有规定外,将上述装置分别垂直浸入盛有不少于 4L 的 36.5±0.5℃水的容器中,其上端位置应在水面下 90 mm 处。容器中装一转动器,每隔 10 min 溶液中翻转该装置一次。

结果判断:除另有规定外,脂肪性基质的栓剂 3 粒均应在 30 min 内全部融化或软化变形包括形状的改变,并在用玻棒触压时,无硬心;水溶性基质的栓剂 3 粒均应在 60 min 内全部溶解或软化变形。上述检查中如有 1 粒不合格,应另取 3 粒复试,均应符合规定。

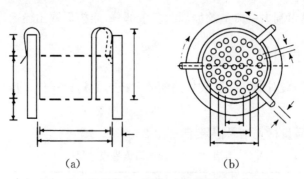

（a）　　　　　　　　（b）

图 23-6　栓剂熔变时限检查仪器装置示意图

实验十二　中药颗粒剂的制备

一、实验目的

1. 学习中草药的一种新剂型——颗粒剂的制备。

2. 熟悉颗粒剂的质量检查内容。

二、实验指导

颗粒剂是一种中草药新剂型，它是将中草药的浓缩浸膏，加入部分药粉或可溶性赋形剂，混合制成颗粒状的制剂，用开水冲服。加药粉或不溶性赋形剂制备的颗粒剂，冲化时浑浊；加可溶性赋形剂制备的颗粒剂，冲化时澄清。

三、实验内容与操作

感冒退热颗粒剂的制备

1. 处方

大青叶	62.5 g
板蓝根	62.5 g
连翘	31.3 g
草河车	31.3 g

2. 制法

颗粒剂的制法一般分为煎煮、浓缩、制粒、干燥、包装几个步骤。

（1）煎煮：将处方中的四味药适当粉碎后，按处方量称取，混合后加水煎汁。第一煎加水量为生药的 8～10 倍；煮沸后继续煮 0.5～1 h，第二煎加水量为生药的 4～6 倍，煮沸 15～30 min，合并二次煎液，用双层纱布或白布过滤。

（2）浓缩：将合并的药液进行浓缩，先直火加热，浓缩到一定稠度时，再改用水浴低温蒸发，收膏的浓度为 1∶1，即 1 克浓膏相当于中草药 1 克。

（3）浓膏的处理：当中草药的有效成分溶于乙醇时，为了除去杂质并减少服用量，可于浓膏中加入等量95％乙醇，以除去醇中不溶性杂质，本实验根据药典规定，加入等量乙醇处理，边加醇边搅拌。静置12～24 h后，滤除沉淀，滤液回收乙醇，蒸发至稠膏状。

（4）制粒：称定稠膏的量，加入其3倍量研细的白砂糖和3倍量的淀粉作吸收剂，混合均匀，用66％乙醇调节干湿度，通过16目筛制粒。

（5）干燥：把制得的颗粒在60～90℃进行干燥，必要时通过16目筛使颗粒的均整一致。

（6）包装：把干燥好的颗粒分装于塑料袋中，在阴凉干燥处保存。

3.质量检查

（1）粒度检查。取5个小包装颗粒剂，称定重量，不能通过一号筛和能通过四号筛的颗粒和粉末总和，不得超过8％。

（2）溶解性检查。取颗粒剂一份，加热水20份搅拌5 min，可溶性颗粒剂应全部溶化，混悬性颗粒剂应能混悬均匀，并均不得有焦屑等。

（4）重量差异限度。取颗粒剂10份，除去包装分别称定重量，每份重量与标示重量相比较，重量差异限度不超过±5.0％，超出重量限度的不得多于2份，并不得有1份超出重量差异限度一倍。

四、实验结果与讨论

1.粒度检查

5袋颗粒剂的重量 _____ g，大于一号筛的颗粒重量____ g，小于五号的颗粒重量 ____ g，这两部分颗粒重量占总重量的____％。说明是否合格。

2.溶解性检查

取1袋颗粒剂，加20份热水，搅拌5min，观察结果。

可溶性颗粒应全部溶化，混悬剂应能混悬均匀，并不得有焦屑。

3.重量差异检查结果填入表23-23，检查是否合格。

取颗粒剂10份，除去包装分别称定重量，每份重量与标示重量相比较，重量差异限度不得超过5％，超出重量限度的不得多于2份，并不得有1份超出重量差异限度一倍。

表 23-23　重量差异检查结果(一袋剂量/g)

编号	重量(g)	差异(g)	差异(%)	编号	重量(g)	差异(g)	差异(%)
1				6			
2				7			
3				8			
4				9			
5				10			

五、思考题

1 在生药材的提取和浓缩过程中进行醇沉处理的作用是什么?

实验十三　丸剂的制备

一、实验目的

1. 掌握中药蜜丸的制备方法。
2. 了解不同方法制备中药丸剂的优缺点。

二、实验指导

中药丸剂系指饮片细粉或提取物加适宜的黏合剂或其他辅料制成的球形或类球形制剂,包括蜜丸、水蜜丸、水丸、糊丸、蜡丸、浓缩丸、滴丸和微丸等。

蜜丸,是指饮片细粉—炼蜜为黏合剂制成的丸剂,其中每丸重量在 0.5 g(含 0.5 g)以上的称大蜜丸,每丸重量在 0.5 g 以下的称小蜜丸。

蜜丸的制法分炼蜜、合药、制条、成丸、包装及贮存等步骤。

三、实验内容与操作

山楂蜜丸

1. 处方

山楂	25 g
六神曲	3.8 g
麦芽	3.8 g
蔗糖	15 g
炼蜜	15 g

2. 操作

(1)混合:将山楂、六神曲和麦芽这 3 味药粉碎成细粉,在搪瓷盘中混合。

(2)炼蜜:取蔗糖 15 g,加水 7 mL,置于蒸发皿中,加热至蔗糖溶解,加入炼蜜 15 g,混合,炼至相对密度约为 1.38°(70℃),加入适量于细粉混合滋润的丸块。

(3)制大蜜丸:将 3/4 的丸块用中药制丸机制成大丸。

(4)制小蜜丸:其余丸块在搪瓷盘中压扁。用中药制丸机制成小丸。

四、质量检查

1. 外观:圆整,表面致密滋润,无可见纤维及其他异色点。

2. 丸重差异检查:应符合规定。

3. 细菌学检查:应符合卫生标准。

五、思考题

1. 炼蜜的目的是什么?

2. 如何根据药物的性质选择炼蜜的程度、用蜜量及合药时的温度?

3. 中药丸分哪几类?

实验十四　酊剂与流浸膏剂的制备

一、实验目的

1. 掌握浸渍法、渗漉法制备酊剂和流浸膏剂的方法。

2. 了解强化浸出的方法。

二、实验指导

酊剂系指药品用规定浓度的乙醇浸出或溶解而制成的澄清液体制剂。一般酊剂每 100 mL 相当于原药物 20 g,含剧毒药酊剂每 100 mL 相当于原药物 10 g。酊剂的制备方法有渗漉法、浸渍法和稀释法(化学药物用溶解法)。其中渗漉法使用较多,为了提高浸出效率,减少无效物质的浸出,生产上亦采用恒温循环浸渍的浸出工艺。

流浸膏系指药材用适宜的溶剂浸出有效成分的浸出液,除去一部分浸出溶剂而成的浓度较高达规定标准的液体制剂。流浸膏剂除特别规定外,每 1mL 与原药材 1 g 相当。

三、实验内容与操作

(一)橙皮酊

1. 处方

橙皮(粗粉)	20 g
70%乙醇	适量　　共制成 200 mL

2. 操作

(1)浸渍法:称取干燥橙皮粗粉 20 g,放入广口磨口瓶中,加入 70%乙醇 200 mL,置 30℃处,时加振摇,浸渍 3 天,倾取上层浸渍液,用纱布过滤,残渣用力压榨,使残液完全压出,与滤液合并。放置 24 h,过滤、即得。

(2)超声波强化浸出法:称取干燥橙皮粗粉 20 g,放入广口磨口瓶中,加入 70%乙醇 200mL,加盖瓶塞,置超声清洗机(工作频率为 25.5～26.5 kHZ,输出功率不少于 250 W)的清洗槽内水液中,开机并调节频率,使面板电流表指示在最小值,调节功率在 250 W,超声浸出 1 h,停机,倾取上层液,用纱布过滤。残渣用力压榨出残液,与滤液合并,静置约 1 h,过滤澄清,即得。

(3)渗漉法:称取橙皮粗粉,置有盖容器中,加 70%乙醇 30～40 mL,均匀湿润后,密闭,放置 30 min。另取脱脂棉一块,用溶剂湿润后平铺渗漉筒底部,然后分次将已湿润的粉末投入渗漉筒内,每次投入后,用木槌均匀压平,投完后,在药粉表面盖一层滤纸,纸上均匀铺压碎瓷石,将橡皮管夹放松,使渗漉筒下连接的橡皮管口向上,缓缓不间断地倒入适量 70%乙醇并始终使液面离药物数厘米,待溶液自出口流出,夹紧螺丝夹,流出液可倒回筒内(量多时,可另器保存)加盖,浸渍 24 h 后,缓缓渗漉(3～5 mL/min)至渗漉液达酊剂的需要量的 3/4 时停止渗漉,压榨残渣,压出液与渗漉液合并,静置 24 h,过滤,测含醇量,然后添加适量乙醇至规定量,即得。

3.操作注意

(1)浸渍法在浸渍期间,应注意适宜的温度并时加振摇,以利活性成分的浸出。

(2)超声强化浸出应注意调节频率与功率,并使清洗槽内溶液的液面略高于广口瓶内药材及浸出溶剂的液面,以利强化浸出。

(3)超声清洗机清洗槽内应先加入适量的水后才能开机,否则清洗机极易损坏。

(4)渗漉法注意事项详见姜流浸膏项下。

4.质量检查与评定

(1)含乙醇量应为 48%～58%。

(2)薄层色谱法试验。取本品 2 mL,水浴蒸干,加甲醇 5 mL 溶解,浓缩至 1 mL,作为供试品溶液,另取橙皮苷对照品加甲醇制成饱和溶液,作为对照品溶液。照《中国药典》2020年版薄层色谱法试验,吸取上述两种溶液各 2 μL,分别点于同一用 0.5%氢氧化钠制备的硅胶 G 薄层板上,以醋酸乙酯:甲醇:水(100:17:13)为展开剂,展至约 3 cm,取出,晾干,再以甲苯:醋酸乙酯:甲酸:水(20:10:1:1)的上层溶液为展开剂,展开至 8 cm,取出,晾干,喷以三氯化铝试液,置紫外灯(365 nm)下检视。供试品与对照品色谱相应的位置上显相同颜色的荧光斑点。

(二)姜流浸膏

1.处方

干姜(最粗粉)	100 g
乙醇(90%)	适量

2.操作

取干姜粗粉,按渗漉法,用乙醇(90%)作溶剂,浸渍 24 h 后,以 1～3 mL/min 的速度缓缓渗漉,收集最初的漉液 850mL 另器保存,继续渗漉至漉液几近无色,且无姜的香气和辣味,停止渗漉,将续得的全部渗漉液蒸馏回收乙醇后,在 60℃ 以下时时搅拌蒸发至稠膏状,加入最初收集的 850mL 漉液,混合后,过滤,分取 20 mL,依法测定含量后,加乙醇稀释,使含量和含醇量符合规定的标准,静置,待澄清,过滤,即得。

3.操作注意

(1)药材粉碎程度应当适中,通常宜选用粗粉。

(2)湿润药材与浸渍时间常因药材与溶剂种类不同而异,以能充分使药材湿润膨胀为度。

(3)装填渗滤器时,已湿润的药材粉粒(不应有黏结的团块),应分层均匀分布于渗滤器内,并用木杵压平。压力应均匀,松紧适中。

(4)制备流浸膏时,初滤液另器收存,续滤液宜充分浸出有效成分,可按溶剂用量,渗滤液的色、香、味及其他化学检查方法决定。

(5)渗滤速度应适中,过快时,将影响有效成分的充分浸出,增加溶剂的耗量。

4.质量检查与评定

(1)含乙醇量应为 72%～80%。

(2)含量测定:精密吸取本品 20 mL,置水浴上蒸去乙醇,放冷,加乙醚 50 mL,用玻璃棒搅拌使醚溶性物质溶解,倾取乙醚液,过滤,残液继续用乙醚提取 2～3 次,每次 50 mL,过滤,合并乙醚液,低温回收乙醚,残渣置硫酸干燥器中干燥 24 h,精密称定,即得供试量中含有醚溶性物质(重量不得少于 4.5%)。

四、实验结果与讨论

1.橙皮酊

(1)外观性状的描述。

(2)含醇量测定的结果,并讨论。

(3)绘制 TLC 图谱,并讨论。

2.姜流浸膏

(1)外观性状的描述。

(2)含醇量测定的结果,并讨论。

(3)醚溶性物质的重量%(g/mL),并讨论。

五、思考题

1.橙皮酊还有哪些制备方法? 能否用橙皮挥发油溶于乙醇中制得? 试比较其优缺点及适用性。

2.除超声强化浸出外,还有哪些强化浸出的工艺?

3.橙皮酊和姜流浸膏(或桔梗流浸膏)均用渗滤法制备,其差异在哪里?

4.实验两个制剂都有含乙醇量的规定,其意义何在?

实验十五　分配系数的测定

一、实验目的

掌握药物在两种互不相溶的液相中的分配系数测定方法。

二、实验指导

温度一定时,在两种互不相溶而彼此接触的溶剂之间,某种溶质可按一定比例分别溶解,形成这两种溶剂的溶液,其平衡浓度的比值是一个常数,不随溶质的加入量不同而变化,该常数称分配系数 K,如式(23-3):

$$K = \frac{C_u}{C_L} \tag{23-3}$$

式中 C_u 和 C_L 分别为上、下两相的浓度。如果该溶质在溶液中发生化学变化,如缔合、解离、水解及络合反应等,则同种的分子或离子在两液相之间也仍遵守分配定律,但总平衡浓度比,则不一定是一个常数。

分配系数是药物制剂中设计处方、开发新药以及临床应用时的重要参数之一,如配制缓释制剂、软膏剂、栓剂及贴片等,药物从基质释放到黏膜、皮肤或进入体内后的吸收与其分配系数等均有密切关系,知道药物的分配系数才能更正确地控制剂量。

本实验以水杨酸为模型药物。水杨酸是弱电解质,在其电离度可以忽略不计的前提下,水杨酸室温时在水和氯仿之间的平衡浓度比是一个常数,基本上等于室温下水杨酸在水和氯仿两相中的溶解度之比。

三、实验内容与操作

(一)水杨酸试液的配制

精密称定水杨酸标准品约 50 mg,置 50 mL 量瓶中,加蒸馏水溶解(必要时加热),定容,即得,计算出精确的百分含量备用。

(二)水杨酸标准曲线的绘制

1. 系列浓度的水杨酸水溶液的配制

精密称定水杨酸标准品约 15 mg,置 100 mL 量瓶中,加蒸馏水溶解,定容为标准溶液。分别精密量取标准溶液 2、4、6、8 与 10 mL,置 25 mL 量瓶中,加蒸馏水定容,摇匀,得到 5 个已知系列浓度的水杨酸水溶液。

2. 显色剂的配制

在 100 mL 蒸馏水中,加入硝酸铁[$Fe(NO_3)_3 \cdot 9H_2O$] 0.4 g 与 0.1 mol/LHCl 1.2 mL溶解。

3.标准曲线绘制

分别精密吸取上述 5 个已知系列浓度的水杨酸水溶液 10 mL,加硝酸铁显色剂 2 mL,摇匀,以蒸馏水 10mL 加硝酸铁显色剂 2 mL,摇匀为空白,分别在 530 nm 的波长处测定吸光度(A),将吸光度对浓度回归得标准曲线回归方程,备用。

(三)测定水杨酸在水和氯仿之间的分配系数

精密吸取水杨酸试液 25 mL,置分液漏斗中,再精密吸取等体积的氯仿,加入上述分液漏斗中,密塞,用力振摇 30 min,静置 10 min,再振摇 30 min,静置 10 min,再振摇 30 min,静置待分成两层后,弃去下层氯仿液。

精密吸取含有水杨酸的上层水液 2.5 mL,置 25 mL 量瓶中,加蒸馏水定容,此为稀释10 倍的稀释液。

精密吸取上述稀释液 10 mL,加硝酸铁显色剂 2 mL,以蒸馏水 10 mL 加硝酸铁显色剂2 mL 为空白,在 530nm 的波长处测定吸光度(A),用标准曲线方程计算水杨酸的浓度,再乘以稀释倍数,即得水杨酸在水层中的浓度。用水杨酸试液在萃取前后水杨酸浓度之差即可求得氯仿层中水杨酸的浓度,最后计算水杨酸在水和氯仿之间的分配系数。

(四)操作注意

1.由于分配系数受温度的影响,因此操作时的温度尽可能接近10～30℃的温度下进行。

2.在萃取过程中,不宜振摇过猛,以免两液相产生乳化及泡沫,难以消除。

3.本实验中两相溶剂水与氯仿欲达到平衡浓度,尚需继续多次振摇才能完成,因此,本实验的结果是近似值。

4.本实验如用硫酸铁铵作显色剂,亦在 530 nm 的波长处测定。

四、实验结果与讨论

1.记录实验时的实际温度。

2.记录水杨酸浓度与吸收的数据于表 23-24 中,求出标准曲线回归方程。

表 23-24 水杨酸测定的数据

样品编号	1	2	3	4	5	空白
水杨酸浓度%(mg/mL)						
吸收度(A)						

3.记录并计算实验时实际温度下的分配系数。

$$K = \frac{\text{萃取后氯仿层中水杨酸浓度}}{\text{萃取后水层中水杨酸浓度}} \tag{23-4}$$

五、思考题

1.准确测定水杨酸分配系数的关键是什么?测定时的影响因素有哪些?

2.分配系数在药剂学上的应用实例。

实验十六　药物的增溶与助溶

一、实验目的

1. 掌握增溶、助溶的基本原理以及增溶相图的绘制。
2. 掌握影响难溶性药物增溶与助溶的因素。
3. 熟悉常见的增溶剂与助溶剂。

二、实验原理

增溶与助溶是药剂学中增加水中难溶性药物溶解度的常用方法。增溶是指某些难溶性药物在表面活性剂的作用下,在水中的溶解度增大并形成澄明溶液的过程。具有增溶能力的表面活性剂称为增溶剂,被增溶的物质称为增溶质。对于以水为溶剂的药物,增溶剂的最适 HLB 值为 15～18。常用的增溶剂为聚山梨酯类和聚氧乙烯脂肪酸酯类。药物的增溶作用受诸多因素影响,如增溶剂的性质、增溶质的性质及增溶温度等。

助溶是指难溶性药物与加入的第三种物质在溶剂中形成络合物、复盐或缔合物,以增加药物在溶剂中的溶解度的过程,这第三种物质称为助溶剂。助溶剂可溶于水,多为低分子化合物,形成的络合物多为大分子。常用的助溶剂主要分为两大类:一类是某些有机酸及其钠盐,如苯甲酸钠、水杨酸钠及对氨基苯甲酸等;另一类是酰胺类化合物,如尿素、烟酰胺及乙酰胺等。关于助溶剂的选择尚无明确的规律可循,一般只能根据药物的性质选用。

三、实验内容与操作

(一)增溶剂

下面以聚山梨酯的种类及温度对难溶性药物吲哚美辛的增溶作用为例。

1. 实验方法:

(1)量取蒸馏水 25 mL 于 50 mL 烧杯中,加吲哚美辛 50 mg,室温搅拌 10 min 后,吸取 5 mL 混悬液 0.45 μm 微孔滤膜过滤,弃去初滤液,精密吸取续滤液 1.0 mL,于 50 mL 量瓶中以蒸馏水稀释至刻度。在波长 320 nm($E_{1cm}^{1\%}$,190)下测定吸光度,并计算吲哚美辛溶解度。

(2)称取聚山梨酯—20 1.00 g 于 50 mL 烧杯中,加吲哚美辛 50 mg,搅拌均匀后,加蒸馏水 25 mL,室温搅拌 10 min,吸取 5 mL 混悬液过 0.45 μm 微孔滤膜,弃去初滤液,精密吸取续滤液 1.0 mL,于 50 mL 量瓶中以蒸馏水稀释至刻度,同前法测定吸收度,并计算吲哚美辛溶解度。

(3)称取两份聚山梨酯—80 各 1.0 g 分别置于两个 50 mL 烧杯中,各加吲哚美辛 50 mg,搅拌均匀后,加蒸馏水 25 mL,分别于室温、50 ℃恒温搅拌 10 min,吸取 5 mL 混悬液过

0.45 μm 微孔滤膜,弃去初滤液,精密吸取续滤液 1.0 mL,于 50 mL 量瓶中以蒸馏水稀释至刻度,同前法分别测定吸收度,并计算吲哚美辛溶解度。

（4）将 1、2、3 实验的外观和溶解度结果进行比较并记录于表 23-25、表 23-26 中。

2.操作注意

操作中各项条件应尽可能保持一致,如加入吲哚美辛与聚山梨酯的量、搅拌时间等。

（二）助溶剂对难溶性药物茶碱的助溶作用

1.实验方法

（1）称取茶碱 3 份（每份约 0.15 g）。

（2）取茶碱一份放入烧杯中,加水 20 mL,搅拌,观察溶解情况。

（3）取茶碱一份放入烧杯中,加水 19 mL,搅拌,滴加乙二胺约 1 mL,观察溶解情况。

（4）取茶碱一份放入烧杯中,加同量烟酰胺后,加水约 1 mL,搅拌,再补加水 19 mL,观察溶解情况。

2.操作注意

注意药品和助溶剂加入的顺序。

四、实验结果与讨论

1.聚山梨酯类对吲哚美辛的增溶作用

表 23-25 聚山梨酯对吲哚美辛的增溶

药　物	表面活性剂	外观状态	溶解度(g/100 mL)
吲哚美辛	无 聚山梨酯－20 聚山梨酯－80		

2.温度对聚山梨酯－80 增溶作用的影响

表 23-26 不同温度下聚山梨酯－80 对吲哚美辛的增溶

药　　物	表面活性剂	溶解度(g/100 mL)	
		室温	50℃
吲哚美辛	聚山梨酯－80		

3.助溶剂对茶碱助溶的影响

将助溶剂对茶碱的助溶结果填入表 23-27。

表 23-27 不同助溶剂对茶碱的助溶

药物	助溶剂	现象
茶碱	无 乙二胺 烟酰胺	

五、思考题

1. 由实验结果分析与讨论影响难溶性药物增溶的主要因素。
2. 由实验结果分析乙二胺、烟酰胺对茶碱助溶的可能机理。

实验十七　青霉素 G 钾盐稳定实验

一、实验目的

1. 了解用化学动力学方法测定药物稳定性的方法。
2. 用恒温加速实验法预测青霉素 G 钾水溶液的有效期。

二、实验原理

青霉素 G 钾盐在水溶液中迅速破坏,残余未破坏的青霉素 G 钾盐可用碘量法测定。即先经碱处理,再酸化生成青霉噻唑酸,后者可被碘氧化,过量的碘用硫代硫酸钠溶液回滴,反应方程式如下:

$$I_2 + 2Na_2S_2O_3 \longrightarrow 2NaI + Na_2S_4O_6$$

随着青霉素 G 钾盐放置时间的增长,残余未破坏的青霉素 G 钾盐越来越少。故碘液消耗量也应减少。根据碘液消耗量(毫升数)的对数对时间作图,如为一直线,即表明青霉素钾盐溶液的破坏为一级反应。因为这个反应同时与 pH 有关,故实际上是个伪一级反应。

一级反应的反应速度方程式如式(23-5)

$$\frac{-dc}{dt} = Kc \tag{23-5}$$

式中 $-dc/dt$ 表示青霉素浓度减少的瞬时速度,用 c 表示青霉素在瞬间 t 浓度,对上式积分,以 c_0 表示初浓度,则得

$$\lg c = -\frac{K}{2.303}t + \lg c_0 \tag{23-6}$$

式中 K 为青霉素分解的速度常数,很明显此式为一直线方程,其斜率为 $-K/2.303$,截距为 $\lg c_0$,由斜率可求出分解速度常数 K。

反应速度常数 K 和绝对温度 T 之间的关系可用 Arrhenius 公式表示

$$\lg K = \frac{-E}{2.303R} \times \frac{1}{T} + \lg A \qquad (23-7)$$

很明显此式仍为一直线方程,其斜率为 $-E/2.303R$,截距为 $\lg A$。若按(23-6)式求得了几个温度的 K 值,则可应用(23-7)式,以 $\lg K$ 对绝对温度的倒数作用,可得一直线,再外推到 25℃求出 K 值。根据 $t_{1/2}=0.693/K$ 和 $t_{1/10}=0.1054/K$ 即可求出药物半衰期和有效期。

三、实验内容与操作

(一)青霉素 G 钾水溶液的加速试验

称取青霉素 70~80 mg。置 100 mL 干燥容量瓶中,用 pH4 的缓冲液(枸橼酸—磷酸氢二钠缓冲液)配制成 100 mL,将此量瓶悬于恒温水浴中,立即用 5 mL 移液管吸出溶液 2 份,每份 5 mL,分别置于两个碘量瓶中,并同时记录取样时间,以后每隔一定时间取样一次,记录在表 23-28 上,方法同上。

表 23-28 实验温度及取样间隔时间

实验温度(℃)	30	35	40	45
间隔时间(min)	60	45	30	15
取样次数	4	5	6	7

每次取样后立即按下法进行含量测定。

向盛有 5 mL 样品的一个碘量瓶中(为检品)加入 1 mol/L 氢氧化钠溶液 5 mL,室温放置 15 min 后加入 1.1 mol/L 盐酸 5 mL,醋酸—醋酸钠缓冲液 10 mL(pH 4.5)摇匀,精密加入碘液(0.01 mol/L)10 mL,在暗处放置 15 min,立即用硫代硫酸钠溶液(0.01 mol/L)回滴,以淀粉指示液 2 mL 为指示剂,至蓝色消失,消耗硫代硫酸钠液的毫升数为 b。

取另一个盛有 5 mL 样品的碘量瓶中(为空白),加入醋酸—醋酸钠缓冲液 10 mL,精密加入碘液 10 mL,放置 1 min,用硫代硫酸钠溶液回滴,消耗硫代硫酸钠的毫升数为 a。(a—b)即为测定的实际消耗碘液的毫升数。将结果填于表 23-29 中。

表 23-29 青霉素 G 钾水溶液的加速试验结果

	取样时间(min)	0				
实验温度℃	a(mL)					
	b(mL)					
	a—b(mL)					
	lg(a—b)					

m=　　　　　　　　　$K=$　　　　　　　　　$\lg K=$

$t_{1/2}=$　　　　　　　　$T=$　　　　　　　　　$1/T=$

(二)实验数据处理

1.用 $\lg(a-b)$ 对时间 t 作图,得一直线。

2.求出这条直线的斜率 m,可在这条直线上任取二点,它们横坐标之差为 t_2-t_1,纵坐标之差为 $\lg(a_2-b_2)-\lg(a_1-b_1)$,则斜率 m 为:

$$m=\frac{\lg(a_2-b_2)-\lg(a_1-b_1)}{t_2-t_1} \qquad (23-8)$$

3.根据上式可求得该温度下的速度常数:

$$K=-2.303\times m \qquad (23-9)$$

4.根据 $t_{1/2}=0.693/K$ 和 $t_{1/10}=0.1054/K$ 可以求出 $t_{1/2}$ 和 $t_{1/10}$

将如此求得的四个温度的 K 值与其绝对温度列于表 23-30 中。

表 23-30 不同温度下的 K 值

T	303	308	313	318
$1/T\times 10^3$				
K				
$\lg K$				

用 $\lg K$ 对 $1/T\times 10^3$ 作图,得一直线,用外推法可求出室温时的反应速度常数 K,再依法求出 25℃时的 $t_{1/2}$ 和 $t_{1/10}$。

可以将上述过程用线性回归法来求各温度及室温的 $t_{1/2}$ 和 $t_{1/10}$,并比较两种方法所得的结果。

四、思考题

1.为什么青霉素 G 钾(钠)盐的降解反应为伪一级反应?

2.取样测定时,为什么同时要取一个空白样进行含量测定?

3.为使测得结果准确,应注意什么问题?

实验十八　颗粒流动性的测定

一、实验目的

1.掌握测定休止角的方法。

2.熟悉润滑剂或助流剂及其用量对颗粒流动性的影响。

二、实验指导

药物粉末或颗粒的流动性是固体制剂制备中的一项重要物理性质,无论原辅料的混匀、沸腾制粒、分装、压片工艺过程都与流动性有关。特别是在压片过程中,为了使粉末或颗粒能自由连续流入冲模,保证均匀填充,减少压片时对冲模壁的摩擦和黏附,减小片重差异,必须设法使粉末或颗粒具有良好的流动。

目前在改善颗粒流动性方面的措施,主要从改变粒径和形态,添加润滑剂或助流剂等方面着手。本实验首先将粉末制成颗粒,使粒径变大,然后添加润滑剂或助流剂以改善流动性。

表示流动性的参数,主要有休止角、滑角、摩擦系数和流动速度等。其中以休止角比较常用,根据休止角的大小,可以间接反映流动性的大小,休止角也可以作为选择润滑剂或助流剂的参考指标。一般认为休止角小于 30°者流动性好,大于 40°者流动性不好。

休止角是指粉末或颗粒堆积成最陡圆锥的斜边与水平面之间的夹角。图 23-7 为本实验测定休止角的装置。具体测定方法,将粉末或颗粒放在固定于圆形器皿的中心点上面的漏斗中。圆形器皿为浅而已知半径($r=5$cm 左右)的培养平皿。粉末或颗粒从漏斗中流出,直至粉末或颗粒堆积至从平皿上缘溢出为止。测出圆锥的顶点到皿上缘的高 h,休止角即为式(23—10)中的 φ 值:

$$\tan\varphi = \frac{h}{r} \tag{23—10}$$

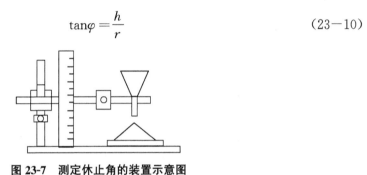

图 23-7　测定休止角的装置示意图

三、实验内容与操作

(一)制备空白颗粒

1. 处方(400g)

乳糖	200 g
糊精	200 g
50%乙醇	适量

2. 操作

将乳糖与糊精混匀后,用适量 50%乙醇制成适宜的软材,过 16 目筛,80℃烘干,过 16 目筛整粒备用。

(二)测定休止角

分别以不同量的硬脂酸镁(0.10 g、0.3 g、0.50 g、0.70 g、0.90 g)、滑石粉(1.00 g、2.00 g、3.00 g、4.00 g、5.00 g)和微粉硅胶(0.10 g、0.30 g、0.50 g、0.70 g、0.90 g)每 25 g 空白颗粒混匀后,用上述休止角测定装置测定休止角值,作图。找出滑石粉、硬脂酸镁和微粉硅胶起最好助流作用的临界用量。再分别取 25 g 空白颗粒以及制备 25 g 空白颗粒的混合粉末,不加润滑剂,测定它们的休止角。最后将以上实验结果进行比较。

(三)操作注意

1. 空白颗粒宜紧密整齐。制备软材时,润湿剂的量须加至制得的软材在过筛后不出现明显细粉,也不呈条状为宜。用同目筛整粒后,以 60~80 目筛筛去细粉,以减少影响测定流动性的因素。

2. 根据空白颗粒的实际流动性,调节润滑剂的不同用量,使图形呈正态分布,便于找出润滑剂的最佳用量(峰值)即临界用量。

四、实验结果与讨论

1. 测得锥体高、底半径,并计算得休止角,填入表 23-31:$\tan\varphi = \dfrac{h}{r}$。

表 23-31　休止角测定结果

润滑剂	重量 * (g)	r	h	$\tan\varphi = \dfrac{h}{r}$	φ
硬脂酸镁	0.1				
	0.3				
	0.5				
	0.7				
	0.9				
滑石粉	1.00				
	2.00				
	3.00				
	4.00				
	5.00				
微粉硅胶	0.1				
	0.3				
	0.5				
	0.7				
	0.9				
	空白颗粒				
	空白颗粒的混合粉末				

＊每 25g 颗粒中加的润滑剂或助流剂的重量

2. 最佳用量的确定。以休止角(φ)为纵坐标,润滑剂用量为横坐标作图,找出峰值。

3. 讨论本实验粉末与颗粒的流动性,以及在颗粒加入润滑剂或助流剂后,改善颗粒流动性的情况。

五、思考题

1.颗粒流动性在固体制剂制备中有何意义?

2.分析上述颗粒流动性测定结果与辅料性质的关系。

3.若颗粒粒度不同,对于休止角和流动速度有何影响?

实验十九 粉体的粒径与粒度分布的测定

一、实验目的

1.掌握粉体粒径的表示方法。

2.掌握筛分法测定粉体的粒度及粒度分布的方法。

3.熟悉显微镜法测定粉体粒度及粒度分布的方法。

二、实验原理

1.粉体

粉体是由无数个固体粒子所组成的集合体。在制药行业中常用的粉体粒子的大小范围为 $1~\mu m \sim 10~mm$。粒子的大小是影响粉体其他性质的最基本的性质,粉体粒子的形状不规则,其大小可以用多种方法表示,包括:几何学粒子径,如三轴径、定方向径(投影径)、投影面积圆相当径、体积相当径和比表面积相当径等;有效径(Stokes 径);筛分径(细孔通过相当径)。

2.粒度分布的测定

大部分粉体由粒度不等的颗粒组成,粒度分布是指颗粒群中粒径的分布状态,即粒子径与所对应的粒子量之间的关系。测量基准不同或粒径的表示方法不同,其粒度分布完全不同,因此,表示粒径分布时必须注明其测量基准和所表示的粒子径,如以个数基准的体积相当径或以质量基准的筛分径等。

图 23-8 表示频率分布和累积分布。在累积分布中 50% 量所对应的直径为中位径 D_{50}。

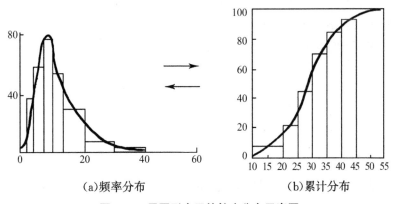

(a)频率分布 　　　　　　　　(b)累计分布

图 23-8 用图形表示的粒度分布示意图

三、实验内容与操作

用筛分法测定粒度分布及中位径,测定方法:

(1)将标准筛按筛孔大小顺序从上到下排列,固定好。

(2)将 50g 左右制粒物,放在最上层筛中,振荡 1 min。

(3)称量各级筛中截留的颗粒重量。

(4)绘制以重量为基准的频率直方图和累积分布图,并求出中位径(D_{50})。

四、实验结果与讨论

1.实验结果

将各级筛子上粒子称重,按从小到大级别填于表 23-32。

表 23-32　不同粒径范围的粒子质量

粒径范围 （μm）	质量(g)	频率 （%）	筛下累积 （%）	粒径范围 （μm）	质量 （g）	频率 （%）	筛下累积 （%）

绘制频率分布、累积分布的直方图,连接中心绘出各分布曲线。粒度分布可用半对数坐标(粒径用对数值)。

2.讨论

筛分法测定粒度的特点与注意事项。

五、思考题

1.平均粒径的表示方法有几种?

2.为什么采用筛分法测定粒度分布时需振荡一定时间?

实验二十　微粉的制备

一、实验目的

1.掌握用溶剂转换法制备吲哚美辛微粉的工艺。

2.熟悉微粉粒径的测定方法。

二、实验指导

微粉系指 10 μm 以下的不少于 90% 的粉末。

难溶性固体药物的溶出，通常是受扩散控制的过程，其溶出速度与溶出速度常数(k)、固体药物与体液之间的有效接触面积(S)以及固体药物的溶解度(C_s)成正比。对某种固体药物，在温度一定时，k 与 C_s 均为常数，故可通过增加 S（即用分散度大的药物微粉）以提高其溶出速度，从而增加药物在体内的吸收速度。

药物微粉化的方法很多，如球磨机、胶体磨、气流粉碎机以及流能磨等机械粉碎，或水飞法制备贵重药材，小量制备时，常用物理化学方法，如改变介质 pH 法、控制结晶法等。本实验采用溶剂转换法，即将药物溶解于能与水混合的有机溶剂中，制成饱和溶液，然后将此饱和溶液转入水中，药物沉淀析出，即得微粉。

三、实验内容与操作

(一)吲哚美辛微粉的制备

1.混合溶剂的制备

按无水乙醇：丙酮为 1：1 的体积比例混匀，即得，每 1g 吲哚美辛需要混合溶剂 17.2 mL。

2.吲哚美辛饱和溶液的制备

称取吲哚美辛 4 g，加入混合溶剂 68.8 mL，搅拌溶解，得淡黄色澄明溶液。

3.吲哚美辛微粉的制备

将吲哚美辛饱和溶液置分液漏斗中，滴入恒定搅拌条件下的 10 倍量冷蒸馏水中，开始缓慢滴入，逐渐增大速度。将所得溶液置于冷水浴中 10 min，得微细沉淀(或絮状沉淀)，抽滤，沉淀用蒸馏水反复洗净混合溶剂，抽干，50℃ 以下干燥，研细，即得微粉。

4.操作注意

(1)制备微粉的过程中，搅拌速度应快且恒定。饱和溶液不宜滴入搅拌的旋涡内，以免液滴不易分散而形成大晶核。必要时在烧杯外用冰盐浴，温度降低，可降低晶核成长速度增大，易形成小晶核。

(2)饱和溶液滴入蒸馏水中速度快慢的控制，应在开始时保持较小的过饱和程度，以生成晶核的速度大于晶核成长的速度为宜。

(二)难溶性药物微粉化增加药物溶解度的验证试验

取吲哚美辛原料药细粉 0.1 g、吲哚美辛微粉 0.1 g，分别置于 500 mL 蒸馏水中(烧杯)，搅拌 10 min，使吲哚美辛溶解至饱和，经 0.8 μm 的微孔滤膜滤过，滤液以紫外分光光度法测定吸光度，测定波长 320 nm($E_{1cm}^{1\%}=190$)。

(三)测定微粉的粒径与其分布

采用显微镜目测法测定微粉粒子的大小。取少许吲哚美辛微粉，置载玻片上。用蒸馏水均匀分散,以粒子不重叠为度,去除气泡后,加盖玻片,用有刻度标尺(刻度已校正)的接目镜的显微镜,依格次序测定,勿重复。由于微粉形态不规则,测定时以沿着同一方向的直径为准,共测500个以上的粒子,计算得粒子的平均定向径。亦可将视野内的粒子显微照相后再测量。

四、实验结果与讨论

1. 记录并计算吲哚美辛微粉的收得率,讨论制备过程中的现象。

2. 比较吲哚美辛原料药及微粉吸光度、溶解度,填于表 23-33。

表 23-33　吲哚美辛原料药及微粉的吸光度和溶解度值

	吸光度 A	溶解度 C(g/mL)
吲哚美辛原料药		
吲哚美辛微粉		

3. 记录微粉化后吲哚美辛的粒径,并绘制粒度分布图。

目测法测定微粉大小记录于表 23-34,并以每隔 $3\mu m$ 为 1 单元的粒子个数除以总个数粒子的频率(%)为纵坐标,以粒子直径(μm)为横坐标,绘制微粉的粒径直方图。

表 23-34　目测微粉的粒度分布

粒子直径(μm)	粒子数(个)	占总个数的百分率(%)
0～3		
>3～6		
>6～9		
>9～12		
>12～15		
>15～18		
>18		

五、思考题

溶剂转换法制备吲哚美辛微粉的关键有哪些？如何控制？

实验二十一　临界相对湿度与吸湿速度的测定

一、实验目的

1. 了解湿度对药物稳定性的影响。

2. 掌握临界相对湿度与吸湿速度的测定方法。

二、实验指导

当空气中的水蒸气分压大于药物粉末本身所产生的饱和水蒸气压时,则发生吸湿。在一定温度下,随着环境相对湿度不断提高,药物吸湿量也不断增加,当提高相对湿度到某一定值时,药物吸湿量迅速增加,此时的相对湿度称为水溶性药物的临界相对湿度(CRH)。吸湿速度反映在一定相对湿度与温度条件下吸湿量与时间的关系。

固体药物临界相对湿度的测定方法有干粉末法和饱和溶液法,本实验以 NaCl 为样品,采用饱和溶液法,原理是当 NaCl 饱和溶液的蒸气压与空气中的水蒸气分压相等时,此相对湿度相当于固体 NaCl 吸湿迅速增加时的情况,即达临界相对湿度。将氯化钠饱和溶液放在不同相对湿度的环境中一定时间,称量其重量变化,测定样品的临界相对湿度。同时,将样品放在某一相对湿度与温度,测定不同时间药物的吸湿量,求出吸湿速度。

还可用氨苄西林钠为模型药物,以干粉末法测定其临界相对湿度。

药物吸湿,不仅物理状态发生变化,而且可加速药物化学降解,故测定药物的临界相对湿度与吸湿速度,对控制药物的生产条件,保证产品质量,有着重要意义。

三、实验内容与操作

(一)饱和溶液法

1. 取 10 个小型玻璃干燥器,配制一系列不同相对湿度(RH%)盐的饱和溶液,具体饱和盐溶液种类见表 23-35。分别放入上述干燥器内,加盖,置于 25℃隔水式电热恒温培养箱中平衡 24h。

2. 取 10 只大小一致的称量瓶,精密称重,每个瓶中加入氯化钠饱和溶液 0.5 mL,加氯化钠结晶 100 mg,盖上称量瓶,再精密称量,将此重量减去原始瓶重,就得出样品初始重量,然后将称量瓶分别放入上述干燥器中,打开称瓶盖,将干燥器盖好,在 25℃培养箱中放置 24 h,取出干燥器,盖好称量瓶,重新精密称重,求出减少或增加的重量。同时记录样品的外观。

(二)干粉末法

1. 方法与上述饱和溶液法相同,只是将样品改为氨苄西林钠约 300 mg,具体操作同上。

2. 对装有 H_2O 的干燥器中的样品(氨苄西林钠)进行继续观察,每 3 天精密称量,计算吸湿量。

(三)操作注意

1. 本方法适用于纯的水溶性物质 CRH 测定。要求实验条件保持一致。

2. 样品称重前应盖好放在装有硅胶的干燥器中,称量操作要求既快又准。

3. 为了保证盐溶液饱和,干燥器底部应有过量盐存在。

4. 为了保证结果的准确性,每个相对湿度条件最好同时平行测定 3 份样品。

四、实验结果与讨论

1. 将实验结果列表(饱和溶液法或干粉末法)。

表 23-35　各种相对湿度条件下药物或饱和溶液的吸湿量(25℃)与外观变化 (样品_____)

饱和盐种类	相对湿度(%)	外观		重量(mg)		重量改变(%)
		0	24(h)	0	24(h)	
H_2O	100.00					
$K_2Cr_2O_7$	98.00					
KNO_3	92.48					
KCl	84.26					
NaCl	75.28					

表 23-36　在相对湿度 100% 条件下药物在各个时间的吸湿量与外观变化(25℃)

时间(d)	样品重量(mg)	样品吸湿后重量(mg)	样品重量增加(%)	外观
0				
1				
3				
6				
9				
12				

2. 对表 23-35 中的饱和溶液法的数据,以相对湿度为横坐标,样品重量增加或减少(%)为纵坐标作图,连接各点所成直线与横轴相交处。即可求出氯化钠的临界相对湿度。

对于干粉末法的数据同法作散点图,根据吸湿曲线,按常规方法在横坐标相应处,求出氨苄西林钠的临界相对湿度。

3. 对表 23-36 中的数据,以时间为横坐标,样品重量增加(%)为纵坐标作图,即可求出样品的吸湿速度曲线。

五、思考题

1. 何谓水溶性药物临界相对湿度,药品生产时,环境湿度应控制在临界相对湿度以上还是以下?

2. 如何测定临界相对湿度与吸湿速度?

3. 本实验过程中应注意哪些问题?

实验二十二　固体分散体的制备

一、实验目的

1. 掌握固体分散体的制备工艺。
2. 初步掌握固体分散体验证方法。

二、实验指导

固体分散体系指利用熔融法、溶剂法、溶剂—熔融法等方法使药物在载体中成为高度分散状态的一种固体分散物。难溶性药物制成固体分散体后,可提高其分散程度、溶解度和溶出速率,从而提高其生物利用度。

固体分散体的溶出速率很大程度上取决于载体材料的特性。常用的载体材料可分为水溶性、难溶性和肠溶性三大类,增加药物溶出速率的主要为水溶性载体材料,常用的有高分子聚合物(PEG、PVP)、表面活性剂(F68、PEO、PC)、有机酸、糖类和醇类及纤维素衍生物等。

药物与载体是否形成了固体分散体,一般用差热分析、X—射线粉末衍射、红外光谱、溶出速度及熔点测定等方法验证。

三、实验内容与操作

以吲哚美辛—PEG6000 固体分散体的制备为例。

1. 处方

吲哚美辛	0.5 g
PEG6000	4.5 g

2. 操作

(1)吲哚美辛—PEG6000 固体分散体的制备。取 PEG6000 4.5 g 置蒸发皿内,在 50～60℃水浴上加热熔融,取吲哚美辛 0.5 g 溶于 2～3 mL 无水乙醇,与 PEG6000 的熔融液混合均匀,在搅拌下挥干乙醇,冰上冷却,粉碎,过 60～80 目筛,即得。

(2)物理混合物的制备。

将吲哚美辛 0.1 g 与 0.9 g PEG6000 混合均匀。

(3)固体分散体的验证。

取吲哚美辛原料 0.1 g,相当于 0.1 g 吲哚美辛的固体分散和(2)中制备的物理混合物各一份,分别溶于 500 mL 水中,320 nm 处测定吸光度,计算每份样品中吲哚美辛的溶解度 C_s($E_{1cm}^{1\%}$ =190)。

3. 操作注意

（1）固体分散体制备时，熔融液中的乙醇必须除尽，才能保证固体分散体中的药物能够呈现高度分散状态，且不会在放置过程中有药物晶体析出。

（2）固体分散体蒸去溶剂后，倾入不锈钢板上（下面放冰块）迅速冷凝固化，有利于提高固体分散体的溶出速度。

4. 质量检查与评定

（1）溶解度的测定。

①试验样品：吲哚美辛原料 0.1 g，相当于 0.1 g 吲哚美辛的固体分散体和物理混合物。

②测定：取上述样品各一份，分别溶于 500 mL 水中，搅拌 10 min，0.8 μm 微孔滤膜过滤后于 320 nm 处测定吸光度，计算每份样品中吲哚美辛的溶解度 C_s（$E_{1cm}^{1\%} = 190$）。

（2）差示热分析（DTA）：工作条件，参比物为 a－Al_2O_3，气氛为氮气或空气，量程 100±μV，升温速度 10℃/min 扫描范围 30～300℃。试验样品为吲哚美辛粉末，PEG6000，吲哚美辛固体分散体及物理混合物。

（3）X－射线粉末衍射：工作条件，CuKd 石墨单包器衍射单色化，高压 30 kV，管流 50 mA，扫描速度 2℃/min。试验样品同（2）差示热分析。

四、实验结果与讨论

表 23-37　试验样品的溶解度

样品 布洛芬：PVP(1：5)共沉淀物	重量(g)	吸光度 A	溶解度 C(g/100　mL)
吲哚美辛粉末	0.1　g		
吲哚美辛－PEG6000 物理混合物	相当于主药0.1　g		
吲哚美辛－PEG6000 固体分散体	相当于主药0.1　g		

五、思考题

1. 固体分散体提高难溶性药物溶出速度的机理、存在问题及药剂学的应用？

2. 除本实验提到的验证固体分散体形成的方法外，还有哪些方法？基本的原理是什么？

实验二十三　包合物的制备

一、实验目的

1. 掌握研磨法制备包合物的工艺。

2. 掌握包合物形成的验证方法。

二、实验指导

包合物是一种分子囊,由一种形状和大小适宜的小分子(通称客分子),全部或部分嵌入一定形状的大分子(通称主分子)的空穴内形成。如果客分子太小,则不能形成稳定的包合物,如果太大也难以嵌入主分子的空穴内,另外,客分子的几何形状也有一定的影响。

环糊精包合物制备方法很多,有饱和水溶液法、研磨法、喷雾干燥法、冷冻干燥法以及中和法等。主分子目前用得最多的是环糊精及其衍生物。常用的主分子为β-环糊精,它空穴大小适中(即 $700 \sim 800$ pm)且在水中的溶解度随温度升高而加大,采用饱和水溶液法,即主分子为饱和水溶液与客分子包合作用完成后,可降低温度,客分子进入主分子空穴中,以分子间力相连接成的包合物可从水中析出,便于分离出包合物。

药物制成包合物后,可增加药物的溶解度与溶出速度,增加药物的稳定性,提高药物的生物利用度,减少刺激性等毒副作用,掩盖异味、臭气、挥发性及改变药物的物理状态,具有缓释作用。

三、实验内容与操作

(一)吲哚美辛包合物的制备

1. 处方

处方与组成	处方 1	处方 2
吲哚美辛	2 g	2 g
β-环糊精(β-CD)	6.33 g	/
羟丙基-β-环糊精(HP-β-CD)	/	8 g

2. 操作

(1)吲哚美辛 β-环糊精包合物的制备。

①称取吲哚美辛 2 g 加入无水乙醇 10 mL,水浴使溶解为澄清的淡黄色溶液。

②另取 β-环糊精 6.33 g 于研钵中加入 1 mL 蒸馏水,研磨均匀。

③边研磨边将吲哚美辛乙醇溶液加入 β-环糊精里,持续研磨半小时,使其充分形成包合物,低温干燥。

(2)吲哚美辛羟丙基-β-环糊精包合物的制备。

①称取吲哚美辛 2 g 加入无水乙醇 10 mL,水浴使溶解为澄清的淡黄色溶液。

②另取羟丙基-β-环糊精 8 g 于研钵中加入 3 mL 蒸馏水,研磨均匀。

③边研磨边将吲哚美辛乙醇溶液加入羟丙基-β-环糊精里,持续研磨半小时,使其充分形成包合物,低温干燥。

(3)包合物的验证。

取吲哚美辛原料 0.1 g,相当于 0.1 g 吲哚美辛的 β-环糊精包合物(0.41 g)和羟丙基-β-环糊精包合物(0.5 g)各一份,分别溶于 500 mL 水中,搅拌 10 min,0.8 μm 微孔滤膜过滤后于 320 nm 处测定吸光度,计算每份样品中吲哚美辛的溶解度 C_s($E_{1cm}^{1\%}=190$)。

3. 操作注意

包合物需 50℃下彻底干燥,需要置于烤箱长时间加热,操作时注意实验室安全。

(二)薄荷油—β—环糊精包合物的制备

1. 制备

称取 β—环糊精 4 g,置 100 mL 的带塞瓶中,加入 50 mL 蒸馏水,加热溶解,降温至 50℃,加入薄荷油 1 mL,50℃搅拌 0.5~1 h,过滤,用无水乙醇 5 mL 洗涤共 3 次,至表面近无油渍为止,将包合物置干燥器中干燥,称重,计算收得率。

2. 包合物形成的验证方法

(1)薄层色谱分析(TLC)。

①硅胶 G 板的制作:按硅胶 G:0.3%羧甲基纤维素钠水溶液 1:3(g:mL)的比例,调匀,铺板,110℃活化 1 h,备用。

②样品的制备:薄荷油 β 环糊精包合物 0.5 g,加 95%乙醇 2 mL 溶解,过滤,滤液为样品 a;薄荷油 2 滴,加入 95%乙醇 2 mL 溶解为样品 b。

③LC 条件:取样品 a 与 b 点于同一硅胶板上,用含 15%石油醚的乙酸乙酯为展开剂,展开前将板置展开槽中饱和 5min,上行展开,1%香草醛硫酸液为显色剂,喷雾烘干显色。

(2)差示热分析(DTA)。

①样品的制备:原料药为样品 a,包合材料为样品 b,包合物为样品 c,按包合物中的比例量称取原料药与包合材料,制成原料药与包合材料的混合物为样品 d。

②DTA 条件:用 α—Al_2O_3 为参比物,静态空气为气氛,量程为±100μV,升温速度为 10℃/min,走纸速度 600 mm/h,样品与参比物的称量大致相等。

四、实验结果与讨论

1. 吲哚美辛原料药及包合物溶解度比较

表 23-38　试验样品的溶解度

样　品　 布洛芬:PVP(1:5)共沉淀物	重量(g)	吸光度 A	溶解度 C(g/100mL)
吲哚美辛粉末	0.1 g		
吲哚美辛—β—CD	0.41 g(相当于主药 0.1 g)		
吲哚美辛—HP—β—CD	0.5 g(相当于主药 0.1 g)		

2. 计算包合物的收得率

包合物收得率＝[包合物实际量(g)/包合材料(g)＋投药量(g)]×100%

3. 包合物形成的验证

(1)绘制 TLC 图,说明包合前后的特征斑点与 R_f 值的情况,说明包合物的形成。

(2)绘制 DTA 图,说明包合前后与混合物等的峰形。

五、思考题

1.制备包合物的关键是什么？应如何进行控制？

2.本实验为什么选用 β—环糊精为主分子？它有什么特点？

3.除 TLC 与 DTA(或 DSC)可以证明形成了包合物以外,还有哪些方法用于检验？

实验二十四　微型胶囊的制备

一、实验目的

1.掌握制备微型胶囊复凝聚法的原理与工艺。

2.熟悉光学显微镜测定微型胶囊粒径的方法。

二、实验原理

微型胶囊(简称微囊)系利用天然、半合成或合成的高分子材料(通称囊材),将固体或液体药物(通称囊心物)包裹而成,直径一般为 $1 \sim 250\ \mu m$ 的微小胶囊。药物制成微囊后,具有缓释(按零级、一级或 Higuchi 数学模型释放药物)作用,提高药物的稳定性,掩盖药物的不良气味,降低局部刺激性,减少复方配伍禁忌,使液体药物固体化,改善药物的流动性与可压性等作用。

微囊的制备方法归纳为物理化学法、化学法以及物理机械法,可按囊心物、囊材的性质、设备与要求微囊粒径的大小等选用不同的方法。在实验室内常采用物理化学法中的凝聚工艺制成微囊。

本实验采用水作介质的复凝聚工艺,操作简易、重现性好,为难溶性药物微囊化的经典方法。以鱼肝油(液体石蜡)为液态囊心物,可分别用明胶—阿拉伯胶为囊材,复凝聚工艺制备鱼肝油微囊,用于掩盖鱼肝油的不良口味;或以吲哚美辛囊心物,制成微囊可降低其对口服后胃肠道的刺激性。

明胶—阿拉伯胶复凝聚成囊工艺的机理,可由带性质相反电荷的高分子相互吸引的原理来解释。明胶系蛋白质,在水液中分子链上含有 $-NH_2$ 与 $-COOH$ 以及其相应解离基团 $-NH_3^+$ 与 $-COO^-$,但其含正、负离子的多少,受介质的 pH 影响,当 pH 低于等电点时,$-NH_3^+$ 数目多于 $-COO^-$,明胶分子带正电荷;反之,当 pH 高于等电点时,$-COO^-$ 数目多于 $-NH_3^+$,明胶分子带负电荷。明胶分子在 pH4～4.5 时,其正电荷达最大值。阿拉伯胶为多聚糖,分子链上含有 $-COOH$ 和 $-COO^-$,在水溶液中具有负电荷。因此,在明胶与阿拉伯胶混合的水溶液中,调节 pH 在明胶的等电点以下,即可使明胶与阿拉伯胶因电荷相反而中和形成复合物(即复合囊材),其溶解度降低,在搅拌的条件下自体系中凝聚成囊而析出。但是这种凝聚过程是可逆的,一旦解除形成凝聚的条件,凝聚的复合物就可解凝聚,使形成的微囊消失。这种可逆性,在实验过程中可利用凝聚过程多次反复进行,直到粒径、形态满意为止。最后,应加入交联固化剂固甲醛与明胶分子的氨基进行胺缩醛反应,且介质在pH8～9时可使反应完全,形成微囊的囊壳。此时,明胶分子不可逆的交联成网状结构,微囊能较长久地保持囊形。不粘连、不凝固,成为不可逆的微囊。若囊心物不宜用碱性介质时,可用25％戊二醛或丙酮醛在中性介质中(pH7.0)使明胶囊壳交联固化。

单凝聚工艺中,高分子囊材在水溶液中的胶粒周围形成水合膜,可用凝聚剂(强亲水性的电解质或非电解质)与水合膜的水结合,致使囊材的溶解度降低,在搅拌条件下自体系中凝聚成囊而析出,然后根据囊材性质进行固化。

三、实验内容与操作

(一)鱼肝油(或液状石蜡)复凝聚微囊的制备

1. 处方

鱼肝油	3 g
明　胶	3 g
阿拉伯胶	3 g
甘油	1.3 g
10％盐酸溶液	适量
36％～37％甲醛溶液	4 mL
20％氢氧化钠溶液	适量

2. 操作方法

(1)制备明胶溶液:取明胶 3 g,加甘油 1.3 g,加水 40 mL,在50℃水浴中溶解(并测定pH),并加水至 60 mL,在50℃水浴中保温备用。

(2)鱼肝油初乳的制备:取阿拉伯胶 3 g,鱼肝油 3 g,置于研钵中研匀,加水 6 mL,迅速从同一方向研磨至初乳形成,后加水 54 mL,混匀,得鱼肝油初乳液。置于显微镜下观察乳滴的形状、大小和分布。

(3)复凝聚微囊的制备。

①两种材料混合:将上述步骤(1)中制备的明胶液与鱼肝油初乳,置于50℃水浴中混合;

②调 pH 成囊:在不断搅拌下,用10％盐酸溶液调混合液为 pH4,并在显微镜下观察是否成为微囊,绘图记录观察结果。

③固化:从水浴中取出,加入 240 mL 30℃水,后置于10℃以下的冰水浴中,期间连续搅拌。

④二次固化:待微囊液体温度与水浴一致时,加37％甲醛 4 mL,搅拌 10 min,滴加20％的氢氧化钠调 pH 至8～9,搅拌 5 min,得鱼肝油微囊,后置于显微镜检查(形态、粒径和分布)。

(4)过滤干燥:从冰浴取出微囊液,静置待微囊下沉,抽滤,用蒸馏水洗涤,加入6％左右的淀粉,用 20 目筛制粒,与 50℃ 以下干燥,称重并计算收率。

$$收率＝(干微囊重/理论量)\times100\%$$

3. 操作注意

(1)复凝聚工艺制成的微囊不可室温或低温烘干,以免黏结成块。欲得固体,可加辅料制成颗粒。欲得其他微囊剂型,可暂混悬于蒸馏水中。

(2)操作过程中的水均系蒸馏水或去离子水,否则因有离子存在可干扰凝聚成囊。

(3)制备微囊的搅拌速度应以产生泡沫最少为度,必要时可加入几滴戊醇或辛醇消泡,可提高收率。在固化前切勿停止搅拌,以免微囊粘连成团。

(二)吲哚美辛复凝聚微囊的制备

1. 处方

吲哚美辛	1 g
明胶	1 g
阿拉伯胶	1 g
5％醋酸溶液	适量
25％戊二醛溶液	3 mL

2. 操作

称取明胶与阿拉伯胶分别加蒸馏水 30 mL,待溶胀、溶解后得明胶溶液与阿拉伯胶溶液,合并、混匀共 60 mL。另称取吲哚美辛(或磺胺二甲嘧啶),置研钵中,用上述混合胶浆溶液加液研磨,在显微镜下观察无大晶体后,加入剩余混合胶浆溶液,混悬均匀,于烧杯中,50℃恒温搅拌下,滴加醋酸溶液适量,于显微镜观察,成囊后(pH 约为 4),加入约 30℃蒸馏水 120 mL 稀释,取出水浴搅拌 10℃ 以下,加入戊二醛搅拌 2 h,静置 1 h,待微囊沉降完全,倾去上清液,微囊过滤,用蒸馏水洗至无戊二醛气味,抽干即得。

3. 操作注意

(1)戊二醛固化剂应稀释为 5％水溶液再加入,用 36％甲醛溶液作固化剂时,可不调节 pH,但固化时间需延长。

(2)囊心物亦可用氯霉素,处方与操作相同。

(三)液状石蜡单凝聚微囊的制备

1. 处方

液状石蜡	2 g
明胶	2 g
10％醋酸溶液	适量
60％硫酸钠溶液	适量
36％甲醛溶液	3 mL
蒸馏水	适量

2.操作

(1)明胶溶液的制备:按处方量称取明胶,加蒸馏水 10 mL,浸泡 20 min,加热溶解,保温勿使其凝固。

(2)液状石蜡乳的制备:称取液状石蜡,加明胶溶液,干研钵中研磨成初乳,加蒸馏水至60 mL,混匀,用 10%醋酸溶液调节 pH 约为 4。

(3)微囊的制备:将上述乳剂置烧杯中,于恒温水浴内,使乳剂温度为 50℃左右,量取一定体积的 60%硫酸钠溶液,在搅拌下滴入乳剂中,至显微镜下观察已成囊为度。由所用硫酸钠体积,立即计算体系中硫酸钠的浓度。另配制成硫酸钠稀释液,浓度为体系中浓度加1.5%,体积为成囊溶液 3 倍以上,液温 15℃,倾入搅拌的体系中,使微囊分散,静置待微囊沉降完全,倾去上清液,用硫酸钠稀释液洗 2～3 次。然后将微囊混悬于硫酸钠稀释液 300 mL中,加入甲醛溶液,搅拌 15 min,再用 20%氢氧化钠溶液调节至 pH8～9,维持搅拌 1 h,静置待微囊沉降完全。倾去上清液,微囊过滤,用蒸馏水洗至无甲醛气味,抽干即得。

3.操作注意

(1)操作过程所用的水均应蒸馏水或去离子水,以免干扰凝聚。

(2)液状石蜡乳的乳化剂为明胶,乳化力不强,亦可将液状石蜡与明胶溶液 60 mL,用乳匀器或组织捣碎器乳化 1～2 min,即制得均匀乳剂。

(3)60%硫酸钠溶液,由于其浓度较高,温度低时,很易析出晶体,故应配制后加盖放置于约 50℃保温备用。(硫酸钠是含 10 分子结晶水的晶体)。

(4)凝聚成囊后,在不停止搅拌的条件下,立即计算硫酸钠稀释液的浓度。若硫酸钠凝聚剂用 21 mL,乳剂中蒸馏水为 60 mL,体系中硫酸钠的浓度为 60%×(21 mL/81 mL)×100%＝15.6%,应再增加 1.5%,即 17.1%硫酸钠溶液为稀释液,用量为体系的 3 倍多(300 mL),液温 15℃,可保持成囊时的囊形。若稀释液的浓度过高或过低时,可使囊黏结成团或溶解。

(5)成囊后加入稀释液,稀释后,再用稀释液反复洗时,只需要倾去上清液,不必过滤,目的是除去未凝聚完全的明胶,以免加入固化剂时明胶交联形成胶状物。固化后的微囊可过滤抽干,然后加入辅料制成颗粒,或可混悬于蒸馏水中放置,备用。

(6)囊心物为难溶性液体药物或固体药物,只要不与固化剂起化学反应的,均可按上述处方与操作适当调整即可制成微囊。

4.微囊大小的测定

本实验所制备的微囊,均为圆球形,可用光学显微镜进行目测法测定微囊的体积径。具体操作为:取少许湿微囊,加蒸馏水分散,盖上盖玻片(注意除尽气泡),用有刻度的标尺(刻度已校正其每格的 μm 数)的接目镜的显微镜,测量 600 个微囊,按不同大小计数。亦可将视野内的微囊进行显微照相后再测量和计数。

四、实验结果与讨论

1.分别绘制复凝聚或单凝聚工艺制成的微囊形态图,并讨论制备过程的现象与问题。

2. 分别将制得的微囊大小记录于表 23-39。

表 23-39　微囊的体积径　　　　（总个数＿＿＿＿）

微囊直径(μm)	＜10	≥10～20	≥20～30	≥30～40	≥40～50	≥50～60	≥60～70	≥70～80
数量(个) 频率(%)								

3. 按下列公式计算微囊平均体积径：

$$\overline{Dv} = \sqrt[3]{\frac{\sum ndi^3}{\sum n}}$$

式中 n 为个数，di 为体积径。

4. 囊径分布

微囊以每隔 10 μm 为一单元，每个单元的微囊的个数除以总个数得微囊分布的频率（%）。以微囊的分布频率为纵坐标，微囊的直径（μm）为横坐标，绘制微囊囊径方块图。

五、思考题

1. 复凝聚工艺制备微囊的关键是什么？在实验时应如何控制其影响因素？

2. 囊心物吲哚美辛或磺胺二甲嘧啶，囊材是明胶，能否用甲醛为固化剂？为什么？

3. 明胶为囊材，采用单凝聚工艺中，为什么用体系浓度的硫酸钠溶液稀释？

实验二十五　微球的制备

一、实验目的

1. 初步掌握交联固化法、热固化法及乳化溶剂－蒸发法制备明胶、白蛋白、聚合物微球的方法。

2. 熟悉光学显微镜目法测定微球体积径的方法。

二、实验原理

微球系高分子材料制成 1～250 μm 的球状实体，亦有小于 1 μm 的毫微球。药物微球系高分子材料为骨架，药物进入骨架的孔隙中镶嵌而成。药物进入骨架的方法，可用药物与高分子材料一起制成，也可先制成空白微球，再将药物浸入微球中。

控制微球的大小，可使微球具有物理栓塞性、肺靶向性及淋巴指向性，能改善药物在体内的吸收与分布。

制备微球的方法很多，如交联固化法、热固化法及溶剂蒸发法等。本实验采用交联固化法制备肺靶向明胶微球，用热固化法制备动脉栓塞白蛋白微球及服乳化溶剂蒸发法制备聚合物微球。

三、实验内容与操作

(一)明胶微球的制备

1. 明胶溶液的制备

称取明胶 1.5 g,加注射用水适量,浸泡膨胀后,加注射用水至 10mL,可微热助其溶解,保温于 40℃。

2. 甲醛异丙醇混合液的制备

按 30% 甲醛∶异丙醇为 3∶5 的体积配制 40 mL,混匀即得。

3. 明胶微球的制备

量取蓖麻油 40 mL,置烧杯中,在 50℃ 恒温下搅拌,滴加明胶溶液 3 mL,加入约 0.5 mL 司盘 80,在显微镜下检视形成大小均匀的 W/O 型乳剂,乳剂冷至约 0℃,加入甲醛—异丙醇混合液 40 mL,用 20% 氢氧化钠溶液调节 pH 至 8~9,维持搅拌 3h,高速离心破乳,微球析出,倾去上层液。微球用异丙醇少量离心洗涤两次,镜视微球良好,抽滤至干,用异丙醇少量反复洗至无甲醛气味(或用 Schiff 试剂试至不显色),抽干,除尽异丙醇,即得粉末状微球。

4. 操作注意

(1)成乳阶段的搅拌速度可影响微球的大小,可在显微镜下检视乳滴大小约 10 μm 以下,乳化剂的量亦以成乳为度。

(2)加入甲醛—异丙醇混合液,使甲醛易透过油层,使 W/O 型乳剂固化为 S/O 型。

(3)离心破乳的转速应为 2 600~3 000 r/min,转速太低不能破乳,转速太高温度亦高,可使微球粘连。

(4)制成明胶微球的球径在 10~30 μm 之间,可用作肺靶向的载体。若球径大于 30μm 可用于经导管动脉栓塞治疗恶性肿瘤。

(二)白蛋白微球的制备

用 250 mL 特制烧杯(直径 60 mm,高 110 mm),加入蓖麻油(或其他精制植物油)100 mL,另将直径为 42 mm 的四叶吊扇式的玻璃搅拌棒置烧杯中央,并浸没至油层深处(离烧杯底 1/3 处)。在 40℃ 恒温下搅拌速度 380 r/min 时,用注射器长针头插入油层,滴加 250 mg/mL 牛血清白蛋白(BSA)溶液 0.2 mL,乳化 15 min。在上述恒速搅拌下逐渐升温至 120℃,加热固化 30 min,然后逐渐降至室温,固化的微球在 2 000r/min 离心 10min,微球沉下,倾去上层液。微球用适量乙醚洗 3~4 次,挥尽乙醚,得流动性好的白蛋白微球。

(三)微球大小的测定

1. 测定微球大小的方法同微囊,取明胶微球少许于载玻片上,加蒸馏水分散均匀,即可测定。

2. 取白蛋白微球少许于载玻片上,加含 0.1% 聚山梨酯 80 的生理盐水。分散均匀,即可测定。

(四)PLGA 微球的制备

1. PLGA 材料的合成

取适量无水丙交酯、乙交酯、M－PEG 2000(甲基化 PEG)加入 20 mL 无水甲苯溶液中,通入氮气,60℃,搅拌 1 h,加入适量的辛酸亚锡甲苯液,逐渐升温至 145℃,待甲苯完全除去后,升温至 160℃,搅拌 8 h。反应完全后,冷却,二氯甲烷溶解产物,酸水洗涤,冷甲醇洗涤,析出沉淀。70℃真空干燥 24 h,得淡黄色泡沫状固体(MPEG－PLGA)。

2. PLGA 微球的制备

取处方量奥氮平/利培酮/香豆素、200mgPLGA 溶于二氯甲烷中形成 10% PLGA 溶液,加 SOLUTOL HS－15 100 mg,待其溶解后,将溶液滴入含 0.5% 的聚乙烯醇(PVA)水液中,用磁力搅拌器,搅拌 2 h,将所得液体磁力搅拌过夜,后筛网过滤,加水去除 PVA,上述水洗重复 3 次,得分散度良好的微球,冻干保存待用。

四、实验结果与讨论

1. 分别绘制微球形态图与描述外观形状。

2. 分别记录微球大小于表 23-40 和表 23-41。

表 23-40　明胶微球的体积径　　(总个数____)

微球直径(μm)	<10	≥10~14	≥14~18	≥18~22	≥22~26	≥26~30	≥30
数(个)							
频率(%)							

表 23-41　白蛋白微球的体积径　　(总个数____)

微球直径(μm)	<30	≥30~50	≥50~70	≥70~90	≥90~110	≥110~130	≥130
数(个)							
频率(%)							

3. 分别按微囊平均体积径公式计算两种微球的平均体积径。

4. 绘制微球球径方块图,方法详见微囊。

5. 分别计算两种微球的收得率。

五、思考题

1. 制备明胶微球的关键是什么? 影响其球径大小的主要关键有哪些? 具体说明如何控制微球不粘连与其球径大小。

2. 白蛋白微球制备时,影响微球大小的主要因素有哪些? 具体说明如何控制。

3. 聚合物微球,影响包封率的因素是什么?

实验二十六　药物纳米晶的制备

一、实验目的

掌握药物纳米晶的制备原理与方法及表征方法。

二、实验原理

纳米晶技术是近年来针对难溶性药物开发的一种新剂型,该技术以少量表面活性剂或高分子材料作为稳定剂,通过降低药物粒径至纳米级来增加难溶性药物的溶出度,从而提高药物生物利用度。

药物纳米晶通常粒径在 $10\sim1\,000$ nm 之间,其粒径小、比表面积大。与普通混悬液相比,可促进细胞膜渗透、局部组织的滞留,从而提高生物利用度,减少给药频率和剂量。与脂质载体制剂相比,其载药量约为 100%、表面活性剂用量少,可以显著降低临床刺激性,改善患者的顺应性。药物纳米晶可进一步开发为口服制剂、注射剂、气雾剂及眼用制剂等,从而提高机体对药物的吸收和利用。

制备纳米晶方法有"自上而下"、"自下而上"以及二者的结合。"自上而下"是借助外力将较大的粒子转变为纳米级小粒子,常用的有高压匀质法、介质研磨法;"自下而上"是控制沉淀形成纳米粒子,较为常用的是反溶剂沉淀法、乳化法和微乳法等。第三种方法是指将两者结合的一种方法,又叫微沉淀−高压匀质法,是指将沉淀法制备的混悬剂通过介质研磨法或者高压匀质法进一步加工而成的液体制剂。

乳化−蒸发/扩散法,是将药物及稳定剂溶于溶剂,后置于非溶剂(含表面活性剂)中,引发药物、稳定剂的溶解度下降而析出,后经蒸发良溶剂或扩散良溶剂所得,是常用的制备纳米晶的方法。

三、实验内容与操作

1. 乳化蒸发法制备氟苯尼考纳米晶

(1)处方:

氟苯尼考	500 mg
TGPS	250 mg
二氯甲烷	5 mL
PVA	适量
水	50 mL

(2)制备方法:

取 500 mg 氟苯尼考/灯盏花素/木犀草素、聚乙二醇 1000 维生素 E 琥珀酸酯(TPGS)

溶于二氯甲烷中,加 HS－15 100 mg,待其溶解后,将溶液倾入到含 0.5％的 PVA 水液中,用探头超声,30 W,30 s,间歇 10 s,重复 5 次,后经高压均质机 15 000 psi,均质 5 次,所得液体磁力搅拌过夜,后经超速离心(12 000×g,15 min),倾去上清,加水超声重悬,再离心,上述水洗重复 3 次,得分散度良好的纳米粒,4℃保存待用。

2.研磨法制备灯盏花素纳米晶

(1)处方:

灯盏花素	7.5 g
吐温－80	1.125 g
水	22.5 mL

(2)制备方法:称取处方量灯盏花素,置于含有吐温－80 的水溶液中,搅拌混悬,再加入不同粒径(0.6、0.8、1.0、2.0 mm)的氧化锆珠 450 g,置于纳米磨中研磨 1 h,后取出置于烧杯中,采用超滤管(截留分子量 10 kDa),离心后水洗,循环 3 次,可得灯盏花素纳米晶。以灯盏花素纳米晶混悬液的粒径、PDI 为指标,评价纳米晶的质量(粒径、形态、分布和收率)。

(3)纳米晶的表征:取 1 mL 纳米晶混悬液(固含量为 1 mg/mL),滴于专用石英比色杯中,置于马尔文 zeta 电位粒度测定仪中,经仪器软件自动测定粒径、分布和电位数值。

(4)纳米晶中药物含量测定:精密量取研细的药物纳米晶(约相当药物 2 mg)置 100 mL量瓶中。加甲醇适量,振摇使药物溶解,稀释定容,摇匀、静置、滤过、弃去初滤液,取续滤液在 UV 检测器上测定吸收度,按标准曲线方程计算含量。

(5)纳米晶中药物释放曲线测定。

先制备标准曲线:以甲醇配制浓度为 2.0、5.0、10.0、20.0、30.0μg/mL 的标准溶液。经 HPLC 测定其峰面积,再求得标准曲线方程。

释放曲线的测定:称取相当药物 40 mg 的纳米晶液体,按《中国药典》2020 年版测定释放度,释放介质为盐酸溶液(0.5％吐温－80),体积 900 mL,转速 100 r/min,在 2 h、4 h、8 h取样,按标准曲线中所述方法测定释放曲线。

四、实验结果与讨论

1.将制得的纳米晶求出粒径、分布、分布图及相关数值。

2.求出收率,绘出释放曲线。

五、思考题

1.纳米晶的特点是什么?其应用形式是何种途径给药?

2.制备方法有哪些?各自的评价指标有哪些?

实验二十七　微丸的制备

一、实验目的

掌握微丸制备方法。

二、实验原理

微丸的制备方法有挤出滚圆法、离心造粒法及流化床包衣法等。本实验采用挤出滚圆法及流化床包衣法制备微丸。一般取乳糖及微晶纤维素，以聚乙烯吡咯烷酮（PVP）为黏合剂，先利用挤出滚圆机制备空白丸芯，后经流化床法上药及包衣。

微丸的特点是制备过程中，通过调节包衣层厚度可以制得不同释放速度的微丸，使服用后血药浓度平稳；同时，在一定时间内药物逐渐释放，避免胃内局部浓度过高，故可减少药物对胃肠道的刺激，氯苯那敏制成缓释微丸，可避免头晕、口干及嗜睡等不良反应。

三、实验内容与操作

1. 药液的配制：称取定量的药物及羟丙甲纤维素（HPMC）、滑石粉，以 1∶3∶5 的比例，用水溶解，形成混悬液，待用。

2. 包膜液的配制：包膜液由胃崩型丙烯酸树脂 E30D 与聚乙二醇 6000（PEG6000）按 8∶2 配制，E30D 用前过 120 目筛，PEG6000 以少量水溶解，将二者按比例混合即可。

3. 黏合剂配制：取 0.6g PVP 加 60 mL 水加热溶解，过滤，恒温 60℃ 待用。

4. 微丸的制备

(1) 丸芯（丸母）的制作：将食用蔗糖或绵白糖放入研钵，轻轻研磨，过 40～60 目筛，取此范围内的粉末，喷一定量水，制备软材。后置于挤出滚圆机内，经挤出—滚圆步骤。挤出速度 20～40 r/min，温度 15～20℃，滚圆转速 1 000～1 400 r/min，10～15 min，后可制得 0.6～2.0 mm 的微丸。

(2) 包药：取丸芯 100 g 放入流化床中，将 5 g 氯苯那敏与 5 g 包衣材料在研钵中研磨混匀，过 120 目筛，然后按(1)中的步骤操作。

(3) 包膜：称取 100 g 包药小丸，用包膜液包膜，具体操作是先将流化床加热至 35℃ 左右，放入包药小丸，喷包膜液，喷枪的压力控制在 196～392 kPa（2～4 kg/cm²），喷至滚动不流畅时，吹热风，风温控制在 60～70℃，吹干后重复以上操作。包至丸重增加 20% 的重量，即停止包衣，取出放入装有干燥剂的干燥器中，24 h，过 20 目筛，包装。

5. 微丸中药物含量测定。精密称取研细的氯苯那敏微丸（相当氯苯那敏 2 mg）置 100 mL 量瓶中。加盐酸溶液（9→1000）适量，振摇使氯苯那敏溶解，稀释定容，摇匀、静置、滤过、弃去初滤液，取续滤液在 265nm 的波长处测定吸收度，按吸收系数（$E_{1cm}^{1\%}$）为 217 计算含量。并参照 2020 年版《中国药典》含量均匀度检查方法检查本品的含量均匀度。

6.微丸中药物释放度的测定

(1)先制备标准曲线溶液:以盐酸溶液(9→1000)配制浓度为 2.0、5.0、10.0、20.0、30.0 μg/mL 的标准溶液。

在 265 nm 的波长处测定吸收度(以盐酸溶液为对照),求出氯苯那敏在盐酸溶液中的标准曲线。

(2)释放度的测定:称取相当氯苯那敏 20 mg 的微丸,按《中国药典》2020 年版测定释放度,释放介质为盐酸溶液,体积 500 mL,转速 100 r/min,在 2 h、4 h、8 h 取样,按标准曲线中所述方法测定吸收度。

7.操作注意事项:包膜液在使用过程中均要充分混匀,包衣锅转速约 40r/min。

四、实验结果与讨论

1.将制得的微丸 50 g 用筛分称量的方法绘制微丸大小分布曲线,并制订微丸大小范围。

2.记录含量测定与含量均匀度检查结果。

3.求出微丸在 2 h、4 h、8 h 各时间的释放度,并按要求进行结果判断。

五、思考题

1.微丸在应用上有何特点? 有哪些制备方法?

2.制好微丸的关键是什么?

实验二十八　复合型乳剂的制备

一、实验目的

初步掌握复合型乳剂的制备方法,药物包裹率的测定和主要稳定性检查。

二、实验原理

复合型乳剂(简称复乳)系具有两种乳剂类型(水包油及油包水型)的复合多相液体制剂。它是将水包油(O/W)型或油包水(W/O)型的简单乳剂(称初乳或一级乳)作为分散相,再次乳化进一步分散在油相或水相的连续相中形成的乳剂(称复乳或二级乳)。其组成为 W/O/W 型或 O/W/O 型,目前以前者研究与应用较多。

复乳的制备常采用二步乳化法。本实验第一步将内水相(药物)、油相和亲油性的乳化剂(如司盘-80)等制成 W/O 型初乳,第二步将此初乳外水相和亲水性的乳化剂(如吐温-80)等制成 W/O/W 型复乳。

由于氯化钠为电解质,当溶于内水相中,溶液可以导电。而制成 W/O 型初乳其导电性很小。直接测定复乳的电导,即主要显示了外水相的电导。它与内水相电导之差即为被包裹药物产生的导电性,从而计算药物的包裹率。

三、实验内容与操作

1. 处方

(1)W/O 型初乳:

氨甲蝶呤	50 mg
油酸聚乙二醇甘油酯	200 mg
SOLUTOL HS—15	30 mg
二氯甲烷	10 mL
司盘—80	10 mg
聚氧乙烯氢化蓖麻油	5 mg
水	2 mL

(2)W/O/W 型复乳:

W/O 型初乳	100 mL
吐温—80	20 mg
蒸馏水	100 mL

2. 操作

取一支干燥的 50 mL 烧杯,精密加入处方量的药物于 20 mL(0.5%氢氧化钠 2 mL)水溶解。另取具塞玻璃试管加入 PLGA、SOLUTOL HS—15 及二氯甲烷,加盖,静置形成溶液。将上述水相倒入油相,经探头超声仪,以 100 W 功率超声 30 s,间歇 30 s,循环 10 次,形成 W/O 型乳液。再在此初乳中加入吐温—80 及蒸馏水,重复上述探头超声方法,即得 W/O/W 型复乳。

另外,上述处方中的内水相所含的 0.1%藻红蛋白溶液用同体积蒸馏水代替,其余成分及操作均不变,制得空白复乳为对照。

3. 操作注意事项

制备初乳时,探头超声的头部一定在液面下面,会形成稠厚的、不易振摇的 W/O 型初乳。

4. 质量检查与评定

(1)药物包裹率的测定:将复乳经甲醇(1∶5,W/W)溶解破乳,后取水层,蒸发浓缩,用流动相过滤,经 HPLC—UV 测定氨甲蝶呤的含量。HPLC 条件:C_{18} 色谱柱(150 mm×4.6 mm,5 μm),波长 302 nm,流动相:乙腈—缓冲液(0.3%磷酸,pH3.5)(15∶85);柱温:40℃;流速:1 mL/min。

(2)复乳稳定性观察:将制得的复乳在室温条件下放置 24 h,观察复乳分层情况。

（3）镜检法观察：将复乳少许,涂在载玻片上,于显微镜下观察乳滴是否均匀,并可加亚甲蓝粉末少许,鉴别外相是否为水相。

四、实验结果与讨论

1.药物包裹率
2.稳定性观察
3.镜检观察

五、思考题

通过本处方复乳的制备,想一想还可采取些什么措施来增加复乳的稳定性?

实验二十九　脂质体的制备

一、实验目的

1.掌握注入法制备脂质体的工艺。
2.掌握脂质体包封率的测定方法。

二、实验原理

1.概述

脂质体系由磷脂为骨架膜材及附加剂组成。脂质体是一种人工细胞膜。它具有洋葱似的封闭球形结构,可使药物被保护在它的结构中,发挥定向作用,特别适于作为抗癌药物载体,以改善药物的治疗作用和降低毒副作用等。

按结构脂质体可分为三类:小单层脂质体,粒径在 20nm 以上,凡经超声波处理的脂质体混悬液,绝大部分为小单层脂质体;大单层脂质体,粒径一般大于 100nm,用乙醚注入法制备的脂质体多属这一类;多层脂质体,粒径通常在 $100nm\sim5\mu m$ 范围内。

2.常用辅料

用于制备脂质体的磷脂有天然磷脂,如豆磷脂、卵磷脂等;合成磷脂,如磷脂酰胆碱(大豆磷脂酰胆碱、氢化大豆磷脂酰胆碱、二硬脂酰磷脂酰胆碱等)和磷脂酰乙醇胺。常用的附加剂为胆固醇,它是两亲性物质,与磷脂混合使用,可制备稳定的脂质体,其作用是调节双分子层流动性,减低脂质体膜的通透性。其他附加剂有磷脂酸、磷脂酰甘油、磷脂酰丝氨酸及十八胺等,这些附加剂可改变脂质体表面的荷电性质。

3.制备方法

脂质体的制法有多种,可按药物性质或需要进行选择。薄膜分散法,是一种经典的制备方法,它可形成多室脂质体,经超声处理,得到小单层脂质体。此法特点是操作简便,但通常粒径太大且不够均匀,需要借助薄膜超声、过膜挤压等方法进行粒径的匀化。注入法,根据所用溶解脂质成分的溶剂种类,主要分为乙醚注入法和乙醇注入法。乙醚注入法是将磷脂、胆固醇和脂溶性药物等溶于适量的乙醚中,在搅拌下慢慢滴入 $50\sim65℃$ 水性溶液中,蒸去乙醚,即可形成脂质体。此法适于实验室小量制备脂质体。乙醇注入法制备脂质体,脂质体混悬液一般可保留 $10\%\sim20\%$ 乙醇。逆相蒸发法是制备多层脂质体或大单室脂质体的方法,此法包封率高。冷冻干燥法,适于在水中不稳定的药物制备脂质体。熔融法,此法适于制备多相脂质体,制得的脂质体稳定,可加热灭菌。

4. 质量评价

常用于评价脂质体的质量指标主要包括粒径、粒径分布、形态和包封率等。测定脂质体包封率时需要分离载药脂质体和游离药物,包封率的定义可用下式表示:

$$包封率(\%)=\frac{C_{包载}}{C_{总}}\times100\%$$

式中 $C_{总}$——脂质体混悬液中总的药物浓度;$C_{包载}$——包入脂质体中的药物浓度。

包封率的测定方法有凝胶过滤法,常用凝胶为 Sephadex G50~200 或 Sepharose4B、6B。此外,超速离心法、透析法及超滤膜过滤法等方法在脂质体包封率的测定方面也有应用,需根据条件加以选择。

三、实验内容与操作

1. 处方(40 mL 脂质体)

姜黄素	0.01 g
卵磷脂	0.20 g
胆固醇	0.06 g
乙醇	5 mL
生理盐水	适量(或磷酸盐缓冲液)

2. 操作

(1)生理盐水的配制。称取注射用 NaCl 0.9 g,加蒸馏水适量使成 100 mL。

(2)脂质体的制备。取处方量的磷脂、胆固醇和姜黄素溶于 5 mL 的(无水)乙醇,备用。取生理盐水(或磷酸盐缓冲液)约 30 mL 于 50 mL 烧杯中,置磁力搅拌器上,加热至 $50\sim60℃$,将上述乙醇液慢慢滴加于其中,继续搅拌 $60\sim120$ min,加生理盐水(或磷酸盐缓冲液)至 40 mL,镜检,即得。

3. 操作注意

(1)溶解磷脂和胆固醇的乙醇溶液应澄清,否则需过滤除去杂质。

(2)整个实验过程中,温度可控制在 $50\sim60℃$,操作中始终伴随搅拌。

4. 质量检查与评定

(1)脂质体的形态和粒度。在光学显微镜下(使用油镜或放大倍数接近的镜头)观察脂质体的形态,并测定最大和最多的脂质体粒径。

（2）包封率测定。精密称取 5 mg 姜黄素，用无水乙醇溶解定容至 100 mL 作为储备液。取储备液用无水乙醇进行稀释，得浓度为 0.25、1.00、5.00、10.00、12.00 和 15.00 $\mu g/mL$ 的系列溶液，于最大吸收波长处测定各浓度水平的吸光度值，以吸光度值（A）对浓度（C）进行线性回归，求出标准曲线。

精密量取 2 mL 姜黄素脂质体样品，离心（4 500 r/min）15 min，上清液用无水乙醇定容，测定吸光度值，求算姜黄素质量浓度为 $C_{包载}$；从同一样品中另取 2 mL 样品，超声破乳，用无水乙醇定容，同法测定，求算姜黄素质量浓度为 $C_{总}$。代入如下公式计算姜黄素脂质体的包封率：

$$包封率(\%)=\frac{C_{包载}}{C_{总}}\times100\%$$

（3）体外释放：选取含 20% 乙醇（v/v）的磷酸盐缓冲液作为释放介质，精密量取姜黄素脂质体混悬液 2 mL（相当于 1 mg 纯姜黄素）以及含等量姜黄素的溶液 2 mL（用溶出介质溶解），分别放入透析袋中（截留分子量为 1～10kDa），将透析袋浸于 150 mL 溶出介质（37±0.5℃）中，转速 150 r/min，分别于 0.5、1、3、6、9、12 和 24 h 取溶出介质，同时补充等体积新鲜溶出介质，以保持体积不变。同包封率检测方法，测定各时间点样品姜黄素的含量，计算其累积释放百分率（$R\%$），以 $R\%$ 对时间（h）作图，绘制释放曲线。

四、实验结果与讨论

1.绘制脂质体的形态图，说明脂质体的性状与乳滴有何不同。

2.记录镜下测定的脂质体的最大粒径和最多粒径。

3.包封率（%）

4.释放曲线

五、思考题

1.注入法制备脂质体成败的关键是什么？

2.制备脂质体时加入胆固醇的目的是什么？

实验三十　球晶的制备

一、实验目的

初步掌握液相中药物球形聚结法制备球晶的原理和方法。

二、实验原理

液相中药物球形聚结法是指药物在溶剂中结晶的同时发生聚结制备颗粒（通常称球晶）的一种技术。液相中药物球形聚结法分两种：直接球形聚结法和结晶球形聚结法。前法中药物微粒直接混悬于液体中发生聚结成形,而后者中药物需先溶解,再结晶并同时聚结成形。

物质从溶解状态变成固体的整个结晶过程可分:晶核形成、结晶长大、结晶聚结和结晶破裂。球形聚结法原理主要与结晶过程的前三个步骤有关。当液体中晶粒由于相互吸引作用而发生接触或黏着时,为了增强晶粒间的相互作用力,使聚结完整成球晶,球形聚结法通常采用外加溶剂聚结的方法,即加入一种溶剂使晶粒表面发生部分附着或溶解,进而使晶粒间产生毛细管张力而引起相互黏合,该溶剂称为"架桥剂"。

直接球形聚结法中药物直接混悬于溶液中,没有经过从溶解到结晶析出的过程,药物结晶的微观性状不发生变化,所以对药物的粒度要求较高。结晶球形聚结法对药物的粒度无任何要求。

溶剂体系及溶剂间的比例、结晶温度、搅拌速度和药物的浓度等都会影响球形聚结过程,从而影响球晶的形状、大小与质量。

球形聚结法制备的球晶可以改变药物结晶的流动性与可压性,还可用于制备控制释放的球晶。此工艺操作方法简便,设备简单、效率高,适合于工业化生产。

三、实验内容与操作

1. 操作

取 0.3 g 水杨酸溶解在以 2 mL 乙醇和 0.3 mL 氯仿组成的混合溶剂中,另取锥形瓶加入蒸馏水 10 mL,在振摇下将上述水杨酸溶液缓缓加入,置于水平振荡器中,以 200 r/min 振荡 20 min,取样观察形状,测定球晶大小,过滤球晶并于 60℃ 干燥,称重计算收得率。

2. 操作注意

(1)球形聚结法的主要技术关键是溶剂体系的正确选择和使用。本实验中的溶剂体系为乙醇-水-氯仿,乙醇用于溶解水杨酸,水使水杨酸析出,氯仿为架桥剂使水中析出的水杨酸相互聚结而成球晶。如氯仿在溶剂体系中比例增加,制得的球晶平均粒径也相应增大。

(2)温度影响整个聚结过程,影响球晶的平均粒径与粒径分布。

(3)搅拌速度影响药物的聚结成形。搅拌所产生的机械力不仅能增加球晶间相互碰撞的概率,还能影响药物晶核形成和结晶长大速度。当外加搅拌力作用大于药物间聚结力时,机械外力则可破坏聚结物结构,使其破裂而粒径变小。

四、实验结果与讨论

描述水杨酸形成球晶的形状,记录粒径大小及分布,计算平均粒径及收得率,讨论影响球晶的形状与大小的因素。

五、思考题

1. 本实验所采用的球形聚结的原理是何种方法?

2.如何应用球形聚结法将药物制成控制释放的球晶?

实验三十一　缓释片的制备

一、实验目的

了解缓释制剂的基本原理与设计方法;掌握缓释片的制备工艺。

二、实验原理

一般制剂,不论口服或注射,由于其崩解或溶出速度迅速,吸收很快,且常须一日数次给药,造成血药浓度的"峰谷"现象。在"峰"浓度时,可能产生毒副作用,而在"谷"浓度时,又可能在治疗有效浓度以下,以致不能呈现疗效,茶碱在临床上主要用作平喘药,因其治疗血药浓度范围窄($10\sim20~\mu g/mL$),故希望制成缓释制剂以减小血药浓度的波动,避免毒性作用,并减少服药次数。本实验所制备的是两种实验性的茶碱缓释制剂。将疏水性硬脂醇、胃不溶性丙烯酸树脂等与药物混匀,压片,形成溶蚀性及胃不溶性骨架,在胃肠液中被逐渐溶蚀或溶解而将药物缓慢释放。

溶出度一般采用1个时间点取样,而释放度采用3个以上时间点取样,二者测定方法相同。本实验将制成的茶碱缓释片进行释放度试验,普通片进行溶出度试验,将结果进行比较可作出缓释作用的评价。

三、实验内容与操作

(一)普通片的制备

1.处方

茶碱	10 g
微晶纤维素	1 g
乳糖	1 g
羧甲基淀粉钠	1 g
聚维酮水溶液(10%)	适量
硬脂酸镁	0.14 g

2.操作

取茶碱过80目筛,加入微晶纤维素与乳糖,混匀。再加10%聚维酮水溶液制成软材,18目筛制湿颗粒。于60℃干燥,18目筛整粒,加羧甲基淀粉钠及硬脂镁混匀,称重,计算片重,以直径为7 mm的冲模压片。每片含主药量为100 mg。

(二)不溶性骨架片的制备

1.处方

茶碱	10 g
硬脂醇	1 g
羟丙基甲基纤维素	0.1 g
硬脂酸镁	0.14 g

2.操作

取茶碱过 80 目筛。另将硬脂醇置蒸发皿中,于 80℃水浴上加热熔融,加入茶碱搅匀,冷后,置研钵中研碎。加羟丙基甲基纤维素胶浆(以 70%乙醇 3 mL 制得)制成软材(若胶浆量不足,可再加 70%乙醇适量),18 目筛制湿颗粒,于 60℃干燥,18 目筛整粒,加入硬脂酸镁混匀,称重,计算片重,以直径为 7 mm 的冲模压片。每片含主药量为 100 mg。

(三)胃不溶性骨架片的制备

1.处方

茶碱	10 g
聚丙烯酸树脂Ⅰ号	1 g
羟丙基甲基纤维素	0.05 g
硬脂酸镁	0.14 g

2.操作

取茶碱与丙烯酸树脂Ⅰ号,过 80 目筛混匀。加羟丙基甲基纤维素胶浆(以 70%乙醇 2 mL 制得)制成软材(若胶浆料量不足,可再加 70%乙醇适量),18 目筛制湿颗粒,于 60℃干燥,18 目筛整粒,加入硬脂酸镁混匀,称重,计算片重,以直径为 7 mm 的冲模压片,每片含主药量为 100 mg。

(四)质量检查与评定

1.释放度试验

(1)标准曲线的制备:精密称定茶碱对照品约 20 mg,置 100 mL 量瓶中,加 0.1 mol/L 盐酸溶液溶解、定容。精密吸取此液 10 mL,置 50 mL 量瓶中,加 0.1 mol/L 盐酸溶液定容。然后将此溶液以上述盐酸溶液稀释,制成 0.8、2、4、8、12、16 μg/mL 的溶液。按照分光光度法,在 270 nm 的波长处测定吸光度。对溶液浓度与吸光度进行回归分析得到标准曲线回归方程。

(2)释放度试验:取制得的茶碱缓释片 1 片,精密称定重量,置转篮中,按照《中国药典》2020 版的方法,采用下列条件进行释放度试验。

释放介质:0.1 mol/L 盐酸溶液 900 mL;

温度:37±0.5℃;

转篮速度:100 r/min;

取样时间:1、2、3、4、6 h;

取样及分析方法:每次取样 3 mL,同时补加同体积释放介质。样品液用 0.8 μm 微孔滤膜过滤,取滤液 1 mL,置 10 mL 量瓶中,用 0.1 mol/L 盐酸溶液定容。按照分光光度,在 270nm 的波长处测定吸收度。

普通片在上述条件下于 30 min 取样按上法测定。

2.重量差异的限度应符合《中国药典》2020 年版的规定。

四、实验结果与讨论

1.根据标准曲线计算各取样时间药物的累积释放量,除以制剂中药物含量(可由片子重量及药物在处方中的百分数来确定),即得各取样时间药物的累积释放百分率。以累积释放百分率对时间作图就得到释放曲线。

2.比较不同处方茶碱缓释片的释放曲线以及普通片在上述条件下 30 min 的溶出百分率,做出评价。

3.重量差异限度。

五、思考题

1.口服缓释制剂主要有哪些类型?

2.设计口服缓释制剂一般需考虑哪些问题?

实验三十二　透皮贴片的制备

一、实验目的

通过硝酸甘油透皮贴片的制备,熟悉膜控释型透皮贴片的结构及各组分的作用,了解透皮贴片释放度测定方法。

二、实验原理

透皮给药系统或经皮治疗系统简称透皮贴片,是指药物以一定的速度通过皮肤被毛细血管吸收进入体循环产生治疗作用的一类外用多层膜制剂。透皮贴片主要可分两类,即膜控释型与骨架型。膜控释型透皮贴片的基本结构是药物储库被夹在背衬膜与控释膜之间,控释膜外涂一层压敏胶,再覆盖以保护膜。使用时揭去保护膜,压敏胶层使透皮贴片与皮肤紧密贴合。膜控释型透皮贴片又可分成两类:一类是充填封闭型,药物储库是糊状的流体,如药物分散在甲基硅油或纤维素衍生物组成的凝胶中,常以乙烯-醋酸乙烯(EVA)共聚物膜作为控释膜控制药物的释放速度,调节 EVA 中醋酸乙烯(VA)的比例可以控制药物渗透通过膜的速度。VA 所占的比例越大,药物的渗透速度越快。丙烯酸酯类、硅橡胶类和聚异丁烯类压敏胶常用在透皮贴片中,它们应对皮肤无刺激性、不产生过敏反应、对药物具有一定的渗透性与适宜的黏附性能。透皮贴片中的背衬膜常是铝塑膜或复合塑料膜,保护膜是硅化塑料膜或硅化纸。充填封闭型透皮贴片是通过热压将药物储库充填封闭在背衬膜与控释膜组成的小室中。另一类膜控释型透皮贴片是复合膜型,它与充填封闭型不同之处在于药物储库是药物分散在压敏胶中制成的膜,而控释膜是聚丙烯等微孔膜,再将它们与背衬膜、压敏胶层及保护膜复合而成。

透皮贴片的质量评定项目有主药含量、促进剂含量、释放度、粘贴强度和面积均匀性等。

三、实验内容与操作

1. 硝酸甘油透皮贴片的制备

取适量硝酸甘油与 3 倍量的乳糖混合均匀,称取 1.1 g 此混合物、5.9 g 甲基硅油和 1 g 二氧化硅置于研钵中研磨均匀,制成药物储库材料。

另取铝塑膜剪成直径为 3.55 cm 的圆片,置于模具上,冲成碟形,加入 0.4 g 药物储库材料,在其上覆盖厚度为 50 μm、直径为 3.5 cm、含 VA 9% 的 EVA 薄膜,用电烙铁加热使药物储库周边的铝塑膜与 EVA 膜热合,在 EVA 膜上涂一层丙烯酸酯压敏胶,待溶剂蒸发后覆盖上同样大小的防粘纸,即得含硝酸甘油 12.5 mg、有效释药面积为 5 cm²、24 h 能向人体输送 2.5 mg 硝酸甘油的透皮贴片。

2. 硝酸甘油透皮贴片释放度测定

取硝酸甘油透皮贴片,将其背衬膜面粘贴于直径为 9 cm 的玻璃圆片上,揭去保护膜,放入盛有 900 mL 脱气蒸馏水并已预热至 32±0.5℃ 的溶出杯中,搅拌桨下缘离贴片 2.5 cm,以 500 r/min 的速度搅拌,于 1、2、4、8、12 和 24h 时取出 10 μL 释放介质,用高效液相色谱法测定硝酸甘油浓度,测定条件为:Micropack CH—10 层析柱、柱长 30 cm、柱内径 4 mm,流动相为甲醇:水(60:40,v/v)、流速为 1.5 mL/min、检测波长 205 nm。进样后测定硝酸甘油峰高,用 10 μL 浓度为 10 μg/mL 的硝酸甘油溶液作外标定量。

3. 操作注意

(1)硝酸甘油为易爆物,与乳糖混合后失去易爆性,但在混合过程中应小心。

(2)药物储库材料加到碟形背衬膜上时不要污染周边,以免影响 EVA 膜与背衬膜的热合。

(3)EVA 膜在使用前先用 95% 乙醇洗涤,覆盖于药物储库上时应排尽气泡,以免影响有效释药表面积。

(4)硝酸甘油贴片制备后,药物储库中的硝酸甘油会通过控释膜向压敏胶层迁移,所以存放一定时间的硝酸甘油贴片的释放曲线有一个"爆破"现象。

(5)硝酸甘油透皮贴片的剂量由面积调节,市场上的商品有 10 cm² 含药 25 mg 及 20 cm² 含药 50 mg,它们能在 24 h 内分别向人体输送 5 mg 和 10 mg 的硝酸甘油。

四、实验结果与讨论

1. 写出硝酸甘油透皮贴片的制备工艺流程。

2. 记录各个取样时间释放介质经高效液相色谱法所测得的硝酸甘油峰高及外标的峰高,按下式计算累积释放量。

$$累积释放量 = \frac{样品峰高}{标准品峰高} \times 标准品浓度 \times 释放介质体积$$

3. 以硝酸甘油的累积释放量为纵坐标,时间为横坐标,作硝酸甘油透皮贴片的释放曲线。

4. 由释放曲线的直线部分计算硝酸甘油的释放速度。

五、思考题

1. 影响充填封闭型透皮贴片药物释放速度的因素有哪些?

2. 根据硝酸甘油透皮贴片的释放曲线,讨论膜控释型透皮贴片的药物释放特性。

六、附注

1. 复合膜型透皮贴片的制备工艺与充填封闭型不同,如可乐定透皮贴片,它的处方为:

组　　分	药物储库层	胶粘层
聚异丁烯 MML－100	5.2%	5.7%
聚异丁烯 LM－MS	6.5%	7%
矿物油	10.4%	11.4%
可乐定	2.9%	0.9%
庚烷	75%	75%

按处方中药物储库层各组分的量,称取可乐定、矿物油和庚烷,置于研钵中研匀,加入聚异丁烯,不断研磨使完全溶解,铺在铝塑膜上,自然干燥一夜,然后于 60℃ 烘 15 min,制得 50 μm 厚的储库层。另按胶粘层处方,采用同样方法,将含药压敏胶浆铺在防粘纸上,制得厚约 50 μm 的胶粘层。取 25 μm 厚的微孔聚丙烯膜覆盖到胶粘层上,再将聚丙烯膜的另一面与药物储库层复合,切成一定大小,即得。

2. 骨架型透皮贴片可以用 PVA 和 PVP 等高分子材料溶解在丙二醇、甘油和水等组成的介质中作骨架,药物分散在骨架中制成一定厚度的圆片,将它粘贴在背衬膜上,在含药圆片周围的背衬膜上涂压敏胶,再覆盖保护膜即成;也可用压敏胶作为药物的骨架,药物分散在压敏胶中,涂布于背衬膜上,加保护膜即得。

实验三十三　对乙酰氨基酚片溶出度和溶出速度的测定

一、实验目的

1. 掌握片剂等固体制剂溶出度和溶出速度测定的方法、溶出速度曲线的绘制与溶出参数的求取。

2.熟悉溶出度仪的使用方法。

二、实验指导

片剂等固体制剂服用后,在胃肠道中要先经过崩解和溶出两个过程,然后才能透过生物膜吸收。对于许多药物来说,其吸收量通常与该药物从剂型中溶出的量成正比。对难溶性药物而言,溶出是其主要过程,故崩解时限往往不能作为判断难溶性药物制剂吸收程度的指标。溶解度小于 0.1～1.0(g/L)的药物,体内吸收常受其溶出速度的影响。溶出速度除与药物的晶型、颗粒大小有关外,还与制剂的生产工艺、辅料及贮存条件等有关。为了有效地控制固体制剂质量,除采用血药浓度法或尿药浓度法等体内测定法推测吸收速度外,体外溶出度测定法不失为一种较简便的质量控制方法。

溶出度系指药物从片剂或胶囊剂等固体制剂在规定溶剂中溶出的速度和程度。但在实际应用中,溶出度仅指一定时间内药物溶出的程度,一般用标示量的百分率表示,如 30 min 时对乙酰氨基酚的溶出限度为标示量的 80%。

对于口服固体制剂,特别是对那些体内吸收不良的难溶性的固体制剂,以及治疗剂量与中毒剂量接近的药物的固体制剂,均应作溶出度检查并写入质量标准。

三、实验内容与操作

1.转篮法仪器装置

(1)转篮分篮体与篮轴两部分,均为不锈钢金属材料制成。不锈钢丝网内径为 22.2 mm±1.0 mm,转篮转动时幅度不得超过±1.0 mm。

(2)操作容器为 1 000 mL 的圆底烧杯,外套水浴;水浴的温度应能使容器内溶剂的温度保持在 37℃±0.5℃。转篮底部离烧杯底部距离为 25mm±2 mm。

(3)电动机与篮轴相连,转速可任意调节在 50～200 r/min,稳速误差不超过±4%。

(4)仪器应装有 6 套操作装置,可以一次测定 6 份供试品。取样点位置应在转篮上端距液面中间,离烧杯壁 10 mm 处。

2.对乙酰氨基酚片含量的测定

取对乙酰氨基酚片 10 片,精密称定,研细,精密称取适量(相当于对乙酰氨基酚 40 mg),置 250 mL 量瓶中,加 0.4%氢氧化钠溶液 50 mL 及水 50 mL,振摇 15 min,加水至刻度,摇匀,用干燥滤纸滤过,精密量取续滤液 5 mL,置 100 mL 量瓶中,加 0.4%氢氧化钠溶液 10 mL,加水至刻度,摇匀,照分光光度法在 257 nm 的波长处测定吸收度,按 $C_8H_9NO_2$ 的吸收系数($E_{1cm}^{1\%}$)为 715 计算,即得。

3.对乙酰氨基酚片溶出度的测定

(1)以稀盐酸 24 mL 加经脱气处理的水至 1 000 mL 为溶剂,量取 1 000 mL 溶剂注入每个操作容器内,加温使溶剂温度保持在 37℃±0.5℃。调节转篮转速为每分钟 100 转,并使其稳定。

（2）取供试品 6 片，分别投入 6 个转篮内，将转篮降入容器内，立即开始计时。经 30 min 时，取溶液 5 mL，经 0.8 μm 的微孔滤膜滤过，精密量取续滤液 1 mL，加 0.04％氢氧化钠溶液稀释至 50 mL，摇匀，照分光光度法，在 257 nm 波长处测定吸收度，按 $C_8H_9NO_2$ 的吸收系数（ $E_{1cm}^{1\%}$ ）为 715 计算出每片的溶出量。限度为标示量的 80％，应符合规定。

4. 对乙酰氨基酚片溶出速度的测定

（1）以稀盐酸 24 mL 加经脱气处理的水至 1 000 mL 为溶剂，量取 1 000 mL 溶剂注入每个操作容器内，加温使溶剂温度保持在 37℃±0.5℃。调节转篮转速为每分钟 100 转，并使其稳定。

（2）取供试品 6 片，分别投入 6 个转篮内，将转篮降入容器内，立即开始计时。经 5、10、15、20、30、45、60 min 取溶液 5 mL，经 0.8 μm 的微孔滤膜滤过（随即补充等温同体积空白介质），精密量取续滤液 1 mL，加 0.04％氢氧化钠溶液稀释至 50 mL，摇匀，照分光光度法，在 257 nm 波长处测定吸收度，按 $C_8H_9NO_2$ 的吸收系数（ $E_{1cm}^{1\%}$ ）为 715 计算出每个时间点的溶出量。

四、实验结果与讨论

1. 对乙酰氨基酚片溶出度的测定结果判断

6 片中每片的溶出量，按标示含量计算，均应不低于规定限度（Q）；如 6 片中仅有 1 片低于规定限度，但不低于 $Q-10\%$，且平均溶出量不低于规定限度时，仍可判为符合规定。如 6 片中有 1 片低于 $Q-10\%$，应另取 6 片复试；初、复试的 12 片中仅有 2 片低于 $Q-10\%$，且其平均溶出量不低于规定限度时，亦可判为符合规定。

2. 对乙酰氨基酚片溶出度的测定

（1）溶出速度实验的溶出百分率的计算。

每个药片在不同取样时间所测得 A 值用 $E_{1cm}^{1\%}=715$ 计算浓度 C，按公式：

$$溶出\% = \frac{C(\text{mg/ml}) \times 溶出介质总量(\text{mL}) \times 稀释倍数}{片重(\text{mg}) \times 含量\%} \times 100$$

式中：$C(\text{mg/mL}) = (A/E) \times (1/100) \times 1000$

计算溶出百分率，计算结果填入表 23-42 中。亦可填入 6 个药片分别在 6 个不同取样时间测得的平均值与标准差。

表 23-42　对乙酰氨基酚片溶出度测定数据

取样时间（min）	5	10	15	20	30	45	60
吸收度（A）							
浓度（C）							
溶出百分率（%）							

＊本表为一个药片的数据，若为 6 个样品平均值，应注明标准差（±SD）。

（2）绘制溶出曲线。

以溶出百分率为纵坐标,以溶出时间为横坐标,在普通坐标纸上作图,可得溶出曲线。

(3)用 Weibull 概率纸作图,求取 T_{50}、T_d 及 m 溶出参数。

为了将上列数据溶出百分率曲线直线化,用 Weibull 概率纸作图,可得到 T_{50}(溶出 50% 所需时间)、T_d(溶出 63.2% 所需时间)、m(斜率)三个溶出参数。

作图步骤如下:

①溶出百分率[$F(t)$]对时间(t)作图。

②若各点分布接近直线,则适当拟合一直线,尤其是注意照顾 $F(t)$ 在 30%～70% 范围内的点,使之优先靠近该直线。

③若各点分布是曲线状,则按曲线趋势延伸,与 x 轴交点作为位置参数 a 的初步估计值,以 $F(t)$ 对($t-a$)再作图。若得各点分布接近一直线,可以拟合成一直线,若仍不成直线,则用同法反复修改,直至作图得一直线为止。

④以 $F(t)$ 对 t 或 $F(t)$ 对($t-a$)作图拟合一直线,由 x 轴上 $x=1$ 的点(m 点)作平行于拟合直线的平行线,查出它和 y 轴交点而得 m 值(取 y 轴坐标的绝对值),见图 23-8。

⑤在 Weibull 分布纸上分别找出直线与溶出 50% 线与溶出 63.2% 线的两个交点,再分别查出 x 轴上的投影点的数值而得 T_{50} 和 T_d(见图 23-9)。

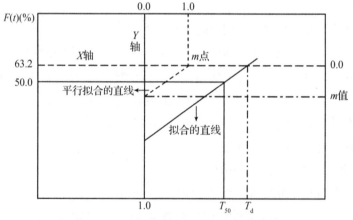

图 23-9　Weibull 概率纸使用方法示意图

五、思考题

1. 某些药物的固体制剂需测定溶出度的重要意义是什么?

2. 影响片剂溶出速率的因素有哪些?

3. 用 Weibull 概率纸求取溶出参数有何意义?

实验三十四　大鼠离体小肠吸收实验

一、实验目的

1. 掌握大鼠离体小肠吸收的实验方法。

2.掌握药物的吸收速度常数(K_a)、半衰期($t_{1/2}$)及每小时吸收率的计算方法。

二、实验原理

被动扩散是消化道吸收最重要的途径。它是药物分子通过胃肠屏障从浓度较高的区域(吸收部位)向浓度较低的区域(细胞内)扩散,又以相同的方式转运到血液中,这种形式的吸收不消耗生物体的能量,只与浓度有关。其扩散速率与膜两侧的浓度差成正比。

Fick 方程式定量地描述了这一过程:

$$-\frac{dQ}{dt}=DKS\frac{C-C_b}{X}=PS\frac{C-C_b}{X} \tag{23-11}$$

式中为分子型药物的透过浓度;S 为膜的面积;D 为药物在膜内的扩散系数;K 为药物在膜/水溶液中的分配系数;C 为消化液中药物浓度(外部浓度);C_b 为在血液中药物浓度(内部浓度);X 为膜的厚度。$P=D \cdot K$,称为透过常数。

一般药物进入循环系统后,立即转运至全身,故药物在吸收部位循环液中的浓度相当低,与胃肠液中药物浓度相比,可忽略不计,因此,透过速度与消化液中的药物浓度成正比。若设 $PS/X=K'$ 则(23—11)式可简化为:

$$-\frac{dQ}{dt}=\frac{PS}{X}C=K'C \tag{23-12}$$

由(23—12)式可看出药物的透过速度属于表观一级速度过程。若以消化液中药物量的变化

$\frac{dx}{dt}$ 表示透过速度,则:

$$-\frac{dx}{dt}=K_a X \tag{23-13}$$

将(23—13)式积分并取自然对数:$\ln X = \ln X_C - K_a t$

以时间对小肠内残存的 $\ln X$ 作图应为一条直线,其直线斜率即为药物在小肠中的吸收速度常数 K_a,其吸收半衰期为:

$$t_{1/2}=\frac{0.693}{K_a} \tag{23-14}$$

三、实验内容与操作

1.仪器

(1)超级恒温水浴;(2)分光光度计;(3)气体流量计;(4)氧气。

2.试剂

(1)0.1% $NaNO_2$ 液。

(2)0.5% $NH_2SO_3NH_4$ 液。

(3)0.1%萘乙二胺液(以上试剂配好后置冰箱保存)。

(4)1mol/LHCl。

(5)0.2 mol/L NaOH。

(6)生理盐水。

(7)Krebs—Ringer 试液（每 1 000mL 内含 NaCl 7.8 g，KCl 0.35 g，CaCl$_2$ 0.37 g，NaHCO$_3$ 1.37 g，NaH$_2$PO$_4$，0.32 g，MgCl$_2$ 0.02 g，葡萄糖 1.4 g）。

(8)戊巴比妥钠溶液（10 mg/mL，大鼠每 100 g 腹腔注射 0.4 mL 麻醉）。

3. 操作

将 200 mL Krebs—Ringer 试液装入循环装置 B 中，将 50 mL 供试液（每毫升 Krebs—Ringer 试液含 20 μg 酚红、20 μg 磺胺嘧啶 SD）装入 A 中，恒温水浴的水温调节到 37℃。

将实验前禁食一夜，体重约 200 g 的大白鼠腹腔注射戊巴比妥钠 40 μg/kg 麻醉并加以固定，沿腹中线打开腹腔。从十二指肠起，至 40 cm 处各插入直径为 0.5 cm 的玻璃管，用线扎紧，并用 37℃的生理盐水将肠内容物冲洗干净。然后将小肠离体，用 37℃的生理盐水冲洗小肠外部，将小肠放入装置 B 中并用胶管连接。开动蠕动泵以每分钟 15 mL 的流速循环几分钟后取样 1.5 mL（1 mL、0.5 mL 各一份），此时间记为 t_0，同时补加 2 mL 酚红液（每毫升 Krebs—Ringer 液含 20 μg 酚红）。其后每 10 min 取样 1.5 mL（1 mL、0.5 mL 各一份），并补加 2 mL 酚红液，取样至 1 h。由于酚红不被小肠吸收，故用来测定水被小肠吸收的量。实验结束后，取出小肠，冲洗后剖开，摊于坐标纸上，沿小肠边剪下坐标纸，冲洗后晾干，烘干称重。剪取 10 格（10 cm^2）坐标纸称重后，即求得小肠的面积（cm^2）。

大鼠离体小肠吸收实验装置图如图 23-10 所示。

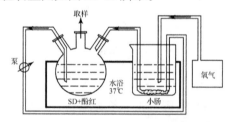

图 23-10　大鼠离体小肠吸收实验装置图

4. 定量方法

(1) SD 定量。

$$样品 1mL \xrightarrow[]{+1mol/L\ HCl\ 5mL+0.1\%\ NaNO_2} 放置 3min$$

$$\xrightarrow[摇匀]{+0.5\%氨基磺酸铵 1mL} 放置 3min \xrightarrow[摇匀]{+0.1\%萘乙二胺 2mL} 放置 20min \to 550nm 测定吸光率$$

SD 的比色空白液为 1 mL 供试液，按 SD 定量方法，但不加萘乙二胺显色剂。

(2)酚红定量。

$$样品 0.5ml \xrightarrow[摇匀]{+0.2mol/LNaOH\ 5mL} 在 555nm 测定吸收率$$

酚红的比色空白液为 0.2 mol/L NaOH。

5.标准曲线的制备

(1)酚红的标准曲线。

精密称取酚红 100 mg,置 1 000 mL 量瓶内,加 1% Na_2CO_3 溶液稀释至刻度,成 100 $\mu g/mL$ 的标准溶液。分别量取 1、2、3、4、5、6 mL 的标准溶液,加蒸馏水至 10 mL。自上述各溶液中吸取 0.5 mL,按酚红的定量方法测定吸光度,并绘制标准曲线。

(2)SD 的标准曲线。

自 2% 供试液中吸取 2、4、6、8、10 mL 加蒸馏水至 10 mL。从上述溶液中吸取 1 mL 按 SD 定量方法测定吸光度,并绘制标准曲线。

四、实验数据与处理

将实验数据按表中公式进行计算。

以未被吸收药量的对数和时间作图,求出吸收速度常数 K_a,吸收半衰期 $t_{1/2}$ 和每小时吸收率(%)。

$$每小时吸收率(\%)=\frac{零时间未吸收药量-60\ min\ 未吸收药量}{零时间未吸收药量}\times100\%$$

根据小肠面积,计算每小时·cm^2(或每小时·$100cm^2$)的吸收率。

五、思考题

影响试验结果的主要因素有哪些?

表 23-43　大鼠在体小肠吸收量的计算式

取样时间 (h)	SD 吸收度	浓度	酚红 吸收度	浓度	供试液体积 V(mL)	未吸收药量 X(μg)	$\ln X$
循环前	A_0	C_0	A'_0	C'_0	$V_0=50mL$	$X_0=50\times C_0$	$\ln X_0$
0	A_1	C_1	A'_1	C'_1	$V_1=\dfrac{C'_0V_0}{C'_1}$	$X_1=C_1V_1$	$\ln X_1$
0.25	A_2	C_2	A'_2	C'_2	$V_2=\dfrac{(V_1-1.5)C'_1+2C''_0}{C'_2}$	$X_2=C_2V_2+1.5C_1$	$\ln X_2$
0.5	A_3	C_3	A'_3	C'_3	$V_3=\dfrac{(V_2-1.5)C'_2+2C''_0}{C'_3}$	$X_2=C_3V_3+1.5(C_1+C_2)$	$\ln X_3$
…						…	
t_n	A_n	C_n	A'_n	C'_n	$V_n=\dfrac{(V_{n-1}-1.5)C'_{n-1}+2C''_0}{C'_n}$	$X_n=C_nV_n+1.5!$	$\ln X_n$

C_0:供试液中 SD 浓度,C'_0:供试液中酚红浓度,C''_0 补液中酚红浓度。

实验三十五　药物动力学双隔室模型模拟试验

一、实验目的

1. 掌握双室模型模拟的实验方法。
2. 应用残数法计算药物动力学参数。

二、实验原理

在快速静注时，若药物在体内按双室模型分布，且从中室消除，则中室的药量 X_c 的变化速度可按下面的微分方程表示：

$$\frac{dX_c}{dt} = k_{21}X_p - k_{12}X_c - k_{10}X_c \tag{23-15}$$

式中 X_p 为外室药量，k_{21} 与 k_{12} 为表观一级室间分布速度常数，k_{10} 为表观一级中室消除速度常数（见图 23-11）。对（23-15）式作拉氏变换，并整理简化，可得：

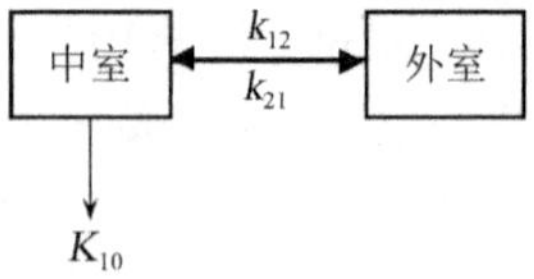

图 23-11　从中室消除的双室体系的图式

$$X_c = \frac{X_0(\alpha - k_{21})}{\alpha - \beta}e^{-\alpha t} + \frac{X_0(k_{21} - \beta)}{\alpha - \beta}e^{-\beta t} \tag{23-16}$$

式中 α,β 为复合常数。其关系式为：

$$\alpha + \beta = k_{21} + k_{12} + k_{10} \tag{23-17}$$

$$\alpha \cdot \beta = k_{21} \cdot k_{10} \tag{23-18}$$

尽管中室看起来并不均一，但假若中室的各组织及体液中的药物浓度比例恒定（也就是说药物在血浆与中室的各体液与组织间分布极快），则血药浓度 C 与中室的药量之间存在线性关系，亦即，

$$X_c = V_c C \tag{23-19}$$

式中 V_c 为中室的表观分布容积。以上关系式代入（23-16），则原来的药量—时间式改变为浓度—时间式：

$$C = \frac{X_0(\alpha - k_{21})}{V_c(\alpha - \beta)}e^{-\alpha t} + \frac{X_0(k_{21} - \beta)}{V_c(\alpha - \beta)}e^{-\beta t} \tag{23-20}$$

或

$$C = Ae^{-\alpha t} + Be^{-\beta t} \tag{23-21}$$

此处

$$A = \frac{X_0(\alpha - k_{21})}{V_c(\alpha - \beta)} \tag{23-22}$$

$$B = \frac{X_0(k_{21} - \beta)}{V_c(\alpha - \beta)} \tag{23-23}$$

从(23-21)式可见,以血药浓度的对数对时间作图,将得到一条二项指数曲线。由于预先已规定 $\alpha > \beta$,故经一定时间后,$Be^{-\beta t}$ 仍保持一定的数值,而 $Ae^{-\alpha t}$ 趋于 0,此时(23-21)式可简化为:

$$C = B \cdot e^{\beta t} \tag{23-24}$$

取常用对数,得:

$$\lg C = \lg B - \frac{\beta t}{2.303} \tag{23-25}$$

故从半对数曲线的后段单项指数项的斜率($-\dfrac{\beta}{2.303}$),可求出 β,其生物半衰期 $t_{1/2}$ 可应用下式求出:

$$t_{1/2} = \frac{0.693}{\beta} \tag{23-26}$$

将后段直线外推至 0 时间处,可得到 0 时间截距 B。应用残数法,可求得一段直线,其斜率为 $-\dfrac{\alpha}{2.303}$,$t=0$ 的截距为 A。

故常数 A,B,α,β 可由图解法,或借助电子计算机,采用非线性回归,求得血药浓度时间的完整拟合曲线。一旦有了这些参数,V_c,k_{21},k_{12} 和 k_{10},就可通过关系式求出。

三、实验内容与操作

双隔室模型模拟装置见下图,装置 A 为中室,B 为外室。当把药物(用酚红液代替)注入中室后,蠕动泵 1 将水注入中室,药物不断地从支管中清除。同时蠕动泵 2 将中室的药物分布到外室,然后药物通过连接管回到中室。

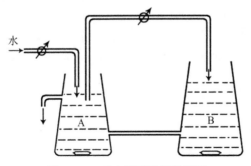

图 23-12 双室模型模拟装置图

1. 操作

将常水装入模拟装置中,开动蠕动泵 1(每分钟 3~4 mL 的流速)把常水注入装置 A 中。开动蠕动泵 2(每分钟的流速大约 20 mL)和磁力搅拌器 1、2,搅拌数分钟后,使进入装置中的水量同由支管排除的水量相等。用移液管自装置中吸出 10 mL 水,并将 10 mL 酚红供试液加入装置 A 中,同时计时 t_0,然后在下述时间 1′、3′、6′、10′、15′、20′、30′、50′、60′ 时自 A 中吸取 0.5 mL 的供试液。

2. 定量方法

取 0.5 mL 供试液,加入 5 mL 0.2 mol/L 的 NaOH 溶液,在 555 nm 测酚红的吸光度,求出浓度,空白液为 0.2 mol/L 的 NaOH 溶液。

3. 标准曲线的制备

精密称取酚红 100 mg,置 1 000 mL 容量瓶内,加 1% Na_2CO_3 液至刻度成 100 μg/mL 的标准溶液,分别吸取 0.5、1、1.5、2、2.5、3 mL 的标准溶液,加水至 10 mL,按酚红的定量方法测定吸收度并绘制标准曲线。

四、实验数据与处理

将实验数据列于表 23-44 中。

表 23-44　双隔室模拟实验数据表

取样时间	1′	3′	6′	10′	15′	20′	30′	50′	60′
吸收度									
浓度(μg/mL)									
外推浓度									
残数浓度									

以时间对酚红浓度的对数作图,并应用残数法求药物动力学参数。

实验三十六　对乙酰氨基酚片的相对生物利用度实验

一、实验目的

1. 通过对乙酰氨基酚血药浓度的测定,掌握测定制剂生物利用度的一般方法。

2. 掌握数据处理方法,并求出消除速度常数 K,半衰期 $t_{1/2}$ 和相对生物利用度等。

二、实验仪器与试药

1. 仪器(不包括制备标准曲线所用的仪器)

10 mL 离心管 10 支,10 mL 具塞刻度试管 10 支,移液管 0.5 mL 或 1 mL 10 支,5 mL 2 支,3~4 cm 的玻璃漏斗 10 个,10 mL 普通试管 10 支,试管架 2 个。

2. 试药

0.24 mol/L 氢氧化钡溶液:取分析纯氢氧化钡 19 g,加新鲜煮沸放冷的蒸馏水溶解成 1 000 mL,静置过夜,过滤即得。

三、实验内容与操作

1. 家兔空白血样的采集

取体重 3 kg 左右的家兔一只，耳缘静脉取血约 30 mL，于肝素化离心管中，离心（3 000 r/min）10 min，取血浆按下法制备标准曲线。

2. 标准曲线的制备

精密称取对乙酰氨基酚标准品 500 mg，置 1 000 mL 量瓶中，以蒸馏水溶解后，加蒸馏水至刻度，精密吸取 10 mL，于 50 mL 量瓶中。用蒸馏水稀释至刻度，摇匀，即成 100 μg/mL 的标准溶液，分别吸取 0、1.0、2.0、4.0、6.0、8.0、10.0 mL 置 10 mL 刻度试管中（编号），加蒸馏水使成 10 mL，各取 1 mL 置 10 mL 具塞刻度试管中，然后分别加家兔血浆 0.4 mL，分别加 0.24 mol/L 氢氧化钡溶液 3.5 mL，摇匀，放置 2 min，再分别加 2% 硫酸锌溶液 3.5 mL，即出现明显乳状浑浊，加水至 10 mL，混匀，离心（2 000～3 000 r/min）3～5 min。将上清液过滤（注意不要倒太多，或倒在外面，以免滤液混浊），以加药 0 mL 样品为空白 "0" 取滤液于分光光度计在 254 nm 处测定吸光度，读取吸光度 A。

3. 家兔体内血药浓度的测定

血样品的采集：取体重约 3kg 的健康家兔一只，实验前一天下午禁食，当日早晨耳缘静脉取空白血约 3mL，然后口服对乙酰氨基酚片 1 片（300 mg），给药后 20 min、40 min、1.0、1.5、2.0、3.0、4.0、5.5、7.0 h 分别取血约 2 mL，供测定血药浓度用，给药 4 h 后，给食，采血时间记录于表 23-45 中。

血药浓度测定：将采集的血样置肝素化试管中，离心（3 000 r/min）10 min，吸取血浆 0.5 mL，以下操作同标准曲线的制备，空白血同上操作，以空白为对照于分光光度计 254 nm 处测定吸光度 A，根据标准曲线的方程计算血中的药物浓度。

表 23-45　血药浓度测定结果

兔重：_____　　　给药量：_____　　　给药时间：_____

编　号	1	2	3	4	5	6	7	8	9
时间 t(h)	20 min	40 min	1.0	1.5	2.0	3.0	4.0	5.5	7
采血时间(h)									
A 值									
血药浓度 C (μg/mL)									
lg$C$									

四、实验数据与处理

1. 标准曲线的回归分析

以标准曲线制备中的药物浓度 C 为 y，吸光度 A 为 x，用计算器或数理统计的线性回归法求出相应的回归方程$(y=a+bx)$的系数 a 和 b 及相关系数 r，该标准曲线的回归方程为：

$$C=a+bA$$

式中 C 为浓度$(\mu g/mL)$，A 为吸光度。

2.药物浓度—时间曲线的绘制

用表 23-45 中的浓度 C 对时间 t 作图，即得药物浓度—时间曲线（药时曲线）。

3.消除速度常数 ke 的求算

据报道，对乙酰氨基酚的体内分布为一室模型，血管外给药一室模型的动力学方程为：

$$C=\frac{K_aX_0F}{V_d(K_a-K)}(e^{-Kt}-e^{-K_at}) \tag{23-27}$$

令

$$\frac{K_aX_0F}{V_d(K_a-K)}=A$$

因为(23-27)式可变成

$$C=A(e^{-Kt}-e^{-K_at}) \tag{23-28}$$

通常 $K_a<K$，当给药后的时间 t 充分大时，(23-28)式中的 $e^{-Kt}<e^{-Kt}$ 故 e^{Kt} 可以忽略，所以(23-28)式可以改写为：

$$C=Ae^{-Kt} \tag{23-29}$$

两边取对数：

$$\lg C=\lg A-Kt/2.303 \tag{23-30}$$

即尾部数据（消除相）经$(\lg C)=Y$，$t=X$ 回归，求出系数

$$a（截距）=\lg A \qquad b（斜率）=-K/2.303$$

$$则\ K=-2.303b$$

$$A=\lg^{-1}a$$

4.半衰期 $t_{1/2}$ 的求算

$$t_{1/2}=0.693/K \tag{23-31}$$

5.药物浓度—时间曲线下面积 $AUC_{0\to\infty}$ 的求算

(1)将表 23-50 中的数据按梯形法则求出 $AUC_{0\to\infty}$。

梯形法则：该法则的基本思想把 $C-t$ 曲线下的总面积，近似地看作一系列小梯形的面积之和。

$$AUC_{0\to t}=\frac{C_1}{2}\cdot t_1+\frac{(C_1+C_2)}{2}\cdot(t_2-t_1)+\frac{(C_2+C_3)}{2}\cdot(t_3-t_2)$$
$$+\cdots\cdots+\frac{(C_{n-1}+C_n)}{2}\cdot(t_n-t_{n-1}) \tag{23-32}$$

t_n 和 C_n 分别是最后一个采样时间和血药浓度。

(2)再求 $AUC_{0\to\infty}$。

$$AUC_{t_n\to\infty}=\frac{C_n}{K} \tag{23-33}$$

所以

$$AUC_{0\to\infty}=AUC_{0\to t_n}+AUC_{t_n\to\infty} \tag{23-34}$$

6. 对乙酰氨基酚片剂的相对生物利用度的计算

若已知某对乙酰氨基酚标准制剂(为栓剂)在家兔体内的 $AUC_{0\to\infty}=1093(\mu g/mL \cdot h)$（500 mg/粒），则可用下式求出对乙酰氨基酚片的相对生物利用度。

$$F_{相对}=\frac{AUC_{0\to\infty}\ 实验片\ /\ 剂量}{AUC_{0\to\infty}\ 标准制剂\ /\ 剂量}\times100\% \tag{23-35}$$

实验三十七　尿药法测定人体口服给药的动力学参数及生物利用度

一、实验目的

1. 掌握用尿药法测定药物制剂的动力学参数及生物利用度的原理与方法。
2. 了解尿药法的特点及对乙酰氨基酚、核黄素的体内过程。

二、实验指导

对乙酰氨基酚在体内以原型(约 5%)、葡萄糖醛酸结合物(55%～75%)及硫酸结合物(20%～40%)自尿中排出，因此，可采用尿药法测定生物利用度，其测定原理是对乙酰氨基酚及其代谢物水解成对氨基酚，对氨基酚在次溴酸钠的存在下能与苯酚发生反应生成靛蓝色染料。此染料在 620nm 的波长处有最大吸收。

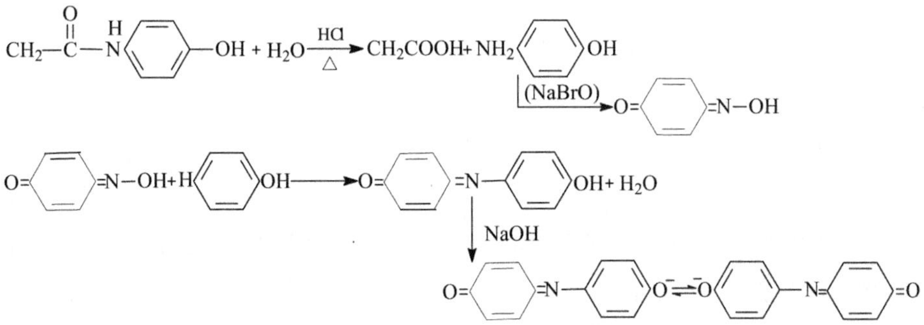

靛蓝染料

核黄素的异咯嗪环上具有活泼的双链，能接受和放出氢原子，在保险粉(连二亚硫酸钠)的作用下，能还原为无色双氢核黄素，利用这一特性，可以由加入保险粉前后两次测得的吸光度的差值来计算尿液中核黄素的含量(核黄素在 444 nm 的波长处有吸收)。

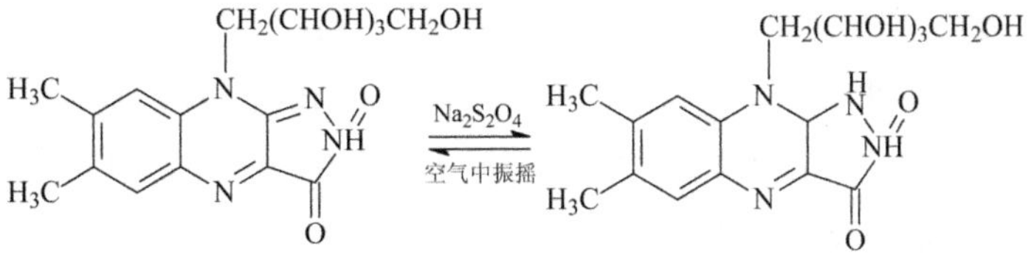

氧化型（黄色）　　　还原型（无色）

单室模型口服给药尿药法基本公式为

$$\frac{dX_u}{dt} = \frac{k_e k_a FX_0}{k_a - k}(e^{-kt} - e^{-k_a t}) \tag{23-36}$$

一般 $k_a > k$，当 t 充分大时 $e^{-k_a t} \to 0$

$$\frac{dX_u}{dt} = \frac{k_e k_a FX_0}{k_a - k}e^{-kt} \tag{23-37}$$

两边取对数并以平均速度 $\Delta X_u / \Delta t$ 代替瞬时速度 dX_u / dt，以中点时间 $t_{中}$ 代替 t，则得下式

$$\lg\frac{\Delta X_u}{\Delta t} = \lg\frac{k_e k_a FX_0}{k_a - k} - \frac{k}{2.303}t_{中} \tag{23-38}$$

式中 ΔX_u 为某段时间 Δt 的排出的尿药量，k_e 为表观一级肾排泄速度常数，k_a 为表观一级吸收速度常数，F 为生物利用度，X_0 为给药剂量。以 $\lg \Delta X_u / \Delta t$ 对 $t_{中}$ 作图，可得一条二项指数曲线，从后段直线的斜率可求出一级消除速度常数 k。

尿药总排出量可根据下式求得

$$X_u^\infty = X_u^{0 \to t} + X_u^{t \to \infty} = X_u^{0 \to t} + \frac{(\Delta X_u / \Delta t)}{k} \tag{23-39}$$

应用尿药浓度法可直接测定制剂的生物利用度，本实验对乙酰氨基酚片的相对生物利用度为

$$相对生物利用度 = \frac{X_{u(试)} \cdot X_{0(标)}}{X_{u(标)} \cdot X_{0(试)}} \times 100\% \tag{23-40}$$

三、实验内容与操作

(一)尿药法测定口服对乙酰氨基酚制剂的相对生物利用度

1. 显色剂配制

(1)1%（W/V）酚溶液：量取 1 mL 液化苯酚（含量 99% 以上）溶于蒸馏水中，稀释至 100mL。

(2)饱和溴溶液：取适量的液态溴，加入蒸馏水适量，振摇溶解，放置 24 h 后，溶液底层仍有少量液态溴存在即可，备用。

(3)1 mol/L Na_2CO_3—溴溶液：称取 10.6 g 无水碳酸钠，溶于 40 mL 蒸馏水中，添加饱和溴水 15 mL 混合均匀，加蒸馏水稀释至 100 mL（当天新鲜配制），备用。

显色剂应临用时配制，量取 0.2 mol/L NaOH 80 mL，加试剂(1)10 mL，振摇混匀后，再加入试剂(3)10 mL 混匀即得，备用。

2. 尿药标准曲线制作

(1)贮备液配制：精密称定 105℃干燥至恒重的对乙酰氨基酚（重结晶）1 g，用热蒸馏水于 250 mL 量瓶中溶解，冷至室温后定容，得浓度为 4 000 μg/mL 溶液，置冰箱放置备用。

(2)标准溶液配制：分别精密吸取贮备液 1.25、2.5、5、7.5、10、12.5 mL 于 100 mL 量瓶中，加蒸馏水定容，得浓度分别为 50、100、200、300、400、500 μg/mL 标准溶液。

(3)绘制标准曲线:分别精密吸取上述浓度标准溶液各 1 mL 于干燥洁净的 10mL 具塞刻度试管中,分别加入空白尿液 1 mL,4 mol/L HCl 4 mL,水浴煮沸水解 1 h,取出冷至室温,加蒸馏水至 10 mL,混匀,精密吸取该液 1 mL,加显色剂 10 mL 混匀,放置 40 min 后于分光光度计在 620 nm 的波长处测定吸收度 A,以空白尿加蒸馏水 1 mL 后按相同方法处理作为参比溶液。

3. 尿药浓度测定

(1)对服药及收集尿样的要求:选择若干自愿受试者,交叉服药,服药前48h内不应服用含有对氨基苯酚的药物。服药者需禁食早餐,早上起床后排除隔夜尿,7:30 喝水 150 mL,7:55 采集尿样作空白尿供作标准曲线及参比溶液用,排尽尿液,8:00 用150mL 温开水吞服对乙酰氨基酚一片(0.3 g/片或 0.5 g/片),或吞服相当于对乙酰氨基酚 0.3g 或 0.5 g 的糖浆剂(或混悬剂)。然后按规定的时间收集尿液(表 23-46)。记下尿液毫升数,取尿液约 5mL 于编号试管中,加塞置冰箱中放置,待尿液样品收齐后进行测定。

(2)尿药浓度测定:精密吸取样品尿液 1 mL,加蒸馏水 1 mL,4 mol/L HCl 4mL,水浴煮沸水解 1 h,取出冷至室温,其余操作见标准曲线制作项下。

4. 操作注意事项

(1)必须按时收集尿液,每次应将尿液排尽,计量,不得损失、污染。

(2)取尿容器每次用后应用蒸馏水荡洗,沥干备用。

(3)每次排尿后可根据需要喝水。

(4)水解时注意塞子不能盖得过紧,加蒸馏水至 10 mL 时应尽量将溅于瓶壁、塞上的药液冲下去。

表 23-46　尿液取样计划

编　　号	采尿样时间(h)	尿　　量(mL)
0	空白尿	
1	1	
2	2	
3	4	
4	6	
5	8	
6	10	
7	12	
8	14	
9	24	

(二)尿药法测定核黄素片剂的消除速度常数及绝对生物利用度

1. 标准曲线的制作

(1)标准溶液配制:精密称取105℃干燥 2 h 的核黄素 50 mg,于 500 mL 量瓶中,加 0.02

mol/L 醋酸液 300 mL,置水浴加热溶解,放冷至室温以 0.02 mol/L 醋酸溶液定容,摇匀得浓度为 100 μg/mL 液,本液应用甲苯盖没,置凉暗处保存。

(2)绘制标准曲线:精密吸取标准溶液 0.1、0.3、0.5、1、2、3 mL 分别置于 10 mL 量瓶中,用酸化蒸馏水(即 1 mL 冰醋酸加 99 mL 蒸馏水混匀即得)定容,摇匀。以酸化蒸馏水为空白,用分光光度计在 444 nm 的波长处测定吸光度(A_1)。然后,在每瓶中加保险粉约 3 mg 摇匀,在 1 min 内再次测吸光度(A_2),两次测值之差(ΔA),即为核黄素的吸光度,记入表 23-57 中。以此值为纵坐标,浓度为横坐标绘制标准曲线并求出回归方程。

2.尿药浓度测定

(1)服药及尿样收集:选择若干自愿受试者,服药前一天及试验期中控制食谱,不吃富含有核黄素的食物,如蛋类、牛奶、麦乳精及奶糖等,并不得服用含 B 族维生素药品。

服药前一天收集 24h 尿液供测定空白尿液中核黄素含量用。

临服药前排空小便,早餐后立即服用核黄素片 3 片(5 mg/片),用温开水吞服,记录服药时间,按片剂服下后第 1,2,4,6,8,10,12,14,16 h 收集尿液,用量筒量取并记录尿液体积,填入表 23-53 中,然后将尿液倒入盛有 0.2mL 冰醋酸的刻度试管内至 20 mL,摇匀,于阴凉处避光保存,供测定用。

(2)空白尿液中核黄素含量测定:将空白尿倒入盛有 0.2 mL 冰醋酸的刻度试管内至 20 mL,取 10 mL 按标准曲线项下方法"以酸化蒸馏水作空白"起,依法测定吸收度,以两次测定值之差(ΔA),代入回归方程,求出空白尿液中核黄素的含量记入表 23-54 中。

(3)尿样品中核黄素含量测定:取酸化尿液 10 mL,按标准曲线项下方法"以酸化蒸馏水作空白"起,依法测定吸收度,经两次测定值之差(ΔA),代入回归方程,求出尿样中核黄素含量记入表 23-55。

3.操作注意事项

(1)服药前二天及试验当天应控制食谱,不吃富含核黄素食物。

(2)整个操作过程中均应注意避光。

(3)其余注意之处与(一)中操作注意的事项(1)、(2)、(3)项同。

四、实验数据与处理

1.对乙酰氨基酚制剂

(1)将标准曲线的数据列表作图,求出回归方程记入表 23-47 中。

表 23-47 标准曲线数据

编 号	1	2	3	4	5	6
标准液浓度(μg/mL)						
吸收度($\overline{A}$)						
回归方程						

(2)根据回归方程计算出各样品尿药浓度,记入 23-48 中。

（3）以 $\lg\dfrac{\Delta X_u}{\Delta t}$ 对 $t_中$ 作图,对曲线尾部直线部分进行回归分析,求出 k 后并求出尿排药总量 X_u^∞。

表 23-48　尿药浓度数据处理

受试者:_____　剂　型:_____　剂　量:_____

编　号	累积采尿时间(h)	Δt (h)	$t_中$(h)	尿　量 (mL)	尿药浓度 (mg/mL)	ΔX_u (mg)	$\dfrac{\Delta X_u}{\Delta t}$	$\lg\dfrac{\Delta X_u}{\Delta t}$	X_u(mg)
0	0								
1	1								
2	2								
3	4								
4	6								
5	8								
6	10								
7	12								
8	14								
9	24								

X_u^∞（mg）:　　　　　　　　　k（h^{-1}）:

（4）将大组内各小组数据进行统计,记入表 23-49 中。

表 23-49　两种剂型数据统计

剂　型	受试者号	k(h^{-1})	X_u^{24}(mg)	X_u^∞(mg)
片　剂	1			
	2			
	3			
	4			
	5			
	6			
	$\overline{x}\pm$SD			
糖浆剂	1			
	2			
	3			
	4			
	5			
	6			
	$\overline{x}\pm$SD			

（5）方差分析。将两种剂型所得 X_u^∞ 进行方差分析,检查它们是否存在显著性差异。

①将两种剂型 X_u^∞ 结果列表计算。

表 23-50　X_u^∞ 数据统计

实验号	片　剂	糖浆剂	
	X_u^∞（mg）		
1			
2			
3			
4			
5			
6			$\sum$
$\dfrac{ni}{\overline{X_{ij}}}$			$\dfrac{\sum ni}{\sum \overline{X_{ij}}}$
$\displaystyle\sum_{i=1}^{ni} X_{ij}$			$\displaystyle\sum_{j=1}^{k}\sum_{i=1}^{ni} X_{ij}$
$\displaystyle\sum_{i=1}^{ni} X_{ij}^2$			$\displaystyle\sum_{j=1}^{k}\sum_{i=1}^{ni} X_{ij}^2$

$j=1,2,\cdots\cdots k$（组数）　$i=1,2,\cdots\cdots n$（样本数）

表 23-51　方差分析表

变异来源	离均差平方和(S)	自由度	均方(MS)	F 值
总变异（$S_总$）	$\displaystyle\sum_{j=1}^{k}\sum_{i=1}^{ni} X_{ij}^2 - C$	$\sum ni - 1$		
组间变异（$S_{组间}$）	$\displaystyle\sum_{j=1}^{k}\dfrac{(\sum_{i=1}^{ni} X_{ij})^2 - C}{ni}$	$k-1$	$\dfrac{S_{组间}}{k-1}$	$\dfrac{MS_{组间}}{MS_{组内}}$
组内变异（$S_{组内}$）	$S_总 - S_{组间}$	$\sum ni - k$	$\dfrac{S_{组内}}{\sum ni - k}$	

表中 C 为校正值 $C = \dfrac{(\displaystyle\sum_{j=1}^{k}\sum_{i=1}^{ni} X_{ij})^2}{\sum ni}$

②求出 F 值后，根据组内及组间自由度，查附录 F 值表，判断结果。

(6)求片剂的相对生物利用度。

(7)讨论实验结果。

2.核黄素片剂

(1)原始记录。

表 23-52　标准曲线

编　号	1	2	3	4	5	6
标准溶液浓度(μg/mL)						
A_1						
A_2						
ΔA						

回归方程：

表 23-53　尿样收集记录

试管号	集尿时间 t(h)	Δt(h)	$t_{中}$	尿　量(mL)
1	0—1			
2	1—2			
3	2—4			
4	4—6			
5	6—8			
6	8—10			
7	10—12			
8	12—14			
9	14—16			

表 23-54　空白尿测定记录

A_1	A_2	ΔA	24h 尿量(mL)	24h 尿中核黄素总量(μg)	平均 2h 尿中排泄量(μg)

表 23-55　尿药测定记录

管　　号	A_1	A_2	ΔA	尿药浓度 (μg /mL)	核黄素总量 X_u(μg)	ΔX_u(μg)
1						
2						
3						
4						
5						
6						
7						
8						
9						

$\Delta X_u =$核黄素总量－相同时间间隔内空白尿中核黄素量

表 23-56　尿药法动力学分析

管　号	$t(\text{h})$	$t_{\text{中}}(\text{h})$	$\dfrac{\Delta X_u}{\Delta t}$	$\lg \dfrac{\Delta X_u}{\Delta t}$
1	1			
2	2			
3	4			
4	6			
5	8			
6	10			
7	12			
8	14			
9	16			

(2)数据处理。

①绘制尿排泄速度图(二项指数曲线)。

②从二项指数曲线后段直线部分计算斜率,从而计算消除速度常数 k 及半衰期 $t_{1/2}$。

③计算:总排药量 X_u^∞(mg)和排泄百分率(%)。

④计算口服核黄素片的绝对生物利用度(据文献报道,核黄索静脉注射后尿中总排泄量为给药剂量的 97%)。

五、思考题

1. 用尿药法测定生物利用度时取尿时间应多长? 该方法误差来源有哪些?

2. 用尿药度法能够求出哪些动力学参数? 实际应用中有何优缺点?

3. 测定核黄素片生物利用度时,为什么服药前一天要收集 24h 尿液?

实验三十八　血药法测定家兔静注给药的动力学参数及肌注给药的绝对生物利用度

一、实验目的

1. 掌握血药法测定药物制剂动力学参数及绝对生物利用度的原理和方法 。

2. 掌握荧光法测定四环素血药浓度的原理和方法。

二、实验指导

血药法测定药物动力学参数原理:

单室模式静脉注射血浓 C 与时间 t 的关系式为

$$\lg C = -\frac{k}{2.303} + \lg C_0 \tag{23-41}$$

$\lg C$ 对 t 作图得一直线。将药物静脉注射后所得一系列 C, t 值，用线性回归法求出上述直线方程，根据斜率求出 k，从截距求得 C_0，然后根据下列公式求出 $t_{1/2}, V, C_1$。

$$t_{1/2} = \frac{0.693}{k} \tag{23-42}$$

$$V = \frac{X_0}{C_0} \tag{23-43}$$

$$C_1 = kV \tag{23-44}$$

其中 k 为清除速度常数，$t_{1/2}$ 为消除半衰期，x_0 为剂量，C_0 为初始血浓度，V 为表现分布容积，C_1 为消除率。

双室模式静注血浓（C）和时间（t）的关系式如下：

$$C = Ae^{-at} + Be^{-\beta t} \tag{23-45}$$

其中：

$$A = \frac{X_0(\alpha - k_{21})}{V_c(\alpha - \beta)} \tag{23-46}$$

$$B = \frac{X_0(k_{21} - \beta)}{V_c(\alpha - \beta)} \tag{23-47}$$

上式中，X_0 为剂量，V_C 为中央室表观分布容积，α 为分布相处置常数，β 为消除相处置常数，k_{12} 和 k_{21} 分别为药物从中央室到外周室的分布速度常数和逆向速度常数。以 $\lg C$ 对 t 作图，两室模型静注药时曲线如图 23-13 所示。

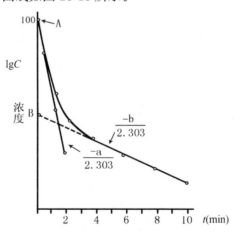

图 23-13　两室模型静注药时曲线

以曲线末尾几点（消除相）数据作直线回归，从斜率和截距求得 β 和 B；再用残数法求得另一直线（残数线）。从残数线的斜率和截距求得 α 和 A。根据下列公式求得 $k_{21}, k_{12}, k_{10}, V_B, V_C, AUC$。

$$k_{21} = \frac{A\beta + B\alpha}{A + B} \tag{23-48}$$

$$k_{10} = \frac{\alpha\beta}{k_{21}} \quad\quad (23-49)$$

$$k_{12} = \alpha - \beta - k_{10} - k_{21} \quad\quad (23-50)$$

$$AUC = \frac{A}{\alpha} + \frac{B}{\beta} \text{（一般实验中 } AUC \text{ 用梯形法求得）} \quad\quad (23-51)$$

$$V_B = \frac{X_0}{\beta \cdot AUC} \quad\quad (23-52)$$

$$V_C = \frac{X_0}{A+B} \quad\quad (23-53)$$

测定某一制剂的绝对生物利用度,可按下列公式计算

$$F_{绝对} = \frac{AUC_T \cdot (X_0)iv}{AUC_{iv}(X_0)T} \quad\quad (23-54)$$

荧光分析法测定四环素原理:

四环素在 pH9 时与钙离子和巴比妥形成络合物,此络合物用乙酸乙酯提取后,经一定波长的光激发后可产生强烈荧光,此荧光强度与四环素浓度呈线性关系,因而可用此法进行四环素定量测定。

三、实验内容与操作

(一)试剂配制

1. 盐酸四环素标准液配制:精密称取盐酸四环素标准品 50 mg 置于 250 mL 量瓶中,用重蒸馏水溶解定容摇匀后取 5 mL 于 100 mL 量瓶中,再用重蒸馏水定容,得浓度为 10 μg/mL 的盐酸四环素溶液。

2. 含 1.8 mol/L 三氯乙酸和 0.16 mol/L 的氯化钙溶液的配制:取三氯乙酸(M=163.4,1.8 mol/L=29.4%)29.4 g,氯化钙 1.8 g(CaCl$_2$)或 2.4 g(CaCl$_2$ · 2H$_2$O),分别加适量重蒸水溶解,混合后加水至 100 mL 即可。

3. 0.9 mol/L 巴比妥钠溶液配制:取巴比妥钠 18.6 g,溶于适量重蒸馏水中,稀释至 100 mL。

(二)血样收集

取家兔两只,分别称重。各取空白血 6 mL,然后于 1 号兔耳缘静脉注射 1 mL 盐酸四环素(含盐酸四环素 50mg)溶液,2 号兔肌内注射盐酸四环素 100 mg,准确记录给药时间,然后每只兔子在给药后 0.25、0.5、0.75、1、2、4、6 及 8 h 各采血样 3 mL 于 5 mL 离心管中离心 10 min(3 000 r/min),将上层血清转移到另一洁净小试管中,低温冰箱保存,以进行血药浓度测定。

(三)血样处理

精密吸取血清 1 mL 于 10 mL 离心管中,加水至 5.5 mL,再加入 1 mL 含有 1.8 mol/L 三氯乙酸和 0.16 mol/L 氯化钙水溶液,沉淀蛋白(可用小玻棒搅匀),离心 10 min(3 000 r/

min),精密吸取上清液 4 mL 加到含有 4 mL 乙酸乙酯和 4 mL 0.9 mol/L 巴比妥钠的具塞试管中,振摇 2min。静置分层,离心,吸取上层乙酸乙酯液进行荧光测定。空白血样处理相同。

(四)标准液处理

精密吸取 10 μg/mL 的盐酸四环素标准液 1 mL 置于 10 mL 离心管中,加水至 5.5 mL,以后操作同血样处理项下"再加入 1 mL 含有 1.8 mol/L 三氯乙酸……"。

(五)用 930 型荧光光度计测定

于激发光路插入 400 nm 的滤光片,发射光路插入 510 nm 的滤光片,然后接通电源,仪器预热 10 min,采用直接比较法,先测已知浓度液标准的荧光强度,可将指针调至 20,然后在同样条件下依次测定样品的荧光强度(标准液及样品的荧光强度均需减去空白血清的荧光强度),根据标准液浓度及标准液与血样的荧光强度比值求算样品中的药物浓度。

四、实验数据与处理

1.测定记录(填写表 23-57、表 23-58)。

2.在半对数坐标纸上绘制血浓—时间曲线,并从静脉注射药—时曲线判断动力学模型。

3.根据 1 号兔静注血浓数据和动力学公式求算有关的动力学参数。单室模式求 k,$t_{1/2}$,V,AUC,C_1;双室模式求 A,B,α,β,k_{10},k_{12},k_{21},V_c,V_B,AUC,C_1。

4.根据 2 号兔肌注血药浓度数据和动力学公式求算有关的动力学参数。

5.用梯形法求静注和肌注的药—时曲线下面积,并求出该药注射液肌内注射给药的绝对生物利用度。

表 23-57　1号兔实验记录

体重　　　　静注剂量　　　　静注时间

试管号	取血实际时间(h)	给药后取血时间(h)	血清量(mL)	$F_{测}$	$F_{样}=F_{测}-F_0$	血药浓度 $C(\mu g/mL)$
0						
1						
2						
3						
4						
5						
6						
7						
8						
9						

标准液浓度：

标准液荧光强度：

灵敏度：

表 23-58　2 号兔实验记录

体重	肌注剂量			肌注时间		
试管号	取血实际 时间(h)	给药后取血 时间(h)	血清量 （mL）	$F_{测}$	$F_{样}=F_{测}-F_0$	血药浓度 $C(\mu g/mL)$
0						
1						
2						
3						
4						
5						
6						
7						
8						
9						

五、思考题

1. 做好本实验的关键是什么？操作中应注意哪些问题？

2. 如果 1 号兔静脉注射后取血时间为 1、2、3、4、6、8 h,可能对实验结果有何影响？为什么？

3. 本实验误差的来源有哪些方面?

实验三十九　提高难溶性药物溶解度的实验设计

一、实验目的

难溶性药物溶解度的改善方法。

二、实验药物

布洛芬、潘生丁、硝苯地平及黄芩苷等。

三、实验内容安排

提前两周通知学生查阅相关资料,将学生 4～5 人分为 1 组,按设定的实验目的进行实验设计。内容主要包括：文献资料的查阅、增溶方法的选择、操作流程的设计及增溶效果的考察等内容。

四、实验实施过程

（1）学生提交书面实验设计报告，教师审阅，考察实验设计的科学性、可行性和新颖性。

（2）正式实验前安排时间进行实验设计汇报，引导同学讨论，提出问题和建议，达到互相交流、学习的效果。

（3）实验设计存在问题的小组，课后查资料或讨论进行修改和完善。

（4）填写实验任务书和实验室药品、仪器使用申请表。

实验过程中要求学生遵守实验室规章制度、认真操作、仔细观察、详细记录实验数据。实验记录主要包括实验项目、实验原理、实验材料与仪器、实验步骤、注意事项、实验结果和分析等。实验结束后，每组派代表进行总结汇报，说明实验中遇到的问题、解决方法、实验体会和产品展示等内容。

五、实验成绩评定评价

根据实验书面设计、汇报情况、实验情况、实验报告内容及最后的产品等内容，各占20%，给出综合评定设计实验成绩。

实验四十　纳米胶束的制备与评价

一、实验目的及药物的选择

1. 实验目的
掌握纳米胶束的制备及评价方法。

2. 实验原理
对于溶解度差的 BCS Ⅱ类和Ⅳ类药物，这类药物很难通过口服进入体循环，并且生物利用度仍然低。为了提高口服吸收上述分类药物的吸收，纳米载体聚合物胶束具有广泛的应用前景，高稳定性和低降解率已引起广泛关注。

聚合物胶束已在药物释放、基因载体和诊断制剂等很多方面得到了广泛的应用研究。与其他药物载体相比，聚合物胶束有其独特的优势：结构稳定，具有耐稀释性；药物释放缓慢，易于实现体内靶向性；胶束的粒径非常小（纳米级），对于存在渗漏的脉管区域（肿瘤部位）具有更强的渗透与滞留能力，从而增强药物在靶组织中的聚集，提高药效；还可以通过在胶束表面连接适当的配体使胶束具有靶向性；药物可被胶束很好地与体内生物环境隔离开来，降低了不良反应的发生概率；此外，聚合物胶束制备工艺较为简单，可实现大规模生产，市场前景广阔。

3. 实验药物

柚皮苷、高良姜素、槲皮素、杨梅素和紫杉醇等。

4. 载体材料

TGPS、Soluplus、PLGA－PEG－PLGA、DSPC－mPEG、DSPE－mPED、壳聚糖衍生物、普郎尼克嵌段共聚物等。

5. 评价

载药胶束粒径、分布、形态、包裹率、载药量、体外释放曲线及放置稳定性等。

二、实验内容安排

提前 2 周通知学生查阅相关资料,将学生 4～5 人分为 1 组,按设定的实验目的进行实验设计。内容主要包括:文献资料的查阅、胶束制备方法的选择、操作流程的设计、胶束表征及释放评价等内容。

三、实验实施过程

(1)学生提交书面实验设计报告,教师审阅,考察实验设计的科学性、可行性和新颖性。

(2)正式实验前安排时间进行实验设计汇报,引导同学讨论,提出问题和建议,达到互相交流、学习的效果。

(3)实验设计存在问题的小组,课后查资料或讨论进行修改和完善。

(4)填写实验任务书和实验室药品、仪器使用申请表。

实验过程中要求学生遵守实验室规章制度、认真操作、仔细观察、详细记录实验数据。实验记录主要包括实验项目、实验原理、实验材料与仪器、实验步骤、注意事项、实验结果和分析等。实验结束后,每组派代表进行总结汇报,说明实验中遇到的问题、解决方法、实验体会和产品展示等内容。

四、实验成绩评定评价

根据实验书面设计、汇报情况、实验情况、实验报告内容及最后制得样品等内容,各占 20%,给出综合评定设计实验成绩。

五、思考题

制备高包封率的载药胶束时,需克服哪些影响因素?

第二十四章 药物合成反应实验

实验一 对甲基扁桃酸的合成

对甲基扁桃酸又称 4-甲基扁桃酸,化学名称为 2-羟基-2-(4-甲基苯基)乙酸,白色结晶体,易溶于乙醚、乙醇及异丙醇等有机溶剂,可溶于水。光学活性的异构体可以作为许多手性药物合成中的重要中间体或拆分试剂。

一、实验目的

1.掌握对甲基扁桃酸[2-羟基-2-(4-甲基苯基)乙酸]的合成方法,理解傅-克酰基化、硼氢化钠选择性还原酮羰基和碱性酯水解等反应机理。

2.熟练掌握机械搅拌、旋转蒸发仪、恒压滴液漏斗、尾气吸收、萃取、洗涤及干燥的正确操作方法。

二、合成路线

表 24-1 常用溶剂物性表

名　称	分子量	熔点(℃)	沸点(℃)	密度(g/mL)
乙酸乙酯	88.12	-83.6	77.06	0.90
甲苯	92.14	-94.9	110.6	0.87
石油醚	—	-73.0	60~90	0.64~0.66
四氢呋喃	72.11	-108.5	66.0	0.89
甲醇	32.04	-97.8	64.7	0.79
乙醇	46.07	-114.3	78.4	0.79

续 表

名 称	分子量	熔点(℃)	沸点(℃)	密度(g/mL)
二氯甲烷	84.93	−97.0	39.8	1.33
浓硫酸	98.08	10.0	338.0	1.84

三、实验步骤

(一)2—氧代—2—(4—甲基苯基)乙酸乙酯的合成(傅—克酰基化反应)

1.装置图

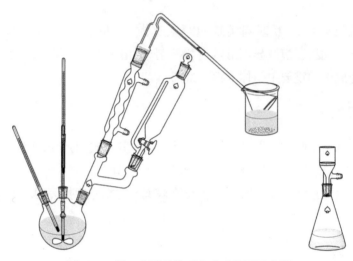

图 24-1 傅—克酰基化反应实验装置示意图

2.试剂及仪器

表 24-2 2—氧代—2—(4—甲基苯基)乙酸乙酯的合成的主要原料规格及用量

名 称	规 格	分子量	投料量	物质的量	摩尔比
草酰氯单乙酯	CP	136.53	6.0 mL(6.8 g)	0.050 mol	0.50
甲苯	AR	92.14	110 mL	—	—
无水三氯化铝	CP	133.34	13.5 g	0.101 mol	1.01

仪器:旋转蒸发仪、电动机械搅拌器。

量具:100 mL 量筒、10 mL 量筒。

反应用器材:500 mL 24#三颈瓶、聚四氟乙烯搅拌棒及 24#聚四氟乙烯搅拌头、低温温度计(−30～100℃)、24#球形冷凝器、4#恒压滴液漏斗、24# Y 形管。

尾气吸收装置用器材:玻璃漏斗、乳胶管、24#干燥管。

后处理用器材:1 L 烧杯、500 mL 分液漏斗、500 mL 圆底烧瓶、250 mL 锥形瓶、24#砂芯漏斗。

辅助器具:薄层板/展开缸。

3.实验操作

表 24-3　实验操作记录(一)

操　作	现象/备注
投料前检查:量筒、三颈瓶、球形冷凝器、温度计、恒压滴液漏斗、搅拌棒、Y 形管、干燥管需干燥无水; 恒压滴液漏斗确认干燥后,加入少量新鲜甲苯,检查是否漏液(切勿加水试漏)	只准备反应所需器材,后处理所需器材不要一起放到通风橱里
确认开启通风	
向装有 Y 形管、温度计、恒压滴液漏斗、球形冷凝器(连接有干燥管及尾气吸收装置)和机械搅拌的 500mL 三颈瓶中加入无水三氯化铝(13.5 g,0.101 mol),干燥的新鲜甲苯 100 mL,开启机械搅拌	重点:机械搅拌反应装置的安装 三氯化铝随用随秤,称量完毕后,快速转移至反应瓶中,严禁暴露在空气中长时间放置
用冰盐浴控制体系温度,当低于 −5℃ 时,缓慢滴加草酰氯单乙酯(6.8 g,0.050 mol)溶于 20 mL 新鲜甲苯的溶液,滴约 30 min,滴毕,保持 −5 ∼ 0℃ 继续搅拌 30min	反应放热,控制滴加速度,保持温度不超过 0℃,反应体系颜色逐渐加深
TLC 检测: TLC 样品处理:用一次性塑料滴管吸取 0.5mL 反应液,在离心管中与水混合。加入几滴乙酸乙酯,震荡,静置,玻璃毛细管吸取上层澄清有机相,在事先标记好的薄层板上点板,晾干后在展开缸中于适当极性大小的展开剂中爬板展开。当反应液中无对照原料草酰氯单乙酯的斑点时,视为反应完全。 经 TLC 监测反应完全后,进行后处理	
后处理:反应液有刺激性气味,全部操作需在通风橱中进行	
将反应液缓慢倾入装有 5 mL 浓盐酸和 200 mL 冰水的 1L 烧杯中,搅拌 5 min,然后将处理液倒入分液漏斗,静置,分出水层	废水:　　　mL
甲苯层分别用饱和氯化钠水溶液(50 mL)、饱和碳酸氢钠水溶液(25 mL)及蒸馏水(50 mL)洗涤至中性	废饱和 NaCl 水溶液:　　　mL 废饱和 NaHCO$_3$ 水溶液:　　　mL 废蒸馏水:　　　mL
分出水层,将甲苯层转入到干燥的锥形瓶中,加入无水硫酸钠干燥 5 ∼ 10 min;减压抽滤,10 mL 新鲜甲苯洗涤滤饼;准确量取并记录甲苯滤液体积	滤液:　　　mL
用旋转蒸发仪减压蒸除溶剂(甲苯尽量蒸除完全),得棕红色透明油状物,记录回收甲苯的体积 旋转蒸发仪使用要点:水温设置、水泵启停时间、蒸馏液装量、蒸馏瓶的安装	空蒸馏瓶:　　　g 蒸馏瓶+粗品:　　　g 粗产品:　　　g 收率:　　　% (参考:9.1g,94.7%) 回收甲苯:　　　mL
废弃物处理:	

续 表

操 作	现象/备注
废液、固体废物处理： 回收甲苯倒入相应回收瓶； 废水倒入相应废液桶； 硫酸钠倒入垃圾桶； 冰盐浴废水倒入下水道	

4.注意事项

仪器要求无水,试剂也要无水处理,称量甲苯和无水三氯化铝要迅速。

本反应是一个放热反应而且有诱导期,因此,滴加草酰氯单乙酯的甲苯溶液时,先加入10滴左右后出现温度上升(即反应开始发生),再逐滴加入剩余溶液。注意维持反应液温度在5℃以下,防止加入过快,反应剧烈产生冲料。

冰解时,先加入少量浓盐酸,以防止生成的氢氧化铝悬浮在有机层中,使乳化严重。若乳化太严重,可以抽滤一下再萃取。

(二)2-羟基-2-(4-甲基苯基)乙酸乙酯的合成(选择性还原酮羰基)

1.装置图

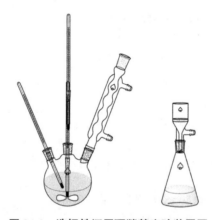

图 24-2　选择性还原酮羰基实验装置图

2.试剂及仪器

表 24-4　2-羟基-2-(4-甲基苯基)乙酸乙酯合成的主要原料规格及用量

名 称	规 格	分子量	投料量	物质的量	摩尔比
化合物 A	自制	192.21	～4.50 g	23.41 mmol	1.0
硼氢化钠	CP	37.83	～1.77 g	46.83 mmol	2.0
四氢呋喃	CP	72.11	45 mL	—	—
乙酸乙酯	CP	88.12	85 mL	—	—

仪器:旋转蒸发仪、电动机械搅拌 250 mL 24# 三颈瓶、聚四氟乙烯搅拌棒及 24# 聚四氟乙烯搅拌头、温度计、24# 球形冷凝器、1 L 大烧杯、100 mL 量筒、10 mL 量筒、500 mL 分液

漏斗、500 mL 圆底烧瓶、250 mL 锥形瓶、500 mL 圆底烧瓶和砂芯漏斗。

辅助器具:薄层板/展开缸。

3.实验操作

表 24-5　实验操作记录(二)

操　作	现象/备注
向装机械搅拌、温度计和球形冷凝管的 250 mL 三颈瓶中依次加入化合物 A(4.50 g, 23.41 mmol)和四氢呋喃 45 mL;开启搅拌,冰盐浴控制温度,当降至 −2℃,于 20 min 内缓慢分 8 批加入硼氢化钠(1.77 g, 46.83 mmol)	冷凝管不用通冷凝水 加入过程中产生泡沫,温度上升,控温在 5 ℃ 以下
加毕,移至室温搅拌 30 min。经 TLC 监测反应完全后,进行后处理	
后处理	
将反应液慢慢倒入装有约 25 g 碎冰和 125 mL 蒸馏水的烧杯中,用 6mol/L 盐酸调 pH=5—6	遇水及加酸调 pH 时,有气泡冒出 $V_{HCl}=$　　　mL
用乙酸乙酯(25 mL×3)萃取,合并有机相	$V_{有机相}=$　　　mL $V_{废水}=$　　　mL
用饱和氯化钠水溶液(50 mL×2)洗涤有机相	$V_{有机相}=$　　　mL $V_{废水}=$　　　mL
有机相中加入无水硫酸钠干燥 10min;减压抽滤,用 10mL 乙酸乙酯洗涤滤饼;合并滤液及洗液,减压蒸除溶剂得淡黄色蜡状固体	$V_{回收}=$　　　mL 粗产品:　　　g 收率:　　　% (参考:3.00 g,66.0%) (参考熔点:55.4～59.0 ℃)
废液、固体废物处理: 回收溶剂倒入相应回收瓶; 废水倒入相应废液桶; 硫酸钠倒入垃圾桶; 冰盐浴废水倒入下水道;	

4.注意事项

(1)反应过程保证仪器试剂干燥、无水。

(2)加入硼氢化钠时应注意反应的温度,严格控制加入速度,若加入过快会使反应温度迅速升高,造成副产物增多。

(3)后处理加水加酸要小心,会放出氢气,并伴随浓烈四氢呋喃气味。

(三)2-羟基-2-(4-甲基)苯基乙酸的合成(酯的水解反应)

1.装置图

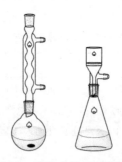

图 24-3 酯的水解反应装置图

2.试剂及仪器

表 24-6 2-羟基-2-(4-甲基)苯基乙酸合成的主要原料规格及用量

名 称	规 格	分子量	投料量	物质的量	摩尔比
化合物 B	自制	194.23	3.00 g	15.5 mmol	—
氢氧化钠水溶液(10%)	CP	40.00	6.00 mL	—	—
乙醇	CP	46.07	60 mL	—	—
乙酸乙酯	CP	88.12	90 mL	—	—

仪器:旋转蒸发仪、电动磁力恒温油浴锅。

250 mL 24# 圆底烧瓶圆底烧瓶、温度计、24# 球形冷凝器、500 mL 烧杯、100 mL 量筒、10 mL 量筒、500 mL 分液漏斗、500 mL 圆底烧瓶、250 mL 锥形瓶、砂芯漏斗。

辅助器具:薄层板/展开缸。

3.实验操作

表 24-7 实验操作记录(三)

操 作	现 象
向 250 mL 圆底烧瓶中加入化合物 B(3.00 g, 15.5 mmol)、10% NaOH 水溶液 6 mL、乙醇 60 mL,安装球形冷凝管,开启磁力搅拌,加热至回流反应 1.5 h	
经 TLC 监测反应完全后,进行后处理	
减压蒸除乙醇,得浅黄色固体	V= mL
加入蒸馏水 50 mL(固体全部溶解),用 6 mol/L 盐酸调节 pH<1	V_{HCl}= mL

续 表

操 作	现 象
用乙酸乙酯(30 mL×3)萃取;合并有机相,用饱和氯化钠水溶液(25 mL)洗涤;有机相中加入无水硫酸钠干燥 10min;减压抽滤,用 10 mL 乙酸乙酯洗涤滤饼;合并滤液及洗液,减压蒸除溶剂得黄色蜡状固体	废氯化钠水溶液: mL 回收乙酸乙酯: mL 粗产品: g 收率: % (参考:2.6 g) 熔点: ℃ (参考熔点:102~104℃)
废液、固体废物处理: 回收溶剂倒入相应回收瓶; 废水倒入相应废液桶; 硫酸钠倒入垃圾桶	

4.注意事项

反应完成后,产物以钠盐的形式存在,需要调酸后成分子形式才可以用乙酸乙酯进行萃取。

实验二 对甲基苯甲醛的合成

对甲基苯甲醛又名 4-甲基苯甲醛,无色液体,有温柔的花香和杏仁香气,能与乙醇、乙醚和丙酮混溶,微溶于水,是一种重要的有机合成中间体,还可用于调配铃兰、丁香、百合、椰子及杏仁等香型的香精。

一、实验目的

1.掌握对甲基苯甲醛的合成方法,理解碱催化酯水解、氧化脱羧、酸催化酯化、硼氢化钾还原酯羰基和苄醇氧化等反应机理。

2.熟练掌握旋转蒸发仪、水蒸气蒸馏、萃取及干燥的正确操作方法。

二、合成路线

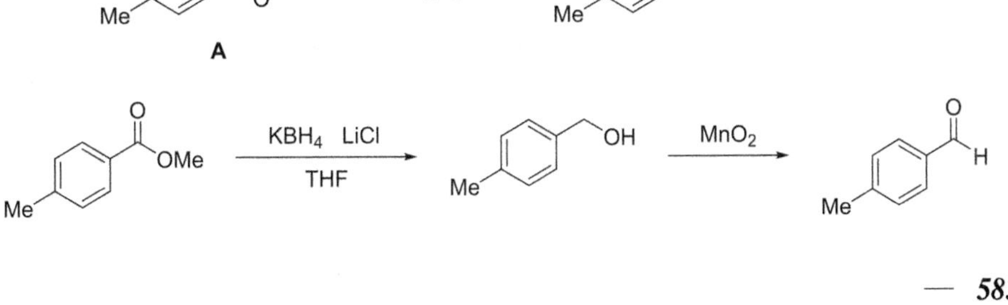

三、实验步骤

(一)对甲基苯甲酸的合成(水解氧化脱羧反应)

1. 装置图

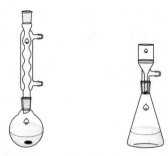

图 24-4   水解氧化脱羧反应装置图

2. 试剂及仪器

表 24-8   对甲基苯甲酸合成的主要原料规格及用量

名　称	规　格	分子量	投料量	物质的量	摩尔比
化合物 A	自制	192.21	1.00 g	5.3 mmol	1.00
22.5%氢氧化钠	CP	40.00	1.0 mL	—	—
30%过氧化氢	CP	34.01	4.00 mL	37.1 mmol	7.00
乙醇	CP	46.07	20 mL	—	—

仪器:旋转蒸发仪、电动磁力恒温油浴锅、24$^{\#}$ 球形冷凝器、100 mL 烧杯、10 mL 量筒、100 mL 圆底烧瓶和砂芯漏斗。

辅助器具:薄层板/展开缸。

3. 实验操作

表 24-9   实验操作记录(四)

操　作	现　象
向装温度计和球形冷凝器的 250 mL 三口瓶中依次加入化合物 A,乙醇、22.5% NaOH 水溶液及蒸馏水 4 mL,开启磁力搅拌,加热至回流反应 30 min	
经 TLC 监测反应完全后	
降至室温后,将反应液转移至烧杯中,15 min 内滴加 30% H_2O_2;滴毕,继续搅拌 10 min	滴加时温度上升,最高升至 40℃并冒出大量气泡

续 表

操 作	现 象
	调酸过程中,冒出大量气泡,析出黄色沉淀
缓慢滴加 6 mol/L 盐酸调 pH<1,滴毕后继续室温搅拌 10 min;减压抽滤,用蒸馏水 5 mL 洗涤滤饼,滤饼放置一周自然晾干,得黄色粉末状固体	VHCl= mL 产品湿重: g 产品干重: g 收率: % (参考:0.6 g,87.8%) 熔点: ℃ (参考熔点:171.4~174.8℃)
废液、固体废物处理: 废水倒入相应废液桶	

4. 注意事项

过氧化氢用量大,滴加速度控制好,升温不可太快,滴加时搅拌速度可适当加大。

(二)对甲基苯甲酸甲酯的合成(酸催化酯化反应)

1. 装置图

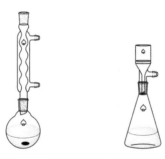

图 24-5 酸催化酯化反应装置图

2. 试剂及仪器

表 24-10 对甲基苯甲酸甲酯合成的主要原料规格及用量

名 称	规 格	分子量	投料量	物质的量	摩尔比
对甲基苯甲酸	自制	136.15	5.34 g	39.22 mmol	1.00
甲醇	CP	32.04	75 mL	—	—
浓硫酸	CP	98.08	10 mL	39.22 mmol	1.00

仪器:旋转蒸发仪、电动磁力恒温油浴锅、250 mL 24# 圆底烧瓶圆底烧瓶、24# 球形冷凝器、500 mL 烧杯、100 mL 量筒、10 mL 量筒、500 mL 分液漏斗、500 mL 圆底烧瓶、250 mL 锥形瓶、布氏漏斗和抽滤瓶。

辅助器具:薄层板/展开缸。

3.实验操作

表 24-11　实验操作记录(五)

操　作	现　象
向 250 mL 圆底烧瓶中依次加入对甲基苯甲酸(5.34 g,39.22 mmol)和甲醇 75 mL,开启磁力搅拌;缓慢滴入浓硫酸 10 mL,安装球形冷凝器,加热并保持回流 60 min	滴加过程中温度上升,上升约 15℃
经 TLC 监测反应完全后	
降至室温后,减压蒸除溶剂(旋转蒸发仪的水浴锅设置温度45℃)	$V_{甲醇} = \qquad$ mL
将残余物倒入到 200 g 碎冰中,使用乙酸乙酯(50 mL×3)萃取;合并有机相并分别用饱和氯化钠水溶液(50 mL)、饱和碳酸氢钠水溶液(50 mL)和蒸馏水(50 mL×2)洗涤;有机相加入无水硫酸钠干燥10 min,减压抽滤,用乙酸乙酯 10 mL 洗涤滤饼;合并滤液及洗液,减压蒸除溶剂,得棕红色油状液体	$V_{有机相} = \qquad$ mL $V_{回收} = \qquad$ mL 粗产品:　　　g 收率:　　　% (参考:3.25 g,55.3%)
废液、固体废物处理: 回收溶剂倒入相应回收瓶; 废水倒入相应废液桶; 硫酸钠倒入垃圾桶	

4.注意事项

(1)所用仪器要保持干燥。

(2)浓硫酸使用注意安全,滴加速度缓慢。

(三)对甲基苄醇的合成(酯还原反应)

1.装置图

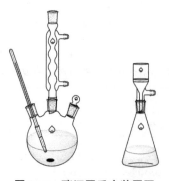

图 24-6　酯还原反应装置图

2.试剂及仪器

表 24-12　对甲基苄醇合成的主要原料规格及用量

名　称	规　格	分子量	投料量	物质的量	摩尔比
对甲基苯甲酸甲酯	自制	150.17	3.25 g	21.64 mmol	1.00

名　称	规　格	分子量	投料量	物质的量	摩尔比
硼氢化钾	CP	53.94	9.34 g	173.13 mmol	8.00
无水氯化锂	CP	42.39	7.34 g	173.13 mmol	8.00
四氢呋喃	CP	72.11	30 mL	—	—

仪器:旋转蒸发仪、电动磁力恒温油浴锅、250 mL 24#三颈瓶、温度计、24#球形冷凝器、500 mL 烧杯、100 mL 量筒、10 mL 量筒、500 mL 分液漏斗、500 mL 圆底烧瓶、250 mL 锥形瓶、布氏漏斗和抽滤瓶。

辅助器具:薄层板/展开缸。

3. 实验操作

表 24-13　实验操作装置(六)

操　作	现　象
向装有温度计、球形冷凝器的 250 mL 三颈瓶中依次加入对甲基苯甲酸甲酯(3.25 g,21.64 mmol)和 THF 45 mL,开启磁力搅拌;加入硼氢化钾(9.34 g,173.13 mmol)和无水氯化锂(7.34 g,173.13 mmol),缓慢加热并保持回流 1.5 h	体系成白色浑浊状,回流后有白色泡沫产生
经 TLC 监测反应完全后,减压蒸除 THF	V=　　　mL 展开剂: 反应薄层色谱展开图
向残余物中缓慢加入蒸馏水 70 mL,冰浴下,滴加 6 mol/L 盐酸调至不再有气泡冒出,用乙酸乙酯(20 mL×3)萃取;有机相用饱和氯化钠水溶液(25 mL×3)洗涤;加入无水硫酸钠干燥 10min;减压抽滤,用乙酸乙酯 10 mL 洗涤滤饼;合并滤液及洗液,减压蒸除溶剂,得白色粒状固体	$V_{HCl}=$　　　mL $V_{有机相}=$　　　mL $V_{回收}=$　　　mL 粗产品:　　　g 收率:　　　% (参考:1.82 g,68.7%) 熔点:　　　℃ (参考熔点:55.7~57.7℃)
废液、固体废物处理: 回收溶剂倒入相应回收瓶; 废水倒入相应废液桶; 硫酸钠倒入垃圾桶	

4. 注意事项

硼氢化钾和无水氯化锂用量较大,后处理时注意安全。

(四)对甲基苯甲醛的合成(氧化反应)

1. 装置图

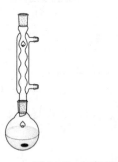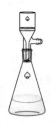

图 24-7 氧化反应装置图

2. 试剂及仪器

表 24-14 对甲基苯甲醛合成的主要原料规格及用量

名 称	规 格	分子量	投料量	物质的量	摩尔比
对甲基苄醇	自制	122.16	1.80 g	14.74 mmol	1.00
二氧化锰	CP	86.94	25.62 g	294.68 mmol	20.00
二氯甲烷	CP	84.93	100 mL	—	—

仪器:旋转蒸发仪、电动磁力恒温油浴锅、250 mL 24# 圆底烧瓶圆底烧瓶、24# 球形冷凝器、100 mL 量筒、10 mL 量筒、500 mL 分液漏斗、500 mL 圆底烧瓶、250 mL 锥形瓶、布氏漏斗、抽滤瓶和水蒸气发生器。

辅助器具:薄层板/展开缸。

3. 实验操作

表 24-15 实验操作记录(七)

操 作	现 象
向 250 mL 圆底烧瓶中依次加入对甲基苄醇(1.80 g, 14.74 mmol)、二氯甲烷 90 mL 和二氧化锰(25.62 g, 294.68 mmol),安装球形冷凝器,加热并保持回流 30min	
经 TLC 监测反应完全后	
冷却至常温,减压抽滤,用二氯甲烷 10 mL 洗涤滤饼;合并滤液及洗液,减压蒸除溶剂得黄色油状物	
随后进行水蒸气蒸馏,收集约 80 mL 白色乳状馏出液;用乙酸乙酯(25 mL×3)萃取,有机相加入无水硫酸钠干燥 10 min;减压抽滤,用乙酸乙酯 10 mL 洗涤滤饼;合并滤液及洗液,减压蒸除溶剂,得淡黄色油状液体	水蒸气蒸馏出对甲基苯甲醛纯品。 产品: g 收率: % (参考:1.54 g,86.7%)

操 作	现 象
废液、固体废物处理： 回收溶剂倒入相应回收瓶； 废水倒入相应废液桶； 硫酸钠倒入垃圾桶	

4. 注意事项

水蒸气蒸馏的注意事项参见《有机化学实验》相关内容。

参 考 文 献

[1]Bhat M A,Imran M,Khan S A,Siddiqui N,ed. Biological activities of sulfonamides[J].
　　Indian Journal of Pharmaceutical Sciences,2005,67:151.

[2]鲍继明,戴淑昌. 对羟基苯乙酮的合成[J]. 合成化学,2002,10:281.

[3]北京大学物理化学教研室编. 物理化学实验[M]. 北京:北京大学出版社,2002.

[4]北京师范大学无机化学教研室等. 无机化学实验(第三版)[M]. 北京:高等教育出版
　　社,2001.

[5]陈毅平. 相转移催化合成对氯苯氧异丁酸[J]. 中国医药工业杂志,2000,31:281.

[6]崔黎丽,物理化学实验指导(双语)(第三版)[M],北京:人民卫生出版社,2016.

[7]傅献彩等. 物理化学(第五版)[M]. 北京:高等教育出版社,2006.

[8]国家药典委员会. 中华人民共和国药典(二部)[M]. 北京:中国医药科技出版社,2020.

[9]国家药典委员会. 中华人民共和国药典(四部)[M]. 北京:中国医药科技出版社,2020.

[10]何黎琴,完茂林. 磺胺醋酰合成路线改进[J]. 安徽化工,2003,122:16.

[11]László K,Barbara C,ed. Strategic Applications of Named Reactions in Organic
　　Synthesis[J]. Elsevier Academic Press,2005. 194.

[12]李娟,郝义俊,孙晓毅. 胶体化学综合性实验:纳米普鲁士蓝的合成与性质研究. 化学教
　　育[J]. 2019(40):42—45.

[13]刘寿长等. 物理化学实验与技术[M]. 郑州:郑州大学出版社,2004.

[14]刘展鹏,易兵. 物理化学实验[M]. 湘潭:湘潭大学出版社,2009.

[15]陆家政. 无机化学实验[M]. 北京:科学出版社,2016.

[16]卢秀桂. 对羟基苯乙酮合成反应的改进[J]. 军事医学科学院院刊,1987,2:151.

[17]罗澄源等. 物理化学实验. (第三版)[M]. 北京:高等教育出版社,1991.

[18]Miller J. A. ,Neuzil E. F. . Modern Experimental Organic Chemistry,D. C. Heath and
　　Company,p. 325(1987).

[19]潘湛昌. 物理化学实验[M]. 北京:化学工业出版社,2008.

[20]冉晓燕. 微波辐射快速合成阿司匹林[J]. 贵州教育学院学报(自然科学),2006,17:48.

[21]Smith C L,Powell K R,ed. Review of the sulfonamides and trimethoprim[J].
　　Pediatrics in review/American Academy of Pediatrics,2000,21:368.

[22]孙铁民. 药物化学实验[M]. 北京:中国医药科技出版社,2008.

[23]孙文东,陆嘉星. 物理化学实验(第三版)[M]. 北京:高等教育出版社,2014.

[24]铁步荣.无机化学实验.北京:中国中医药出版社,2012.

[25]王丽芳、康艳珍.《物理化学实验》[M].北京:化学工业出版社,2007.

[26]王书勤.世界有机药物专利制备方法大全Ⅰ[M].北京:科学技术文献出版社,1996.683.

[27]王淑月,张二巧,袁志法.磺胺醋酰合成技术研究[J].河北科技大学学报,2005,26:124.

[28]文瑞明,刘长辉,游沛清等.阿司匹林合成的研究进展[J].长沙大学学报,2009,23:30.

[29]武引文,聂辉,颜廷仁等.可乐定合成工艺改进[J].中国医药工业杂志,1994,25:438

[30]吴泳.大学化学新体系实验[M].北京:科学出版社,1999.

[31]夏海涛,物理化学实验(第二版)[M].江苏:南京大学出版社,2014.

[32]谢岚,苏潮品.对氯苯氧异丁酸合成工艺的改进[J].广东药学,1998,3:18.

[33]许军,彭红,罗义生.相转移催化合成对氯苯氧异丁酸条件的探讨[J].中国现代应用药学,1994,11:15.

[34]尹亚平等.物理化学实验(第一版)[M].北京:科学出版社,2006.

[35]尤启东.药物化学实验与指导[M].北京:中国医药科技出版社,2008.

[36]张群英,袁孝友,吴培云.桂皮酰哌啶的合成路线改进[J].安徽化工,2006,06.

[37]张树彪,那立艳,华瑞年.双语物理化学[M].北京:化学工业出版社,2009.

[38]张天蓝,姜凤超.无机化学(第7版)[M].北京:人民卫生出版社,2016.

[39]周宁怀.微型无机化学实验[M].北京:科学出版社,2000.